国家卫生和计划生育委员会"十三五"规划教材

全 国 高 等 学 校 教 材

→ 供医学影像技术专业用

医学影像设备学

Equipments of Medical Imaging

U0292236

主　编　石明国　韩丰谈

副主编　赵雁鸣　朱险峰　王红光

编　委（以姓氏笔画为序）

王红光（河北医科大学）　　　　陈建方（蚌埠医学院）

石明国（第四军医大学）　　　　国志义（吉林大学）

田宗武（长沙医学院）　　　　　赵海涛（第四军医大学）

冯祥太（石河子大学）　　　　　赵雁鸣（哈尔滨医科大学）

曲保忠（吉林医药学院）　　　　胡鹏志（中南大学）

吕庆波（新乡医学院三全学院）　段　炼（长治医学院）

朱险峰（牡丹江医学院）　　　　董艳军（滨州医学院）

孙存杰（徐州医科大学）　　　　韩丰谈（泰山医学院）

李林枫（天津医科大学）　　　　韩闽生（河北大学）

李哲旭（上海健康医学院）　　　谭　威（辽宁医学院）

吴　颋（赣南医学院）　　　　　魏君臣（济宁医学院）

编写秘书　赵海涛（兼）

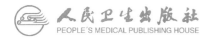

人民卫生出版社

PEOPLE'S MEDICAL PUBLISHING HOUSE

图书在版编目（CIP）数据

医学影像设备学/石明国,韩丰谈主编. —北京：人民卫生出版社,2016

全国高等学校医学影像技术专业第一轮规划教材

ISBN 978-7-117-22875-6

Ⅰ. ①医… Ⅱ. ①石…②韩… Ⅲ. ①影象诊断－医疗器械学－医学院校－教材 Ⅳ. ①R445

中国版本图书馆 CIP 数据核字（2016）第 163581 号

人卫智网 www.ipmph.com 医学教育、学术、考试、健康，购书智慧智能综合服务平台
人卫官网 www.pmph.com 人卫官方资讯发布平台

医学影像设备学

主　　编：石明国　韩丰谈

出版发行：人民卫生出版社（中继线 010-59780011）

地　　址：北京市朝阳区潘家园南里 19 号

邮　　编：100021

E - mail：pmph@pmph.com

购书热线：010-59787592　010-59787584　010-65264830

印　　刷：三河市潮河印业有限公司

经　　销：新华书店

开　　本：850×1168　1/16　印张：26

字　　数：733 千字

版　　次：2016 年 8 月第 1 版　2023 年 5 月第 1 版第 13 次印刷

标准书号：ISBN 978-7-117-22875-6/R · 22876

定　　价：68.00 元

打击盗版举报电话：010-59787491　E-mail：WQ@pmph.com

（凡属印装质量问题请与本社市场营销中心联系退换）

全国高等学校医学影像技术专业第一轮规划教材编写说明

为了推动我国医学影像技术专业的发展和学科建设,规范医学影像技术专业的教学模式,适应新时期医学影像技术专业人才的培养和医学影像技术专业高等教育的需要,根据2012年教育部最新专业目录设置,中华医学会影像技术分会、中国高等教育学会医学教育专业委员会医学影像学教育学组、人民卫生出版社共同研究决定,组织编写全国高等学校医学影像技术专业第一轮规划教材,并作为国家卫生和计划生育委员会"十三五"规划教材的重要组成部分。2015年年初,人民卫生出版社对全国80多所开设了四年制本科医学影像技术专业的高等医学院校进行了充分的调研工作,在广泛听取本专业课程设置和教材编写意见的基础上,成立了全国高等学校医学影像技术专业第一届教材评审委员会,确定了医学影像技术专业第一轮规划教材品种。在本次教材的编写过程中,涌现出一大批优秀的中青年专家、学者、教授,他们以严谨治学的科学态度和无私奉献的敬业精神,积极参与本套教材的编写工作,并紧密结合专业培养目标、高等医学教育教学改革的需要,借鉴国内外医学教育的经验和成果,努力实现将每一部教材打造成精品的追求,以达到为专业人才的培养贡献力量的目的。

本轮教材的编写特点如下:

1. **明确培养目标,实现整体优化** 以本专业的培养目标为基础,实现本套教材的顶层设计,科学整合课程,实现整体优化。

2. **坚持编写原则,确保教材质量** 坚持教材编写三基(基本理论,基本知识,基本技能)、五性(思想性,科学性,先进性,启发性,适用性)、三特定(特定对象,特定目标,特定限制)的原则。

3. **精练教材文字,减轻学生负担** 内容的深度和广度严格控制在教学大纲要求的范畴,精练文字,压缩字数,力求更适合广大学校的教学要求,减轻学生的负担。

4. **完善配套教材,实现纸数互动** 为了适应数字化和立体化教学的实际需求,本套规划教材除全部配有网络增值服务外,还同步启动编写了具有大量多媒体素材的规划数字教材,以及与理论教材配套的《学习指导与习题集》《实验教程》,形成共8部27种教材及配套教材的完整体系,以更多样化的表现形式,帮助教师和学生更好地学习医学影像技术学专业知识。

本套规划教材将于2016年7月陆续出版发行,规划数字教材将于2016年11月陆续出版发行。希望全国广大院校在使用过程中,能够多提宝贵意见,反馈使用信息,为下一轮教材的修订工作建言献策。

全国高等学校医学影像技术专业规划数字教材出版说明

为适应高等医学教育事业信息化、数字化步伐，进一步满足院校教育改革需求和新时期医学影像技术专业人才的培养以及医学影像技术专业高等教育的需要，全国高等学校医学影像技术专业第一届教材评审委员会和人民卫生出版社在充分调研论证的基础上，在全国高等学校医学影像技术专业第一轮规划教材建设同时启动首套医学影像技术专业规划数字教材建设。全套教材共8种，以第一轮规划教材为蓝本，借助互联网技术，依托人卫数字平台，整合富媒体资源和教学应用，打造医学影像技术专业数字教材，构建我国医学影像技术专业立体化教材体系。

本套数字教材于2015年9月8日召开了主编人会，会议确定在充分发挥纸质教材的优势基础上，利用新媒体手段高质量打造首套医学影像技术专业数字教材。本套数字教材秉承严谨、创新的精神，全部纸质教材编写专家均参与数字教材编写，并适当补充懂技术、热衷富媒体资源建设的专家，组成数字教材编写团队。2015年年底，全套教材均召开了编写会，确定了数字教材的编写重点与方向，各教材主编认真把握教材规划，全体编委高度重视数字教材建设，确保数字教材编写的质量。

本套数字教材具有以下特点：

1. **坚持"三基、五性、三特定"** 在坚持本科教材编写原则的基础上，发挥数字教材优势，服务于教育部培养目标和国家卫生计生委用人需求，并紧密结合医学影像技术专业教学需要与特点，借鉴国内外医学教育的经验特点，创新编写思路及表达形式，力求为学生掌握基础知识与培养临床操作能力创造条件。

2. **创新教材媒体形式** 以纸质教材为基础，采用创新媒体形式，融合图片、视频、动画、音频等多种富媒体形式，使教材完成从纸质向全媒体转变。全新的数字教材支持个人电脑、平板电脑、手机等多种终端，在满足一般的阅读学习需求外，还可实现检索、测评、云笔记、班级管理等功能。

3. **内容不断优化更新** 数字教材具有数字产品的优势，支持内容的更新发布和平台功能的优化升级。我们期望紧跟时代的发展，为广大读者提供更加优质的服务及用户体验。

全国高等学校医学影像技术专业规划数字教材在编写出版的过程中得到了广大医学院校专家及教师的鼎力支持，在此表示由衷的感谢！希望全国广大院校和读者在使用过程中及时反馈宝贵的使用体验及建议，并分享教学或学习中的应用情况，以便我们进一步更新完善教材内容和服务模式。

国家级医学数字教材
国家卫生和计划生育委员会"十三五"规划数字教材
全国高等学校医学影像技术专业规划数字教材

医学影像设备学

Equipments of Medical Imaging

主　　编　石明国　韩丰谈

副 主 编　赵雁鸣　朱险峰　王红光　国志义

编　　委（以姓氏笔画为序）

丁肖华（新乡医学院三全学院）　　　张　翔（赣南医学院）

马奎元（济宁医学院）　　　　　　　张志斌（长沙医学院）

王红光（河北医科大学）　　　　　　陆克义（山西医科大学）

石明国（第四军医大学）　　　　　　陈建方（蚌埠医学院）

田宗武（长沙医学院）　　　　　　　国志义（吉林大学）

冯　楠（石河子大学）　　　　　　　宗会迁（河北医科大学）

冯祥太（石河子大学）　　　　　　　赵海涛（第四军医大学）

曲保忠（吉林医药学院）　　　　　　赵雁鸣（哈尔滨医科大学）

吕庆波（新乡医学院三全学院）　　　胡鹏志（中南大学）

朱险峰（牡丹江医学院）　　　　　　段　炼（长治医学院）

孙存杰（徐州医科大学）　　　　　　贺太平（陕西中医药大学）

李林枫（天津医科大学）　　　　　　董艳军（滨州医学院）

李哲旭（上海健康医学院）　　　　　韩丰谈（泰山医学院）

刘纯岩（吉林大学）　　　　　　　　韩闽生（河北大学）

吴　颋（赣南医学院）　　　　　　　谭　威（辽宁医学院）

何乐民（泰山医学院）　　　　　　　魏君臣（济宁医学院）

编写秘书　赵海涛（兼）

第一届全国高等学校医学影像技术专业教材评审委员会

全国高等学校医学影像技术专业第一轮规划教材目录

规划教材目录

序号	书名	主编		副主编			
1	人体影像解剖学	徐海波	张雪君	任伯绪	纪长伟		
2	放射物理与辐射防护	王鹏程		牛延涛	刘东华	黄浩	何培忠
3	医学影像设备学	石明国	韩丰谈	赵雁鸣	朱险峰	王红光	
4	医学影像信息学	付海鸿	胡军武	康晓东	杨晓鹏		
5	医学影像诊断学	高剑波	王滨	余永强	张雪宁	王绍武	丁莹莹
6	医学影像成像理论	李真林	雷子乔	仇惠	邱建峰	汪红志	
7	医学影像检查技术学	余建明	曾勇明	李文美	罗来树	刘广月	李鸿鹏
8	放射治疗技术学	林承光	翟福山	张涛	孙丽	郭跃信	

规划数字教材目录

序号	书名	主编			副主编			
1	人体影像解剖学	张雪君	徐海波		任伯绪	纪长伟		
2	放射物理与辐射防护	王鹏程			牛延涛	刘东华	黄浩	何培忠
3	医学影像设备学	石明国	韩丰谈		赵雁鸣	朱险峰	王红光	国志义
4	医学影像信息学	付海鸿	胡军武		康晓东	杨晓鹏	周学军	侯庆锋
5	医学影像诊断学	王滨	高剑波	余永强	张雪宁	王绍武	丁莹莹	
6	医学影像成像理论	李真林	雷子乔		孙文阁	高云飞	彭友霖	
7	医学影像检查技术学	余建明	李文美		罗来树	刘广月	胡鹏志	黄小华
8	放射治疗技术学	林承光	翟福山		张涛	孙丽	郭跃信	钟仁明

学习指导与习题集目录

序号	书名	主编		副主编			
1	人体影像解剖学学习指导与习题集	任伯绪	徐海波	张雪君	纪长伟		
2	放射物理与辐射防护学习指导与习题集	王鹏程		牛延涛	刘东华	黄浩	何培忠
3	医学影像设备学学习指导与习题集	韩丰谈	石明国	赵雁鸣	朱险峰	王红光	
4	医学影像信息学学习指导与习题集	付海鸿	胡军武	康晓东	杨晓鹏	周学军	侯庆锋
5	医学影像诊断学学习指导与习题集	高剑波	王滨	余永强	张雪宁	王绍武	丁莹莹
6	医学影像成像理论学习指导与习题集	李真林	雷子乔	仇惠	邱建峰	汪红志	
7	医学影像检查技术学学习指导与习题集	余建明	曾勇明	李文美	罗来树	黄小华	于群
8	放射治疗技术学学习指导与习题集	林承光	翟福山	张涛	孙丽	郭跃信	

实验教程

序号	书名	主编		副主编			
1	医学影像设备学实验教程	石明国	韩丰谈	赵雁鸣	朱险峰	王红光	赵海涛
2	医学影像成像理论实验教程	李真林	彭友霖	汪红志	仇惠	邱建峰	
3	医学影像检查技术学实验教程	余建明	黄小华	徐惠	郝崴	周高峰	

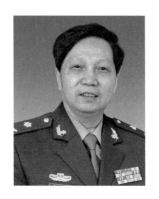

石明国

第四军医大学西京医院医学影像学教研室主任、教授；山东泰山医学院兼职教授、硕士生导师。多次荣获第四军医大学优秀教师称号、荣立三等功2次、2012年1月荣获国防服役金质奖章；全国医学影像技术学科建设终身成就奖、"伦琴学者"荣誉证章获得者。现任中华医学会影像技术学会前任主任委员、中国医学装备协会常务理事、中国医学装备协会CT工程技术委员会主任委员、中国人民解放军医学影像技术专业委员会主任委员等。先后受聘为《中华放射学杂志》《实用放射学杂志》《中华现代影像学》等10余部杂志期刊副总编辑、编委、常务编委、副主编。

长期从事放射医学影像新技术应用和CT图像重建后处理及医学影像设备临床应用研究及教学工作，先后承担国家九五攻关课题1项、获陕西省科学技术二等奖2项、全军科技进步三等奖5项、承担国家自然科学基金项目2项、获国家发明专利3项。主编专著及教材15部，副主编4部，参编多部。其中1995年主编全国首部《实用CT影像技术学》，获优秀科技图书一等奖，1996年即被选为全国大型设备CT上岗培训教材。主编《医学影像设备学》《医学影像设备质量控制管理学》等专著及教材；在各类专业杂志发表论文150余篇。

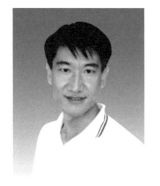

韩丰谈

泰山医学院放射学院设备学教研室主任、教授、硕士生导师。荣获山东省省级高等教育教学成果二等奖1项、三等奖1项；山东高等学校优秀科研成果三等奖1项、校级一等奖3项，荣获泰山医学院优秀教师称号。

从事高校教学工作30年，历任原卫生部"十一五""十二五"国家级规划教材《医学影像设备学》主编（本科用），山东省省级"精品课程"《医学影像设备学》负责人、主讲教师。主编人民卫生出版社高等医药院校教材8部，副主编1部，参编2部；在国家级核心期刊上公开发表论文20余篇。

前　言

　　《医学影像设备学》是国家卫生和计划生育委员会"十三五"规划教材,供全国高等学校医学影像技术专业本科生使用,也可作为医学影像技术人员及工程技术人员的参考书或工具书。

　　本教材根据 2015 年 6 月在北京召开的全国高等学校医学影像技术专业第一轮国家卫生和计划生育委员会"十三五"规划教材建设论证会议精神、教材编写大纲和计划学时编写。是以医学影像技术专业本科生的培养目标为依据,注重素质教育,以"厚基础,强技能"为特色,编写中以"三基"(基础理论、基本知识、基本技能)和"五性"(思想性、科学性、先进性、启发性、适用性)为原则,力求达到"新、深、精"的要求,准确反映当代医学影像设备学的发展状况。

　　医学影像设备学是一门多学科交叉的边缘学科,本教材共分九章,第一章绪论简要介绍医学影像设备学的研究对象、分类及发展简史。第二章至第九章分别介绍普通 X 线设备、CR、DR、DSA、CT、MRI、核医学设备、辅助成像设备的结构和特点。

　　教材编写以实用为目的,重点阐述医学影像设备的结构和工作原理,以医学检查设备为主线,删除了过时和滞后的知识点。注重系统性和逻辑性,重点突出,由浅入深,深入浅出。介绍每种成像设备均遵循基本结构、基本原理和基本应用的原则。

　　本教材的编写人员均在各医学院校的临床第一线工作多年,年富力强,基础扎实,临床经验丰富,并具有多年的教学实践经验,在各自的专业都参加编写过医学影像设备方面的讲义或教材,是在广泛吸收全国不同医学院校丰富的教学和临床工作经验的基础上编辑而成。

　　本教材在吸收了同类专业教材精华的同时,其内容充实新颖、前后衔接紧密,理论联系实际,注重实用性、科学性和系统性。书中对现代不断涌现出来的新成像设备、新技术进行了较详细的讲解,赋予了时代的内涵。

　　为了加强技能培养和创新能力的提高,为了强化基本理论的学习和理解,提高分析问题和解决问题的能力,本教材还配套编写了《医学影像设备学》数字教材、《医学影像设备学学习指导与习题集》、《医学影像设备学实验教程》配套教材,以及医学影像设备学网络增值服务。

　　本教材的编者均来自全国不同地区的医学院校,在编写过程中,各位编者倾尽全力,一丝不苟,在时间紧、做好本职工作的同时,加班加点,圆满而高质量的完成了教材的编写。第四军医大学的领导和同志们对本教材的编写给予了大力的支持。在此对各方面给予本书关心和帮助的同道们,一并表示最诚挚的感谢。

　　由于我们水平所限,时间仓促,难免存在不足之处。望使用本教材的师生、同道提出宝贵的意见,以便再版时修订和改进。

石明国　韩丰谈

2016 年 5 月

目　录

第五章　数字减影血管造影成像设备　　152

第六章　CT 成像设备　　174

第八章　核医学成像设备　339

第一章

绪　论

医学影像设备是诊断检查设备,是确定由于疾病或损伤所造成的机能失常的原因,获取人体内部结构的有关信息,用以了解人体内部病变是否存在及其病变的大小、形状、范围与周围器官关系的设备。如 CT、MRI、DSA、CR、DR、核医学设备和超声成像设备等。

医学影像设备是卫生资源的重要组成部分,是发展卫生事业的基础,是保障人民群众身体健康的重要保障。医学影像设备学的主要任务是研究医学影像设备的基本结构、基本原理、基本应用、安装调试、质量保证和日常维护管理的学科。

第一节　X 线成像设备的发展

自德国物理学家伦琴(Wilhelm Conrad Roentgen,1845—1923)在 1895 年发现 X 线 120 多年以来,X 线设备发生了巨大变化,特别是近 40 多年来,随着电子、材料、工艺和计算机技术的迅速发展,引入了许多新的 X 线成像方式和成像技术,从而使 X 线成像进行了彻底地改头换面,也使 X 线成像的质量产生了质的飞跃。它是一个包括多学科理论、知识和技术的综合性医疗设备,其发展过程大致可以分以下几个阶段:

一、初 始 阶 段

这个阶段 X 线应用处在试验时期,X 线机十分简单。用含气离子管产生 X 线,用蓄电池供电给感应线圈或用大的静电发电机产生供给离子管的电压,把产生的高压用裸线输送给离子 X 线管,无防电击和防散射线措施。因此,X 线图像质量很差,只能拍摄密度差较大的部位,操作不方便,也不安全。

二、实 用 阶 段

在此期间,由于高真空技术的发展,于 1913 年第一只高真空热阴极,固定阳极 X 线管由美国 coolidge 研制成功,并应用于 X 线发生器。1915 年高压变压器和高压整流管相继投入使用。使 X 线发生器所产生的 X 线的量(管电流 mA)和质(管电压 kVp)均有了很大程度地改善和提高,并不断扩大在医学领域里的应用范围。同时由于电磁学的发展,X 线机的构造步入了电磁部件控制阶段。而且,有了配合摄影、透视、治疗所需的机械结构和辅助设备,从而使 X 线进入了实用阶段。

三、提高完善阶段

1927 年研制成功旋转阳极 X 线管,由于旋转阳极 X 线管焦点小,输出功率高,增加了 X 线发生器的输出功率,改善了 X 线图像质量,为某些运动器官的 X 线检查(如心血管造影)创造了条件。同时 X 线检查设备的结构向更完善、更精密、多功能和自动化方向发展。除主要电路有较大改进和提高外,各种预示电路、稳压电路、保护电路也相继完善。高压发生器普遍使用单相全波整流方式,提高了X线管的效率,改善了X线输出的质量,高压电缆由裸露式发展为防电击式。在机械和辅助设备结构上,更加坚固灵活,操作简便。这个时期还研制和开发了直线断层、记波摄影、荧光摄影和放大摄影等设备。所有X线检查设备的X线防护有了进一步加强,使X线机进入了防电击、防散射、高功率、多功能的时期。

四、影像增强器阶段

20世纪50年代初,出现了影像增强器,随之闭路电视和X线机组合成为X线电视成像系统,从而改变了X线图像的显示方法,实现了X线电视透视,电影摄影等新技术和新方法。由此,X线发生器主机电路和机械结构都有了改进,各种操作实现了自动化或半自动化。高压发生器广泛采用高压硅堆整流器,连接成3相6管和3相12管整流电路,高压波形的波纹系数为13.4%或3.4%,增强了X线发生器容量。控制电路采用新型电子器件、数字技术、集成电路、自动监视、检测装置和计算机系统等。实现了自动化或半自动化控制以及遥控透视和摄影等。机械结构除更精密和灵活外,出现了悬吊架、C形臂、U形臂,并制造出多轨迹断层床、带片库胃肠检查床、血管造影床、多功能摇篮床、自动换片器、压力注射器、自动准直器等。

由于X线电视和遥控的实现,更进一步减少了X线对放射工作者的危害,也减少了被检查者接受的照射量。

五、数字化阶段

20世纪80年代初计算机X线摄影CR技术推广应用,90年代末数字化X线摄影DR技术以及医学影像存档与通信系统(picture archiving and communication system,PACS)的引入,使X线成像特别是普通X线摄影数字化成为可能,为全数字化X线成像奠定了良好基础,数字化X线成像诊断技术将成为主流,相信在不久的将来就会实现全数字化X线成像乃至全数字化医院。但我们国家要使所有医院X线成像实现全数字化还有一段相当长的路要走,不过发展是相当迅速的,在短短的几年之内,许多大中型医院和较发达地区的中小型医院就很快实现了X线成像全数字化,不亚于世界发达国家的速度,这一点是我们从事放射工作人员感到欣慰的。

平板探测器的问世,不仅使普通X线摄影得到了飞跃性地改善和提高,也使心血管X线成像方式发生了根本性地改变。其中最主要的是由平板探测器替代了影像增强-电视链,使所获取的原始图像质量(如畸变)大幅提高,同时采取了许多新的图像处理方法与技术,从而使最终的数字X线图像质量得到了很大地改善和提升。另外,所需要的X线剂量也有了明显地降低,减少了被检者与操作者(特别是介入医师)的辐射剂量。

数字化的实现,特别是PACS的推广与应用,使X线图像的存储与传输发生了质的变化,不仅存储与查阅方便、操作简单、传送快捷、便于教学和远程会诊等,为数字化医院创造了先决条件,而且也大大地减少了人力和物力,所以对放射科与医院带来了前所未有的便利和先进性。

第二节 CT成像设备的发展

从1972年Housfield发明头颅CT到80年代的非螺旋计算机X线断层扫描机(CT),其发展主要在于扫描部位的延伸,从单一的头部CT拓展到体部;从80年代到90年代,是扫描速度的角逐,螺旋CT技术使横断CT演变为可以连续扫描的螺旋CT,并且突破了亚秒扫描能力;90年代到2000年,多层CT的临床应用,大大拓展了CT的临床价值,从4/16/32/40/64/128/256层到640层CT。在这40多年里,CT的硬、软件技术经历了几次大的革命性进步,CT技术的发展突飞猛进。

第一次是1989年在CT传统旋转扫描的基础上,采用了滑环技术和连续进床技术从而实现了螺旋扫描(helical or spiral CT)。

第二次是 1998 年推出的多排螺旋 CT(MDCT or MSCT),使得机架球管围绕人体旋转一圈能同时获得多幅断面图像,它的真正价值在于较之于单排螺旋 CT,多排螺旋 CT 大大提高了扫描速度。

第三次是 2004 年在 RSNA 上推出的 64 排螺旋 CT,又称容积 CT,开创了容积数据成像的新时代,以 1 秒单器官/5 秒(beat)心脏/10 秒全身的检查,几乎对所有器官真正同时实现了扫描速度、覆盖范围和层厚的改善。

第四次是 2005 年在 RSNA 上推出的单源螺旋 CT 到双源螺旋 CT(dual source scan,DSCT)。DSCT 改变了目前常规使用的一个 X 球管和一套探测器的 CT 成像系统,通过两套 X 射线球管系统和两套探测器来采集 CT 图像,这种简单而创造性的设计,突破了目前常规 CT 的局限性,大大提高了时间分辨率。

随着相关学科的不断进展和临床需求的不断深入和提高,CT 技术不断发展,为临床应用提供了有力的支持,主要体现在提高速度、提高图像质量、拓展应用范围、减少辐射剂量等方面。

一、提 高 速 度

提高速度是从 CT 诞生以来一个一直持续的话题,它主要包括提高扫描速度和提高重建及处理速度两方面。CT 扫描速度越快越能清晰地定格人体运动器官,这一点对心脏扫描,外伤、急症和小儿的检查尤为关键。早期 CT 主要在提高轴向扫描速度方面做文章,随着多排螺旋 CT 的发展,如何提高容积扫描速度越来越为人们所关注。而重建和处理速度的提高则为提高工作效率提供了前提条件。

(一) 提高扫描速度

1. 提高轴向扫描速度 回顾 CT 的发展历程,伴随着扫描方式和技术的进步,CT 的扫描速度经历了几个重要的阶段:

(1)20 秒阶段:平移 + 旋转方式扫描的最快速度;

(2)1 秒阶段:旋转 + 旋转方式的最快速度;

(3)亚秒阶段:普通螺旋(电机 + 皮带传动)的最快速度约 0.75 秒;

(4)<0.5 秒阶段:电磁直接驱动达到 0.35 秒;

(5)<0.3 秒阶段:利用超高速气动轴承和高压气流驱动达到 0.27 秒/圈;

(6)<0.1 秒阶段:<0.1 秒:第一代双源 CT 达 83 毫秒(ms);高压气流驱动工业速度已实现 0.15 秒/圈,可重建图像的采集时间仅需 75 毫秒;

(7)<50 毫秒阶段:五代 CT 电子束 + 电磁偏转 25 毫秒。

新型电磁驱动(又称直接驱动技术)的优点是:提高转速,降低机械噪声;然而利用超高速气动轴承和高压气流驱动则使 CT 扫描转动更平稳、噪声更低、转速更快。目前我们可以期待的最快机械扫描 CT 将是利用超高速气动轴承和高压气流驱动的 0.15 秒/圈的 CT 机。

双源 CT 由两套相隔 90°的 X 线管和对应的探测器组成扫描架,由于 CT 重建图像仅需采集 180°的数据,双源 CT 将 2 套探测器的数据相加,因而只需 90°的数据采集即可重建横断面图像,提高了轴向时间分辨力(83ms);除了扫描速度快,还可在两套系统上加上不同的管电压,进行实时双能量扫描。第一代双源 CT 由于扫描架空间的限制,其中一套探测器覆盖扇形角较小,故只能在较小的视野内进行双源扫描。另一方面探测器的宽度较窄,容积扫描速度不快,一般器官的容积数据都需要在 Z 轴方向叠加而获得整体的数据,由于不是同时获得因而必须配合很好的门控技术才能获得完美的图像。第二代双源 CT 在第一代双源 CT 的基础上有了很多改进和提高,已完全克服了第一代双源 CT 的不足。

2. 提高容积扫描速度 为了提高容积扫描速度,免去 Z 轴方向容积数据的叠加,必须开发宽体探测器 CT。320 排 CT 很好地解决了这个难题,探测器宽 160mm,0.5mm 层厚,配置大容量计算机系统,电磁直接驱动扫描架旋转系统。可以在不移动床的情况下对大多数器官进行容积 CT,提高了容积扫描的时间分辨率。由于超宽的覆盖范围,一次扫描即可获得器官容积图像,且容积图像各个位置的数据均处于同时相,所得到的图像完全忠实于真实数据。正因为具备了这样的性能,基于此技术平台,可以进一步开展器官灌注和运动系检查,使设备检查诊断能力大幅度提高。最快轴向扫描速度 360°/0.35 秒,一次心跳即可完成整个心脏扫描;提高了 Z 轴时间分辨力。在螺旋扫描方式中,由于大探测器阵列的辐射剂量、对比剂注射流率和高速床移动的原因,320 排 CT 只采用了其中的 64 排探测器阵列,即 32mm 的物理覆盖宽度,也就是说它在做常规螺旋扫描时,相当于一台 64 排 CT,如何在螺旋扫描中充分发挥 320 排探测器的优势,也许是下一步需要解决的问题。

(二)重建和处理速度

重建和处理速度的提高得益于计算机技术的飞速发展。普遍采用的是并行处理、多工作站流水作业,利用多处理器的工作站,采用 SCSI 硬盘阵列存储数据。在传输方面普遍采用光缆传输、千兆网络传输。为了适应 3D 功能和特殊诊断的需要,研发专用的图像处理软件等等,从而大大提高了大数据量下的处理速度,提高了医生的工作效率,减小了劳动强度。

二、提高图像质量

长期以来空间分辨率和密度分辨率一直都是衡量 CT 图像质量的重要指标,但自从多排 CT 在心脏扫描方面的研究进展,时间分辨率逐渐成为衡量 CT 在显示运动器官图像时的重要质量指标。

(一)空间分辨率

空间分辨率(spatial resolution)指在高对比度条件下(对比度差异大于 10%)鉴别出细微差别的能力。是图像中可辨认的临界物体空间几何长度的最小极限,即对细微结构的分辨率。对于一个容积扫描,它还应该包括:

1. **垂直纵轴的平面内的空间分辨率** 也就是我们所称的轴向断层扫描的空间分辨率,它与探测器的密度相关联,探测器的密度越高,则分辨率越高;在探测器密度一定的情况下,采用 X-Y 平面飞焦点技术可以使获得的原始数据加倍,从而使分辨率大大提高,最高可达 0.2mm 或 24LP/cm。

2. **Z 轴空间分辨率** 在单排探测器阶段 Z 轴空间分辨率是很低的,它的高低与轴向扫描的厚度成反比,厚度越小,重建出来的 Z 轴平面的图像分辨率越高。但是多排螺旋 CT 诞生以后,由于探测器排与排之间的间隔与单排探测器单元之间的间隔相同,并且扫描可以采用无间隙的容积扫描,所以 Z 轴平面的图像可以达到和轴位断层相同的分辨率,这就是所谓的各向同性。同样,Z 轴飞焦点技术可以使 Z 轴方向的数据加倍,相当于 CT 探测器的排数加倍,从而使 Z 轴平面的图像分辨率也达到了 0.2mm 或 24LP/cm。

(二)时间分辨率

时间分辨率是指 CT 扫描图像分辨运动器官部位的能力,在多排 CT 时代,因为容积扫描的出现又要分为:

1. **垂直纵轴的平面内的时间分辨率** 即轴向时间分辨率,也可以理解为轴向扫描时间的倒数,但通常就直接用扫描时间来表示,当然扫描时间越短越好。为了获得快速的扫描,有的采用气动驱动技术使旋转一圈的时间缩短到 0.27 秒,有的采用双源技术将两套数据叠加,从而使获得重建图像所需要的扫描时间缩短为 83 毫秒。

2. **Z 轴时间分辨率** 传统 CT 的 Z 向数据是通过一层一层的轴位数据叠加获得的,因此在 Z 轴方向没有时间上的一致性,对普通多排 CT 可以在较短的时间内完成这种数据的叠加,这就是它的时间分辨率,实际上对于普通多排 CT 所谓 Z 轴时间分辨率也就是容积时间分辨率,即完成整个扫描所需要的时间,但是对于 320 排 CT 则不同由于探测器宽度足以覆盖整个器官,它在 Z 轴方向的数据是同时获得的,因此 Z 轴方向上没有时间差异。

三、拓展应用范围

(一)心脏扫描

心脏扫描是随着多排螺旋速度加快,特别是 64 排 CT 出现以后迅速发展起来的。因为心脏是运动器官,为了显示心脏尤其是冠脉图像,CT 的扫描速度必须非常快,一般来说只有小于 0.5 秒/圈的 CT 机,才能较好的完成心脏扫描。

心脏成像通常使用半重建算法(cardiac half recon,CHR)即心脏单扇区重建技术来提高时间分辨率,在一个心动周期中,以设定相位为中心,提取 240°的数据(180°加上 X 线扇角)来进行重建。心脏多扇区重建利用心电门控技术从不同的心动周期和不同排列的探测器,收集同一相位但不同角度的原始数据,从原有的单扇区中划分出多个同一相位的小扇区,从而达到提高有效时间分辨率的目的。

以机架旋转速度 0.5 秒/圈为例,通过心脏单扇区重建技术得到的有效图像(X-Y)时间分辨率为:单扇区时间分辨率 SRT = 500ms × (240°/360°) × 0.75 = 250ms,其中 0.75 是半重建加权系数,心脏单扇区重建的有效时间分辨率是旋转速度的 1/2;心脏多扇区重建技术得到有效图像时间分辨率为:多扇区时间分辨率 MTR = STR/扇区数(SN) = 旋转速度/(2 × 扇区数)。以 0.5 秒/圈转速、4 扇区为例,最高有效图像时间分辨率 = 0.5/(2 × 4) = 62.5ms。由于心脏单扇区重建算法是采集在一个心动周期内 240°的数据来进行重建,因而得到的图像时间分辨率与心率无关,但由于图像时间分辨率较低,易因运动伪影而影响图像质量。由于心脏多扇区重建算法是在不同的心动周期收集同一相位但不同角度的原始数据来进行重建,因而图像时间分辨率虽然较高,但随心率变化而变化。双源 CT 轴向时间分辨率可达 75ms,因此可在一个心动周期完成扫描而无需采用多扇区重建,从而获得更逼真的图像。

(二)CT 灌注成像(CT perfusion imaging)

灌注(perfusion)是血流通过毛细血管网,将携带的氧和营养物质输送给组织细胞的重要功能。利用影像学技术进行灌注成像可测量局部组织血液灌注,了解其血流动力学及功能变化,对临床诊断及治疗均有重要参考价值。其理论基础是核医学放射性示踪剂稀释原理和中心容积定律:BF = BV/MTT。增强 CT 所用碘对比剂基本符合非弥散性示踪剂的要求,可以根据时间-密度曲线(time density curve,TDC)计算 BF、BV、MTT 等参数。CT 灌注成像在显示形态学变化的同时反映生理功能的改变,因此是一种功能成像。目前经常使用的有脑组织灌注成像、肝灌注成像等。

(三)双能量成像

双能量成像方法早期曾用于 X 线摄影、DR(digital radiography)和 CT 扫描。2005 年首次采用双辐射源的方法再次引入 CT 检查中,由此开拓了 CT 双能量成像的新领域。

双能量 CT 成像的基本原理是 X 线与物质相互作用时的衰减定律。在早期的 X 线性质研究中我们已知,相同能量的单能谱射线与单一物质相互作用时,其衰减值是不变的,但用两种有差值的不同能谱对一种物质进行照射后,我们可利用已知的某一物质的衰减值,以及使用不同辐射能衰减值的差值来计算衰减差,最终由计算机图像处理系统完成双能图像的重建。简单地说就是利用不同穿透力的两种射线扫描同一部位,得出不同的图像相减以后可以看到我们用一种射线扫描看不到的东西,特别是密度差别不大的软组织如肌腱韧带等。

双能量技术的关键是如何实现能量的分离:可以利用球管实现能量分离;可以利用探测器实现能量分离;可以用单源实现能量分离;也可以用双源实现能量分离。目前在 CT 临床应用中的双能成像方法主要有两种：一种是由双源 CT 扫描机，它采用两个 X 线辐射源产生两种不同的辐射能量对患者进行扫描检查；另一种是高分辨率 CT 机（HDCT）为代表，它采用单个 X 辐射源，利用专门设计的高压发生器，使瞬间产生高低不同的辐射能，达到双能 CT 检查的目的。

（四）仿真内镜技术

CT 仿真内镜技术（virtual endoscope）是以容积扫描为基础，对图像信息进行特殊的三维后处理，重建出的图像效果类似于纤维内镜所见，所以称为 CT 仿真内镜。

目前，CT 仿真内镜主要用于鼻腔、喉管、气管、支气管、胃肠道、输尿管、膀胱、血管等中空器官内病变的显示，CT 仿真内镜技术所产生的图像是逼真的内腔图像，它既可以显示出从鼻腔到支气管管腔内的肿瘤或异物，以及管腔狭窄程度，又可显示胃肠道内的息肉、肿瘤对肠道的阻塞情况，更可显示出一般很难看到的血管壁血栓形态、动脉瘤体以及动脉夹层破口情况，整个过程如同内镜在这些中空器官内的漫游穿梭，而逼真的图像不仅可为临床全面细致认识病变提供依据，更可为医学教育提供清晰的三维解剖图像。CT 仿真内镜给医生另一个内部视角来观察了解病变，它不仅是纤维内镜很好的补充手段，更可以部分替代纤维内镜应用于临床，但是 CT 仿真内镜技术也有组织特异性较差，且不能进行活检等局限性。

（五）各种后处理技术

包括所谓的 CT 图像高级重组技术在多排螺旋 CT 出现后得到了迅速发展，为临床诊断带来了新的多维诊断模式，使 CT 的临床应用有了进一步突破，并且能实现心脏冠脉的无创伤性成像。随着各种图像工作站的大量应用，3D 成像，一键式处理，以及从不同影像设备获得的图像间的融合技术，结合了各种设备的优点，为影像诊断带来了极大的便利。

四、减少辐射剂量

众所周知，电离辐射对人体具有伤害作用，据报道，与胸部平片相比，胸部 CT 使受检者接受的辐射高达上百倍。为了保护受检者，各大 CT 厂商在减少辐射剂量方面作了很多努力，在硬件方面和软件方面进行了改进。

（一）硬件方面

提高 CT 探测器的灵敏度和宽度，目前探测器已发展到第四代。第一代：气体探测器；第二代：晶体探测器；第三代：固态陶瓷探测器；第四代：光子探测器。灵敏度信噪比一代比一代高，而且出现了能覆盖单个器官的宽体探测器。

普遍采用高频 X 线发生器，配合适当的准直器和过滤器，减小软射线的危害。

（二）软件方面

1. 管电流调制技术。

2. 四维实时剂量调节技术。

3. 前瞻性心电门控能减少 CTA 检查患者辐射剂量的一半以上。

经过全球多中心研究证实，使用迭代技术可以仅使用相当于原来 40% ~ 50% 的剂量，即可获得较原来更好的图像质量。该技术可以应用于包括血管、心脏在内的各种 CT 检查。由于现代计算机技术的发展，虽然迭代技术需要大量的数据运算，但现在的迭代重建速度很快，可以常规应用于临床。

第三节　磁共振成像设备的发展

磁共振成像（magnetic resonance imaging，MRI）是随着计算机技术、电子技术及低温超导技术迅速发展起来的医学诊断技术，它既可提供形态学结构信息，又可提供生物化学及代谢信息，已成为当今医学诊断手段的主要技术之一。

1946 年,美国物理学家 E. M. Purcell 和 F. Bloch 在探索原子奥秘时,几乎同时发现磁共振现象,为此这两位科学家获得了 1952 年诺贝尔物理学奖,标志着磁共振成像技术的开端。

1970 年 R. V. Damadian 首先发现老鼠肿瘤组织与正常组织的磁共振信号及弛豫时间不同,且不同正常组织的弛豫时间也有差异,奠定了磁共振成像基础。

1972 年 P. C. Lauterbur 提出应用磁共振信号可以建立图像,并设计和完善了用梯度磁场加在均匀主磁场内产生二维磁共振成像的方法,在 1974 年得出了活鼠的磁共振图像。

1973 年至 1978 年产生了多种成像方法和理论,并进行了一系列人体成像的基础医学研究和技术准备工作。1976 年,英格兰诺丁汉大学的 Peter Mansfield 首次成功地对活体进行了手指的磁共振成像,1977 年 Damadian 等得到了第一幅胸部轴位质子密度加权图像,1978 年英国的物理学家们在研制磁共振成像系统中得到了第一幅人体头部图像,为此 Paul Lauterbur 和 Peter Mansfield 获得 2003 年诺贝尔生理或医学奖。

1980 年,第一台可以用于临床的全身 MRI 在 Fonar 公司诞生,第一台医用磁共振于 1984 年在美国获得 FDA 认证,从此以后,磁共振成像系统的设计及在临床上的应用以不可阻挡的势头迅猛发展,显示了它强大的威力,各大医疗设备生产厂家纷纷投入大量技术力量进行 MRI 设备的研制与生产。我国于 1985 年引进了第一台临床 MRI 设备,1986 年中科院科键公司与美国波士顿的 Analogic 公司合资成立了安科公司,并于 1989 年生产出第一台永磁型 0.15T 磁共振设备,填补了我国在这一领域的空白。目前世界上已拥有磁共振成像系统近 2.5 万台,我国就有近 2000 多台磁共振成像设备。

近年来 MRI 的技术的进展,主要表现在以下几个方面。

一、磁　　体

磁体是磁共振的核心部件之一,近年来,磁体向着高场强、短腔磁体、开放式及专用机发展。2000 年美国 FDA 已批准全身 3T 系统用于临床。4T 系统已得到 FDA 无明显危险的许可。在 7T、9.4T 系统已用于动物实验,目前 1.5T 的磁共振系统最短磁体长度仅为 1.2m 长,超导开放式磁体的场强已达到 1.0T,用于脑功能研究的垂直开放超导 3.0T 也将面世,高场系统近年来在世界市场占据的份额正在逐步提高。另一方面低场开放式设备的市场状况一直较好,随着高、中场设备的技术不断移植到低场开放型设备,低场设备的功能与图像质量也不断改善,是为 MR 设备中具有较好的性能/价格比的主流机型。各公司用于关节、心脏、血管(特别是肢体血管)等部位的专用 MR 设备已陆续有市售,其中有不少是由其他的较小的公司独立开发的小型专用 MR 设备。

由于 4K 技术的实现使液氦消耗近乎零;另外,一直使受检患者烦恼的噪声问题,这两年也在一定程度上得到了解决。降噪问题已是所有厂家在磁体设计中普遍关注的问题。通过在磁体内置真空层、减少涡电流及应用缓冲材料,大多数设备的噪声水平可降至以往的 40% 左右。

二、梯　　度

磁场梯度是 MRI 系统的关键问题,它在很大程度上决定了系统的性能,是提高 MRI 成像速度的关键;近年来梯度技术有了明显的进步。使用级联脉宽调制(PWM)功率级构成的增强梯度放大器已可提供 2000V 的输出电压,500A 输出电流的能力,能支持任意形状的梯度脉冲波形,支持各种高速、实时应用。使用目标场设计方法,对梯度线圈电感进行优化,可实现高速通断、幅度更高的梯度线圈。对全身应用,梯度强度达到 45mT/m,爬升时间至 200 毫秒,切换率达到 200mT/(m·ms)。随着对梯度线圈更高的性能要求,对梯度线圈的长度、功率损耗、缓解刺激神经末梢及声学噪声等方面提出更高的要求,最近在梯度线圈设计方面已提出一些新的方法。

三、射 频 系 统

射频系统的线圈技术经历了线性极化线圈、圆形极化或者正交线圈、相控阵线圈及全景化一体线圈 Tim 技术几个阶段，加上多通道采集技术的发展，使得 MRI 图像的分辨率、扫描速度与对比度有了前所未有的质的飞跃。对于超高场 MRI 系统，高频线圈的发展基本与高场磁体结构的发展同步。多元阵列式全景线圈的发展十分迅速，支持并行扫描的线圈技术发展也很迅速；目前已能支持最优化的 4、8、16、32、64 个接收通道的配置；支持 3~4 倍的图像采集加速，3MHz 带宽/通道的射频系统，模数转换器（ADC）速度极大提高，进行全数字化采集（混频-滤波-模拟处理环节）。高性能的射频系统可获得更高的图像质量，信噪比增加，更好地支持功能成像和磁共振特殊成像的应用。

四、采集技术和重建系统

MRI 系统技术的改进，系统实时能力的提高使现在 MRI 扫描采集和重建的数据量大幅度增加。现代脉冲序列和扫描技术设计集中于更高采集效率的方法。近年来非线性 K 空间轨迹技术，K 空间数据共享技术、不完整数据的采集、与并行成像技术有关的重建方法都是当前十分活跃的领域。随着计算机技术的迅猛发展，目前重建速度达到 1700 幅/秒，实现在线处理。

五、软件技术的发展

临床应用和科研，是 MRI 的灵魂，随着磁共振成像系统硬件的发展，各种新软件层出不穷，充分展示了 MRI 在提前预知疾病、及早发现疾病、全面评估疾病、进行疾病治疗等全方位应用上的新技术进展。

消除 MRI 最难克服的运动伪影、金属伪影和磁敏感伪影的 PROPELLER（BLADE）技术。实现高分辨率实时 MR-DSA，对全身任何部位的血管都能获得分辨率高于 DSA 的血管增强信息（空间分辨率可达 250μm，可多达 50 个时相）。实现超早期乳腺微小病变的诊断和鉴别诊断的技术，可以实现双侧乳腺的矢状位、轴位高时间分辨率、高空间分辨率同时成像，可以一次造影剂完成双侧乳腺上百层采集，得到双侧乳腺造影增强的信息，不但如此，还可以对任何不同时相的影像进行减影，从而更加清楚的了解病变的增强情况，相信此先进技术很快会受到临床科室的广泛欢迎。LAVA（VIBE、THRIVE）技术，实现腹部三维容积超快速多期动态增强检查，从而敏感发现早期微小病灶。MRS 的主要发展有：多体素 3D MRS，在 3.0T 系统已开拓了多种核频谱的功能，目前已可实用者有 ^{31}P、^{13}C、^{19}F、^{23}Na 频谱等。前几年已实现的多体素 MRS 等已经在高场设备上普及。扩散张量成像是增加采集方向（55~256 个方向），克服成像结构内的水各向异性扩散特征的成像方法，目前主要用于脑白质束成像。由于采集方向增加和分辨力提高，现已可获得三维的白质束图像。fMRI 已经在高场设备上普及，多层显示的脑功能性成像；实时显示的 fMRI；3D 重建的 fMRI 等。MR 心肌灌注成像（含应力性灌注成像）已经普及，且在部分厂家已将其推广到 1.0T 设备上；采用 K-空间螺旋采集的 MRA 可获得极好的冠状动脉显示，且可行 3D 重建等。

MRI 设备自 20 世纪 80 年代初被商品化并进入临床，至今还不足 30 年。磁共振成像走过了从理论到实践、从形态到功能、从宏观到微观的发展历史。今天，MRI 已经确立了其在影像诊断的重要地位，并取代了许多传统影像诊断技术。它在中枢神经系统中的应用已成为疾病诊断的金标准；在骨关节、软组织病变的诊断中是举足轻重的手段。特别是近几年来，超高场磁共振在脑功能成像、频谱成像、白质纤维束成像、心脏检查、冠心病诊断、腹部盆腔等脏器的检查技术得到了飞速发展。

第四节　核医学成像设备的发展

核医学是研究放射性核素及其射线在医学上应用的学科。核医学影像设备通过探测注射到受检患者体内的放射性药物发出的射线进行成像，是核技术、电子学、影像学、计算机和医学相互渗透互相结合的综合性医学影像设备。核医学影像可以显示人体的生理、生化过程及脏器形态改变情况，可以早期诊断疾病，目前已经成为分子影像的主要成像模式之一。

核医学影像设备最早出现在1951年，由卡森研制成第一台线性扫描机。扫描机由闪烁探头、电子测量电路、同步记录装置和机械扫描装置构成。闪烁探头在人体表面作弓字形匀速运动，连续进行计数率的定点测量、移位和同步记录，再通过打印机将体内的放射性分布图打印出来供分析诊断。虽然扫描机只能进行静态成像，并且空间分辨率和扫描速度都很低，但在此后的二十多年中一直作为核医学的影像设备使用。

1957年由 Hal. O. Anger 研制成功的 γ 相机第一次用一次成像技术代替逐点扫描方式的扫描机，是核医学影像设备突破性的进步。与扫描机相同的是，γ 相机也是探测发射单光子 γ 射线的放射性核素。Anger 型的 γ 相机由直径达 40cm 的大视野探头、机架、扫描床和采集处理计算机构成。大视野的探头可以进行静态、动态和全身扫描，使核医学影像检查的应用领域得到极大扩展。直到现在 γ 相机仍然在核医学科的影像检查中占有一席之地。

1974年基于 Anger 型 γ 相机的 SPECT 面世。SPECT 是在 γ 相机的机架上安装了旋转装置，使探头可以围绕患者身体旋转，进行断层图像采集所必须的 360° 扫描。SPECT 消除了不同体层放射性的重叠干扰，可以单独观察某一体层内的放射性分布，不仅有利于发现深部和较小的病变，还能更准确地进行放射性分布的定量分析，又一次大幅提高了核医学影像的地位。

与 SPECT 几乎同时出现的另一类核医学影像设备是 PET。与 SPECT 的不同处在于，PET 探测的是发射正电子的放射性核素。其利用围绕患者对向分布的多对探头采集一对来自正电子湮没辐射的 γ 光子进行用符合成像。由于发射正电子的同位素如碳、氮、氧和氟所合成的示踪化合物与人体内自然存在的物质接近，可实际参与人体的生理生化和代谢过程，可以更早期地从分子水平发现病变。因此在肿瘤、神经和心血管领域获得了深入广泛的应用。值得指出的是在双探头 SPECT 系统上安装符合探测电路及相应的处理软件，就可以用 SPECT 实现部分 PET 扫描功能，从而降低了检查费用。

SPECT 和 PET 目前已经成为核医学乃至分子影像检查主要的影像设备。但核医学影像检查仍未解决的问题是图像的空间分辨率较低，并且是功能成像，对病灶的解剖分布和空间位置关系显示不很清晰。此外，γ 光子在患者体内存在的衰减问题仅依靠 SPECT 或 PET 自身的图像也无法解决。基于这两个原因，自 2000 年以来，已经将这两类设备与 X 线 CT 相结合，构成了 SPECT/CT 和 PET/CT 这样的混合型影像设备。X 线 CT 的引入不仅解决了上述空间定位和衰减校正问题，还提供了 CT 自身的诊断优势，从而把两类影像检查的优点相互结合，生成融合图像，优势互补，使患者一次检查即可得到丰富的诊断信息，有效提高了医学影像检查的准确度和效率，也能减低患者的检查和治疗费用支出。

SPECT 和 PET 目前研究和发展的方向包括：进一步改进系统灵敏度和空间分辨率、提高图像重建速度和精度、增强与 CT 的融合能力、采用呼吸和心电门控等手段获得"运动"时相的图像、扩展临床应用功能等等。通过这些研究可以逐渐克服核医学影像设备的固有缺点，使其更有效地发挥功能代谢成像的优势，为临床提供更清晰和准确的检查结果。

第五节　超声成像设备的发展

超声是不可触摸、无法听到的声，却有着奇妙的特性，自从1880年法国物理学家居里兄弟发现石英能产生压电效应,到 1917 年被朗之万利用制成最初的超声换能器装备到水下的潜艇即声呐进行水下目标探测和定位以来,超声开始逐渐被认识利用,被开发,直至现在被广泛应用于我们的方方面面,从工业、农业、医学到军事、气象研究等等,几乎处处显现超声的"声影"。

第二次世界大战结束后,声呐中的关键技术——超声脉冲回声技术在医学超声诊断中获得了发展。50 年代初从脉冲回声技术为基础的 A 型超声诊断仪研制成功,使超声脉冲反射技术得以在医学上应用。尽管 A 型超声只能粗略表明组织内部层内结构及间距,但其无创检测仍然让医学工作者对其提供的信息给予关注。其后逐步发展起来的 M 型超声诊断仪和 B 型超声断层显像仪也都是以超声脉冲回声技术为基础,A 型、M 型和 B 型超声诊断仪是当前医学超声诊断中应用最广泛的,因此,超声脉冲回声技术也是现代生物医学超声工程研究中最重要的一种技术。

与 X 射线等其他物理医学成像方法相比,超声脉冲回声法使医学检测的灵敏度、信息量获得很大的提高,避免了辐照危害,提高了安全性,医学超声成像从 A 型超声发展到显示解剖结构的黑白 B 型超声成像技术,又发展到显示动态血流的频谱和彩色多普勒技术,70 年代初推出了 SSD-880 世界上第一台适用于临床的彩色血流二维显像装置,引起了超声界的震动,被称为超声诊断乃至医学影像技术的一次革命。近二十年来多普勒超声诊断技术发展极为迅速,现已成为心血管系统疾病诊断和其他系统脏器血液循环情况观察必不可少的工具。超声医学不仅在影像诊断学获得了长足的发展,并不断演化催生出超声治疗学和介入诊断治疗学,把超声无创、实时诊断融入治疗中,如超声引导下穿刺活检或治疗,术中监测,或高能聚集超声治疗肿瘤等。

随着微电子技术和超高速计算机技术的发展,超声在医学领域的涉及面越来越广泛,超声医学仪器的种类也复杂繁多,90 年代以来,彩色超声血流显像仪已进入实时、多功能、高性能阶段,基本满足临床诊断需求。尤其近二十年来综合技术的发展,出现了数字化"彩超",使超声诊断技术可以为医生更加方便地观察人体内部组织状态提供实时、全面的信息,宽频、高频和密集阵元等高精尖材料技术也使超声换能器的发射和采集完成性能跳跃。近年来,超声矩阵换能器突破了瓶颈技术,实时获得空间声束的信息,从而实现心脏实时三维显像的超声技术的一次大革命,动态三维超声成像及实时三维超声成像为广大的医学工作者和患者带来全新的超声图像新模式。

目前,各种新型成像技术不断涌现,并在临床获得较好的应用,如组织多普勒成像,组织应变和应变率成像,超声造影显像,组织谐波成像及三维实时成像等,使超声诊断组织病理状态、血流灌注和运动力学等方面提供了更精确、更敏感的信息,为临床提供了非常有意义的指导。超声诊断和介入治疗将随着科学技术进步,得到更好的发展和应用。

(石明国)

复习思考题

1. X 线成像设备发展的主要阶段。
2. CT 成像设备发展的主要方向。
3. 磁共振成像设备发展的目标。
4. 核医学成像设备研究及发展的动向。

第二章

普通 X 线成像设备

本章介绍了医用 X 线机的基本结构、分类以及附属装置的基本结构。详细介绍了 X 线管装置、高压发生装置和 X 线机基本电路的作用、构成、工作原理、特性和规格等。以典型机型为例，全面介绍了单相全波整理 X 线机的用途、主要技术参数、主要特点和电路分析。简要介绍了程控 X 线机和高频 X 线机的用途、主要技术参数、主要特点和使用方法。并阐述了 X 线机的维护与典型故障分析。

第一节　医用 X 线机的基本结构

一、概　　述

（一）基本结构

医用 X 线机分为诊断用 X 线机和治疗用 X 线机两大类。诊断用 X 线机的基本结构由 X 线发生装置和外围装置两大部分组成。X 线发生装置也称为主机，由 X 线管装置、高压发生装置、控制装置构成，其主要任务是：产生 X 线并控制 X 线的穿透能力、辐射强度和曝光时间。外围装置是根据临床检查需要而装配的各种机械装置和辅助装置。X 线机的基本结构如图 2-1 和图 2-2 所示。

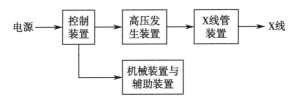

图 2-1　X 线机基本结构方框图

（二）分类

X 线机按最大输出功率、高压变压器工作频率、应用范围等可分为多种类型。

1. 按最大输出功率分类　按最大输出功率分类是指按 X 线管的标称功率分类，如 10kW、20kW、30kW、50kW、80kW 等。在我国，常以 X 线管允许通过的最大管电流来分类，如 10mA、30mA、50mA、100mA、200mA、300mA、500mA、800mA 等。

（1）小型：管电流小于 200mA、最高管电压在 90 ~ 100kV 之间。

（2）中型：管电流在 200 ~ 500mA、最高管电压在 100 ~ 125kV 之间。

（3）大型：管电流大于 500mA、最高管电压在 125 ~ 150kV 之间。这类 X 线机多配有两个或两个以上的旋转阳极 X 线管；在外围装置方面，多数配有 X-TV、摄影床和诊视床；整机结构复杂，输出功率较大，使用范围广，可一机多用。

2. 按高压变压器工作频率分类　诊断用 X 线机按高压变压器工作频率的高低可分为工频 X 线机、中频 X 线机和高频 X 线机三种。通常把高压变压器工作频率等于供电电源频率（50Hz

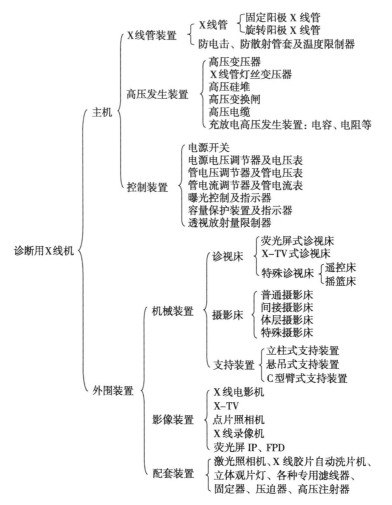

图 2-2　诊断用 X 线机的组成

或 60Hz)的称为工频 X 线机;在 400Hz ~ 20kHz 范围内的称为中频 X 线机;在 20kHz 以上的称为高频 X 线机。中频 X 线机和高频 X 线机都采用了直流逆变技术,也称为逆变 X 线机。

3. 按应用范围分类　X 线机可分为综合型和专用型两类。

(1)综合型:此类 X 线机具有透视、摄影或特殊检查等多种功能,适合对患者各部位作多种疾患的 X 线检查,是小、中型医院普遍使用的 X 线机。

(2)专用型:此类 X 线机是专为临床诊断工作的特殊需要或适应某些专科疾患的检查而设计的,并配有各种专用的外围装置。如乳腺摄影 X 线机、牙科 X 线机、口腔全景 X 线机、手术 X 线机等。

诊断用 X 线机的分类除上述外还有很多,如按结构形式不同可分为便携、移动式和固定式等;按使用目的可分为透视 X 线机、摄影 X 线机、胃肠 X 线机、心血管造影 X 线机等;按高压整流形式可分为单相全波整流 X 线机、三相全波整流 X 线机等。

二、普通摄影 X 线机及其附属装置

普通摄影 X 线机的作用是完成普通(常规)X 线摄影。其附属装置主要由 X 线管组件支持装置与摄影平床组成。

(一)X 线管组件支持装置

X 线管组件支持装置从结构上可以分为落地式、悬吊式、C 形臂式等几种形式。

1. 落地式　落地式 X 线管支持组件装置从结构上可分为 3 种,即双地轨式、天地轨式和摄

影平床一体化式(图2-3),它们具有结构简单,安装容易,成本低等特点。

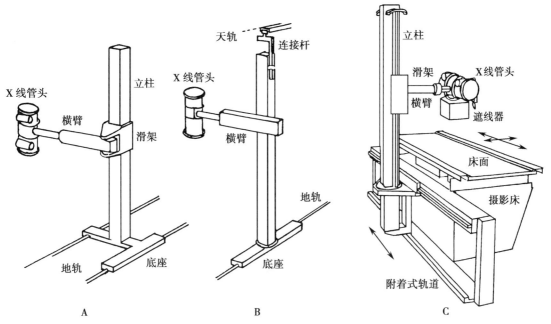

图2-3 X线管组件支持装置结构

A. 双地轨式X线管组件支持装置;B. 天地轨式X线管组件支持装置;
C. 摄影平床一体化式X线管组件支持装置

(1)双地轨式X线管组件支持装置:立柱由两条地轨支持,立柱固定在底座上,底座在双地轨上滑动,带动立柱和X线管组件在双轨道上纵向水平移动。这种立柱支持方式对机房高度无特殊要求,安装方便,缺点是地面轨道较多,显得不整洁。

(2)天地轨式X线管组件支持装置:立柱由一条地轨和一条天轨支持,其主体由立柱和连接杆组成。连接杆可上下伸缩,以在一定范围内适应不同高度的房间。天轨不承重,只起支持作用,安装不太复杂,应用较多。这种结构形式地面上只有一条轨道,较为整洁。

(3)摄影床一体化式X线管组件支持装置:这种X线管组件支持装置其立柱纵向运动轨道是与摄影床固定在一起的,具有结构简单、安装容易,但由于立柱纵向运动轨道较短,应用范围较前两种窄,比如配备立式胸部摄影架,在胸部摄影架上进行摄影受到一定的限制;另外如果暗盒托盘或探测器与立柱固定在一起的话,则给有角度X线摄影带来不便。

2. **悬吊式** 悬吊式X线管组件支持装置与前面落地式X线管组件支持装置相比,结构复杂、安装难度较大、相对成本较高,但它能充分利用机房上部,具有运动灵活、操作方便、运用范围广的特点,所以特别适用于多功能X线摄影。

悬吊式X线管组件支持装置由固定纵向天轨、移动横轨(滑车架)、滑车、伸缩架、横臂、控制盒和X线管组件等组成(图2-4)。

固定纵向天轨牢牢地固定在天花板上或专用过梁上,它承担着天轨以下悬吊部分的全部

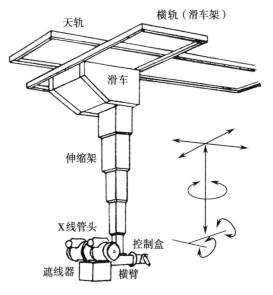

图2-4 悬吊式X线管组件支持装置结构

重量。移动横轨带着伸缩吊架,可在固定天轨上作纵向运动,范围为1～2m。上述两种运动完成X线管组件在水平面的二维运动,而伸缩吊架本身的竖向伸缩,则完成第三维的运动,范围为1.5m。伸缩吊架一般为5节伸缩节构成,第1节是固定的,下面4节均能作上下伸缩活动,且每一节都套在上一节里,其内由轨道和轴承导向,稳定性好。横臂装在伸缩吊架最后一节的下端,其一端有X线管组件固定卡环,另一端装配控制盒和把手。X线管组件可以绕横臂及自身长轴转动,X线管组件绕横臂转动可达±90°以上。上述所有运动大多采用电磁锁止与释放方式,各锁止与释放控制开关(或按键)集中设在控制盒上。

控制盒有简单的开关直接控制电磁刹车或继电器锁止与释放,X线管组件沿横臂纵轴旋转角度指针式指示,采用触摸或按键,由电子电路控制执行元件控制电磁刹车或继电器锁止与释放,X线管组件沿横臂纵轴旋转(X线管组件水平旋转)角度指示用数字显示,有些同时还有圆盘刻度滚珠指示,一种控制图的面板如图2-5所示。落地式与悬吊式X线管组件支持装置的控制盒与手柄基本类似。

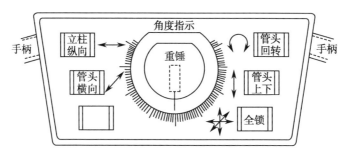

图2-5　管头运动控制盒面板

悬吊式X线管组件支持装置中伸缩吊架的平衡方式多采用弹簧-塔轮-滑轮组成,其结构有两种,一种为圆柱弹簧式,另一种为盘簧式。

3. C形臂式　这种支持装置是为了适应各种不同的X线特殊检查而设计的,名称因其形状而来。C形臂的一端装X线管头和遮线器,另一端装影像转换和记录装置,如影像增强器、电视摄像机、点片照相机和电影摄像机等。C形臂式可以和悬吊式的装置结合,组成悬吊式C形臂支持装置。也可以与专用底座结合,组成落地式C形臂支持装置。如图2-6所示。

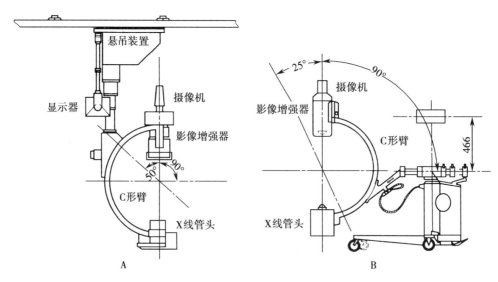

图2-6　移动C形臂X线机
A. 悬吊式C形臂;B. 落地式C形臂

由于 C 形臂结构紧凑,占据空间少,并能沿槽移动和绕水平轴转动,活动范围大且灵活,因而特别适用于心血管系统的 X 线检查。其最大优点是检查时无需移动患者。小型移动式 X 线机装配 C 形臂后,特别适合床边 X 线检查和手术室使用。

(二)摄影床与立位摄影架

摄影床用于在摄影时安置患者,摆放体位。摄影床一般由床架、床面组成,床面可沿床纵向方向移动,有些摄影床的床面可沿横向方向移动,靠手柄或电磁锁止器固定。摄影床的床面下方一般配置有活动式滤线器以用于滤线器摄影,因此,有时也称之为滤线器摄影床。如图 2-7 所示。

立位摄影架主要用于胸部 X 线摄影,故亦称为胸片架。胸部摄影时通常取站立位,胶片暗盒放置在胸片架的暗盒夹上。有的胸片架上配有长焦距、高栅比的固定或活动式滤线器,用于立位滤线器摄影。如图 2-8 所示。

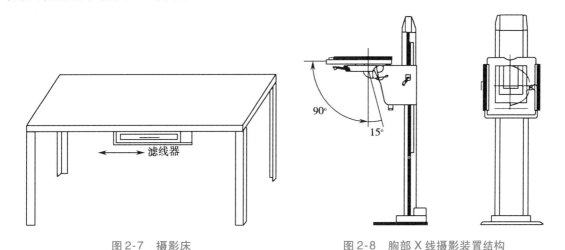

图 2-7　摄影床　　　　　　　　图 2-8　胸部 X 线摄影装置结构

(三)遮线器

遮线器又称为缩光器,安装在 X 线管管套的窗口位置,用来控制 X 线照射野的大小和形状,遮去不必要的 X 线,减少患者受照剂量和提高图像清晰度。摄影用的遮线器内部还设有光源和反射镜,模拟 X 线管焦点的位置,指示照射野和中心线。

1. 种类和应用　遮线器根据其结构形式有各种类型,遮线效果和应用也有所不同。

(1)遮线板:这是在 X 线管管套窗口附加的一块铅板,铅板中有一个适当大小的方形或圆形口,铅板开口中心对应 X 线中心线安装。一般备有多块开有不同孔径的遮线板,在各板上标明特定距离的照射野大小,以便选用。

(2)遮线筒:它由铁板制成圆柱形或圆锥形、方锥形,内壁附有铅板。遮线筒的口径各异,口径不同,控制的照射野大小也不一样。摄影时可依据实际所需合理选用。

(3)活动遮线器:两对能开闭的铅板,分两层垂直排列,每对铅板的开闭决定一个方向照射野的大小。调节两对铅板的开闭程度,就能改变照射野的大小和形状,同一层相对的两铅板总是以 X 线中心线为轴对称开闭。这种遮线器效果更理想,操作较方便、灵活,可以在任意距离上,满足对各种尺寸胶片的遮线要求。

(4)多层遮线器:由几组遮线板组成的遮线器,同一方向的多对遮线板工作时同步活动,只是它们到焦点的距离不同,活动幅度也不同,下组遮线板活动幅度较大,上下两组遮线板具有共同的照射野。在两组遮线板之间加有吸收散射线的方筒,另外,遮线器的外壳也具有吸收散射线的作用。这种遮线器还设有软射线滤过板更换轨道,有上口插入式和下口插入式。插入一块薄的铜或铝滤过板,即可吸收软射线。另有一种转盘更换式,将几种常用的滤过板都镶嵌在一个圆盘上,安装在遮线器上口,使用哪一种滤过板,就将它转至窗口的下方。

(5)圆形照射野遮线器:仅在配有影像增强器的透视装置中使用,使照射野与影像增强器的圆形输入屏形状对应。结构有单片遮线板式和叶瓣式,后者可以电动控制,连续调节照射野的直径,多在心血管设备中使用。

2. **活动遮线器** 有手动式和电动式两种,前者多用于摄影,后者多用于透视。两种遮线器的结构及工作原理基本相同,只是调整的动力驱动不同。图2-9是一种摄影用活动式遮线器示意图。

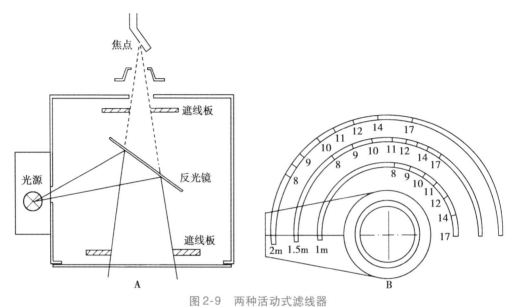

图2-9 两种活动式滤线器

A. 照射野指示原理;B. 旋钮式照射野预示

(1)手动式遮线器:直接用手通过机械传动开闭遮线器的遮线板,控制照射野的大小。操作方式有旋钮式和拨杆式两种。遮线器内部多设有照射野的指示灯,有的还装有中心线指示器。

(2)电动式遮线器:其结构与手动式的基本相同,只是遮线板的移动动力是由小型电机提供的。控制电机的正、反转及动作时间,即可将照射野调整到适当大小。纵横两个方向的多叶遮线板的开闭,是由两个微型电机通过两套减速器和传动机构控制的,照射野将随之改变。电机的转动由手控开关和限位开关控制。有的电动式遮线器可随透视距离的改变自动调节,以保持照射野大小不变。在点片摄影时,自动转换成与所选胶片规格和分割方式相对应的照射野大小。心血

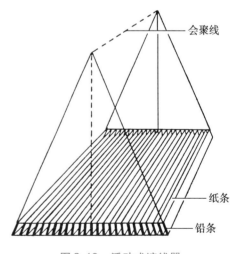

图2-10 活动式遮线器

管设备中的遮线器光栅还可以X线中心线为轴顺时针或逆时针旋转,以达到更好控制照射野的目的。

(3)照射野的指示:摄影用遮线器用光源(灯泡)模拟X线管焦点位置,灯光经反射镜进入X线通道,经下组遮线板遮挡,模拟出X线照射野的范围。现在光源部分,大多采用自动闭灯装置,开启后到达预定时间自动闭灯。这样可减少操作步骤,避免遗忘闭灯,延长灯泡寿命。光源所用灯泡在100W左右,低电压。现多用卤素灯泡,更换时,注意安装位置要准确,不然会引起照射野的误差。

（四）滤线器

自 X 线管发出的 X 射线（原发射线）透过人体时，一部分因与人体组织发生康普顿效应，使其传播方向改变而形成散射线。散射线作用于胶片，使胶片产生灰雾，图像模糊，从而降低图像质量。滤线器能有效滤除散射线，其主要组件是滤线栅。

1. 滤线栅的构造和规格 滤线栅也称滤线栅板或滤线板，按结构特点分为聚焦栅、平行栅和交叉栅。平行栅又称线形栅，铅条纵轴排列且相互平行。交叉栅由两个栅焦距相等的平行栅交叉而成。目前，应用最多的是聚焦栅，下面介绍聚焦栅的结构。

（1）结构：如图 2-10 所示，滤线栅外观为一厚 4 ~ 8mm 的平板，内部有极薄的铅条和纸条、木条或铝条交替向焦排列，上下再用薄铝板封装而成。滤线栅中心两侧的铅条向中心倾斜一定的角度，将所有铅条平面沿倾斜方向延长会聚成一条线，称为会聚线。滤线栅平面中心垂直线与会聚线的相交点，称为滤线栅的焦点（F）。滤线栅聚焦的一面为正面，或称为聚焦面，另一面称为背焦面。聚焦面印有文字或图形标记，如"—⊙—"，圆点或圆圈表示中心，横线标记铅条的方向，也有的用 X 线管标记。

（2）规格：滤线栅的规格主要有焦距（F_0）、栅比（R）和栅密度（N）。

1）焦距：也称半径，即焦点到滤线栅中心的垂直距离。常用滤线栅的栅焦距有 80cm、90cm、100cm、120cm、和 150cm 等。

2）栅比：即铅条高度与相邻铅条间隙之比，即 $R = H/A$，如图 2-11 所示，H 代表铅条高度，A 代表相邻铅条间隙大小。栅比越大，滤除散射线的效果越好，但对原发射线的吸收量也随之增加，故应根据管电压的高低选择合适栅比的滤线栅。一般摄影选用栅比 5 ~ 8（5∶1 ~ 8∶1）的滤线栅，高千伏摄影多选用栅比 10 ~ 12（10∶1 ~ 12∶1）滤线栅。

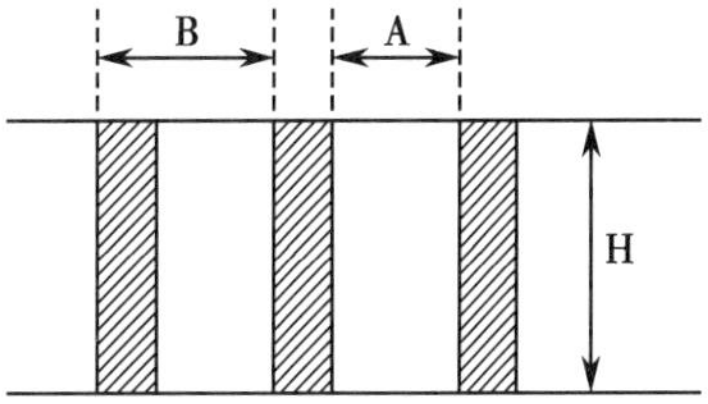

3）栅密度：即每厘米宽度范围内所排列铅条的数目，$N = 1/B$，B 表示相邻两根铅条之间的距离。栅密度的单位：线/厘米（L/cm）。栅比相同时，栅密度值大的吸收散射线能力强。一般摄影用活动滤线栅的密度为 20 ~ 30L/cm，固定滤线栅的密度为 40L/cm 以上。

图 2-11 滤线栅结构示意图

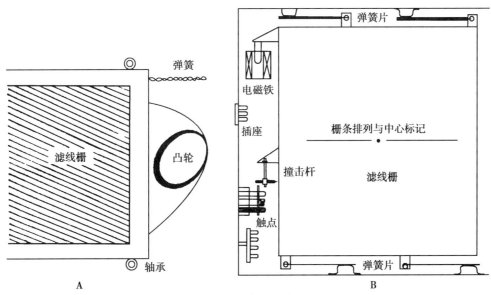

图 2-12 参数示意图

A. 电机式活动滤线器；B. 减幅振动式活动滤线器

2. 滤线栅的切割效应 所谓切割效应，即滤线栅条对原发 X 射线的吸收作用。其产生原因有滤线栅反放、横向倾斜或偏离栅焦距、焦片距超出允许范围等。

3. 滤线器的种类和构造　滤线器分为固定式滤线器和活动式滤线器两大类。

（1）固定式滤线器：固定滤线栅可以直接用于X线摄影，使用时，将其置于患者和片盒之间，达到滤除散射线的目的。因此，滤线栅稍经特殊加工，可制成滤线栅板，即固定式滤线器。它使用方便，但栅密度较小时，易产生铅条阴影。

（2）活动式滤线器：即滤线栅曝光前的瞬间开始运动，至曝光结束后停止。运动方向与铅条排列方向垂直，这样，既能滤除散射线，又不易形成铅条阴影。活动式滤线器由滤线栅、驱动机构、暗盒托盘和框架组成。所用滤线栅的面积较大，以满足最大尺寸的片盒横放或竖放使用。托盘用于夹持片盒，使之定位于滤线器中心。驱动机构可驱动滤线栅按一定方式运动，并与曝光时间协调，运动时间要长于曝光时间。

目前常用的活动式滤线器有电机式和减幅振动式，如图2-12所示。

1）电机式：其滤线栅由电机驱动，常见的为凸轮电机式。滤线栅由弹簧牵引，并由小型电机带动的桃形凸轮驱动摄影时，电机在曝光前得电转动，带动凸轮旋转。凸轮通过触碰滤线栅，使之往复运动，其速度均匀稳定。

2）减幅振动式：滤线栅由数片支撑弹簧为悬浮状态。当滤线栅受外力驱动后，在支撑弹簧的作用下往复作减幅振动，直至最后停止。依据其启动方式又有储能-释放式和触动式之分。

储能-释放式：在曝光前使滤线栅在电磁或人力作用下移向一侧，进入储能阶段；发出曝光指令后，滤线栅被释放而开始往复振动，并在振动开始时接通曝光控制电路。根据储能阶段的不同，又分提前储能式、触动式等。提前储能式是把滤线栅移向一侧的时间提前到开机时或曝光前准备过程中；触动式，即吸动滤线栅的电磁铁仅在曝光前的一瞬间得电吸动滤线栅，并随机释放，而开始曝光。

4. 滤线栅的使用注意事项　①滤线栅应置于人体与片盒之间，聚焦面朝向X线入射方向；②X线焦点应置于滤线栅铅条的会聚线上，X线的中心线可沿铅条方向倾斜，不要横向倾斜，并尽量不要横向偏离滤线栅的中心线；③摄影时，应根据滤线栅的焦距来确定焦片距，其改变不应大于焦距的25%。对于活动式滤线器，其滤线栅的运动时间应至少长于曝光时间的1/5；④由于滤线栅会吸收部分原发射线，故滤线器摄影时要适当增加曝光条件。

三、普通X线透视与点片摄影附属装置

（一）诊视床

用于普通X线透视与造影的附属装置，通常称为诊视床。诊视床一般与点片架搭配，这样的搭配不仅可以满足透视需要，还可以方便地进行点片摄影。诊视床的种类较多，常见的有荧光屏式诊视床、遥控床及摇篮床等。

大多数诊视床一般具有如下功能：①床身立卧功能：床身能在+90°~-30°之间电动回转，并可停止在任意位置，以适应各种不同角度的透视观察和点片摄影的需要。床身回转是由驱动电机的正、反转，通过变速器带动链条拉动床面来完成的。②床面移动功能：床面能电动伸出，水平位时一般向头侧可伸出50~100cm，向足侧可伸出20~50cm。③点片架移动功能：可手动上下、左右、前后移动，由电磁锁止器控制，可锁止固定到需要的位置。

1. 荧光屏式诊视床　荧光屏式诊视床具有诊视床的一般结构和功能，它由床体、点片架、点片架平衡装置、动力系统等几部分组成，如图2-13所示。点片架上装有荧光屏，所以点片架也称为荧光屏架。床体由底座、床身和床面组成。动力系统一般有两套：一套是床身回转动力系统，多用单相或三相电动机，经变速由蜗轮、蜗杆或齿轮组传动；另一套是床面移动动力系统，多用单相电动机，经变速由链条传动。

2. 遥控床　它是将X-TV和诊视床合理组合，以实现全自动化透视（遥控操作）的新型诊视

床。遥控床的床身起落、转动、床面伸缩、点片架的三维运动和锁止、压迫器动作、缩光器使用等,都采用电动控制,具有一般诊视床的各项功能,全部在控制台上遥控操作。遥控床多装配无暗盒式点片架,这样,在为大量患者检查过程中,即使需要点片摄影,医师也不用频繁进入检查室,从而完全脱离 X 线现场,改善了工作条件。遥控床分为床上 X 线管式和床下 X 线管式两种。

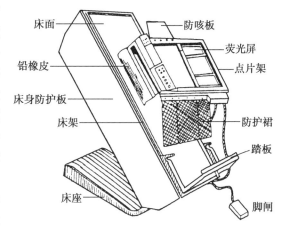

图 2-13　荧光屏式诊视床一般结构

(1)床下 X 线管式:如图 2-14 所示,这种遥控床多由传统的诊视床改进而来,X 线管位于床下,点片架在床上,点片架上设有各种动作的操作钮,除遥控操作外,也可进行近台操作。这种遥控床由于点片架上的影像增强器和胶片等与患者的距离较近,所以图像放大率减小,有利于提高图像质量。另外,床下 X 线管式遥控床也利于 X 线的防护。但由于点片架距患者身体太近,活动易受到身体的影响,同时点片架多采用暗盒式。

(2)床上 X 线管式:如图 2-15 所示,这种遥控床是把影像增强器设计在床面以下,点片架多改用无暗盒式。床面以上只有 X 线管和一个机械压迫器,使整个诊视床的结构更加紧凑、合理。透视过程中患者转动身体不受点片架的妨碍。由于 X 线管的位置与摄影床相同,X 线管和床面间的距离也可以调整,有的调整距离甚至能达到 150cm,所以能兼用做普通摄影;X 线管的投照方向可以向患者足侧及头侧各倾斜 30°,更有利于病灶的观察;但是,这类遥控床不利于 X 线的防护,床身较高,患者上下床也不方便。

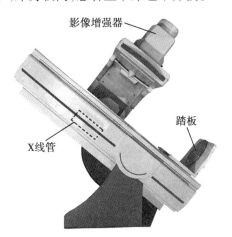
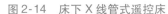

图 2-14　床下 X 线管式遥控床

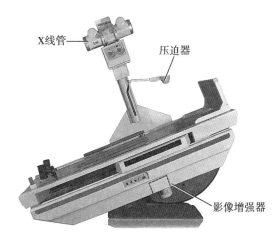

图 2-15　床上 X 线管式遥控床

3. **摇篮床**　如图 2-16 所示,它是一种功能全面,自动化程度更高的遥控床,其结构多采用固定底座和 C 形滑槽,实现了床身的垂直、水平和负角度回转。在 0°～90°时,回转速度每 16 秒达 90°,在 0°～90°时每 32 秒达 90°。床面可绕其纵轴做 ±360° 旋转,在水平位置时,可向头侧伸出 50cm,向足侧伸出 20cm,横向可移动 25cm。管头和影像增强器可绕患者转动 ±90°,对任意方向投照定位很方便。

摇篮床除具有遥控床的全部功能外,还具有以下优点:①患者被固定在凹形床面上,身体随床面可做 360° 以至 720° 旋转,在患者身体不动的情况下,可方便地进行各种体位的透视和点片摄影,这也是摇篮床名称的由来;②在患者身体不转动的情况下,X 线管和点片架可一起绕患者转动,方便对同一部位进行不同体位的观察。

(二)点片摄影装置

点片摄影简称点片,亦称为适时摄影或胃肠摄影。它是供医师在透视过程中,对被检部位或病变进行点片摄影,以适时记录有诊断价值图像的检查方法。

根据结构特点,点片摄影装置可分为有暗盒式和无暗盒式两种。

1. 有暗盒式 这种装置的机械结构和影像装置结合为一体。透视中需要点片摄影时,将送片拉杆向左拉动,带动点片摄影夹和暗盒向左侧的荧光屏前方移动,这时透视自动停止。点片架上下、左右、前后运动自动锁止。同时,X线管灯丝增温、旋转阳极启动为曝光做准备,当暗盒到达摄影位置时,操作曝光手闸曝光或自动曝光。曝光结束后要手动将送片拉杆返回原位,即最右端。

2. 无暗盒式 一般配合 X-TV 使用。此装置在胶片装卸、传送时,只对胶片本身操作,适合工作量较大的情况。图 2-17 是该装置中的送片系统。送片系统由储片盒、胶片传送机构、增感屏及其动作机构和受片盒等组成。

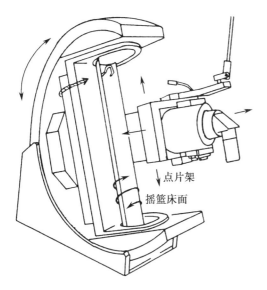

图 2-16 摇篮床

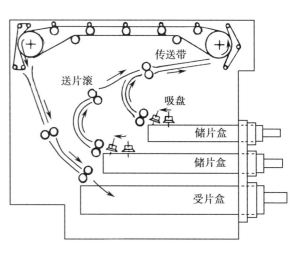

图 2-17 无暗盒送片系统示意图

储片盒一般可一次装入多至 50 张同一规格的胶片。摄影时,吸盘从储片盒拾取一张胶片送入传片机构,将胶片传送到增感屏内,增感屏夹紧胶片后将胶片送到等待位置,点片摄影指令发出后,按预定分割方式将胶片传送至曝光位置进行曝光。曝光后,增感屏打开,胶片退出。如分割曝光尚未结束,则胶片随增感屏退至等待位置,同时增感屏打开,胶片在增感屏内移动一下,将未曝光区移动到增感屏中间后增感屏夹紧,准备下一次曝光。如全片曝光完毕,则被传送到受片盒,然后可对胶片进行暗室处理。

由于胶片在储片盒中无任何间隔地放在一起,如果空气湿度太大,可造成胶片相互粘贴,因此,要求机房内空气相对湿度不大于 80%。胶片在传送过程中有较多的摩擦,如果空气干燥又会产生静电,为此有的设备设有防静电装置,并要求环境相对湿度不小于 40%。总之在使用中应严格掌握周围的相对湿度,必要时,使用去湿机或加湿机。

传片机构要求使用适当大小、形状和厚度的胶片,不符合规定时容易引起卡片。机器设有胶片计数和取出与返回检测,一旦有胶片卡片则不能再传送胶片,防止浪费更多的胶片。有的装置可同时装有两个不同尺寸的胶片暗盒,称双通道装置;有的在同一通道位置也可以使用两种尺寸的胶片,但受片盒是共用的,可接受来自任何通道和不同尺寸储片盒送出的胶片。

四、床边移动与便携式X线机

（一）床边移动X线机

床边X线机可方便地移到病房对患者进行床边X线摄影。其特点是移动性强和对电源要求不高。为适应移动性强的要求,此类X光机全部安装在移动车架上。车架上装有控制台和高压发生器,设有立柱和横臂,以支持X线管头。工作时,在患者体位固定的情况下,X线管头能适应各种部位和方向的投照使用要求。为移动设备方便,车架多设有电机驱动装置,有电瓶供电。如图2-18所示。

床边移动X线机要对胸部、腹部、头颅和四肢各部位进行摄影,X线发生装置应具有相应的输出功率。由于各医疗单位的供电状况不同,也不可能在病房普遍设置大容量电源,因此床边移动X线机要自身解决或降低对电源的要求。其方法是:①电瓶蓄电逆变方式,适用于无电源的情况,如野外;②电容充放电方式,适用于有电源的情况;③普通采用低mA、小功率、长时间的摄影方法,这样也可降低对电源的要求。

（二）便携式X线机

便携式X线机结构简单(图2-19),整个机器的有关部件是可以组装和拆卸的,可以装在组装箱里,重量在30kg以下,能手提或肩背,功率在1~3kW。适用于出诊、野外或战地。这类机器都是将高压发生器(高压变压器、X线管灯丝加热)与X线管装到一个圆形容器中,称为组合式机头,多数采用自整流方式。主要由控制台、组合机头、荧光屏、准直器(射野限制器)、各种带插接的连接电缆、支撑架(方形或圆形立柱、横臂、U形或C形臂)、包装箱等组成。

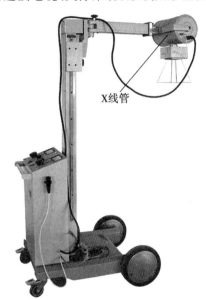

图2-18　床边X线机外形图

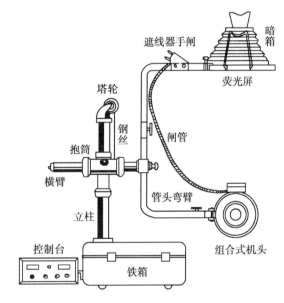

图2-19　便携式X线机

还有一种类型的便捷式X线机采用低X线剂量、小功率(约80W)、高性能真空陶瓷影像增强器(输出直径约5cm)数字成像系统,附带内置式可充电电池,无需外接电源就可以工作,所以适合野外四肢骨折复位、取异物和外固定支架配套等,更适合于运动员和野外作业人员以及军事战地人员在遇到伤害时的现场X线诊断,也适合于育龄妇女的节育环检查,保安部门、海关、邮电部门的安全检查等。

五、专用X线机及成像附属装置

专用X线机是为了临床诊断工作的特殊需要或适应某些专科疾患检查而设计的,并配有各种专用外围装置的一类 X 线机。下面我们分别讨论几种常用的专用 X 线机及其成像附属装置。

(一)乳腺摄影 X 线机

乳腺摄影 X 线机亦称为钼靶 X 线机。它主要用于女性乳腺的 X 线摄影检查,也可用于非金属异物和其他的软组织如血管瘤、阴囊等的摄影。其特点是:①管电压调节范围较低,一般在 20~50kV;②使用软 X 线管,以产生软射线;③焦点小(0.1~0.3mm);④配用乳腺摄影专用支架,乳腺 X 线机设有较长的遮线筒,有利于患者防护。摄影时患者取立位,专用支架能沿立柱上下移动,以适应不同高度的患者。支架可由垂直方向转换成水平方向,并可固定于其间的任意角度,用于乳腺各方向的摄影。支架上设有乳腺夹持板,起压薄乳腺和固定位置的作用。图 2-20 是这类机器的典型外观示意图。

目前,数字摄影正逐渐取代屏-胶系统,胶片托盘可安装 CR 暗盒;数字乳腺摄影(乳腺摄影专用平板探测器)将逐渐取代胶片托盘位置。

(二)牙科 X 线机

牙科 X 线机是用于拍摄牙片的专用 X 线机。这种机器输出功率小,所以都是采用组合机头方式。因为照射范围很小,故采用指向性强的遮线筒,直接对准受检部位。机头由可伸缩和升降的平衡曲臂支持,可在一定范围内任意高度和位置停留并固定。在患者体位固定后,仅移动机头就可对任意一颗牙齿摄影。其外形如图 2-21 所示。

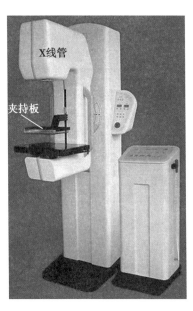
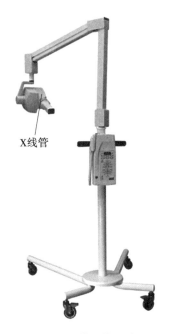

图 2-20 乳腺摄影 X 线机外形图　　　　　图 2-21 牙科 X 线机外形图

支持机头的平衡曲臂由两节或者三节组成,可以安装立柱上,也可以固定于墙壁上,有的安装在牙科的治疗台上。在患者进行口腔检查时随时摄片。牙科 X 线机的容量小,控制台也很简单,管电压调节范围在 50~70kV,管电流在 10~15mA。由于用途单一,所用曝光条件仅以门齿、犬齿和臼齿而有区别。有的机器直接以这三种用途设钮,选用与所照牙齿相符合的按钮,条件也就预设置好了。也有的机器 kV 和 mA 都是固定的,只有时间可调,适应不同的摄影需要。

(三)口腔全景 X 线机

口腔全景 X 线摄影是把曲面分布的颌部展开排列成一幅图像的一种体层摄影方法。

1. **机架结构**　口腔全景 X 线机的机架由立柱、升降滑架、转动横臂及其驱动装置组成。有的机架还配有用作头颅测量的摄影组件。图 2-22 为机架结构外形图。

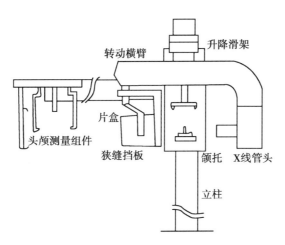

图2-22　机架结构外形图

（1）立柱：用以支持滑架和转动系统上下移动，以适应不同身高的患者。柱内有平衡砣，对上述组件进行平衡。也有电动升降式，活动范围较小。立柱多靠墙安装，附着于墙壁上，地面较整洁。也有的采用落地式，安装简单，但地面有底座伸延。

（2）滑架：其上装有转动系统和患者定位系统。上端伸出的支架，用以支持转动横臂及其驱动装置，滑架正面设颏托和咬颌面定位器，可前后移动。设有头颅固定器，正中线和水平线均有光束指示。

（3）转动臂：转动臂及其驱动装置都由滑架支持。转动部分的结构决定了横臂转动时的轴位方式。口腔全景摄影装置的改进也主要在横臂转动部分的结构方面。转动臂的一端支持X线管，多采用组合机头式，窗口处设缝隙遮线器。转动臂的另一端设片盒支架，片盒呈弧形，在片盒的前方有形成曝光狭缝的挡板。横臂转动过程中，挡板狭缝始终与X线输出窗的缝隙遮线器形成的片状X线束相对应。片盒除在转动臂带动下公转外，还有自转动作，其角速度与转动臂的角速度相等。有的暗盒是平板形的，它在曝光过程中，按一定线速度从曝光缝隙后方经过，其速度应等于X线束扫过体层面的速度。

（4）头颅测量组件：为了对头颅、咬颌部进行X线测量，多数口腔全景X线机的机架都配有头颅测量组件。它由横臂和装于其远端的头颅固定装置、X线片托等组成，近端固定在支架的升降滑架上，片托中心在中心线水平。焦片距在150cm以上，可方便进行头颅正、侧位水平摄影。

2. **类型**　口腔全景X线机分为单轴旋转式、三轴旋转式和连续可变轴式三种。

（1）单轴转动式：口腔全景X线机在摄影过程中需要患者转动，很不方便。实际应用的机器是X线管和胶片转动，患者固定不动。如图2-23A所示，患者颌部定位在O_1圆位置，X线管和胶片支架固定在横臂两端，以对应于O_1的位置为轴心一起转动。与此同时，X线胶片以相同的角速度和相同的时针方向自转。这样就构成了胶片、颌部各部位的局部相对静止关系。

（2）三轴转动式：下颌骨的曲度与正圆相差甚远，用上述机器拍摄的照片，颌骨各部位放大率不一致，有的部位还会偏离体层清晰带范围。另外，投影方向不能处处与穿过部分平面垂直，颌骨有些部位可能变形较大。为此经过改进，又出现了三轴转动式。三轴转动式的体层清晰带的形状接近颌骨形状，投影变形失真小。此种结构的工作过程如图2-23B所示。

（3）连续可变轴式：三轴转动方式可以部分解决颌骨形状与圆不符的问题，但仍不能模仿颌骨的实际形状，现在又发展了连续可变轴转动方式。连续可变轴式的体层清晰带做得与人体颌部牙列的弧线一致，可以减小图像变形。这种装置X线不同角度时的投影方向解析如图2-23C所示。

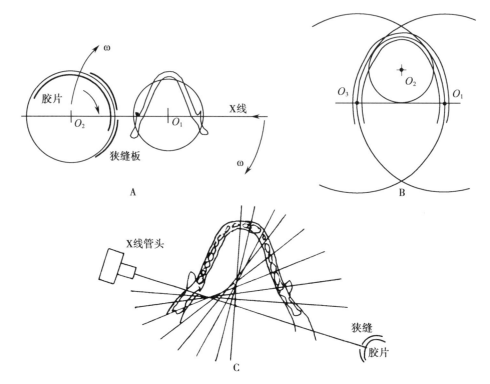

图 2-23　单轴转动式、三轴转动式和连续可变轴式
A. 单轴转动式；B. 三轴转动式；C. 连续可变轴式

（四）手术用 X 线机

手术用 X 线机都配有 X-TV,主要用于急诊室或手术室的透视。如对异物进行透视定位、观察骨折复位过程及内固定情况等。为移动方便和适应手术要求,采取车载式,X 线管支架采用 C 形臂,能从各方位接近患者。如图 2-24 所示。

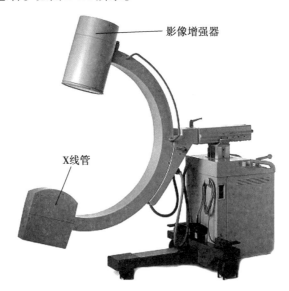

图 2-24　手术用 X 线机外形图

其特点是:①多采用中、高频变压器,组合机头方式;②即可透视,又可摄影(输出功率较小,一般 90kV、40mA 以下);③X-TV 多配用 5″~7″影像增强器;增强器与 TV 摄像机间使用光纤直接耦合方式,使图像质量得到提高;④一般配有 TV 存储装置,每次透视后的最后一幅图像都保留在监视器上,直到下次透视才被刷新;也有的采用脉冲透视以减少 X 线剂量;目前,有的机器

配有计算机,可以对透视图像进行连续采集存储,便于手术后回放;有些机器带有 DSA 功能,可以做一些简单的介入治疗;⑤车架可移动并带有 C 形臂;必要时可固定在地板上。

（田宗武）

第二节　X线管装置

一、概　　述

X线管(X-ray tube)也称为球管或管球,其作用是产生 X 线,是 X 线装置的核心部件。自 1895 年德国物理学家伦琴发现 X 线以来,医用 X 线管伴随着医用 X 线装置的发展而不断更新,主要有气体电离式 X 线管、固定阳极 X 线管(stationary anode X-ray tube)、旋转阳极 X 线管(rotating anode X-ray tube)和各种特殊 X 线管等,目前广泛应用的是旋转阳极 X 线管。

伦琴发现 X 线时用的是含两个电极(阳极和阴极)和少量气体的密封玻璃管,称为克鲁克斯管(Crookes)。Crookes 管接通高压后,管内气体电离,在正离子轰击下,电子从阴极逸出,经加速后撞击靶面产生 X 线,这种 X 线管管电流和管电压不能分别调节、功率小、寿命短、X 线质量不稳定。

1913 年,考杰林(Coolidge)发明了高真空热阴极固定阳极 X 线管,也称为固定阳极 X 线管、Coolidge 管。这种 X 线管管内真空度高,电子由热阴极发射,并由加在阳极和阴极两端的高管电压加速撞击阳极靶面产生 X 线,改变阴极工作温度就能调节管电流的大小,管电流和管电压可以分别调节。1923 年,双焦点固定阳极 X 线管研制成功,使一只 X 线管同时具有两种不同的焦点尺寸和功率特性。由于固定阳极 X 线管的阳极靶是固定不动的,高速电子流轰击阳极靶的固定位置,因此,功率小、焦点大是固定阳极 X 线管的主要缺点。目前,固定阳极 X 线管仅用在低功率移动式 X 线机或牙科 X 线机中。

1897 年,汤姆森(Thomson)提出了旋转阳极理论,鲍佛斯(Bouwers)于 1927 年成功研制出旋转阳极 X 线管,由于旋转阳极 X 线管的具有功率大、焦点小的优点,问世以后得到了迅速发展。1934 年,推出了具有双角度阳极靶面倾角的旋转阳极 X 线管,20 世纪 60 年代,旋转阳极转速达到了 9000 转/min,20 世纪 70 年代出现了金属外壳旋转阳极 X 线管。近年来,随着 CT 技术的日新月异,CT 用 X 线管也得到了迅猛发展。目前旋转阳极 X 线管广泛应用于各种 X 线装置中。

二、固定阳极 X 线管

固定阳极 X 线管主要由阳极(anode)、阴极(cathode)和玻璃管壳三部分组成(图 2-25),其结构特点是阳极固定不动。

(一)阳极

阳极由阳极靶面、铜体、阳极罩、阳极柄等组成(图 2-26)。阳极的主要作用是阻挡高速运动的电子流而产生 X 线并将产生的热量传导出去,其次是吸收二次电子和散射线。

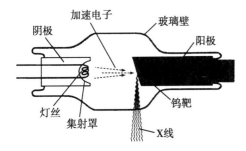

图 2-25　固定阳极 X 线管结构示意图

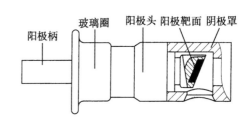

图 2-26　固定阳极结构示意图

1. **靶面和铜体** 靶面和铜体组成阳极头,靶面由高熔点、发射率高的钨制成(熔点为3370℃,原子序数为74),厚度一般为1.5~3.0mm,为正方形或长方形,用真空焊接的方式焊接到导热率较高的无氧实芯铜体上。

靶面的作用是接受高速电子流的撞击而产生X线,高速电子流的全部动能中只有0.4%~1.3%(钨靶、40~150kV时)转变为X线,其余变为了热能,因此,阳极的材料需要选用熔点高、转换效率高的金属钨,但钨的导热性能差,需将钨靶焊接在铜体上以便增加散热能力。

高速电子流撞击阳极靶面时,会有少量的电子从靶面反射和释放出来,这部分电子称为二次电子,其能量较大,撞击到玻璃管壳内壁上会使管壳温度升高而释放出气体,降低管内真空度或使管壳击穿;此外,二次电子经玻璃管壳反射并经阳极吸引再次撞击靶面时,因未经过聚焦,会产生对X线成像不利的非焦点散乱X线,降低了X线影像的清晰度。

2. **阳极罩** 又称为阳极帽,它固定在阳极头上,由无氧铜制成,其纵轴方向上有个圆形开口对着阴极灯丝,在X线出口处也有一个圆形开口以便X线射出。阳极罩的主要作用是吸收部分二次电子和散射线,阳极帽可以吸收约57%的二次电子。

3. **阳极柄** 与阳极头的铜体相连,由紫铜制成,其管外部分浸在管套内的绝缘油中,通过热传导,将阳极靶面的热量传导出去,阳极柄的另一个作用是传送高电压至阳极端。

4. **玻璃圈** 又称为可伐圈,是阳极和玻璃管壳的过渡连续部分,由铁镍钴合金制成的膨胀圈与玻璃喇叭两部分封接而成。

(二)阴极

阴极由灯丝(filament)、集射罩(阴极罩、聚焦罩)、阴极套、玻璃芯柱等组成(图2-27),其主要作用是发射热电子和聚焦,使撞击阳极靶面的电子束具有一定的形状和大小,形成X线管的焦点。

1. **灯丝** 由钨制成,绕成螺旋管状,作用是发射电子。钨在高温下有较高的发射电子能力、熔点高、高温下不易蒸发、延伸性好、不易变形等特点,是制成灯丝的最佳选择。

诊断用X线管的灯丝一般有两根,称为双焦点(大、小焦点各一根),大焦点可发射较多电子,形成大的管电流,可用于曝光条件较大的摄影部位,但图像的清晰度较低;小焦点发射电子较少,管电流小,一般用于图像清晰度要求较高的摄影部位(如观察骨小梁)。双焦点X线管的阴极有三根引出线,一根为大、小焦点灯丝的公共引线,另外两根分别为大、小焦点灯丝的引线。

灯丝两端的电压一般为交流电5~10V(50Hz)。灯丝通电后,温度逐渐上升,达到一定温度(约2100K)后开始发射电子。灯丝发射电子与灯丝温度有关,在一定范围内,灯丝电压越高,灯丝加热电流越大,灯丝温度越高,发射的电子数量越多(图2-28)。因此,调节灯丝加热电压即可改变灯丝发射的电子数量,即可调节管电流的大小。需注意,灯丝温度与灯丝发射的电子数量是非线性关系。

灯丝加热电压越大,灯丝温度越高,钨的热升华越快,灯丝的寿命越短,当灯丝加热电压超过额定值的5%时,灯丝寿命将缩短一半。在实际工作中,为了延长X线管灯丝的寿命,要避免灯丝加热电压超过额定值。

2. **集射罩** 为圆弧直槽或阶梯直槽,灯丝位于其中,由镍或铁镍合金制成。集射罩可使灯丝发射的电子聚焦到阳极靶面上,集射罩还可以吸收大部分二次电子达到保护灯丝和玻璃管壳的作用。

3. **玻璃管壳** 多用耐高温、绝缘度高、膨胀系数小的钼玻璃制成,用来支撑阳极和阴极并保持管内高真空度(1.33×10^{-5}Pa)。管壳内如有气体存在就会引起灯丝氧化缩短灯丝寿命,也会影响X线的质量,因此,管内高真空度非常重要。

固定阳极X线管因其功率小、焦点较大等缺点,已不能满足现代影像学的需要,仅用于部分小型X线机中。

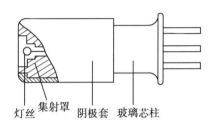

图 2-27　固定阳极 X 线管的阴极结构

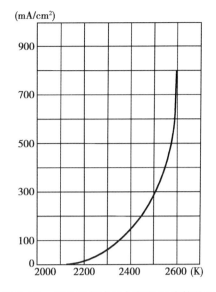

图 2-28　灯丝发射电子与灯丝温度的关系

三、旋转阳极 X 线管

旋转阳极 X 线管因产生 X 线时阳极是旋转的而得名,它与固定阳极的不同主要在于阳极部分由圆环靶面、转子、定子、转轴、轴承等组成,此外,其阴极灯丝设计为偏离 X 线管纵轴中心对准阳极环形靶面(图 2-29、图 2-30)。

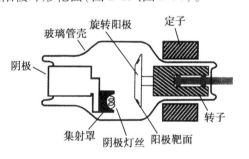

图 2-29　旋转阳极 X 线管结构示意图

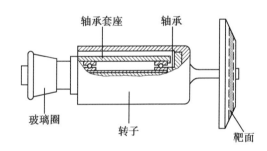

图 2-30　旋转阳极 X 线管的阳极结构

旋转阳极 X 线管的最大优点是瞬时负载功率大、焦点小。目前,旋转阳极 X 线管的功率多为 20~150kW,有效焦点多为 1mm×1mm、2mm×2mm 等,微焦点可达 0.3mm×0.3mm,大大地提高了影像的清晰度。

1. **旋转阳极盘及靶面**　早期的旋转阳极盘由纯钨制成,用短的钼杆支撑盘的中心,钼杆的另一端装在感应电机的转子上。后来改用复合阳极盘,它由多种物质组成,由产生 X 线的合金层靶面(铼和钨)和吸收并储存合金层产生热的基底层(钼和石墨)组成(图 2-31),铼钨合金靶面颗粒细、抗热膨胀性高、再结晶温度高(钨在 1100℃ 以上会发生再结晶)、靶面不易龟裂,有的盘面还有几条径向的细膨胀线以消除机械应力。

在相同曝光条件下,曝光两万次后,比较铼钨合金和纯钨靶的X 线输出剂量,它们分别下降 13% 和 45%。此外,钼-石墨盘基与纯钨相比,具有密度小、热容量大、散热率高的优点,使 X 线管连续负荷能力大大提高。

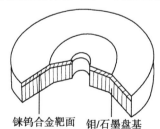

铼钨合金靶面　钼/石墨盘基

图 2-31　合金阳极靶面结构

阳极靶面为直径 70~150mm 的单凸状圆盘,其中心固定在钼杆转轴上,转轴的另一端与转子相连。靶面具有 6°～21°的倾斜角,高速电子流撞击的是倾斜的环形靶区域。

2. **转子** 转子由无氧铜制成,通过钼杆与阳极盘连接,转子转动时靶盘随之转动。为了增加转子的热辐射能力,一般将其表面做黑化处理,使从阳极靶传导过来的热量大部分从转子表面辐射出去。旋转阳极 X 线管的启动电机与小型单相异步电机的原理相似,只是转子装在 X 线管的玻璃管壳内,而定子线圈装在 X 线管玻璃管壳的外面。

旋转阳极 X 线管的功率是基于阳极转速达到额定值时的功率,如果在阳极转速尚未达到额定值时曝光,将会造成 X 线管的靶面熔化而损坏。使用旋转阳极 X 线管的 X 线机需设置旋转阳极启动电路、延时电路和保护电路。曝光结束后,启动电机断电,转子因惯性将有较长时间的空转,空转时间一般为数分钟至几十分钟。空转会使轴承磨损,所以在曝光结束后需立即对旋转阳极进行制动(断开定子线圈电源后立即给定子线圈加上一个反相电流,使转子转速迅速下降直至停止转动),这样可延长轴承的寿命,减少噪声。

低速旋转阳极 X 线管的阳极转速为 3000r/min(f=50Hz),高速旋转阳极 X 线管的阳极转速一般为 9000r/min(f=150Hz),阳极转速越高,单位时间内承受高速运动的电子束撞击的圆环面积越大,X 线管的功率就越大,当然,转速的提高需考虑转子的运动平衡、轴承等因素。转速为 9000r/min 的 X 线管比 3000r/min 的 X 线管容量增加 70% 左右,所以,高速旋转阳极 X 线管得到了广泛应用。

3. **转轴和轴承** 转轴由无氧铜制成,用耐热(约 400℃)的合金钢制成,装在由无氧铜或纯铁制成的轴承套内,两端各装一只轴承,通过这两只轴承支撑转子转动,这种用轴承在一端支撑转子的形式称为单端支撑旋转阳极 X 线管。20 世纪 80 年代,出现了双轴承两端支撑转子的旋转阳极 X 线管,称为双端支撑旋转阳极 X 线管。

轴承的润滑剂采用固体润滑材料,如二硫化钼、银、铅等,由于润滑材料不同,要求的空转时间也不同,如采用银或铅,空转时间一般为数分钟,而采用二硫化钼则可达到 20min。

为了避免过多的热量传导到轴承,常将阳极端的转轴外径做得较细以减少热传导,少量由阳极靶面传导过来的热量大部分通过转子表面辐射出去。

4. **管壳** 管壳一般用质硬、耐热、耐高压、能承受机械压力的玻璃制成。X 线射出的出口处玻璃较薄,是为了减少 X 线的衰减。

在进行连续大负荷曝光时,灯丝和阳极靶面的钨会出现升华现象,使玻璃管壳内壁形成钨的沉淀,钨沉淀可与阳极相连形成第二阳极,使一部分高速电子撞击玻璃管壳而损坏 X 线管。20 世纪 80 年代生产出两端用玻璃中间用金属的管壳,这种金属管壳的结构可有效的避免钨的沉淀。金属管壳有两层窗口,第一层为玻璃窗口,第二层为铝窗口,提供了较好的 X 线滤过。

之后,又研制出了金属陶瓷绝缘管壳的大功率旋转阳极 X 线管。这种 X 线管的管壳由金属和陶瓷组成,金属部分位于 X 线管中间部分并接地以吸收二次电子,金属靠近阴极一端嵌入陶瓷内,采用铌过渡,用铜焊接。金属靠近阳极一端嵌入玻璃壳中,玻璃与陶瓷起绝缘作用。

大功率金属陶瓷 X 线管(图 2-32)的铼钨合金靶盘直径大(120mm)、靶面倾斜角度小(9°～13°),阳极在两端有轴承支撑的轴上旋转,用陶瓷绝缘,装在接地的金属管壳内,管壳装在钢制管套内。此外,还需使用一个外接的油循环热交换器,其导管插入充油的管套内,通过油泵、导管和热交换器将管套内的绝缘油冷却。

四、特殊 X 线管

为了完成某些特殊 X 线成像的需要,还有一些特殊的 X 线管,如三极 X 线管、钼靶 X 线管和 CT 用 X 线管等。

(一) 三极 X 线管

三极 X 线管由三个电极组成,即阳极、阴极和控制栅极(control grid)(图 2-33),又称栅控 X

线管。

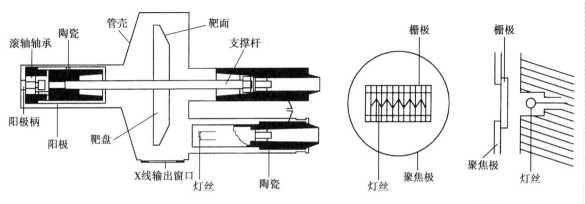

图 2-32　双支撑金属陶瓷 X 线管　　　　　图 2-33　三极 X 线管的阴极结构

栅极的作用是控制 X 线的产生。在阴极聚焦槽中装有灯丝,灯丝的前方装有栅极,灯丝和聚焦极之间相互绝缘,栅极电位加在灯丝和聚焦极之间。在灯丝和栅极之间施加一个 -5 ~ -2kV 的控制电压,电子不能向阳极靶方向运动,无法形成管电流,此时不能产生 X 线。当栅极电压消失时,灯丝发射的热电子在阳极和阴极之间强电场的作用下飞向阳极而产生 X 线。在曝光之前高压已经加在 X 线管两端,X 线的产生和终止是由控制栅压来完成的,所以 X 线脉冲起始上升和终止下降没有暂态过程,上升和下降沿都非常陡直,几乎是方波,X 线的线质好,因此在心血管 X 线成像设备中得到广泛应用。这种栅控 X 线管几乎可以瞬时起动和终止曝光,与电容器充、放电高压发生器结合应用可进行床边 X 线摄影。

(二) 软 X 线管

乳腺为软组织,组织的自然对比较差,采用常规 X 线管进行乳腺摄影时得不到对比较高的 X 线图像。乳腺摄影时最适宜的 X 线波长为 0.06 ~ 0.09nm,软 X 线(20 ~ 40kV)由于发生光电效应的几率较高,可以提高 X 线图像的对比度。

软 X 线管一般采用钼作为靶物质,金属铍作为 X 线窗口材料,同时阳极和阴极之间的距离较短。

1. **钼靶**　钼的原子序数为 42,熔点为 2622℃,用钼作为靶物质,不仅可以发出连续 X 线还会产生特征 X 线,但 X 线发生的效率较低,仅为钨靶的 57%。近年来,推出了双靶面(双角度)软 X 线管,采用钼-铑(原子序数为 45,熔点为 1966℃)合金或钨制成靶面,也有采用钼-钒合金或钼-钨合金靶,同时配有铝、钼、铑过滤板。

2. **铍窗**　软 X 线管的输出窗口一般用铍(原子序数为 4)制成,软 X 线易通过,用钼片(厚0.03mm)进行滤过。

3. **极间距离**　钼靶 X 线管使用的管电压较低,由于空间电荷的影响,管电流较小,为了改变它的灯丝特性,缩短阳极和阴极之间的距离可使极间电场增大而降低空间电荷的影响。普通 X 线管的极间距离为 17mm,而钼靶 X 线管的极间距离为 10 ~ 13mm,由于极间距离的缩短,在相同灯丝加热电流的情况下,软 X 线管的管电流比普通 X 线管的管电流要大。

CT 用 X 线管详见第六章第二节。

五、X 线管管套

X 线管装在管套内,管套为 X 线管提供支撑,管套内充满绝缘油起到高压绝缘和散热作用,管套壁除 X 线出口处外,其他部位用铅皮防护。

(一) 固定阳极 X 线管管套

固定阳极 X 线管的管套(图 2-34)由薄铜板或铝金属等制成,管套内充满高压绝缘油。管套的一端或两端装有耐油橡胶或金属制成的膨胀器,以适应管套内绝缘油的涨缩。管套内壁除 X 线输出窗口外均衬有薄铅皮,以吸收散射线。X 线输出窗口由透明塑料或有机玻璃制成,呈凹形,窗口向内凹接近 X 线管以减少油层厚度,增加 X 线输出量,X 线焦点对准窗口中心。通过窗口可以观察阴极灯丝的点亮情况。为了减少低能射线对人体及图像质量的影响,在窗口处放置一圆形铅板(或薄铜板)以便滤掉低能射线。管套的两端分别为阳极、阴极高压插座(与管套长轴方向垂直),各自连接阳极电缆和阴极电缆。

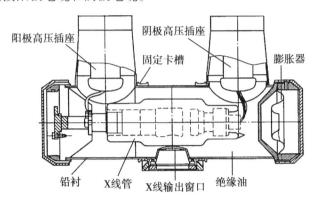

图 2-34　固定阳极 X 线管管套

(二) 旋转阳极 X 线管管套

旋转阳极 X 线管的管套与固定阳极 X 线管的管套相似,主要区别在于阳极端内侧设置有阳极启动电机定子线圈(图 2-35),其引线接线柱固定在阳极端内层封盖上,便于和控制台旋转阳极启动保护电路连接。有些旋转阳极 X 线管的管套还设有机械微动开关或温度传感器,防止绝缘油温度过高时曝光,以达到保护 X 线管的目的。

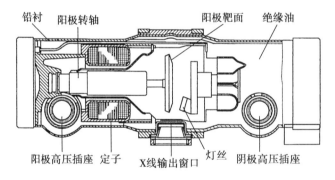

图 2-35　旋转阳极 X 线管管套

(三) 组合机头

一些小型 X 线机、床边 X 线机和部分中高频 X 线机,为了轻便、简单,将 X 线管、灯丝变压器、高压变压器、高压整流管等共同装在一个充满高压绝缘油的容器内,称为组合机头(图 2-36),形状为圆筒形或方形。组合机头式的结构不需要高压电缆及高压插座,但组合机头内的部件更加紧凑。

六、X 线管冷却

高速电子流撞击阳极靶面时产生 X 线的效率很低,如采用钨靶,管电压为 40 ~ 150kV 时,只有 0.4% ~ 1.3% 的动能转变为 X 线,其余变为了热能,这些热能如果不能迅速消散,就会使 X 线管温度过高而不能正常工作。所以,X 线管的散热、冷却非常必要,在 X 线管的发展过程中,有多种冷却方法。

固定阳极 X 线管的功率较小,阳极靶面产生的热量通过铜体传导给阳极柄,再由绝缘油进行冷却。普通旋转阳极 X 线管也采用类似的冷却方法。

热交换器法在大功率 X 线管中广泛使用,热交换器由油泵、散热器、风扇、弹性软管等组成,并配有温度传感器。油泵、散热器、风扇等用软管和 X 线管连接,一进一出,当 X 线管温度高于设定值时,热交换器开始工作,循环泵将 X 线管套件中的热绝缘油抽出,将已经冷却的绝缘油送回管套内,如此反复循环,以保证 X 线管的正常工作。

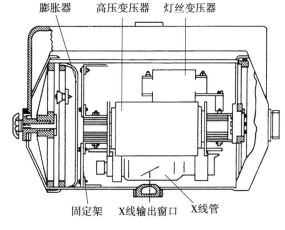

图 2-36 组合机头结构

近年来,随着 CT、DSA 及其他大功率 X线装置的应用,对 X 线管的冷却提出了更高的要求。水冷机冷却法在高端 CT、DSA 中已经广泛使用。水冷机主要由制冷系统、水路系统和控制系统组成。制冷系统由压缩机制冷系统组成,包括压缩机、冷凝器、冷凝风机、热力膨胀阀、板式换热器和制冷剂管路等。水冷机采用强制冷方式,内有独立的循环水泵,可将水冷机外水箱中的水液吸出送至水冷机中的制冷系统中的板式换热器进行冷却,然后再送回水箱不断循环流动。

七、X 线管的焦点

高速电子流撞击在阳极靶上的区域称为 X 线管的焦点(focus),固定阳极 X 线管撞击的是一个固定的区域,旋转阳极 X 线管撞击的是阳极靶的环形区域,但瞬间为一个面区域,这里所说的焦点称为实际焦点,实际焦点在 X 线投射方向上的投影被称为有效焦点。

X 线管的焦点大小决定了 X 线管的容量,同时直接影响着 X 线成像质量。

(一)实际焦点

如前所述,实际焦点是靶面瞬时承受高速电子流撞击的面积,呈长方形,也称为线焦点。

实际焦点的宽度主要取决于集射罩的形状、宽度和深度。实际焦点越大,它能承受的热量越大,X 线管的容量越大,可以进行连续、大功率曝光。

实际焦点面上的电子密度分布是不同的。灯丝发射的大量电子,在没有高电压作用时,灯丝周围的电子形成电子云,这些电子云被称为空间电荷(space charge),它会阻止灯丝进一步发射电子。阴极灯丝发射的电子主要分为三个区域:①灯丝前端发射的电子,它们在静电场作用下飞往阳极,这部分电子的运动基本不受到阻碍;②灯丝侧面发射的电子,这部分电子的运动在空间发生交叉后飞向阳极,它们的运动要受到一定的阻碍;③灯丝后端发射的电子,由于电子之间相互排斥和灯丝的阻挡作用,这部分电子滞留在灯丝后面的空间,形成"空间电荷",空间电荷随着管电压的升高而逐渐飞向阳极。

在高电压的作用下,电子云中的电子飞向阳极靶,但由于电子之间相互排斥作用,使电子呈散射状态,较低管电压时更显著。灯丝位于集射罩内,灯丝附近形成一个对称的静电场,在该电场的作用下,灯丝前端发射的电子先发散后聚焦飞向阳极靶面形成主焦点,灯丝侧面的电子发散聚焦后撞击阳极靶面形成副焦点(图 2-37)。随着副焦点在主焦点内的分布位置的不同,会改变 X 线管焦点上的电子密度分布,使 X 线强度分布形成双峰型、三峰型、四峰型等。当灯丝位于集射罩内的深度越深、集射罩的宽度越窄,集射罩的聚焦作用越大,主焦点的宽度越小、副焦点的宽度越大,越易形成双峰焦点分布,诊断用 X 线管的焦点一般都为双峰分布。

（二）有效焦点

有效焦点为实际焦点在X线投射方向上的投影（图2-38），它影响着图像的清晰度。因有效焦点在不同X线投射方向上的大小、形状不同，故常用有效焦点的标称值来描述。标称焦点是实际焦点在垂直于X线管长轴方向上的投影。标称焦点就是日常工作中所说的X线管的焦点。标称焦点为无量纲单位，但目前仍沿用习惯说法，如$1.0mm \times 1.0mm$。

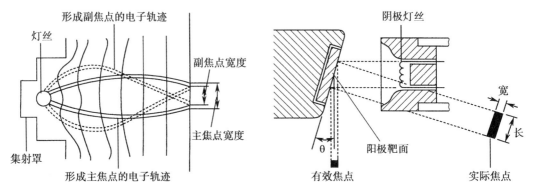

图2-37　主焦点与副焦点　　　　　　图2-38　实际焦点与有效焦点

有效焦点与实际焦点的宽度一致，而有效焦点的长度等于实际焦点的长度 × $\sin\theta$，θ 为阳极靶面与X线投射方向的夹角，因此，有效焦点的长度与阳极靶面的倾斜角 θ 有关，靶面倾斜角越大，有效焦点越大。旋转阳极X线管的靶面具有 $6° \sim 21°$ 的倾斜角，如一个靶面倾斜角为 $20°$ 的X线管，实际焦点的长为 $5.3mm$、宽为 $1.8mm$，可以计算出有效焦点的长为：$5.3mm \times \sin20° \approx 5.3mm \times 0.342 \approx 1.8mm$，其宽度不变，即有效焦点近似为 $1.8mm \times 1.8mm$ 的正方形。

X线成像时，为减少几何模糊以便获得较清晰的图像，要求有效焦点越小越好。有效焦点面积的减小可通过减小阳极靶角来实现，但如果靶角太小，由于X线辐射强度分布的原因，投射方向的X线量将减小。此外，还可以通过减小实际焦点面积以达到减小有效焦点大小的目的，但实际焦点面积减小后，X线管的功率也随之下降。所以要综合考虑上述各种因素以达到合理的平衡。

（三）有效焦点与成像质量

X线管的焦点有一定的面积，并不是理想的一个点光源，所以产生的X线图像有一定的半影（penumbra）（图2-39），从而导致照片锐利度降低。半影越小，图像的锐利度越高，图像越清晰；反之，有效焦点面积越大，半影越大，图像越模糊，这种模糊称为几何模糊。

半影的大小也称为模糊度（P）（图2-40），F 表示有效焦点的大小，a 表示焦点-被照体距离，b 表示被照体-探测器距离，则：

$$P = F \cdot \frac{b}{a}$$

公式(2-1)

在X线检查中，为了减小半影、增加清晰度，应尽量选择小焦点，增加焦点-被照体距离，减小被照体-探测器距离。

（四）焦点的方位性与X线强度的空间分布

X线为锥形线束，不同投射方向上有效焦点的大小、形状不同，投射方向愈靠近阳极，有效焦点尺寸愈小，愈靠近阴极，有效焦点尺寸愈大，有效焦点的宽度不变。

从X线管中发出的X线在空间各个方向上的分布是不均匀的，即不同方位角上的辐射强度不同，这种分布被称为辐射强度空间分布或辐射场的角分布。X线强度的空间分布情况主要取决于阳极靶的倾斜角度、靶物质的厚度及入射电子的能量等因素。

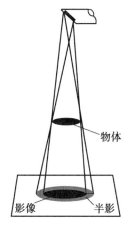

图 2-39　焦点与半影

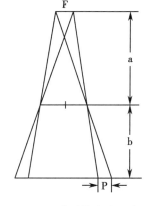

图 2-40　半影的大小示意图

医用 X 线机所使用的 X 线管,靶物质较厚,称为厚靶 X 线管。当高速电子流与靶物质相互作用时,会进入靶物质内部一定的深度,不断地与靶原子作用,直至将电子能量耗尽。因此,除了靶表面辐射出 X 线,靶的深层也向外辐射出 X 线,从 O 点辐射出的 X 线,越靠近 OC 端,由于穿透靶的厚度加大,靶物质本身对它的吸收也越多,OC 方向上 X 线的强度相对较弱;越靠近 OA 端,由于穿透靶的厚度变小,靶物质本身对它的吸收少,OA 方向上 X 线的强度相对较强(图 2-41);另外,阳极靶面的倾斜角度越小,OC、OA 端的 X 线强度差异越大。这种 X 线强度分布不均的现象称为阳极效应(anode effect),又称"足跟"效应(heel effect)。

在 X 线管长轴方向上,阳极效应造成了阳极侧、阴极侧 X 线强度存在差异(图 2-42),在 X 线摄影中,可以利用阳极效应来弥补由于受检体密度和厚度的不同而造成的影像不均。在 X 线管横轴方向上,X 线强度的呈对称分布。

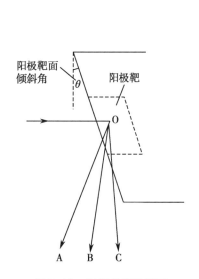

图 2-41　阳极效应示意图

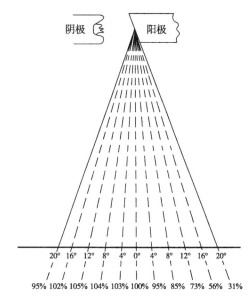

图 2-42　X 线管长轴方向上 X 线强度
空间分布示意图

（五）焦点膨胀

当管电流增大时,由于电子之间库仑斥力的作用,电子束的电子数量增多,使焦点尺寸出现增大的现象,称为焦点膨胀。当管电压一定时,随着管电流的增大,焦点膨胀的程度变大。管电压的变化对焦点膨胀的影响远较管电流的变化影响小,但管电压的变化将改变电位分布曲线,使主、副焦点的形成发生变化,一般情况下,对小焦点膨胀影响较大。

八、X线管的特性与参数

(一)特性

1. **阳极特性曲线** 是指在一定的灯丝加热电流(I_f)下,管电压(V)与管电流(I)之间的关系曲线(图2-43)。当灯丝加热电流为I_{f1}时,曲线可分为两段:一是$0A_1$段,此时由于管电压较小,灯丝附近存在着大量的空间电荷,随着管电压的升高,空间电荷逐渐减小,飞向阳极的电子数目随之增加,即管电流随管电压升高而增大,管电流与管电压的1.5次方成比例,又因这部分曲线的管电压较小,可近似看为直线,即管电流与管电压成正比,故该段曲线称为直线区;二是A_1B_1段,此时随着管电压的升高管电流增加不明显,趋向饱和,该段曲线称为饱和区。在饱和区,管电流的大小主要由灯丝加热电流决定。当灯丝加热电流从I_{f1}增大到I_{f2}时,阳极特性曲线为$0A_2B_2$,由于灯丝发射的电子数

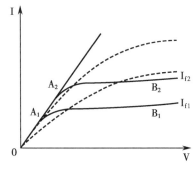

图2-43 阳极特性曲线

目增多,相同管电压情况下,管电流变大同时,由于空间电荷的增多,达到饱和状态所需要的管电压也将升高。

图中实线部分是理论上的阴极特性曲线,而实际管电流特性曲线(虚线部分)由于受众多因素影响,与理论管电流特性曲线有较大差异。造成这种较大差异的原因有:①阴极附近的电场不均匀,主要由集射罩造成,灯丝各部分在不同的管电压下达到饱和状态也不同;②阴极灯丝温度分布不均匀,点亮的灯丝两端较暗、中间较亮,即灯丝两端温度较低、中间温度较高,造成电子动能差异,使特性曲线没有明显的饱和部分;③管壁负电荷的影响,二次电子附着于管壁上产生负电场,这个负电场能使阴极发射电子的动能减低,甚至能将动能低的电子斥回阴极,阻碍着电子向阳极运动,影响了管电流的增大。当管电压逐渐升高时,阴极电子获得相应的动能而飞向阳极,管电流随着管电压的提高而增大,使特性曲线没有明显的饱和部分;④在灯丝加热电流恒定时,由于管电压的增高,使阴极附近的逸出功减少,所以电子发射也能增加,管电流增大,使特性曲线没有明显的饱和部分。

2. **灯丝发射特性曲线** 是指在一定的管电压(V)下,灯丝加热电流(I_f)与管电流(I)之间的关系。图2-44是某型号X线管在单相全波整流电路中的大焦点(2.0mm×2.0mm)灯丝发射特性曲线。由于空间电荷的影响,在同一加热电流时,100kV获得的管电流较60kV的大,而要得到同一管电流,100kV时比60kV时所需的灯丝加热电流要小。因此,欲使管电流不随管电压的变化而变化,就需要对空间电荷进行补偿。补偿的原则是:当管电压较高时,适当减小灯丝加热电流以使管电流不随管电压的升高而增加;当管电压较低时,则应适当增加灯丝加热电流以使管电流不随管电压的降低而减小。

(二)参数

1. **最大管电压** 施加在X线管两极之间,最大可容许的安全管电压值,称为最大管电压,它与下列因素有关:①阴极和阳极之间的距离;②高压整流类型;③X线管的长度、形状;④绝缘介质的种类;⑤管套的结构等。实际工作中,选择管电压时,不可高于最大管电压。

2. **最大管电流** 在一定管电压和曝光时间下,X线管的最大额定电流,称为最大管电流,它与灯丝加热电压和灯丝加热电流有关,实际工作中,选择管电流时,不可高于最大管电流。X线管的灯丝加热电压和灯丝加热电流一般为:小焦点时,3~7.5V、3.5A;大焦点时,1~12V、3~5.5A。

3. **最长曝光时间** 是指在一定管电压和管电流条件下,X线管所允许的最长曝光时间。

4. **X线管的容量** X线管的容量是指管电压的有效值和管电流的有效值两者之间的乘积。

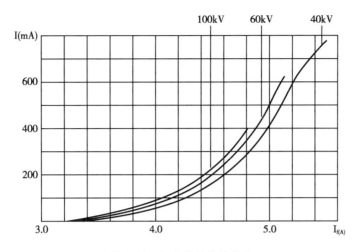

图2-44 灯丝发射特性曲线

$$P = (V_E \cdot I_E)/1000 \qquad\qquad 公式(2-2)$$

式中,P表示X线管的容量,V_E表示管电压的有效值,I_E表示管电流的有效值,单位为kW。

不同的高压整流方式,V_E和I_E与峰值、平均值的转换关系也不同。如单相全波整流电路中,V_E = 0.707×kVp(管电压峰值);I_E表 = 1.1×管电流平均值。

(1)标称功率:X线管的容量还与曝光时间、焦点大小等因素有关,为了便于比较,通常将一定整流方式和一定曝光时间下,X线管的最大容量(负荷)称为X线管的标称功率,也称代表容量、额定容量。

固定阳极X线管的标称功率,是指X线管工作在单相全波桥式整流电路中,曝光1s时所能承受的最大功率(kW)。

旋转阳极X线管的标称功率,是指X线管工作在三相全波整流电路中,曝光0.1s时所能承受的最大功率(kW)。

(2)瞬时负载与连续负载:曝光时间为数毫秒到数秒的单次摄影曝光称为瞬时负载,曝光时间为10秒以上的透视曝光称为连续负载。

不同型号的X线管,瞬时负载的特性不同;同一只X线管,大、小焦点的瞬时负载的特性不同;整流方式不同,瞬时负载的特性也不同。在实际工作中,一般只使用最大负载的85%～90%,连续负载与瞬时负载交替使用时,摄影条件只能使用最大负载的80%,间断快速连续负载只能使用最大负载的70%。

5. **X线管的热容量** X线管在工作中,阳极产生的热量与管电压、管电流、曝光时间、高压整流方式和高压电缆长度等因素有关。

生热的同时伴随着冷却,如果生热快、散热(冷却)慢,则阳极将积累大量的热量。单位时间内传导给介质的热量称为散热率(冷却率)。X线管处于最大冷却率时,所能承受的最大热量称为热容量。热容量的单位是焦耳(J),1J = 1kV(有效值)×1mA(有效值)×1s。

目前,X线管的热容量仍采用习惯用法HU(heat unit,HU)来表示,1HU = 1kV(峰值)×1mA(平均值)×1s。在单相全波整流下,两者的关系为:1HU = 0.77J。

不同的整流方式,X线管产生的热量是不同的,计算热容量时,通常乘上一个系数,如三相六波整流方式下,HU = 1.35×kV(峰值)×1mA(平均值)×1s;三相十二波恒压整流方式下,HU = 1.41×kV(峰值)×1mA(平均值)×1s;当管电流小于10mA,高压电缆长度大于6m,单相全波整流情况下,也应乘以系数1.35。高压电缆的长度影响热容量的原因是由于高压电缆存在一定的分布电容,电缆越长分布电容越大,曝光结束后的瞬间,由于灯丝仍有少量热电子发射或残留的空间电荷,分布电容上所充电荷通过X线管有一个短暂的放电过程,并在阳极上积累热量。

X线管的冷却特性表明了曝光结束后,阳极的热量散发与冷却时间的关系,需要注意的是,X线管装入管套后,生热特性和冷却特性有所改变。

以上介绍的是X线管的电参数,除此之外,X线管还有一些构造参数,如:有效焦点的大小、管壁的滤过、冷却和绝缘方式、外形尺寸、阳极靶的倾斜角、阳极转速等。

（孙存杰）

第三节 高压发生装置

高压发生装置通常被称为高压发生器(high voltage generator),也称为油箱,它是X线发生装置的重要组成部分。

一、作用、基本结构

（一）作用

高压发生装置的作用是:①把X线管灯丝初级电路输入的交流电压降低,为X线管灯丝提供加热电压;②把自耦变压器输入的交流电压升高数百倍,再经整流,为X线管提供产生X线所需的直流高压;③对配有两只以上X线管,还要完成灯丝加热电压和管电压的切换。

（二）基本结构

高压发生装置主要由X线管灯丝加热变压器、高压变压器、高压整流器、高压交换闸(配两只以上X线管时用)、高压电缆、高压插头和插座等高压元器件构成。按要求组装后置于方形或圆形钢板制成的箱体内,如图2-45所示。箱体内灌注高压绝缘油,以加强各部件之间的绝缘和散热,箱体应接地,以防高压电击造成危害。

工频高压发生装置的高压变压器,体积大,重量可达数百千克,需多人才能抬起挪动;而高频高压发生装置的高压变压器,体积较小,重量减轻,便于移动。

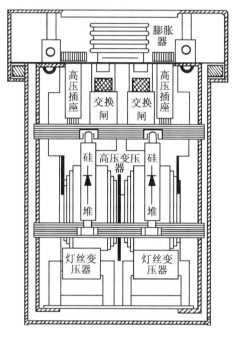

图2-45 高压发生装置结构示意图

二、X线管灯丝加热变压器

（一）作用

X线管灯丝加热变压器(filament heating transformer),是专为X线管提供灯丝加热电压和电流的降压变压器。

X线管灯丝加热变压器的作用是给X线管灯丝提供所需的加热电压和电流,使其发射一定的电子,形成足够的电子流。

对于双焦点X线管,需要设置两个结构相同、规格不同的灯丝加热变压器,分别供给X线管两个灯丝的电能,分别称为大焦点灯丝变压器和小焦点灯丝变压器。

（二）基本结构

X线管的灯丝加热变压器是由铁芯、初级线圈和次级线圈构成的,如图2-46所示。

1. **铁芯** 以往X线管灯丝加热变压器的铁芯,一般是用表面涂漆的0.35mm厚的硅钢片,以交错叠片的方法制成"口"字形或 C 字形,有的铁芯在装线圈绕组的一侧臂上叠成阶梯形。现在灯丝加热变压器的铁芯多用 C 形卷铁芯,高频铁芯用铁氧体。

2. **初级线圈**　X 线管灯丝加热变压器的初级线圈流过的电流较小,采用导线的线径很细,多用直径为 0.19 ~ 0.51mm 的漆包线,分数层绕在用黄蜡绸或绝缘纸包好的阶梯形铁芯臂上,层间用绝缘纸绝缘,总匝数在 1000 匝左右。初级线圈可直接绕在经绝缘后的铁芯上,或绕在绝缘筒上再套在铁芯外面。

3. **次级线圈**　X 线管灯丝加热变压器的次级线圈通过的电流较大,多用直径为 0.8 ~ 2.1mm 的纱包或玻璃丝包圆铜线,分 2 ~ 3 层绕制,总匝数多为数十匝。初级与次级之间用绝缘强度较高的绝缘筒作绝缘材料。

双焦点的 X 线管有两个灯丝,X 线管大小焦点的灯丝加热功率不同,两个灯丝加热变压器的容量也不同,如今为加工方便,通常采用同一种容量(大焦点灯丝)的变压器。

由于 X 线管灯丝加热变压器次级在电路中与高压变压器次级的一端相连接,处在高压下工作,因此要求绝缘度高,初级与次级线圈之间也应有很好的绝缘。

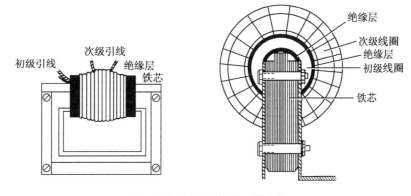

图 2-46　灯丝加热变压器结构

(三)特点

1. **次级线圈电位很高**　X 线管灯丝加热变压器的次级线圈为 X 线管灯丝提供电源,曝光时灯丝具有负高压,致使灯丝变压器次级线圈电位很高,这就要求灯丝变压器初级与次级之间具有良好的绝缘,绝缘强度不能低于高压变压器最高输出电压的一半。

2. **变压比大**　X 线管灯丝加热变压器初级电压在 100 ~ 200V 之间,次级电压在 5 ~ 20V 之间,功率在 100W 左右。

3. **次级电流较大**　X 线管灯丝加热变压器次级电流为 8 ~ 20A,以保证 X 线管灯丝正常加热。负载时次级电压比空载时低,一般低 10% ~ 20%。

三、高压变压器

高压变压器(high voltage transformer)是通过电磁感应原理将低电压转换为交流高电压的器件,其输出经整流后为 X 线管提供所需要的高压电能。它的工作原理与普通变压器相同,但运行状态较为特殊。

(一)特点

1. **次级输出电压高**　X 线高压变压器次级输出的交流电压很高,诊断 X 线机管电压的峰值为 30 ~ 150kVp,治疗 X 线机管电压可达 200 ~ 300kVp 或更高。这就要求高压变压器要有很好的绝缘。

2. **连续负载小,瞬间负载大**　诊断用 X 线机的高压变压器负载电流,用于摄影时,管电流可达数百毫安甚至上千毫安,但曝光时间很短,负载是瞬间的,从几微秒至数秒;而在透视时,虽然工作时间较长,但是管电流很小,一般不超过5mA,X-TV透视X线机透视管电流不超过1mA。这样对诊断用X线发生器的高压变压器只考虑瞬间负载要求,因此解决高压绝缘问题,就可缩小高压变压器的体积。

3. 设计容量小于最高输出容量 由于诊断用X线发生器是瞬间高负载、连续低负载,所以高压变压器容量就可以按同容量的一般电力变压器容量的1/5~1/3设计。

4. 次级中心点接地 单相全波整流X线机的高压变压器,采用两个次级线圈同相串联、次级线圈中心点接地的方式,这样可降低高压变压器的绝缘性能要求,由此可缩小高压变压器的体积。由于次级中心点接地为零电位,可将测量管电流的mA表串联于中心点,装在控制台上监测。

5. 浸在绝缘油中 高压变压器需浸在绝缘油中使用,绝缘油具有很好的绝缘能力和流动性,既满足绝缘要求,又起到散热作用,可提高各部件间的绝缘性能和散热效率。

(二)结构

高压变压器主要由铁芯、初级线圈、次级线圈、绝缘材料和固定件等组成。如图2-47所示。要求结构紧凑、体积小、重量轻;具有良好的绝缘性能和散热效率,负载时内部不产生过大的电压降。

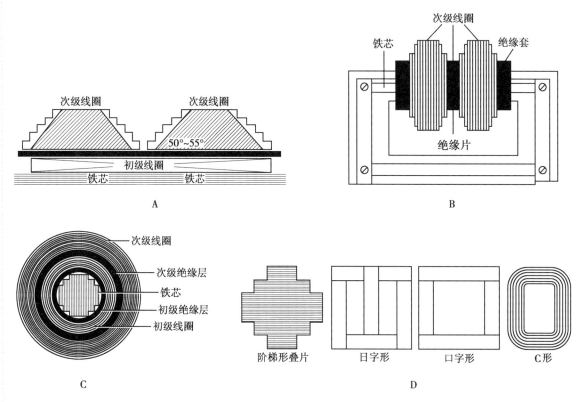

图2-47 高压变压器结构示意图

1. 铁芯 高压变压器的铁芯主要是给磁通提供回路,多采用闭合式的导磁体,铁芯是用0.35mm厚的热轧硅钢片或冷轧硅钢片剪成不同宽度的矩形条叠成阶梯形状。为了减少涡流损耗,每片表面涂上一层很薄的绝缘漆;为了减少硅钢叠片间接合部的磁阻,采取各层交叉插入叠片的方法,最后嵌成闭合"口"字形或"日"字形铁芯整体;为了使铁芯压紧以减少漏磁,多用扁铁或角铁夹持并用螺栓紧固。硅钢片叠成阶梯形,使其形成近似圆形的铁芯,就可以与缠有初级线圈的圆形绝缘套筒紧密结合,减少空气间隙,提高导磁率,形成均匀电场。

现代诊断X线机的工频高压变压器,广泛采用C形卷绕铁芯,它是用0.3~0.5mm厚的带状冷轧硅钢片绕在一定尺寸的模芯上,经过卷绕、成形、退火、浸漆、切开、研磨等多种工序,加工制成有一定截面积的整体铁芯。装配时将绕好的高压初级线圈、次级线圈与绝缘套筒一起依次套在铁芯上用夹板夹紧即可。这种C形铁芯,由于卷绕紧密,间隙小,接缝少,因而减少了漏磁和磁化电流,提高了导磁率。与相同容量的其他形状铁芯相比,具有重量轻、体积小等特点。

高频变压器的铁芯是铁氧体,由于频率增加,可以缩小变压器的铁芯和线圈铜线的体积,从简化的变压器方程式可得:

$$\frac{U}{f} \cdot NA = 常数 \qquad\qquad 公式(2-3)$$

式中:U为变压器电压;f为频率;N为线圈匝数;A为铁芯截面积。

从公式(2-3)可看出,频率增加100倍,线圈和铁芯截面积的乘积可缩小100倍。

高频高压发生器所使用的高压变压器,在工作原理上与工频高压发生器所使用的高压变压器基本一致,所不同的是由于高频高压发生器所使用的高压发生器的铁芯面积和线圈匝数减小,所以初、次级及线圈绕组层与层之间绝缘要求更高。

2. 初级线圈 高压变压器初级线圈的匝数少,线径较粗,一般为数百匝;所加的电压不高,一般不超过500V;但瞬间通过的电流很大,中型以上诊断用X线机摄影可达上百安培。初级线圈多采用高强度的漆包线、玻璃丝包线或扁铜线,将线圈分若干层绕在绝缘纸筒上。有的高压变压器将初级线圈绕成两个,可以同相串联使用,也可以并联使用,视电源电压情况而定,在接线时注意线圈的同名端或异名端。

高压变压器初级线圈导线的线径较粗,直流电阻很小,一般在1Ω以下,但通过的电流较大,所以电压降不容忽视。X线发生器的高压变压器上所标志的初级电压值,是指高压变压器次级线圈最大负载时的电压值,无负载时比负载时电压高。

3. 次级线圈 高压变压器的次级线圈的匝数多,线径较细,通过的电流很小,一般在1000mA以下。次级线圈多采用线径很小的油性或高强度漆包线绕制而成,总匝数在数万到数十万匝之间,输出的交流电压很高(30~150kV),多绕成匝数相同的两个绕组同相串联在一起,中心点接地后套在初级线圈外面,初级与次级之间必须有良好的绝缘。高压变压器的变压比多在1:500的范围内,每个次级线圈呈阶梯状绕成数十层,层间电压一般为1000~1500V,为了提高层间绝缘强度,层间绝缘材料常选用电容器纸,每层线圈边缘要留有6~10mm的宽度。

为增强线圈的抗电能力和机械强度,防止突波电压冲击时出现断线现象,次级线圈的开始和最后二、三层都用绝缘强度高、线径较粗的漆包线绕制。

有的高压变压器为防止次级高压袭击初级回路,保证人员和设备安全,在初、次级之间加一层不闭合的薄铜片,并将其接地以作为屏蔽层。

诊断X线机高压变压器都采用两个次级线圈同相串联,次级中心点接地的方式,这样可使高压变压器的绝缘要求降低一半。

高压次级中心点接地后可获得与大地相同的零电位,因此次级两根输出线的任何一根对中心点的电压,等于两根输出线间电压的一半,如图2-48所示。如果高压变压器次级输出的电压为100kV,中心点接地后,每根次级输出线对中心点(地)的电位差只有50kV,这就将构成高压变压器的各种材料的耐压要求从100kV降到50kV。另外,由于次级中心点电位为零,可以把测量管电流的mA表串接在次级中心点处,安装在控制台上检测,使控制台免受高压威胁,从而保证操作人员的安全。

为了防止mA测量回路断路而使中心点电位升高,造成电击危险,设有保护装置。多数X线机是在两个中心点接线柱上并联一对放电针或一个纸介电容器,当中心点对地电位升高时,放电针放电或电容器击穿,将次级中心点对地短路,起到保护作用。有的X线机在次级中心点的两个接线柱上,并联一只放电管,当次级中心点电位升高时,放电管起辉导通,同样起到保护作用,

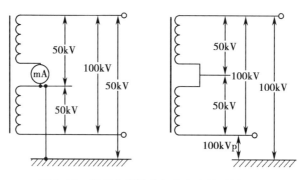

图 2-48　高压变压器次级中心点接地原理图

并可提醒操作者,mA 测量回路存在断路故障。

(三)工作原理

高压变压器同普通变压器工作原理一样,遵循下述基本工作原理:

1. **变压比**　在理想状态下,初、次级电压和线圈匝数之间的关系为

$$\frac{V_1}{V_2} = \frac{N_1}{N_2} = K \qquad\qquad 公式(2-4)$$

式中 V_1 为初级电压;V_2 为次级电压;N_1 为初级线圈匝数;N_2 为次级线圈匝数;K 为变压器的变压比。可见,初、次级电压与匝数成正比。K 是变压器重要技术参数之一。

对于一个变压比一定的变压器,输出电压随输入电压的增减而增减。也就是说,调节高压变压器的初级输入电压,可以获得不同数值的输出电压。由此可见,可通过调节自耦变压器输出电压来调节加到高压变压器的初级上的电压,进而调节 X 线管的管电压。

高压变压器是初级和次级线圈匝数相差很大的升压变压器。次级电压 V_2 极高,其线圈匝数 N_2 也很大,在确定高压变压器的变压比 K 时,应力求在最大负载时使自耦变压器引起的损耗最小。使此时的高压变压器初级电压尽量接近于电源电压。

2. **能量守恒**　当高压变压器本身的能量损耗忽略不计时,根据能量守恒定律,初级输入功率等于次级输出功率。即

$$P_1 = V_1 I_1 \qquad P_2 = V_2 I_2 \qquad V_1 I_1 = V_2 I_2 \qquad\qquad 公式(2-5)$$

式中 P_1 为初级输入功率;P_2 为次级输出功率;V_1 为初级电压;V_2 为次级电压;I_1 为初级电流;I_2 为次级电流。

从公式(2-5)中可以看出,当变压器的功率一定时,初、次级电压与电流成反比,即输出电压越高,输出电流越小。这就是设计高压变压器时次级线圈线径细、初级线圈线径粗的原因。

对于大功率高压变压器,工作时初级回路中流过的电流很大,这就要求电源内阻必须有较小的阻值,才能保证电源电压降不超过某一允许值,进而保证 kV 预示的准确性;对于小功率高压变压器,工作时初级回路中电流较小,对电源内阻的要求也可适当放宽。

3. **匝数计算**　当已知高压变压器铁芯截面积、磁通密度、输入电压频率和初、次级线圈匝数或电压时,可求得初、次级电压或线圈匝数。即

$$V = 4.44 \times 10^{-8} fNBS \qquad N = \frac{V \times 10^8}{4.44 fBS} \qquad\qquad 公式(2-6)$$

式中 S 为铁芯截面积(cm^2);B 为磁通密度(Gs/cm^2);f 为输入电压频率(Hz)。该式为高压变压器的测试和维修提供了计算公式。计算时,B 可取 $1400 \sim 1500 Gs/cm^2$。由公式(2-6)可见,当其他参数不变时,高压变压器的工作频率与铁芯的横截面积成正比。现代 X 线机广泛采用高频技术,可使高压变压器铁芯的横截面积大幅减小,进而减小了高压变压器的体积和重量。

4. **空载电流**　当高压变压器空载时,初级线圈中有一很小的电流 I_0 流过,该电流称为空载电流(no-load current)。空载电流是衡量高压变压器质量的标准之一。对于给定的高压变压器

而言,I_0 一定,其值越小越好,该电流由下式决定

$$I_0 = \frac{BL}{1.78uN_1}$$
公式(2-7)

式中 B 为磁通密度(Gs/cm^2);L 为闭合铁芯的平均长度(cm);N_1 初级线圈匝数;u 为铁磁材料导磁率。空载电流的大小,为高压变压器质量的鉴别和故障的检修提供了依据。

(四)三相高压变压器

在工频大型诊断用 X 线发生器中常采用三相交流供电,高压变压器也是三相的,对三相高压变压器与单相高压变压器的不同点进行叙述,相同之处不再重复。

1. 普通型三相高压变压器　X 线发生器用三相高压变压器,通常是初级三个线圈,次级三个线圈或六个线圈。初级三个线圈多接成三角形,因为三角形接法的负载近似恒定的直流,每一相中的电流近似矩形波;次级三个线圈接成星形,用六只高压整流器进行全波整流,输出时是六个脉冲。三相六只高压整流器全波整流电路的中心点不能直接接地,因其对地不产生对称电压,所以不能直接接 mA 表测量管电流,可以用高压变压器次级中三相的一相内串入一个交流互感器进行间接测量。为了克服上述不能直接测量管电流的不足,可用下述方法解决。

(1)三相高压变压器的次级线圈绕成六个线圈,十二只高压整流器接成两个星形,输出的是六个脉冲,中心点接地,这时整流输出电压正负端对地电位对称,可把 mA 表串入中心点直接测量流过 X 线管的电流。

(2)把三相高压变压器次级六个线圈中的三个线圈接成三角形,三个线圈接成星形,就能输出十二个脉冲,星形和三角形中间的中心点可直接接地,并可连接 mA 表直接测量管电流。

输出十二个脉冲的三相高压变压器次级线圈,用星形、三角形接法。星形接法的线圈匝数少,阻抗小,整流后的波形高;三角形接法的线圈匝数多,阻抗大,整流后的波形低,形成了输出波形不平衡。为使三相高压变压器次级两种接法的输出波形平衡,必须使两种接法的阻抗相等。

2. 共轭型三相高压变压器　共轭型变压器铁芯构造是采用共轭式,相当于两组三相铁芯,两组共用一个铁轭,称为共轭型(conjugated type)三相高压变压器。初级线圈绕成六个长线圈和六个短线圈,长、短线圈匝数比为 1:2。

共轭型三相高压变压器重要的是初级线圈的连接方法。

初级线圈连接方法如下:

(1)把三个初级线圈的三个长线圈套在铁芯的三个芯柱上,然后把三个短线圈套在三个长线圈外面。

(2)把另外三个长线圈套在铁芯的三个芯柱上,再把三个短线圈套在三个长线圈外面,在短线圈外面套上初级线圈和次级线圈的绝缘套筒,再把六个次级线圈在每个芯柱上各套一个。

次级线圈的六个线圈接成两个星形,用十二个高压整流器整流,输出十二个脉冲,由于此电路对地完全对称,阻抗压降完全平衡,X 线管两端对地电位相等,结构简化,工艺简单,便于生产,因此该电路被广泛应用于大型工频 X 线发生器中。

(五)过渡过程

当变压器接入电网时,励磁电流不是立即变成稳定状态,而是经历一个不稳定的过程,称为过渡过程(transient process)又称为暂态过程(transient process)。

1. 突波电压　当高压变压器在电源电压最大(即相位角为 90°)时接通,由于磁通的变化从零开始,因此没有暂态电流。但是在高压变压器的次级会产生 1.5 倍正常值大小的脉冲电压,此脉冲电压称为突波电压(surge voltage),简称突波(surge)。

2. 突波电压的影响　由于 X 线机的曝光动作频繁且高压变压器通电时间短,若不采取措施防止突波电压,在高管电压曝光开始时,高压元器件将被高压击穿。

3. 减少突波电压的措施　X线机一般设有防突波电路或使高压变压器在交流电源过零时接通,以防产生突波电压,保护高压部件免遭击穿损坏。

4. 暂态电流　在过渡过程中,励磁电流瞬间峰值有时可达到负载电流的10倍以上。过渡过程中的励磁电流通常称为暂态电流(transient current),也称过渡电流(transition current)。

高压变压器在接通时也同样存在上述过渡过程,这个过渡过程与电源接通时的相位和铁芯中的剩磁有密切关系。

当高压变压器在电源电压零相位时接通,若铁芯中无剩磁,暂态电流较大;若铁芯中有剩磁,且剩磁的方向与接入时磁通的方向相同,这个总磁通将远远超过铁芯的饱和磁通,结果就会产生很大的暂态电流;若剩磁的方向和接入时磁通的方向相反,则总磁通很小,暂态电流很小。

5. 暂态电流的影响　由于X线机的曝光动作频繁且高压变压器通电时间短,若不采取措施防止暂态电流,在每次曝光的开始,将由于暂态电流过大而引起管电压降低,进而影响X线的输出。另外,过大的暂态电流将使高压器件的绝缘强度下降而容易被击穿、损坏。

6. 减少暂态电流的措施　减少暂态电流通常采用三种方式:①偶数脉冲曝光;②高压变压器接通时刻与前一次曝光最后一个脉冲反相;③曝光前将高压变压器直流预磁,曝光时高压变压器反相接通。

目前X线机的曝光时间多为偶数个脉冲,并且是在电源电压零相位时将高压变压器接通,目的就是防止高压变压器的过渡过程对X线机的影响。

四、高压整流器

高压整流器(high voltage rectifier),是一种将高压变压器次级输出的交流高压整流成为脉动直流高压的电子元件。

高压变压器次级输出的交流高压,如果直接加到X线管两端,正半周时,阴极灯丝发射的电子高速飞向阳极,产生X线;负半周时,阳极比阴极电位低,灯丝发射的电子飞不到阳极,X线管不产生X线。这种利用X线管本身的整流作用整流的X线机称为自整流X线机。自整流X线机不能充分发挥X线管的额定容量,同时因负半周无X线产生,逆电压很高,容易导致高压电缆、高压插头、高压插座、高压整流器和X线管等高压元器件的击穿损坏。小型X线机采用自整流方式,现代大、中型X线机都设有高压整流电路,利用高压整流元件,将高压变压器输出的交流高压变成脉动直流高压。脉动直流高压的正极加到X线管的阳极,而脉动直流高压的负极加到X线管的阴极。这样,无论正半周还是负半周,X线管都能产生X线,使X线管始终保持在阳极为正、阴极为负的脉动直流高压状态下工作,可充分发挥X线管的效率,克服了自整流X线机仅在正半周产生X线的缺点。

现代X线机的高压整流器都采用高压硅整流器,又称高压硅堆(high voltage silicon rectifier stack)。它具有体积小、机械强度高、绝缘性能好、寿命长、性能稳定、正向电压降小等优点。在使用高压硅堆时,要求将其浸入油内,油温不得超过70℃,且反向峰值电压不得超过额定值,以防击穿损坏。

高压硅堆的结构如图2-49所示,它是由许多单晶硅做成的二极管以银丝串联而成,外壳一般采用环氧树脂。

由于硅和环氧树脂的热膨胀系数差别很大,为提高耐压程度,每个硅二极管首先用硅胶加以密封,然后充填环氧树脂。两端有与管内相接的多种结构的引出线端,以便根据需要装上不同形式的插脚。在使用过程中,高压硅堆常出现接触不良故障。高压硅堆的反向耐压很高,一般不会反向击穿。

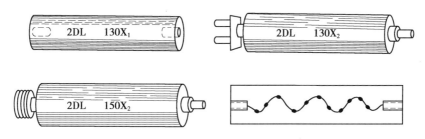

图 2-49 高压硅整流器

五、高 压 电 缆

在大、中型X线机的高压发生装置中,高压变压器和X线管组件是分开独立组装的,两者之间通过两根特制的电缆线连接在一起,这种特制的导线称为高压电缆(high voltage cable)。它的作用是把高压发生器产生的脉动直流高压输送到X线管的两端,同时将高压发生器产生的灯丝加热电压输送到X线管的阴极灯丝,构成高压电路。

(一)要求

对高压电缆的要求,既要有一定的截面积,达到耐高压的强度,以传输高压;又要尽可能减小截面积,使其轻便柔软,以适应X线管头经常移动和电缆弯曲的需要。

(二)种类

1. 按电缆耐压分类　可分为耐脉动直流100kVp中心点接地的X线发生器;耐脉动直流150kVp中心点接地的X线发生器;耐脉动直流200kVp中心点接地的X线发生器。

2. **按电缆内芯线数目分类**　可分为二根芯线,用于单焦点一个灯丝的X线管;三根芯线,用于大、小两个焦点灯丝的X线管;四根芯线,用于双焦点带栅控的或三焦点的X线管。

3. **按电缆内芯线分布位置分类**　可分为两种形式,即同轴高压电缆,如图2-50所示和非同轴高压电缆,如图2-51所示。

考虑到加工和制造的方便,目前多用非同轴高压电缆。

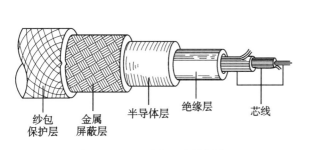

图 2-50　同轴高压电缆结构

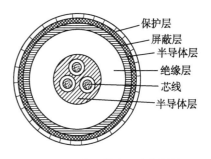

图 2-51　非同轴高压电缆结构

(三)结构

高压电缆是一种防电击式安全电缆,用于将高压变压器产生的高压直流连接到X线管组件。高压电缆由内到外分为五层,各层的结构和作用如下。

1. **导电芯线**　位于高压电缆的最内层,导电芯线数目不一,有二芯、三芯、四芯等几种,一般多用三芯,可供双焦点X线管使用。三极双焦点X线管需要四芯高压电缆。每根芯线由多股铜线制成,外包绝缘橡皮,约1mm厚。其绝缘要求为能承受50Hz、1000V交流电压试验5分钟不被击穿。导电芯线的作用除传送X线管的管电压外,阴极侧电缆还传送X线管灯丝加热电流。实际上阳极侧使用的高压电缆与阴极侧相同,必要时可以交换使用。

2. **高压绝缘层**　位于导电芯线外周,主要由天然橡胶制成,呈灰白色,厚度为4.5~20mm,

为高压电缆的主要绝缘层。现在也采用高绝缘性能的塑料作高压绝缘层,使电缆制得更细,具有良好的机械强度和韧性,在一定范围内可以弯曲。它的主要作用是使芯线的高电压与地之间绝缘。其耐压要求一般在 50 ~ 200kVp 之间。

3. **半导体层** 位于高压绝缘层外周,是用半导体材料与橡胶制成,紧包在高压绝缘层外侧面上,呈灰黑色,厚度约为 1 ~ 1.5mm。利用半导体的导电性能消除高压绝缘层外表面与金属屏蔽层之间的静电场,从而使绝缘层外表面的电荷分布均匀,并使分布在绝缘层外表面的感应电荷,通过半导体层流入金属网层,这就避免了由于静电场不均匀造成的高压绝缘层老化和破坏而导致高压电缆击穿。

当电介质(绝缘体)受到外电场的作用时,其分子被极化,形成电耦极子,并按外电场方向排列,从而使电介质两端外表面上出现等量的正电荷和负电荷,如图 2-52A 所示。因为这些电荷受原子核的强大束缚,不能离开电介质,称为束缚电荷(bound charge)。外电场越强,极化程度就越大,产生的束缚电荷就越多。撤去外电场时,电介质恢复到原来状态。高压电缆的芯线受到直流高压作用时,形成高压静电场,绝缘层被极化。阳极高压电缆的高压绝缘层靠近芯线的内表层将出现负电荷,而靠近金属屏蔽层的外表层将出现正电荷。当高压绝缘层与金属屏蔽层接触良好时,两者之间无静电场产生;但出现绝缘层与金属屏蔽层某处接触不良情况时,该处的正电荷将与金属屏蔽层形成高压静电场(high-voltage electrostatic field),如图 2-52B 所示。使两者之间的空气电离,甚至产生静电放电(electrostatic discharge;ESD);空气电离产生的臭氧会加速绝缘层的老化,破坏其绝缘性能。

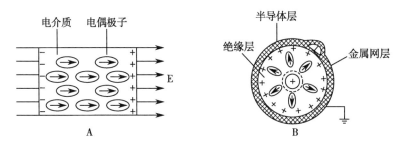

图 2-52 半导体层的作用示意图

为了防止这种危害,在高压绝缘层与金属屏蔽层之间加一层半导体材料。由于半导体材料内的电子移动,使接触不良处不能形成高压静电场,从而防止了高压静电场引起的不良影响。

在非同轴电缆结构中,芯线外围还有一层半导体层,称为内半导体层。它的作用是使芯线与高压绝缘层间的静电场分布均匀。因为三条芯线不同轴,故电场分布不均匀,在凸起的地方,单位面积电荷密度增大、电位高,容易引起电缆击穿;借助内半导体层,可使电场分布均匀,从而避免了凸起部分发生电击穿的危险。同轴结构的高压电缆因电场分布均匀,无需加内半导体层。

4. **金属屏蔽层** 位于半导体层外周,在高压电缆的两端与高压插头的金属喇叭口焊接在一起,借固定环接地,使之与大地同电位。它是由直径小于 0.3mm 的镀锡铜丝编织而成,编制密度不小于 50%。也可用镀锡铜丝网带重叠包绕,但结合部必须接触良好。它的主要作用是一旦高压电缆绝缘层被击穿,导电芯线的高压便与金属屏蔽层短路,而金属屏蔽层通过固定环接地,从而保护患者及工作人员的安全。

5. **保护层** 位于高压电缆的最外层,老式电缆多用黑色的棉纱和涤纶线编织而成,包裹在电缆的金属网层外面;现在多用软塑料包裹在金属网层外面,作为保护层。其作用是加强高压电缆的机械强度,减少外部摩擦损伤,并防止有害气体、油污和紫外线等对高压电缆的损害,同时也作为高压电缆外表的装饰。

高压电缆的主要参数是耐压值,它的最大允许耐压值与使用的高压发生器输出脉动直流管电压的波形有关,脉动成分越大,所能承受的耐压值就越小。目前 X 线机用高压电缆,在脉动直流电压下,其耐压值不超过 200kV。当高压变压器次级线圈一端接地时,所选高压电缆的耐压值应大于高压变压器输出的最高电压;在高压变压器次级中心点接地时,每根高压电缆只承受高压变压器输出电压的一半,因而高压电缆的耐压值可降低一半。表 2-1 为国产高压电缆的型号和使用范围。

表 2-1　国产高压电缆的型号和使用范围

型号	使用范围	型号	使用范围
X-DJ	单焦点、交流高压、kV 为 55kV 的 X 线机	X-Z75	脉动直流高压、kV 为 150kV、中心点接地的 X 线机
X-DZ	单焦点、脉动直流高压、kV 为 110kV 的 X 线机	X-Z100	脉动直流高压、kV 为 200kV、中心点接地的 X 线机
X-EJ	单焦点、交流高压、kV 为 55kV 的 X 线机	X-Z125	脉动直流高压、kV 为 250kV、中心点接地的 X 线机
X-EZ	单焦点、脉动直流高压、kV 为 60kV 的 X 线机	X-Z150	脉动直流高压、kV 为 300kV、中心点接地的 X 线机
X-Z50	脉动直流高压、kV 为 100kV、中心点接地的 X 线机	X-Z200	脉动直流高压、kV 为 400kV、中心点接地的 X 线机

注:高压电缆若用于自整流 X 线机,所选电缆耐压值应大于最高管电压的两倍以上

高压电缆内部的导电芯线、绝缘层与金属屏蔽网之间形成了一个沿电缆分布的分布电容,电容量可达 150~200nF/m。电容量虽小,但使用时电压很高,因此电容电流不容忽视。在单相桥式全波整流 X 线发生器中,它同高压变压器的电容电流一起对透视管电流指示的真实性产生影响,表现为 mA 值偏大,所以要在透视 mA 测量电路中设置电容电流补偿电路抵消掉它。

六、其他高压部件

(一)高压插头和插座

高压插头和插座是大、中型 X 线发生器不可缺少的高压部件,它们工作在高电压下,对耐压的要求很高,多由机械强度大、绝缘性能好的压塑性材料或橡胶等制成。为了便于维修,近年来各厂家生产的高压插头与插座都已逐步采用国际电工委员会(international electrotechnical commission,IEC)标准,可以通用、互换,如图 2-53 所示。

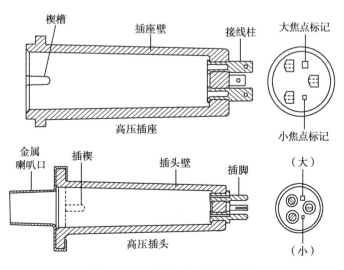

图 2-53　高压插头与插座的结构

1. **作用**　大、中型X线发生器的高压变压器和X线管组件,全用高压电缆连接,为保证高压绝缘和装卸方便,一般都将高压电缆制成可以拆卸的形式,在电缆两端装上高压插头,在高压变压器和X线管组件上,分别装上与电缆插头相对应的插座,工作时只要将高压电缆两端的插头,分别插入高压变压器和X线管组件上的插座内,就可以将高压次级电路接通。

2. **结构**　高压插座的底部有三个压铸的铜制接线柱,接线柱上端钻有约1cm深的圆孔,供高压插头的插脚插入。高压插头的头端压铸有三个铜制插脚,每个插脚的根部钻有一个小的引线孔,导电芯线由此孔伸出,并焊接在插脚根部的槽沟内。高压电缆与高压插头间的空隙部分,要用松香和高压绝缘油等配好的绝缘填充物灌满,以提高绝缘程度。高压插头底端镶有铜制喇叭口,以便与高压电缆金属屏蔽层相焊接,并通过高压电缆固定环(锁母)和高压变压器或X线管头的外壳相连接。金属喇叭口可以改善接地处的电场分布,不使电力线过于集中。

高压插头三个插脚呈等腰三角形排列,插入时要注意插脚的方位,插紧时插脚就会紧密地与插座的接线柱接触。此时不可强力扭转,以免损坏插脚。为了正确插入和防止高压插头转动,目前多在插座口处铸有一楔槽,高压插头尾侧铸有一相应的插楔,插入时插楔对准楔槽,用固定环固定即可。另外,为了保持良好的绝缘,避免高压沿面放电,需在高压插头表面上均匀涂上一层硅脂或脱水凡士林,再将高压插头插入高压插座中。

高压插头插入高压插座时,常出现高压插头的插脚与高压插座的接线柱接触不良现象,此时可用小刀将插脚的开口轻轻撑开,使其与高压插座的接线柱接触良好。

(二)高压交换闸

在大、中型诊断X线机中,有时配备两只X线管,为了适应不同诊断工作的需要,一只用于透视和点片摄影,另一只用于摄影或特殊检查用。由于两只X线管共用一个高压发生装置和控制台,两只X线管又不能同时工作,所以高压变压器产生的灯丝加热电压和管电压,必须经过交换装置分别送到不同用途的X线管上,这种交换装置称为高压交换闸(high voltage switching brake)。

1. **特点**　高压交换闸不仅要切换两只X线管的灯丝加热电压和管电压,而且动作十分频繁,在结构上要求牢固,并有很高的绝缘强度和机械强度;能承受所连接电路的最高电压值,以防高压击穿;为了保证触点接触良好,减小接触电阻,要求触点面积要大,并有足够的弹性和接触压力。如XG-500型X线机的高压交换闸,其动静触点距离为26mm,接触压力为12.7N。

2. **结构**　目前,高压交换闸多为电磁接触器式,一般由两组高压交换闸组成,一组作为X线管阳极交换,实现正高压的切换;另一组作为X线管阴极交换,实现负高压和灯丝加热电压的切换。两组高压交换闸同步工作。其结构包括铁芯、线圈、衔铁和带有触点的高压绝缘臂。

3. **工作原理**　工作原理与普通接触器相同,当线圈通电后,衔铁动作使触点闭合,将所选用的X线管接到相应的电路。

高压交换闸的线圈、衔铁和触点均浸在高压变压器的绝缘油内。线圈的工作电压多为交流220V或110V,也可用直流电。图2-54为接触器式的双管高压交换闸电路,由高压交换闸J_0控制。透视和点片摄影时,高压交换闸线圈J_0不得电,高压交换闸的常闭触点将X线管XG_1接到灯丝加热电路和高压次级电路。

摄影或特殊摄影时,高压交换闸J_0得电工作,其常开触点闭合,将X线管XG_2接到高压次级电路和灯丝加热电路。

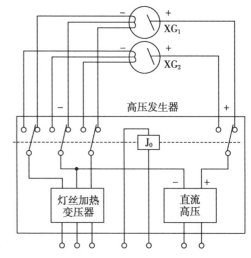

图2-54　双管高压交换闸电路

除上述接触器式高压交换闸外,还有电动机式高压交换闸。它是用一个小型可逆电动机作动力,经齿轮变速后带动一根带有触点的高压绝缘杆,往复运动,使其与相应的高压插座上的触点接触。为了控制电动机的转向和使触点接触良好,一般都设有限位开关。当触点与高压插座上的触点紧密接触后,方能压开限位开关,切断电动机电源,使电动机停转。

七、高压绝缘油

高压绝缘油(high voltage insulating oil)又称变压器油(transformer oil),是碳氢化合物,属矿物绝缘油。是高压发生装置和X线管管套内的绝缘和散热物质。

(一)性能指标

1. 绝缘强度高　用一种高压陶瓷制的油杯(容量约600ml),做高压绝缘油耐压试验,如图2-55所示。油杯内电极的圆平面直径为25mm,圆平面厚度为7~8mm,两电极间平行距离为2.5mm,分别接上正负电源,逐渐增加电压进行试验。用两电极间的击穿电压来表示它的绝缘强度,一般应达到30kV/2.5mm以上,X线管管套和小型组合机头内使用的高压绝缘油要求更高,应达到40kV/2.5mm。

2. 燃烧点高　要求在150~160℃。

3. 闪燃点高　要求在135~150℃。

4. 导热系数高　能起到良好的散热作用,把高压变压器和X线管产生的热量散发出来。

5. 化学性能稳定　在工作温度时不炭化,不起电解反应,不产生胶粘沉淀物,无水分,含硫磺、石蜡等杂质少,酸度不大于0.05。

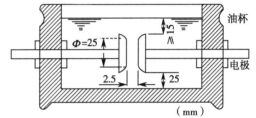

图2-55　高压油杯和电极示意图

6. 黏度低　要求易于对流和散热。在20℃时,用恩格尔黏度计测量不大于5℃。

7. 凝固点低　一般要求在-45~-15℃之间。高压绝缘油凝固点温度即为油的标号,如15号油,其凝固点为-15℃;45号油,其凝固点为-45℃。

8. 比重　要求在15.5℃时为0.895g/cm³。

9. 颜色　一般为浅黄、暗红或水白,透明无悬浮物。

X线机用高压绝缘油,不可低于上述要求,其中最主要的技术参数是绝缘强度,这就要求绝缘油中不能含有水分和杂质,否则会严重影响它的电性能。试验证明,干燥时击穿电压达到60kV的高压绝缘油,当含水量为0.001%时,其击穿电压将下降到30kV左右;当含水量达到0.01%时,其击穿电压将下降到10kV以下。高压绝缘油易吸收空气中的水蒸气,特别是潮湿天气,更不能使高压绝缘油长期暴露在空气中。

(二)过滤

对不合格的高压绝缘油必须过滤处理,合格后方可使用。

1. 滤油前应将全部滤油设备,如油管、压滤机、储油桶等,进行清洁处理。

2. 将中性工业滤纸在80℃的烘箱内干燥24小时,然后放入压滤机内。

3. 将油加热到60℃开始过滤,压滤机压力应大于5kg/cm²,反复循环过滤,一般过滤4小时以上。然后取出油样静止1~2小时,进行耐压试验,直至合格为止。

(三)耐压试验

过滤后的或新购买的高压绝缘油,都需要经过耐压试验合格后方可使用,因此要有一套检测油耐压试验的设备,如图2-56所示;油杯符合国家规定标准,并具有良好的安全接地保护装置。

1. 试验前先用乙醚将油杯和电极清洗干净,调好电极距离。试验环境温度为15~30℃。

2. 将油样沿油杯壁注入油杯中,静置5~10分钟,使油中气泡逸出。

3. 闭合电源开关,逐渐增高电压,要求用手动升压,控制电压上升速度约为3kV/s,直至油中

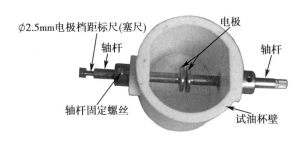

图 2-56　高压油杯和电极实物图

发生明显的火花放电为止;此时加于油杯电极两端的电压有效值即为击穿电压。

4. 油样被击穿后,可用玻璃棒拨动,以除掉悬浮于电极间的游离碳。静置 5 分钟后再进行下一次试验;连续 5 次,取 5 次结果的平均值,可确定该油是否合格。

高压绝缘油在工作过程中,由于受到电场、光线、高温、氧气、水分、杂质(如铜屑、铁屑、铅屑)等影响,其性能会逐渐变差,使绝缘强度显著下降,这种现象称为高压绝缘油老化(high voltage insulation aging oil)。对于老化的绝缘油,一般再生后可以继续使用,简单的处理可采用过滤法,若无滤油设备,也可用干燥方法处理。经过处理合格的绝缘油,应及时装入干净密封的容器储存。

(冯祥太)

第四节　X 线机基本电路

一、对电路的基本要求

从医学影像成像理论可知,要形成一幅良好的 X 线图像必须要有合适的"曝光量",即实现对管电压、管电流和曝光时间三个基本参量的精确控制,因此所有 X 线成像设备主电路都是围绕着这三个参量的控制来设计的。早期 X 线设备主要采用多位多层选择开关、通用继电器和接触器等来实现三个参量的控制,自动化程度、控制精度都较低,即三钮制控制系统。以后随着光学图像转换元件、电视技术及电子图像转换技术等的发展,陆续出现了二钮制与单钮制控制系统,使自动化程度、控制精度都达到了大幅度地提高,但终极目标仍然是控制 X 线设备"曝光量",从而达到合适的 X 线影像。

(一)电路要求

目前使用的 X 线机,尽管其功能与电路结构复杂程度不同,但从其电路结构上来看都必须满足下列基本要求。

1. **可调管电流**　能给 X 线管灯丝提供一个在规定范围内可以调节的加热电压,以改变 X 线管灯丝的加热温度,达到控制 X 线量的目的。

2. **可调管电压**　能给 X 线管提供一个很高且可以调节的管电压,使 X 线管灯丝发射的电子经聚焦、加速后高速撞击阳极而产生 X 线,达到控制 X 线质的目的。

3. **可调曝光时间**　控制 X 线机在合适的时机曝光开始,再经过预选的曝光时间使曝光结束,以准确控制 X 线的发生时间。

(二)基本电路组成

1. **电源电路**　它是指为 X 线机控制台内的自耦变压器输送电能的电路。其作用是为其他各单元电路提供所需的各种不同电压的交流电和直流电。该电路一般由电源闸刀开关或空气开关、电源线、电源保险丝(熔断器)、开关机按钮和接触器等元器件构成。为便于对电源输入电压进行观察和调节,还设有电源电压表及电源电压调节器,有的还设有电源电压自动调整装置等。

2. X线管灯丝加热电路　它是指为X线管灯丝输送加热电压的电路。其作用是为X线管灯丝提供可调的加热电压，以调节管电流。

3. 高压发生电路　它是指将自耦变压器供给的低电压转化为高电压输送到X线管两极的电路。其作用是为X线管提供所需的管电压。

4. 控制电路　它是指控制X线发生和停止，以及与此相关的各种电路所构成的系统。其作用是控制各单元电路的工作。这是基本电路中所用元件最多、结构最复杂的一部分，除有脚闸、手开关、各种继电器、接触器和限时器等基本元件与电路外，还按X线机的功能不同而设有透视、点片摄影、滤线器摄影、体层摄影等操作控制电路，以及台次切换电路，旋转阳极启动、延时、保护电路，容量保护电路和其他保护电路等。

5. 各种辅助装置电路　它是指与X线机主机配套使用的各种辅助装置电路。其作用是协助X线机完成各种投照检查任务。由于辅助装置有多有少，结构也不相同，因此其电路也不一致。通常多指X线管支持装置电路、电动诊视床电路、X-TV、高压注射器等装置的电路。

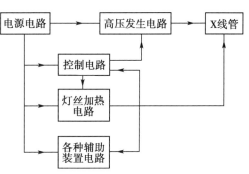

把上述五个单元电路有机地组合在一起，就构成了X线机的完整电路。它们之间互相配合、协调工作。各单元电路之间既因作用不同而有各自的独立性，又因其内在联系而有相互制约性，任一单元发生故障，都将影响X线机的正常工作。典型X线机电路构成框图如图2-57所示。

图2-57　X线机电路构成框图

二、电源电路

X线机的电源电路是机器的总电源，其中自耦变压器是核心器件，通过它给机器各部分电路供电。这个系统的机件体积较大，导线线径较粗。主要元件有：电源接触器、电源保险丝、自耦变压器、电源电压补偿调节装置、指示仪表等。一般可将电源电路分为：简单的电源电路，可变输入电压的电源电路，双通、双断按钮的电源电路，电源电压自动调整电路等。

（一）可变输入电压的电源电路

可变输入电压是指X线机的电源电压，既可采用220V，又可采用380V。图2-58是这种电路。

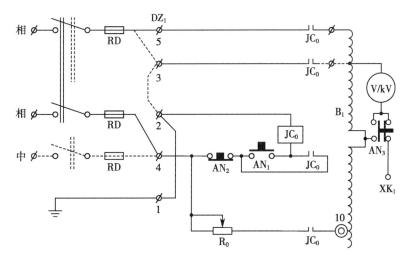

图2-58　可变输入电压的电源电路

1. **主要器件与装置** 自耦变压器 B_1，电源接触器 JC_0，接通按钮 AN_1，断开按钮 AN_2，保护装置 RD，电源电阻补偿器 R_0 等。

2. **输入电压切换原理** 该机出厂时输入电压接于 380V 输入端（图中实线所示），如要转换为 220V 输入电压，电路必须转换相关接线，形成 220V 供电方式。

3. **电路工作原理** 以下简要分析开机与自耦变压器得电过程。

（1）电源接 380V 供电：

开机电路：相线→RD→DZ_{1-4}→AN_2→AN_1（松开后由 JC_0 自锁）→JC_0→DZ_{1-2}→DZ_{1-1}→地线；

B_1 得电电路：相线→RD→DZ_{1-5}→JC_0（常开）→B_1→JC_0（常开）→R_0→DZ_{1-4}→RD→相线；

（2）电源接 220V 供电：

开机电路：相线→RD→DZ_{1-3}→DZ_{1-2}→JC_0→AN_1（松开后由 JC_0 自锁）→AN_2→DZ_{1-4}→RD→中线；

B_1 得电电路：相线→RD→DZ_{1-3}→JC_0（常开）→B_1→JC_0（常开）→R_0→DZ_{1-4}→RD→中线；

（二）电源电压自动调整电路

为进一步减小高压发生器整流输出管电压的纹波系数，减少软 X 射线的产生，提高 X 线辐射强度，目前在大功率 X 线机电源电路中趋于采用三相自耦变压器供电且电源电压自动调整。图 2-59 为 X 线机电源电压自动调整框图。

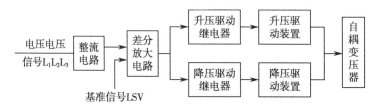

图 2-59　电源电压自动调整方框图

取样电压来自于自耦变压器，取样电压经整流后加在了差分放大电路的反相输入端，而差分放大电路的同相端加有基准电压，因此，当取样电压大于（或小于）基准电压时，差分放大电路输出负电压（或正电压），降压（或升压）驱动继电器工作，经降压（或升压）驱动装置来调整自耦变压器输出电压，使输出电压降低（或升高），达到自动调整输出电压的目的。图 2-60 为电源电压自动调整电路。

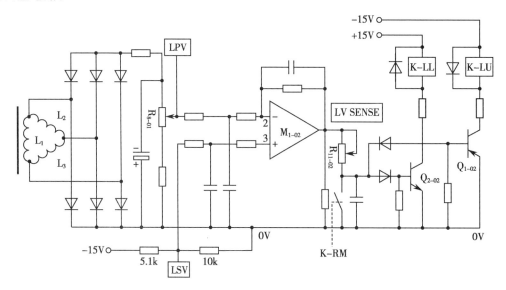

图 2-60　电源电压自动调整电路

在图 2-60 中,LPV 为经取样整流后的电压,加在运算放大器 M 的反相输入端,而 M 的同相端加有基准电压 LSV,经 M 比较后输出正负控制信号,该控制信号经三级管 Q_{2-02}、Q_{1-02} 组成的电路处理后,分别使升压驱动继电器 K-LL、降压驱动继电器 K-LU 工作,相应触点接通后继电路,使电动机执行正、反转,输出电压升高或降低,最终使输出电压维持在设定的稳定值上。

三、灯丝加热电路

灯丝加热电路是为 X 线管灯丝提供加热电源的电路。因通过此电路可实现管电流(mA)的调节,故该电路也称 mA 调节电路。该部分电路又可进一步分为灯丝初级电路与灯丝次级电路。由于灯丝次级电路与 X 线管的阴级灯丝相连,因此常将灯丝次级电路放在高压次级电路中,本部分只介绍灯丝初级电路。

从医学影像成像原理中可知,在管电压和曝光时间一定时,曝光量就由管电流的大小来决定;而管电流的大小取决于 X 线管灯丝发射的电子数量,灯丝发射的电子数量又是由灯丝温度决定的。灯丝温度越高,灯丝发射的电子数量越多。而灯丝温度的高低是由灯丝加热电路中通过的灯丝电流大小来控制的。控制流程可表示为

灯丝加热电压↑→灯丝电流↑→灯丝温度↑→发射电子数量↑→管电流↑→曝光量↑

需要指出的是,这里表示的仅是灯丝加热电流与曝光量(或管电流)之间的控制关系,而实际上影响管电流的因素很多,如空间电荷、加热电源的稳定性等。

(一) 灯丝加热电路结构方框图(图 2-61)

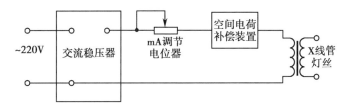

图 2-61　灯丝加热电路方框图

1. **交流稳压器** 其输入端电压来自于自耦变压器的输出端,输出端输出的是经内部稳压后的稳定电压。在 X 线机中常用的交流稳压器是谐振式磁饱和稳压器,这种稳压器的稳定度能达到 ±1% ,基本上能满足 mA 稳定的要求,但它对电源频率的变化十分敏感。图 2-62A 是磁饱和稳压器结构示意图,初级线圈 L_1 铁心截面积大,为非饱和线圈;次级线圈 L_2 的铁心截面积小,为饱和线圈。随着电源电压的增加,铁心内磁通也随之增加,当次级铁心内磁通达到饱和点时,电源电压再增加,增加的磁通只能漏到空气中,而次级铁心内磁通基本不变化,于是次级线圈所产生的输出电压也就基本不变了。图 2-62B 是实际谐振式磁饱和稳压器工作原理图,其次级线圈

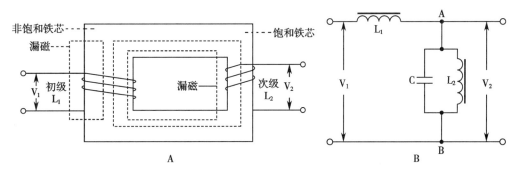

图 2-62　谐振式磁饱和稳压器

A. 结构示意图;B. 工作原理图

两端并联一个电容器C,电容C与次线线圈电感L2构成LC振荡电路。谐振时,谐振回路内电流无限大,可使次级铁心很快达到饱和,起到稳压作用。

2. **空间电荷补偿装置** X线管灯丝在一定的加热温度下,管电流应该是稳定不变的。但在实际上,由于X线管空间电荷的影响,在一定范围内管电流随着管电压的升高而增大,随管电压的降低而减小。空间电荷补偿装置正是为解决管电流随管电压变化的问题而设置的。但由于管电压对管电流的影响很复杂,所以这种补偿分为线性补偿与非线性补偿两种。

(1)线性补偿:通常采用空间电荷补偿变压器来进行,变压器式空间电荷补偿电路如图2-63所示。除用变压器补偿外,还有用电阻补偿,但因效果差,一般不采用。

补偿变压器T_3的初级接线圈并联在高压初级电路上,其次级输出电压与谐振式磁饱和稳压器的输出电压反相串联,以使灯丝加热电压随管电压升高而降低。在空间电荷补偿变压器的次级上有多个抽头与mA选择器联动,其目的是根据管电流的大小,空间电荷的多少,来适当改变空间电荷补偿电压的大小。管电流越大,空间电荷越多,空间补偿电压就越大。管电流越小,空间电荷越少,空间电荷补偿电压就越小。对各mA挡,适当选取空间电荷补偿电压的大小,就可使管电流基本上不随管电压的改变而变化。

(2)非线性补偿:由于线性补偿范围较窄,在较大管电流时难以补偿管电压对管电流的影响。因此在大型X线机中,普遍采用非线性方式进行补偿,图2-64是大型X线机空间电荷线性补偿特性,可见在管电流为500mA时,管电压的变化引起管电流100mA左右的变化量,显然线性补偿难以满足要求。非线性补偿就是将管电压进行分段,在不同范围内采用不同的补偿量。

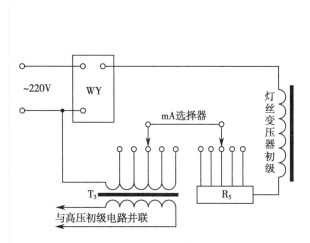

图2-63 变压器式空间电荷补偿电路

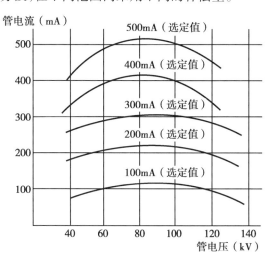

图2-64 大型X线机空间电荷线性补偿特性

3. **管电流调节电位器** 采用大功率绕线式可调电位器,对于摄影灯丝加热电路一般有多个抽头,用于适用不同的管电流选择;对于透视灯丝加热电路一般是一个连续可调电位器。

(二)灯丝加热电路举例

典型X线机灯丝加热电路如图2-65所示。

1. **电路构成** 磁饱和稳压器B_{11},大、小焦点灯丝变压器B_4、B_3,空间电荷补偿变压器B_{10},透视管电流调节电位器R_3,摄影管电流调节电位器R7、R8,摄影管电流选择器XK等。此外,JC_2在摄影时工作,JC_4在点片摄影预备时工作。

透视时,谐振式磁饱和稳压器B_{11}输出电压经R_3、R_6、R_7加于小焦点灯丝变压器B_3的初级。调节绕线电位器R_3即可改变透视管电流的大小。

摄影管电流的调整,小焦点30mA通过电位器R_7,其余四档为大焦点50mA、100mA、150mA、200mA通过电位器R_8。

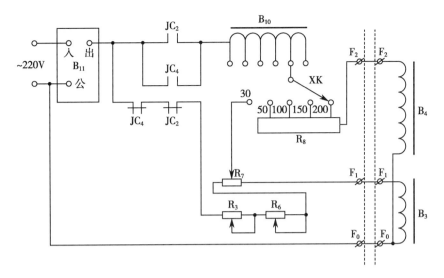

图 2-65　典型 X 线机灯丝加热电路

2. **工作原理**　需要指出的是,该机摄影时空间电荷采用固定补偿方式,没有与管电流联动。

（1）透视 mA 调节电路：B_{11}（公）$\rightarrow F_0 \rightarrow B_3 \rightarrow F_1 \rightarrow R_7 \rightarrow R_6 \rightarrow R_3 \rightarrow JC_2$（常闭）$\rightarrow JC_4$（常闭）$\rightarrow B_{11}$（出）；

（2）小焦点摄影 mA 调节电路：XK 置于 30mA 档,JC_2 工作得电,B_{11}（公）$\rightarrow F_0 \rightarrow B_3 \rightarrow F_1 \rightarrow R_7 \rightarrow 300mA \rightarrow XK_{1-300} \rightarrow B_{10} \rightarrow JC_2$（常开）$\rightarrow B_{11}$（出）；

（3）大焦点摄影 mA 调节电路：XK 置于 50～200mA 档,JC_2 工作得电,B_{11}（公）$\rightarrow F_0 \rightarrow B_4 \rightarrow F_2 \rightarrow R_8$（50～200mA）$\rightarrow XK_{1-300} \rightarrow B_{10} \rightarrow JC_2$（常开）$\rightarrow B_{11}$（出）；

（4）点片摄影 mA 调节电路：XK 置于点片摄影所需 mA 档,接触器 JC_4 工作,B_{11}（公）$\rightarrow F_0 \rightarrow B_4 \rightarrow F_2 \rightarrow R_8$（50～200mA）$\rightarrow XK_{1-300} \rightarrow B_{10} \rightarrow JC_4$（常开）$\rightarrow B_{11}$（出）。

四、工频 X 线发生器高压初级电路

高压初级电路是指由自耦变压器输出至高压变压器初级线圈所构成的回路。当高压变压器初级得电压时,次级即可产生交流高压经高压整流获得直流高压加到 X 线管两端。高压初级电路包括管电压调节、管电压预示及补偿、管电压控制等电路。高压初级构成框图如图 2-66 所示。

（一）管电压调节

X 线的质是由管电压的大小决定的,调节管电压就能有效地控制 X 线的质。由于人体各组织部位密度、厚度的差异很大,这就要求机器必须有一个调节宽的管电压调节系统,以满足从手指关节至（孕妇）盆腔等各部位对 X 线穿透能力的要求。

管电压调节是根据变压器的工作原理进行的,若高压变压初级绕组的匝数为 N_1,初级电压

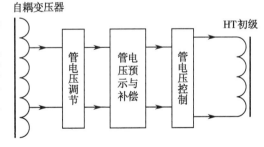

图 2-66　高压初级构成框图

为 V_1,次级绕组匝数为 N_2、次级电压为 V_2,则从公式（2-4）可知,管电压调节有三种方法：① N_1、N_2 不变,调 V_1；② N_2、V_1 不变,调 N_1；③ N_1、V_1 不变,调 N_2。由于高压变压器次级电压很高,采用③方法将使高压变压器的体积增大,绝缘难以处理,维修不方便,因此都不采用。国产常规 X 线机均采用①方法调节管电压。进口 X 线机也多采用此种方法,但也有少数 X 线机采用②方法调节管电压。这里主要介绍①方法。

1. **调高压初级电压**　是通过改变自耦变压器对高压变压器初级的供电电压来实现的。这

是X线机中最常用的调节管电压方法。又分为抽头分档式与滑轮连续式两种。

（1）抽头分档式：图2-67A是抽头分档式高压调节。

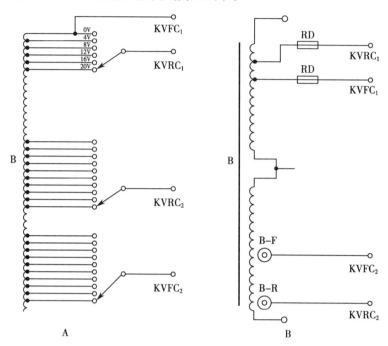

图2-67　管电压调节方式
A. 抽头分档式；B. 滑轮连续式

图2-67A中，$KVRC_1$与$KVRC_2$之间为摄影管电压调节输出，$KVRC_1$为管电压"细"调节器，每档4V，相当于高压变压器次级变化2KV；$KVRC_2$为管电压"粗"调节器，每档20V，相当于高压变压器次级变化10KV；$KVFC_2$与$KVFC_1$之间为透视管电压调节输出，$KVFC_2$调节器每档10V，相当于5KV。

（2）滑轮连续式：由于抽头分档式调节的输出管电压不能连续变化，但大中型X线机需要得到连续可调的管电压，提高管电压精度。因此，大中型X线机现在广泛采用滑轮连续式调节法。管电压调节装置改用手动或由伺服电机带动的碳轮在自耦变压器裸线上滚动，以得到连续可调的高压变压器初级电压，从而得到连续可调的管电压。图2-67B为滑轮连续式高压调节，图中B-F、B-R分别为透视、摄影管电压调节碳轮。$KVRC_1$与$KVRC_2$之间为摄影管电压调节输出，$KVFC_2$与$KVFC_1$之间为透视管电压调节输出。

2. **调高压初级匝数**　在初级电压V_1和次级匝数N_2不变时，改变高压变压器初级线圈的匝数N_1，可改变高压变压器初、次级线圈的匝比，从而可调节管电压。早期EDR-750B型X线机管电压采用的就是这种方法，它是采用数控电路对高压变压器初级线圈匝数进行选择，以达到管电压调节目的。

（二）管电压预示与管电压补偿电路

在X线摄影时，所选的管电压、管电流和曝光时间，必须有准确的测量和明显的指示，这样才能操作方便和适应不同人体、组织及部位的摄影需要，获得对比度和密度都很理想的图像。国家有关标准规定：管电压精度为±7%，mAs值精度为±20%。而实验表明，X线管的管电压比正常值高10%时，X线胶片感光量将增加60%～70%；管电压比正常值低10%时，X线胶片感光量则减弱40%～50%。可见管电压的变化对X线片成像的对比度与密度影响很大，其准确测量和指示是十分重要的。

1. **管电压预示**　管电压预示是指在未加负载（空载）时，预先将本次曝光X线管两端可能加的实际管电压指示出来。其主要原因一是X线摄影时曝光时间很短,要想在这么短的时间内测出管电压是困难的,二是每一次曝光都需要确切的管电压值,并且曝光过程中无法实时调整。由此可见,管电压指示是一种间接的预示值,它是在无高压产生的情况下得到的。常用的管电压预示方法有刻度盘预示法和电压表预示法两种。

(1)刻度盘预示法:根据高压变压器的变压比,计算出与初级电压对应的次级电压值,将这些次级电压值(kV值)直接标在控制台板上的管电压调节器刻度盘上,调节管电压调节器的旋钮,即可预示kV值。这种方法的精度较低,多用于透视管电压预示和小型X线机。

(2)电压表预示法:在控制台上安装一个低压交流电压表,测量高压变压器初级电压,根据高压变压器的变压比,计算出与初级电压对应的次级电压值,将这些kV值标在交流电压表的表盘上,即可指示kV值。

2. **管电压补偿** 上述管电压预示的kV值是高压变压器空载时初级电压换算到次级的电压值。但是,当高压变压器负载时,即次级电压加在X线管两端产生X线时,由于电源电阻、自耦变压器阻抗、高压变压器阻抗及其他器件内阻的存在,电路中将产生电压降。管电流越大,产生的电压降也越大,这样,就使得X线管两端的实际管电压要小于预示的kV值,且随着管电流的变化而变化,这种现象将会严重影响X线摄影效果。为解决这一问题,中型以上X线机管电压预示电路中都设置了各种形式的补偿电路,使得在不同管电流时,kV表上预示的kV值与曝光时实际加到X线管两端的kV值相同或接近,这种电路称为管电压补偿电路或管电压补偿装置。

管电压补偿的基本原理是,用某种方法按不同管电流预先增加高压变压器初级电压,以补偿负载时的电压降,补偿的kV值正好等于负载时降落的kV数值。补偿电路通常有电阻式和变压器式两种。

(1)电阻式管电压补偿电路:这种补偿电路的基本结构如图2-68所示。R_1用作平移补偿,电阻R_2、R_3对高压初级电压分压后进行斜率补偿。

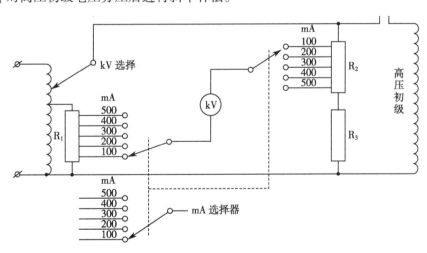

图2-68 电阻式kV补偿电路

(2)变压器式管电压补偿电路:图2-69中,B_2两端加固定电压,随管电流的增大,从管电流选择器XK_{2-100}取出大的补偿量用作管电压平移补偿;B_3的两端加与管电压成正比的电压,随管电流的增大,从管电流选择器XK_{2-200}取出大的补偿量用作斜率补偿。

(三)管电压控制

管电压控制是指在高压变压器初级绕组至自耦变压器之间,由一组以上的接触器触点(或晶闸管)控制高压初级电路"接通"或"断开"。接触器的线圈由限时电路或脚闸开关控制。这种控制方法操作简便、实用可靠,为大多数X线机使用。这里主要介绍接触器与晶闸管控制的高压

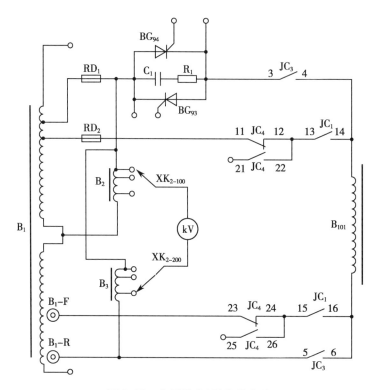

图 2-69　变压器式 kV 补偿电路

初级电路。

1. 接触器控制的高压初级电路　图 2-70 为接触器控制的高压初级电路。XC 为摄影高压接触器的电磁线圈与触点,因摄影时管电流较大,故摄影用接触器体积很大;TC 为透视高压接触器的电磁线圈与触点,因透视时管电流较小,可使用体积较小、但耐冲击强度高的接触器;电阻 R_1、R_2 为突波电阻,其作用是防止在高压接通瞬间,由于电磁感应产生的暂态电流或冲击电压。在曝光开始瞬间,让高压初级电路瞬间串接一个阻值较小的电阻,电阻上的压降降低了高压变压器初级电压,以此克服过电压。

2. 晶闸管控制的高压初级电路　随着对运动器官进行快速连续摄影的需要,曝光时间越来越短,要求能快速通断高压初级电路。显然,用接触器作为高压初级电路的控制元件难以满足要求。这是由于接触器本身固有的特性所致,如触点无法快速接通或断开,触点闭合缺乏时序和状态判断能力等。而晶闸管能更好的满足这方面的需要,图 2-71 是晶闸管控制的高压初级电路方框图。

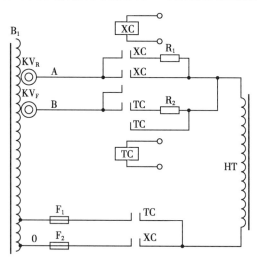

图 2-70　接触器控制的高压初级电路

在图 2-71 中,晶闸管 SCR_1 与 SCR_2 构成反向并联电路,RC 移相及电子开关、触发电路在交流电源的零相位附近触发 SCR_1、SCR_2,使 SCR_1、SCR_2 分别在交流电的正、负半周期中导通,接通高压初级电路。这种电路的优点是一方面可防止高压元器件因承受过电压而击穿,另一方面又可提高曝光时间的准确度。

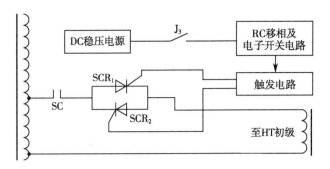

图2-71 晶闸管控制的高压初级电路方框图

五、高压次级电路

高压次级电路是指由高压变压器次级线圈至X线管两极所构成的回路。该单元电路在小型X线机中,因X线管兼作高压整流元件,所以只有测定管电流的mA表和安全保护装置。在大中型X线中,该电路设有将交流高压整流为直流高压的不同形式的整流电路,用来指示mA值的管电流测量电路和交换X线管的高压交换闸电路等。

(一)单相全波整流高压次级电路

1. **高压整流电路** 中型诊断X线机的高压次级一般选用单相全波桥式整流电路,如图2-72所示。

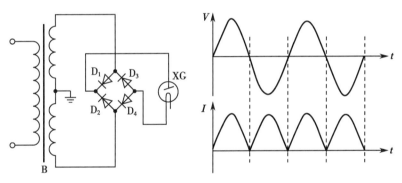

图2-72 单相全波桥式高压整流及波形

其工作原理与电工电子电路中单相全波桥式整流电路相同,由$D_1 \sim D_4$四个耐高压的硅整流器完成,所不同是高压变压器的次级中心点是接地的。

2. **管电流测量电路** 在单相全波整流电路中,虽然流过X线管的电流为脉动直流,但流过高压变压器次级中性点的电流仍为交流电。理论上讲可用交流mA表来测量管电流,但是由于交流mA表在低量程范围内刻度是非线性的,很难准确读出估值,故一般均将次级中性点的交流电整流后再用直流mA表进行测量,典型测量电路如图2-73所示。

由于在高压变压器次级线圈的匝与匝间、层与层间、线圈对地间以及高压电缆芯线对地之间均可形成电容,有高压时便产生电容电流,其大小与管电压成正比。而管电流测量电路接在中性点上,致使电容电流也被整流后mA表所测量,所测数值比实际mA值要大些。

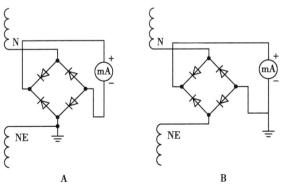

图2-73 单相全波桥式高压整流mA测量电路
A. 线圈一侧接地;B. mA表一侧接地

电容电流的数值可以达到 1~3mA,因此在透视过程中需要进行电容电流补偿,而摄影时由于管电流较大,不需要补偿。常采的电容电流补偿方法有电阻分流法与变压器补偿法两种。图 2-74 是采用电阻分流法的管电流测量电路。电阻 R 与 mA 表并联,调整 R 的大小改变补偿量的大小。

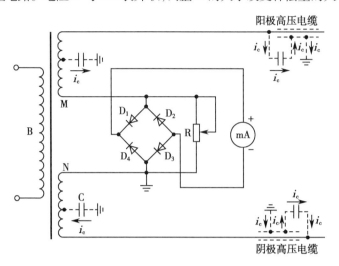

图 2-74 电阻分流式电容电流补偿电路

(二) 三相全波整流高压次级电路

1. 三相六波桥式整流高压次级电路 如图 2-75 所示。高压变压器三个初级绕组接成 Δ 形,三个次级绕组接成 Y 形,即按 Δ/Y 方式连接。D_1 ~ D_6 六个高压硅整流器构成高压整流电路。由于中性点的电流为交流电,因此 mA 测量也采用三相整流电路,由 D_{01} ~ D_{06} 六个硅整流器构成。

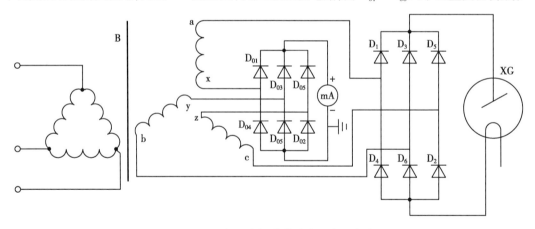

图 2-75 三相六波桥式整流高压次级电路

2. 三相双重六波桥式整流高压次级电路 如图 2-76 所示。初级三个绕组为 Δ 形接法,次级二组六个绕组接成 Y 形,即按 Δ/Y.Y 方式连接。D_1 ~ D_6 与 D_{01} ~ D_{06} 十二个高压硅整流器构成高压整流电路。管电流测量时,因流过中性点的电流为直流电,故不需另加整流器,可直接将直流 mA 表串接在中性点上。

3. 三相十二波桥式整流高压次级电路 如图 2-77 所示。尽管三相双重六波桥式整流电路输出电压的脉动率达到了 13.4%,但仍难以满足大型机组连续拍片时的输出功率和最小脉动率要求。目前,大型机组常采用三相十二波桥式整流高压电路,初级三个绕组接成 Δ 形,次级二组六个绕组分别接成 Y、Δ 形,即按 Δ/Y.Δ 方式连接。D_1 ~ D_6 与 D_{01} ~ D_{06} 十二个高压硅整流器构成高压整流电路。管电流测量时,因流过中性点的电流为直流电,故不需另加整流器,可直接将直流 mA 表串接在中性点上。

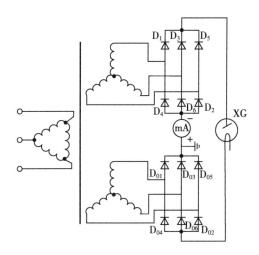

图2-76 三相双重六波桥式整流高压次级电路

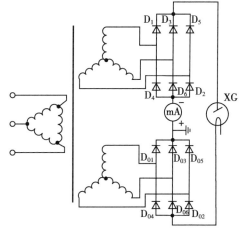

图2-77 三相十二波桥式整流高压次级电路

（三）倍压整流高压次级电路

如图2-78所示。该电路主要用在电容充放电X线机中,配合三极X线管使用。高压电容器充电的同时,X线管两端就加上了电容器的充电电压,但不发生X线,这是因为三极X线管的栅极上加有约1kV的负电位。要控制X线的发生仅控制栅极负电位的有无即可。

其工作原理分析如下:

A端为正、B端为负时,充电回路为:A→D_1→R_1→C_1→D_3→E→B;

A端为负、B端为正时,充电回路为:B→E→D_4→R_2→C_2→D_2→A;

由以上可知,整个交流电周期中,电容C_1、C_2的充电电压都是上端正,下端为负。对X线管放电时,C_1、C_2是同相串联的,C、D两端电压即管电压等于变压器次级电压最大值

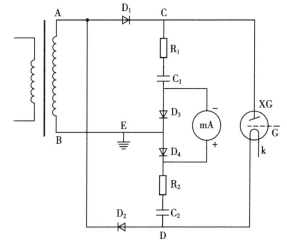

图2-78 倍压整流高压次级电路

的二倍,倍压整流由此而得名。mA表直接串接于电容器C_1、C_2经R_1、XG、R_2的放电回路中。

六、其他控制电路

在X线机中,除了上面介绍的一些主要电路外,还因X线机功能的多少、机械及电路复杂程度不同,设有一些其他控制电路。如限时电路,旋转阳极启动、延时保护电路,容量保护电路,自动曝光控时电路及相关辅助系统控制电路等。下面仅就限时电路与容量保护电路做一简单介绍。

（一）限时电路

限时电路的作用是控制X线曝光时间的长短,通过它能准确地控制X线的照射量。小型X线机一般采用机械限时器控制曝光时间,大中型X线机一般均采用电子限时器控制曝光时间的长短。电子限时电路具有稳定可靠、控时精度高等特点。下面简要介绍电子限时器的工作情况。

1. 电子限时器工作原理 电子限时器电路形式多样,但其限时的基本原理都是利用电容器与电阻组成的RC充放电特性。

在图2-79A中,充电时,闭合K_1,断开k_2,直流电源E便通过电阻R_1对电容器C充电,电容两端电压U_c开始增加,充电的快慢由充电时间常数R_1C决定。放电时,k_1断开,k_2闭合,电容开始通过电阻R_2放电,放电快慢由放电时间常数R_2C决定。

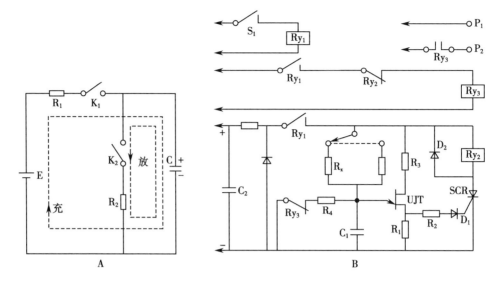

图 2-79　电子限时器电路

A. 电容充放电电路；B. 单结晶体管限时电路

2. 单结晶体管限时电路　在图 2-79B 中，当 S_1 闭合，RY_1 得电，导致 RY_3 得电，X 线曝光开始，因为此时单结晶体管 UJT、可控硅 SCR 尚未导通，所以 RY_2 不工作。曝光开始的同时，电容 C_1 通过限时电阻 R_x 充电，当 C_1 两端电压达到 UJT 的峰点电压时，UJT 导通，并在 R_1 上产生脉冲电压，经 R_2、D_1 触发可控硅 SCR 导通，RY_2 得电，切断 RY_3 得电回路，曝光停止。曝光时间决定于 R_x 与 C_1 的乘积，适当选择 R_x 的值，便可选取所需的曝光时间。曝光结束后，RY_3 失电，电容 C_1 通过 R_4 放电，为下次曝光做好准备。

（二）容量保护电路

在三钮制控制主机系统中，管电压、管电流和曝光时间是分别调节的，所以均采用三参数连锁容量保护电路。其基本作法是使三参数连锁控制，当某一个参数超过额定值时，由保护电路发出指令，使曝光系统不能工作。具体电路实现上，一般由输入电路与驱动电路两部分组成。输入模拟电压反映了 kV、mA、s 参数的变化，该模拟电压与反映容量的临界电压比较，一旦超过临界值，就由驱动电路阻止曝光。图 2-80 是容量保护电路简图。

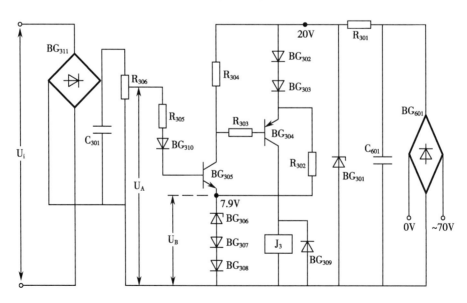

图 2-80　容量保护电路简图

图 2-80 中,取样信号 U_i 来自于 KV、mA 和曝光时间 s,受三个参量的控制,反映三个参量之间的制约关系。该信号经 BG_{311} 整流、C_{301} 滤波及 R_{305} 分压后形成直流信号 U_A,而 U_B 为预设的基准信号。U_A 与 U_B 信号在由 BG_{305}、BG_{304} 组成的电路作用下,送出控制信号驱动 J_3 的动作。当三个参量中任一个超过设定时,U_A 增大,BG_{305}、BG_{304} 导通,J_3 得电动作,切断曝光电路,使曝光不能进行,起到保护作用。

（陈建方）

第五节　单相全波整流 X 线机

一、概　述

F78- ⅢA 型 300mA X 线机是我国自行研制生产的一种单相全波整流 X 线机。它具有透视、点片摄影、普通摄影、滤线器摄影、立位摄影和简易直线体层摄影等功能,并可根据需要配备 X-TV 以及立式滤线器摄影架。

（一）主要技术参数

1. **对电源的要求**　可选择单相 220V、50Hz 或三相 380V、50Hz 供电电源;电源容量不小于 25kVA;电压波动范围为 ±10%;频率波动范围为 ±0.5Hz;220V 供电时电源内阻应小于 0.3Ω,380V 供电时电源内阻应小于 0.9Ω。

2. **透视**　管电压 40～100kV,管电流 0.5～5mA 连续调节。在 75kV、3mA 条件下可连续透视。

3. **摄影**　管电压 50～125kV 连续调节,其误差小于 ±7%;管电流 25～400mA,分七档任意选择;曝光时间 0.02～5s,分 23 档任意选择。机器最高额定使用条件如表 2-2 所示。

表 2-2　机器最高额定使用条件（X 线管型号:$XD_{51}-20\cdot40/125$）

台次	应用方式	焦点尺寸 （mm）	管电流 （mA）	最高管电压 （kV）	曝光时间 （s）
Ⅰ	透视	1×1	0.5～5	100	断续使用
	点片摄影	2×2	200	100	0.1～0.8
Ⅱ	摄影	1×1	25	125	0.02～5.0
			50	125	0.02～5.0
			100	100	0.02～2.0
				90	0.02～3.0
		2×2	100	125	0.02～5.0
			200	100	0.02～2.0
				90	0.02～3.0
			300	90	0.02～0.6
				80	0.02～1.0
			400（SP）	80	0.02～0.15
				70	0.02～0.3

4. **诊视床**　为单支点电动回转床面移动式,其床身转动范围 +90°～ -15°;床面电动向头端伸出 50cm。

5. **点片架** 床身直立时,点片架的活动范围:纵向(上、下)96~159cm(荧光屏中心距地面);横向(左、右)±12cm(荧光屏中心);压迫方向(前、后)15~45cm(点片架后盖板距床面)。备有固定滤线栅,其规格是:栅比N=8,密度R=40L/cm,焦距F=70cm 点片摄影时可做全幅、二分割、四分割摄影。

6. **摄影床** 床面为手动双向移动式,纵向能向两端各伸出60cm;横向移动范围±10cm。电磁锁止。床下备有活动滤线器,滤线栅的规格为:N=8,R=40L/cm,F=70cm。

7. **体层装置** 单轨迹直线式,摆角为10°、30°、50°;层高调节为电动式,其范围0~22cm;曝光时间2秒。

(二)主要特点

1. **三钮制控制** 该机采用kV、mA、s三参数自由选配的方式进行调节。但需先选好mA,再选kV和曝光时间s。

2. **容量保护** 设有kV、mA、s三参数一次性联锁容量保护电路,以保证X线管一次摄影不超过该管的最大安全使用容量。

3. **曝光准备时间为1.2秒** X线管大小焦点切换及升温过程随旋转阳极启动的1.2秒延时而有同样的增温时间,使灯丝温度达到稳态。曝光结束后,所有条件均恢复到透视状态,以延长X线管灯丝寿命。

4. **自检功能** X线管旋转阳极的启动、运转及灯丝加热回路都设有保护电路。当出现旋转阳极不启动、灯丝不加热等故障时,曝光便不能进行,从而保护X线管。

5. **台次切换** 诊视床(I台)和摄影床(II台)的选择,分别由各自的开机按钮控制,需用哪一台时可按下相应的开机按钮。为方便联系设有通信电路,在工作过程中若某一台需要使用,可先按下通信按钮通知对方,待对方关机后,方可开机使用。

6. **曝光控制方式** 曝光的控制采用两种不同的方法,普通摄影、滤线器摄影、体层摄影采用按下手闸预备、松开手闸曝光的方法;点片摄影时则采用按下曝光开关曝光,曝光结束后松开曝光开关的方法。

7. **备用400mA档** 为充分发挥机器效能,该机备有400mA档(SP)以供需要时使用。

(三)构成

各单元电路及相互关系如图2-81所示。整机电路如图2-95所示。

二、电源电路

(一)构成

如图2-82所示,该电路可选用380V或220V供电。

LA、LB之间输出的电源电压为380V,LB、LN之间的电源电压为220V。B_1为自耦变压器,B_{1-10}为电源电压调节碳轮。JCIA、JCIB为I台(诊视床)工作接触器;JCIIA、JCIIB为II台(摄影床)工作接触器,JC_0为电源接触器。AN_1、AN_2为II台开、关机按钮,设在控制台上;AN_5、AN_6为I台开、关机按钮,设在诊视床点片架上。本机采用开机选择台次。由于JCIA和JCIIA各自有一对常闭触点串接在对方的电路中,因而当I台工作时,II台就不能工作;同理,当II台工作时,I台就不能工作。若I、II台需交换工作,可通过通信电路联络,待对方关机后方能开机。

(二)工作原理(以380V输入电压为例)

1. **选择I台** 需要透视和点片摄影时,应选择I台工作,可按下诊视床点片架上的开机按钮AN_5,则JCIA、JCIB得电工作并自锁,其得电电路为

LB→RD→JX_{1-5}→JCIA(线圈)//JCIB(线圈)→AN_5//JCIA(自锁)→AN_6→JCIIA(常闭)→JX_{1-2}→LN。

2. **选择II台** 需要其他摄影时,应选择II台工作,可按下控制台上的开机按钮AN_1,则JCIIA、

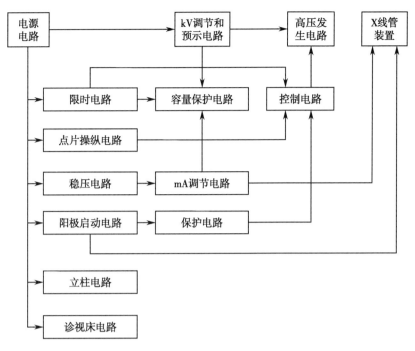

图 2-81　电路构成方框图

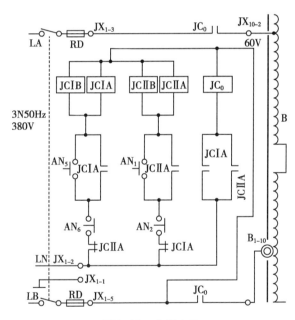

图 2-82　电源电路

JCⅡB 得电工作并自锁,其得电电路为

LB→RD→JX$_{1-5}$→JCⅡA(线圈)//JCⅡB(线圈)→AN$_1$//JCⅡA(自锁)→AN$_2$→JCⅠA(常闭)→JX$_{1-2}$→LN。

3. JC$_0$ **得电电路**　JCⅠA 或 JCⅡA 工作后,其常开触点闭合,JC$_0$ 得电工作,其得电电路为

LB→RD→JX$_{1-5}$→JC$_0$(线圈)→JCⅠA(常开)或 JCⅡA(常开)→JX$_{1-2}$→LN。

4. B$_1$ **得电电路**　JC$_0$ 工作后,其常开触点闭合,B$_1$ 得电工作,电源电压表有读数,其得电电路为

LA→RD→JX$_{1-3}$→JC$_0$(常开)→JX$_{10-2}$→B$_1$→B$_{1-10}$→JC$_0$(常开)→JX$_{1-5}$→RD→LB。

调节碳轮 B$_{1-10}$ 使电源电压表指针指到"▽"处,则 B$_1$ 将输出设计电压。

5. 关机 当Ⅱ台工作时,按下关机按钮 AN₂ 或当Ⅰ台工作时,按下关机按钮 AN₆,JCⅡA、JC ⅡB 或 JCⅠA、JCⅠB 以及 JC₀ 相继断电,切断 B₁ 电源,机器失电,停止工作。

三、高压初级与管电压预示电路

(一)台次交换与通信电路

1. 构成 如图 2-83 所示,GQ1A 和 GQ1K 分别为Ⅰ台 X 线管阳极和阴极高压交换闸。GQ2A 和 GQ2K 分别为Ⅱ台 X 线管阳极和阴极高压交换闸。FMA 和 FMB 分别为Ⅰ台和Ⅱ台的蜂鸣器。AN₄ 和 AN₈ 分别为Ⅰ台和Ⅱ台的通信按钮。

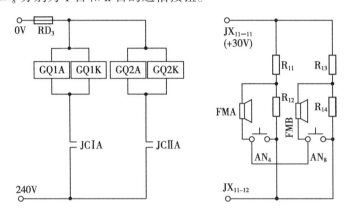

图 2-83　高压交换闸与通信电路

2. 工作原理 当Ⅰ台开机后,接触器 JCⅠA 工作,其常开触点闭合,GQ1A 和 GQ1K 工作,其常开触点闭合,将Ⅰ台 X 线管 XG₁ 接入到高压次级电路中。GQ1A 和 GQ1K 的得电电路为

0V→RD₃→GQ1A(线圈)//GQ1K(线圈)→JCⅠA(常开)→240V。

当Ⅱ台开机后,接触器 JCⅡA 工作,其常开触点闭合,GQ2A 和 GQ2K 得电工作,将Ⅱ台 X 线管 XG₂ 接入到高压次级电路中。GQ2A 和 GQ2K 的得电电路为

0V→RD₃→GQ2A(线圈)//GQ2K(线圈)→JCⅡA(常开)→240V。

当Ⅰ台正在工作时,若Ⅱ台需要工作,则Ⅱ台操作者可按动 AN₄ 按钮,蜂鸣器 FMA、FMB 得电鸣叫,通知对方关机,待对方关机后,Ⅱ台方可开机工作。蜂鸣器 FMA、FMB 的得电电路为:

$$JX_{11-11}(+30V)→\begin{cases}R_{11}→FMA→AN_4\\R_{13}→FMB→AN_8\end{cases}→JX_{11-12}(0V)$$

(二)高压初级电路

1. 构成 如图 2-84 所示,透视、点片摄影和其他摄影的管电压分别由自耦变压器上的碳轮 B₁₋₁₁、B₁₋₁₃ 和 B₁₋₁₂ 调节。透视和点片摄影高压初级电路的接通与关断,分别由透视高压接触器 JC₁ 和点片摄影高压接触器 JC₂ 控制;其他摄影高压初级电路的接通与关断,由两个反向并联的主晶闸管 BG₁₇、BG₁₈ 构成的无触点交流开关来控制。C₂、R₇ 组成过电压吸收电路,以保护晶闸管。B₁₃、BG₁₉、BG₂₀、C₈、C₉、R₁₉ ~ R₂₂ 组成整流滤波电路,将所产生的直流负偏压加到晶闸管 BG₁₇ 和 BG₁₈ 的控制极和阴极之间,以提高晶闸管的抗干扰能力,防止误触发。

C₃、C₄ 是旁路电容器,为防止外界干扰脉冲而设。晶闸管的触发信号来自主晶闸管触发电路,触发电流约为 300mA。摄影高压预上闸 JC₃A 的常开触点,在曝光前闭合,曝光后断开。J₅ 是晶闸管短路保护继电器,当晶闸管短路时,开机后即有一电压经电阻群 R₉ 加到 BG₁₀ 输入端,使 J₅ 得电工作,其常闭触点切断 JC₃A 线圈电路,使 JC₃A 不能工作,则曝光不能进行。电阻 R₈ 为空载时测量曝光时间而设,摄影时接入电路,透视时断开;它对晶闸管也有保护作用。JC₉ 是电视透视切换继电器,当选用电视透视时,JC₉ 吸合,透视管电压的调节由另设的低价调压器来完成。

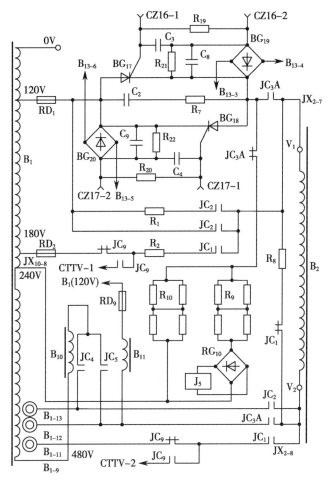

图 2-84　高压初级电路

B_{10} 是空间电荷补偿变压器的初级，B_{11} 是 X 线管安全保护（容量控制）采样变压器的初级。

2. 工作原理

（1）透视高压初级电路：透视时高压接触器 JC_1 工作，其常开触点闭合，接通高压变压器 B_2 初级电路，B_2 得电工作。其得电电路为

B_1（180V）→RD_2→JC_9（常闭）→R_2→JC_1（常开）→JX_{2-7}→V_1→B_2→V_2→JX_{2-8}→JC_1（常开）→JC_9（常闭）→透视千伏调节碳轮 B_{1-11}。

电视透视时 JC_9 工作，其常闭触点切断荧光屏透视得电电路，其常开触点接通另设的调压器电源。其得电电路为

$CTTV_{-1}$→JC_9（常开）→R_2→JC_1（常开）→JX_{2-7}→V_1→B_2→U_2→JX_{2-8}→JC_1（常开）→JC_9（常开）→$CTTV_{-2}$。

（2）点片摄影高压初级电路：点片摄影时高压接触器 JC_2 工作，其常开触点闭合接通高压变压器 B_2 初级电路，B_2 得电工作。其得电电路为

B_1（120V）→RD_1→$\left\{\begin{array}{l}\text{瞬间经 }R_1\text{→}JC_2\text{（常开）}\\\text{后经 }JC_2\text{（缓闭常开）}\end{array}\right\}$→$JX_{2-7}$→$V_1$→$B_2$→$V_2$→$JX_{2-8}$→$JC_2$（常开）→点片摄影千伏调节碳轮 B_{1-13}。

（3）其他摄影高压初级电路：进行普通摄影、滤线器摄影、立位摄影和体层摄影时，高压预上闸 JC_3A 工作，其常开触点闭合，待交流电源电压过零时，主晶闸管得到触发信号，BG_{17}、BG_{18} 交替轮流导通，高压变压器 B_2 初级电路被接通，B_2 得电工作。其得电电路为

B_1（120V）→RD_1→BG_{17} 或 BG_{18}→JC_3A（常开）→JX_{2-7}→V_1→B_2→V_2→JX_{2-8}→JC_3A（常开）→

摄影千伏调节碳轮 B_{1-12}。

（4）保护继电器 J_5 得电电路:当主晶闸管出现短路故障时,开机后 J_5 得电工作。其得电电路为

B_1（120V）→ RD_1 → BG_{17} 或 BG_{18} → JC_3A（常闭）→ R_9 → BG_{10} → J_5（线圈）→ JX_{10-8}（240V）。

（5） B_{10} 初级电路:当点片摄影准备接触器 JC_4 或摄影准备接触器 JC_5 工作后,空间电荷补偿变压器 B_{10} 得电工作。其得电电路为

B_{1-13}（或 B_{1-12}）→ JC_4（或 JC_5）→ B_{10} → B_{1-9}。

由电路可见, B_{10} 的初级电压随管电压的升高而下降。

（6）变压器 B_{11} 初级电路:开机后,X线管安全保护信号 B_{11} 初级得电。其得电电路为 B_1（120V）→ RD_9 → B_{11} → B_{1-12}。

由电路可见, B_{11} 的初级电压随管电压升高而增加,随管电压下降而减小。

（三）管电压预示电路

1. 构成 如图 2-85 所示,透视管电压的调节由手动透视千伏调节器带动碳轮 B_{1-11} 进行。 kV_1 是点片摄影管电压的千伏预示表,安装在诊视床的荧光屏旁边,由电机带动碳轮 B_{1-13} 对点片摄影管电压进行调节。 kV_2 是其他摄影管电压的千伏预示表,设在控制台上,其管电压的调节由手动千伏调节器带动碳轮 B_{1-12} 进行。

R_{601} ~ R_{607} 为一组分压电阻,两端接在自耦变压器固定抽头 JX_{10-3}（120V）和 JX_{10-4}（180V）之间,与 R_{608} ~ R_{613} 共同组成管电压补偿电路,通过毫安选择器 XK_{1-100} 与 kV_2 表串联。 R_{614} 是点片摄影管电压补偿电阻,因点片摄影时的管电流固定为 200mA,故 kV_1 与 R_{614} 串联后接于 200mA 档处。

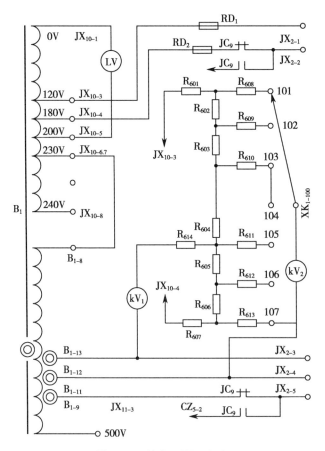

图 2-85 管电压预示电路

2. **工作原理** 开机后,kV_1 与 kV_2 皆有电压指示,调节 B_{1-13} 和 B_{1-12} 碳轮,可分别改变 kV_1 和 kV_2 的指示数值。

(1)kV_1 表得电电路:JX_{10-3}(120V)$\rightarrow R_{601} \rightarrow R_{602} \rightarrow R_{603} \rightarrow R_{604} \rightarrow R_{614} \rightarrow kV_1 \rightarrow B_{1-13}$。

(2)KV_2 表得电电路:JX_{10-3}(120V)$\rightarrow R_{601}$(或 $R_{602} \sim R_{606}$)$\rightarrow R_{608}$(或 $R_{609} \sim R_{613}$)$\rightarrow 101$(或 $102 \sim 107$)$\rightarrow XK_{1-100} \rightarrow kV_2 \rightarrow B_{1-12}$。

四、X线管灯丝加热电路

(一)构成

如图 2-86 所示,该电路由谐振式磁饱和稳压器 B_9、小焦点灯丝变压器初级 B_3、大焦点灯丝变压器初级 B_4、空间电荷补偿变压器 B_{10} 次级、透视管电流调节电阻 R_4、摄影管电流调节电阻 R_6、灯丝加热电流互感器 B_7 初级和管电流选择器 XK_1 等组成。

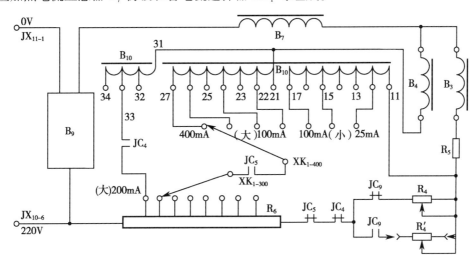

图 2-86 X线管灯丝加热电路

B_{10} 的初级连接在高压初级电路中,其次级的感应电压与稳压器初级输出电压同相,且随着管电压的上升而减小,从而使灯丝变压器初级电压随管电压的上升而下降,达到空间电荷补偿目的。灯丝加热电流互感器 B_7 是保护性元件,其次级接在旋转阳极保护电路的输入端,只有灯丝加热正常时,曝光才能进行。电视透视时,JC_9 常闭触点打开,切断透视 mA 调节电阻 R_4;其常开触点闭合,接通另设的透视 mA 调节电阻 R'_4。

(二)工作原理

1. **透视** 开机后,小焦点灯丝变压器 B_3 初级得电,灯丝加热,透视即可进行。B_3 的得电电路为

$0V \rightarrow B_9 \rightarrow B_7 \rightarrow B_3 \rightarrow R_5 \rightarrow R_4 \rightarrow JC_9$(常闭)$\rightarrow JC_4$(常闭)$\rightarrow JC_5$(常闭)$\rightarrow R_6 \rightarrow B_9 \rightarrow 220V$。

R_4 可使透视管电流在 $0.5 \sim 5mA$ 范围内任意可调。电视透视时,JC_9 工作,断开 R_4 接入 R'_4。透视管电流由外接电阻 R'_4 调节。

2. **点片摄影** 点片摄影准备接触器 JC_4 工作后,将灯丝加热电路切换至大焦点灯丝变压器 B_4 初级和 200mA(固定)档。B_4 的得电电路为

$0V \rightarrow B_9 \rightarrow B_7 \rightarrow B_4 \rightarrow 31 \rightarrow B_{10} \rightarrow 33 \rightarrow JC_4$(常开)$\rightarrow R_6 \rightarrow B_9 \rightarrow 220V$。

3. **其他摄影** 摄影准备接触器 JC_5 工作后。将大、小焦点灯丝加热电路切换至摄影状态。

(1)小焦点灯丝加热电路:mA 选择器 XK_1 置小焦点摄影 $25 \sim 100mA$ 档,B_3 得电。其得电电路为

$0V \rightarrow B_9 \rightarrow B_7 \rightarrow B_3 \rightarrow R_5 \rightarrow 11 \rightarrow B_{10} \rightarrow 25mA$ 档(或 $50mA$、$100mA$ 档)$\rightarrow XK_{1-400} \rightarrow JC_5$(常开)$\rightarrow$

$XK_{1-300} \rightarrow R_6$（25mA 或 50mA 或 100mA 档）$\rightarrow B_9 \rightarrow 220V$。

（2）大焦点灯丝加热电路：mA 选择器 XK_1 置大焦点 100～400mA 档，B_4 得电。其得电电路为

$0V \rightarrow B_9 \rightarrow B_7 \rightarrow B_4 \rightarrow B_{10}$（100～400mA 任一档）$\rightarrow XK_{1-400} \rightarrow JC_5$（常开）$\rightarrow XK_{1-300} \rightarrow R_6$（100～400mA 任一档）$\rightarrow B_9 \rightarrow 220V$。

五、高压次级与管电流测量电路

（一）构成

如图 2-87 所示，$BG_1 \sim BG_4$ 四个高压硅柱构成全波整流电路。BG_5 为 mA 表整流器，R_3 为电容电流分流电阻。B_4 和 B_3 分别是 X 线管大、小焦点灯丝变压器次级。FG 为放电保护管，GQ1K 和 GQ1A、GQ2K 和 GQ2A 分别为 X 线管 XG_1（Ⅰ 台）和 XG_2（Ⅱ台）高压交换闸触点。mA 表为双量程直流 mA 表。

（二）工作原理

1. **透视** 透视时 Ⅰ 台工作，GQ1A 和 GQ1K 得电，将 X 线管 XG_1 的小焦点灯丝加热电路和旋转阳极启动电路接通，小焦点灯丝燃亮。透视高压接触器 JC_1 工作后，其常开触点将高压初级电路接通；X 线发生。正半周时，假设 B_2（Ⅰ）为正端，B_2（Ⅱ）为负端，管电流流向为

$B_2(\text{Ⅰ}) \rightarrow BG_2 \rightarrow GQ1A$（常开）$\rightarrow XG_1$（阳极）$\rightarrow$ 公 $\rightarrow GQ1K$（常开）$\rightarrow BG_4 \rightarrow B_2(\text{Ⅱ}) \rightarrow M_2 \rightarrow BG_5$（$R_3$ 分流）$\rightarrow JC_2$（常闭）$\rightarrow JC_3A$（常闭）$\rightarrow$ mA（8）$\rightarrow$（－）$\rightarrow BG_5 \rightarrow M_1 \rightarrow B_2(\text{Ⅰ})$。

负半周时，B_2（Ⅱ）为正端，B_2（Ⅰ）为负端，则 BG_1 和 BG_3 工作，管电流流向不再重述。

2. **点片摄影** 点片摄影时高压接触器 JC_2 工作，其常开触点接通高压初级电路；它的常闭触点切断管电流测量电路中的 8mA 量程，X 线发生。若 B_2（Ⅰ）为正端，其得电电路为

$B_2(\text{Ⅰ}) \rightarrow BG_2 \rightarrow GQ1A$（常开）$\rightarrow XG_1$（阳极）$\rightarrow$ 公 $\rightarrow GQ1K$（常开）$\rightarrow BG_4 \rightarrow B_2(\text{Ⅱ}) \rightarrow M_2 \rightarrow BG_5 \rightarrow JC_1$（常闭）$\rightarrow$ mA（400）$\rightarrow$（－）$\rightarrow BG_5 \rightarrow M_1 \rightarrow B_2(\text{Ⅰ})$。

若 B_2（Ⅰ）为负端，则 BG_1 和 BG_3 工作，其电路不再重述。

3. **其他摄影** 当进行其他摄影时，Ⅱ台工作，GQ2K 和 GQ2A 得电工作，接通Ⅱ台 X 线管 XG_2 的大焦点灯丝加热电路和旋转阳极启动电路。待摄影高压预上闸接触器 JC_3A 工作后，它的常开触点为摄影高压初级电路接通做好准备，另一常闭触点切断管电流测量电路中 8mA 量程，当主晶闸管 BG_{17}、BG_{18} 导通时摄影高压初级电路接通，X 线发生。若 B_2（Ⅰ）为正端，其得电电路为

$B_2(\text{Ⅰ}) \rightarrow BG_2 \rightarrow GQ2A$（常开）$\rightarrow XG_2$（阳极）$\rightarrow$ 公 $\rightarrow GQ2K$（常开）$\rightarrow BG_4 \rightarrow B_2(\text{Ⅱ}) \rightarrow M_2 \rightarrow BG_5 \rightarrow JC_1$（常闭）$\rightarrow$ mA（400）$\rightarrow$（－）$\rightarrow BG_5 \rightarrow M_1 \rightarrow B_2(\text{Ⅰ})$。

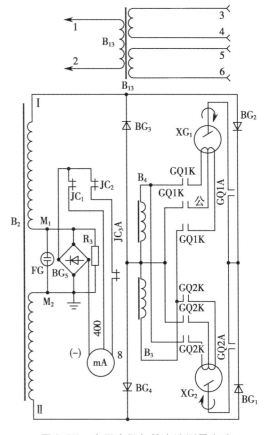

图 2-87 高压次级与管电流测量电路

六、限 时 电 路

本机采用点片摄影限时和其他摄影限时分别控制，在电路上设有点片摄影限时电路和其他

摄影限时电路。

（一）点片摄影限时电路

1. **构成**　如图 2-88 所示，电源变压器 B_{92} 次级 B_{1-41}、B_{1-42} 输出 70V 交流电压，经 BG_{601} 整流、C_{601} 滤波、BG_{401}、BG_{402} 稳压后，提供 46V 直流电压。$R_{424} \sim R_{428}$ 和 C_{401} 经时间选择器 XK_{4-100} 组成 RC 充电电路，用单结晶体管 BG_{405} 作比较元件。继电器 J_1 和三极管 BG_{404} 组成执行电路。

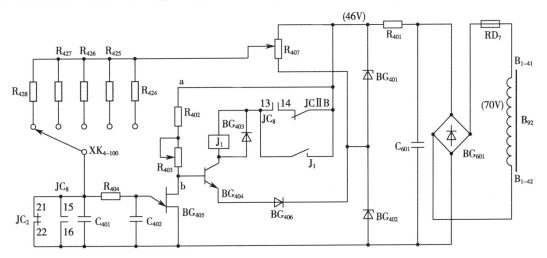

图 2-88　点片摄影限时电路

2. **工作原理**　开机后，Ⅰ 台工作，JCⅠA、JCⅠB 工作，该电路电源接通。由于点片摄影高压接触器 JC_2 未工作，JC_2 常闭触点（21、22）将 C_{401} 短路，BG_{405} 截止。JC_8 也未工作，其常开触点（13、14）不闭合，BG_{404} 截止，J_1 不工作。拉动送片手柄，进行点片摄影准备时，控制电路中的 K_1（21、1）闭合，把电路切换至点片摄影准备状态，JC_8 工作，其触点（13、14）闭合，使 BG_{404} 导通，J_1 工作并自锁为点片摄影做好准备。同时 JC_8（15、16）触点闭合，保证 C_{401} 无残存电荷。J_1 的得电电路为

$$B_{92} \rightarrow BG_{601} \rightarrow R_{401} \left\{ \begin{array}{l} \rightarrow JCⅡB（常闭）\rightarrow JC_8（常开） \\ \rightarrow J_1（自锁） \end{array} \right\} \rightarrow J_1（线圈）\rightarrow BG_{404} \rightarrow BG_{406} \rightarrow BG_{402} \rightarrow$$

$BG_{601} \rightarrow B_{92}$。

当送片到位后，按下点片摄影开关 K_3 时，JC_8 断电，JC_2 工作，曝光开始。同时因 JC_2（21、22）触点和 JC_8（15、16）触点打开，电容器 C_{401} 开始充电。其充电电路为

$BG_{601}（+）\rightarrow R_{401} \rightarrow R_{407} \rightarrow R_{424}$（或 $R_{425} \sim R_{428}$ 任一档）$\rightarrow XK_{4-100} \rightarrow C_{401} \rightarrow BG_{601}$。

当充电电压达到 BG_{405} 的峰点电压时，BG_{405} 导通，使 BG_{404} 基极电位降低而截止，继电器 J_1 失电，切断 JC_2 电路，曝光结束，C_{401} 放电。其得电电路为

$C_{401}（+）\rightarrow JC_2（21、22）\rightarrow C_{401}（-）$。

（二）其他摄影限时电路

1. **构成**　该电路由 25V 直流稳压电路、零序电子开关电路、限时器电路、限时保护电路和主晶闸管触发电路五部分构成，如图 2-89 所示。

（1）25V 直流稳压电路：B_{12} 次级输出的 30V 交流电压，经 BG_{14} 整流和 C_{15} 滤波后，又经 BG_{83}、BG_{84}、BG_{71} 和 $R_{34} \sim R_{36}$ 稳压调压后，在 CH_{9-10}、CH_{9-22} 两端输出稳定的 25V 直流电压，作为限时电路的电源。调节 R_{35} 电位器可校准输出电压的大小。

（2）零序电子开关电路：该电路主要由三极管 BG_{85} 和晶闸管 BG_{96} 组成。开机后，B_{12} 次级输出的 22V 交流电压与电源电压同相，此电压经 BG_{16} 整流后变为脉动直流电压加在 c、a 两端。当此电压在零点附近时，BG_{85} 因基极电位低于 0.7V 而截止，BG_{96} 控制极与阴极之间可加上触发信

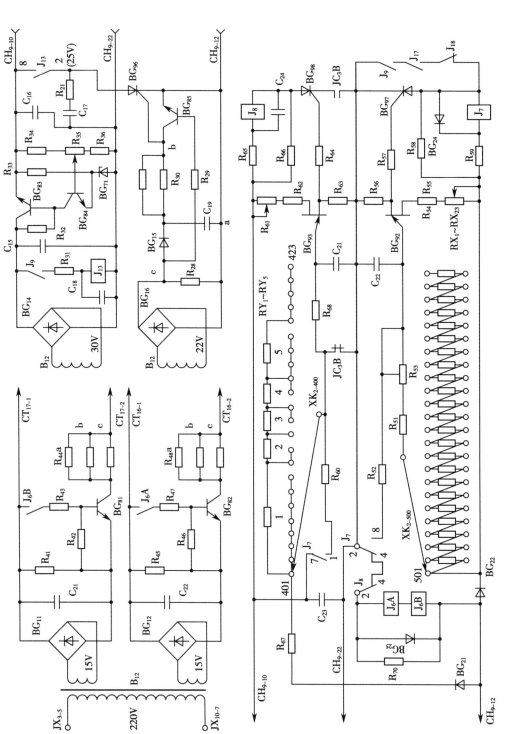

图 2-89 其他摄影限时电路

号,使 BG_{96} 在交流电过零时导通,将 25V 直流电压加到限时电路。零序电子开关各点的电压波形如图 2-90 所示。

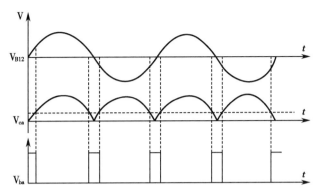

图 2-90　零序电子开关各点电压波形

(3)触发信号电路:该电路是利用三极管 BG_{81}、BG_{82} 的开关特性,控制电路的通断。在 J_6A、J_6B 常开触点闭合前,BG_{81}、BG_{82} 因基极开路而处于截止状态,电路无触发信号输出。当 J_6A、J_6B 常开触点闭合时,BG_{81}、BG_{82} 导通,在各自的输出端有一直流触发信号输出,分别加于主晶闸管 BG_{17}、BG_{18} 的控制极和阴极之间。

(4)限时电路:主要由限时电阻 $RX_1 \sim RX_{22}$、电容 C_{22}、单结晶体管 BG_{92}、晶闸管 BG_{97} 和限时继电器 J_7 等组成。J_6A、J_6B 为触发继电器,XK_2 为时间选择器。

(5)限时保护电路:主要由限时电阻 $RY_1 \sim RY_5$、电容器 C_{21}、单结晶体管 BG_{93}、晶闸管 BG_{98} 和限时保护继电器 J_8 等组成。

2. **工作原理**　其他摄影时,按下控制台上的开机 AN_1,$JCⅡA$、$JCⅡB$ 工作,选择Ⅱ台工作。选择性按下某一技术选择按键,恰当选择摄影曝光参数,按下曝光手闸 AN_{10},司令接触器 JC_8、摄影准备接触器 JC_5 相继工作,灯丝加热,旋转阳极启动运转,1.2 秒后 J_4 工作,完成摄影准备。松开曝光手闸 AN_{10},JC_8 断电,其常闭触点 JC_8(23、24)闭合,摄影高压预上闸 JC_3A、JC_3B 工作使延时继电器 J_{11}、上闸继电器 J_9、隔离继电器 J_{13} 相继工作。J_{13} 的得电电路为

BG_{14}(+)→J_9(常开)→R_{31}→J_{13}(线圈)→BG_{14}(-)。

J_{13}(8、2)常开触点闭合后,BG_{96} 获得正向偏压。稍后,待电源电压过零点时,零序电子开关电路中的 BG_{85} 截止,使晶闸管 BG_{96} 获得触发信号而立即导通,将 25V 直流电压加到限时电路,触发继电器 J_6A、J_6B 得电工作。其得电电路为

CH_{9-12}→J_6B→J_6A→J_8(2、4)→J_7(4、2)→CH_{9-22}。

J_6A、J_6B 的常开触点闭合,使 BG_{81}、BG_{82} 导通,同时输出两路触发信号,分别加于两只反向并联的主晶闸管 BG_{17}、BG_{18} 的控制极和阴极之间,使主晶闸管 BG_{17}、BG_{18} 交替轮流导通,高压初级在交流电过零时得电,曝光开始,避免突波电压的产生,防止高压元器件的击穿损坏。

在曝光开始的同时,25V 直流电压经 BG_{22} 和 $RX_1 \sim RX_{22}$ 电阻群中的某一个选定的电阻给 C_{22} 充电。C_{22} 的充电电路为

CH_{9-12}→BG_{22}→$RX_1 \sim RX_{22}$→XK_{2-500}→R_{51}→R_{53}→C_{22}→J_7(2)→CH_{9-22}。

C_{22} 充电的同时,限时保护电路中的 C_{21} 也同时充电。C_{21} 的充电电路为

CH_{9-12}→BG_{21}→R_{67}→$RY_1 \sim RY_5$→XK_{2-400}→R_{68}→C_{21}→J_7(2)→CH_{9-22}。

经预选的曝光时间后,C_{22} 两端的电压达到 BG_{92} 的峰点电压,BG_{92} 导通,使 BG_{97} 导通,限时继电器 J_7 得电工作。其得电电路为

CH_{9-12}→BG_{22}→R_{59}→J_7(线圈)→BG_{97}→J_7(2)→CH_{9-22}。

J_7(2、4)常闭触点断开,使 J_6A、J_6B 得电回路断开而失电。其常开触点打开,触发信号关断,

主晶闸管 BG_{17} 和 BG_{18} 在交流电源电压过零点时截止,曝光结束。

$J_7(1、7)$ 常开触点闭合,为 C_{21} 提供了快速充电回路,约 $10ms$ 后,C_{21} 两端的电压达到单结晶体管 BG_{93} 的峰点电压,BG_{93} 导通,使 BG_{98} 导通,使限时保护继电器 J_8 工作。其得电电路为

$$CH_{9-10} \rightarrow R_{65} \rightarrow J_8(线圈) \rightarrow BG_{98} \rightarrow JC_3B(常开) \rightarrow J_7(2) \rightarrow CH_{9-22}。$$

J_8 的常闭触点 $(2,4)$ 断开,亦可切断 $J_6A、J_6B$ 得电回路。当 J_7 不能正常工作时,J_8 可在比预选曝光时间稍长时,使 X 线机停止曝光,起到保护作用。

J_8 工作后可使控制电路中的下闸继电器 J_{10} 工作,使刚才参与曝光控制的未失电的继电器依次失电,为下一次曝光做好准备。

曝光结束后,限时电路中的 C_{22} 经电阻 R_{52} 和 $J_7(2、8)$ 常开触点彻底放电,限时保护电路中的 C_{21} 经电阻 R_{68} 和 JC_3B 常闭触点彻底放电,为下一次曝光从 $0V$ 开始充电做好准备。

七、旋转阳极启动、延时与保护电路

(一)启动电路

1. **构成** 如图 2-91A 所示。图中 D_1、D_2 分别为 Ⅰ、Ⅱ 台 X 线管的旋转阳极启动电机;JC_6 为启动延时继电器,其触点 $(23、24)$ 为缓放触点,平时处于断开状态;B_6 为启动电流互感器的初级,B_8 为启动电压互感器的初级,它们的次级接在延时保护电路中。C_1B、C_1A 为剖相电容器。

2. **工作原理** 开机后,台次切换接触器 JCIA 或 JCⅡA 即工作,其常开触点闭合,为 X 线管旋转阳极得电做好准备。

(1)点片摄影:点片摄影时,Ⅰ 台工作,JCIA 触点闭合,待点片摄影准备接触器 JC_4 工作后,使启动延时继电器 JC_6 经 $0V \rightarrow RD_4 \rightarrow JC_6(线圈) \rightarrow JC_4(常开) \rightarrow 120V$ 得电工作,其触点闭合,交流电压加于 D_1 定子线圈,D_1 启动运转。其得电电路为

$$0V \rightarrow RD_4 \rightarrow \begin{Bmatrix} QQ_1 \rightarrow JCⅠA(常开) \rightarrow C_1A//C_1B \rightarrow JC_4(常开) \\ YQ_1 \rightarrow JCⅠA(常开) \rightarrow B_6 \rightarrow JC_6(常开快速触点) \end{Bmatrix} \rightarrow 120V。$$

(2)其他摄影:普通摄影、滤线器摄影和体层摄影时 Ⅱ 台工作,JCⅡA 触点闭合,待摄影准备接触器 JC_5 工作后,使 JC_6 经 $0V \rightarrow RD_4 \rightarrow JC_6(线圈) \rightarrow JC_5(常开) \rightarrow 120V$ 得电工作,其触点闭合,交流电压加于 D_2 定子线圈,D_2 启动运转。其得电电路为

$$0V \rightarrow RD_4 \rightarrow \begin{Bmatrix} QQ_2 \rightarrow JCⅡA \rightarrow C_1A//C_1B \rightarrow JC_5(常开) \\ YQ_2 \rightarrow JCⅡA \rightarrow B_6 \rightarrow JC_6(常开快速触点) \end{Bmatrix} \rightarrow 120V。$$

3. **电机快速制动电路** 摄影或点片摄影结束时,JC_5 或 JC_4 失电使其常开触点断开,使启动线圈失电。工作线圈因 JC_6 失电,其快速常开触点 11、12 断开,原先所加的交流电源断开;但工作线圈经 JC_6 的缓放触点 23、24(延时 6s 可调)、整流二极管 BG_7、JC_6 的常闭触点 21、22,获得脉动直流电,产生直流磁场,对转子产生制动力矩,从而起到刹车作用。刹车电路为

$$120V \rightarrow JC_6(23、24) \rightarrow BG_7 \rightarrow JC_6(21、22) \rightarrow B_6 \rightarrow JCIA(或 JCⅡA) \rightarrow YQ_1(或 YQ_2) \rightarrow RD_4 \rightarrow 0V。$$

(二)延时与保护电路

1. **构成** 如图 2-91B 所示,该电路由信号输入电路和开关电路两部分组成。信号输入电路由启动电压互感器的次级线圈 B_8、启动电流互感器的次级线圈 B_6、灯丝加热电流互感器的次级线圈 B_7、二极管(BG_{214}、BG_{215}、BG_{216})、电阻(R_{208}、R_{209}、R_{210})和电容器(C_{202}、C_{203}、C_{204})等组成。

开关电路由三极管 BG_{204} 和 BG_{205} 组成。变压器 B_{92} 次级 B_{1-41}、B_{1-42} 输出的 $70V$ 交流电压,经 BG_{601} 整流、C_{601} 滤波、R_{201} 限流、BG_{201} 稳压后获得直流 $22V$。该电压又经 R_{202} 和稳压管 BG_{206} 二次稳压后,使三极管 BG_{205} 的发射极获得稳定的基准电压($7.5V$)。二极管 BG_{207}、BG_{208} 作为温度补偿用,以保证基准电压不受温度变化的影响。二极管 BG_{209} 是续流二极管,其作用是避免三极管 BG_{204} 由导通转为截止状态的瞬间,J_4 线圈产生的反电动势对三极管的冲击。

2. **工作原理** 开机后,延时、保护电路得电。B_8、B_6、B_7 次级均无输出电压,BG_{211}、BG_{212}、

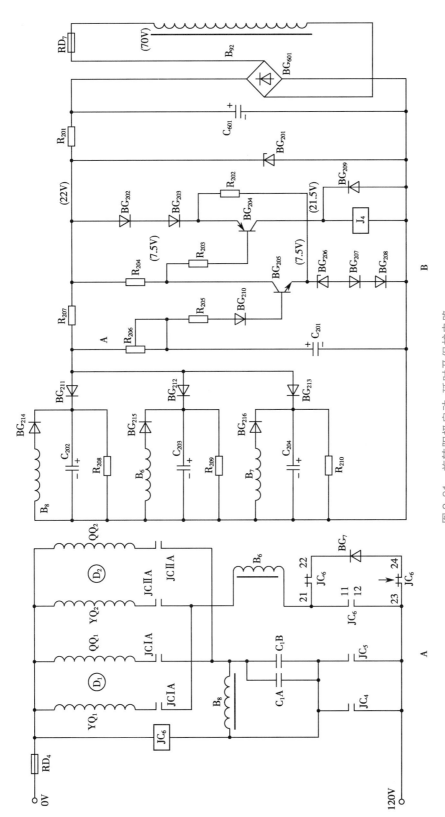

图 2-91 旋转阳极启动、延时及保护电路

A. 旋转阳极启动电路；B. 旋转阳极延时及保护电路

BG_{213}导通,A点电位被钳制在1V左右;C_{201}两端电压最高充电到1V,三极管BG_{205}截止。按下手闸,进行摄影准备时,旋转阳极启动,X线管灯丝升温,B_8、B_6、B_7的次级各产生一10V左右的感应电压,分别经BG_{214}、BG_{215}、BG_{216}整流,C_{202}、C_{203}、C_{204}滤波,在R_{208}、R_{209}、R_{210}两端得到约10V的直流电压,使A点电位被钳制在11V左右,经电位器R_{206}给电容器C_{201}充电;适当调节R_{206}的等效阻值,可使C_{201}经1.2S充电至8.9V,致使BG_{205}导通,继而使BG_{204}导通,继电器J_4工作,摄影准备工作完毕。其得电电路为

$$BG_{601}(+)\rightarrow R_{201}\rightarrow BG_{202}\rightarrow BG_{203}\rightarrow BG_{204}\rightarrow J_4(线圈)\rightarrow BG_{601}(-)。$$

旋转阳极启动绕组、工作绕组、X线管灯丝加热电路三者之一得电不正常,或未达到预订的延迟时间1.2秒,都将使A点电位低于8.9V,从而使BG_{205}、BG_{204}均处于截止状态,J_4不工作,曝光不能进行,从而起到保护作用。若旋转阳极启动电路发生短路故障,使电流过大,则熔断器RD_4将烧断,切断启动电路电源,起到保护作用。

曝光结束后、松开曝光手闸,B_8次级立即失电,C_{201}经BG_{211}、R_{208}放电。其放电电路为

$$C_{201}(+)\rightarrow R_{206}\rightarrow BG_{211}\rightarrow R_{208}\rightarrow C_{201}(-)。$$

八、容量保护电路

1. 构成　如图2-92所示,X线管容量保护电路由信号输入电路和开关电路两部分组成。

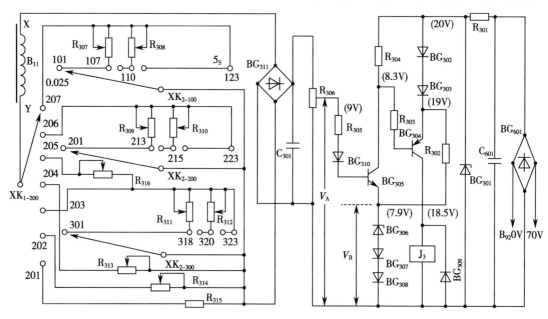

图2-92　X线管容量保护电路

信号输入电路由管电压采样变压器B_{11}次级、管电流选择器XK_1、降压电阻$R_{307}\sim R_{316}$和时间选择器XK_2组成。由于B_{11}的初级与摄影高压初级并联,且随摄影管电压改变而改变,其次级输出电压的大小,就反映了摄影管电压的高低。此电压又通过XK_1、$R_{307}\sim R_{316}$和XK_2加到BG_{311}整流桥进行整流后,变为直流信号电压,因而该直流信号电压必然受kV、mA和曝光时间s三个参量的联合控制,也反映了三个参量的制约关系。由于开关电路设计的导通电压为定值($V_A=$9V),因此只要三个参量中任何一个参量超出预定的额定值时,都将使信号电压大于临界导通电压,使开关电路导通,推动过载保护继电器J_3工作,将在控制电路中的常闭触点打开,曝光不能进行,起到一次性容量保护的作用。

开关电路由三极管BG_{305}和BG_{304}组成,其工作电源由B_{92}、BG_{601}、C_{601}、R_{301}和BG_{301}组成的整流稳压电路供给。该电压又经R_{302}、BG_{306}二次稳压,作为三极管BG_{305}发射极和基极间的基准电压($V_B=$

7.9V)。由于 BG_{306} 的稳压值为 6.5V,且具有正的温度系数,在温度升高时,会使 BG_{305} 基准电压升高,故串联具有负温度系数的二极管 BG_{307}、BG_{308} 作温度补偿以保证基准电压的稳定。BG_{309} 是为防止 J_3 的反电动势对 BG_{304} 的冲击。R_{305} 是限流电阻,防止瞬时较大的干扰电压输入开关电路。

2. **工作原理** 开机后,开关电路电源接通,信号输入电路有信号电压输入。当所选择的摄影条件(kV、mA、s)在容量保护的范围内时,输入信号电压经 BG_{311} 整流、C_{301} 滤波后由 R_{306} 输出的直流信号电压较低,三极管 BG_{305} 基极电位低于发射极电位,BG_{305} 因发射结反向偏置而截止,导致 BG_{304} 也截止,继电器 J_3 线圈因电路不通而不工作,其设在控制电路中的常闭触点闭合,保证了摄影预备继电器 JC_5 能够工作,曝光可以进行。

当所选择的摄影条件超过允许的容量范围时,输入信号电压提高,使 R_{306} 上输出的直流信号电压增大,BG_{305} 基极电位高于发射极电位,BG_{305} 因发射结正向偏置而导通,使 BG_{304} 基极电位下降,发射结由反偏置变为正偏置而导通,从而接通继电器 J_3 电路,J_3 工作,其设在控制电路的常闭触点断开,将 JC_5 继电器的得电电路切断,JC_5 不能工作,曝光也不能进行。同时过载指示灯点亮,以指示所选条件已过载。继电器 J_3 的得电电路为

$$BG_{601}(+) \rightarrow R_{301} \rightarrow BG_{302} \rightarrow BG_{303} \rightarrow BG_{304} \rightarrow J_3(线圈) \rightarrow BG_{601}(-)。$$

上述容量保护电路,只对Ⅱ台摄影床 X 线管有效,对Ⅰ台诊视床 X 线管无限制作用;因为Ⅰ台 X 线管只进行透视和点片摄影,而点片摄影时管电流固定 200mA,最长时间为 0.8s,最高管电压为 100kV,对大焦点而言,无须限制。

九、控 制 电 路

该机的控制电路由透视、点片摄影、普通摄影、滤线器摄影、直线体层摄影等控制电路组成。

(一) 透视控制电路

1. **构成** 图 2-93 为透视、点片摄影控制电路。透视控制电路由透视高压接触器 JC_1 和三个并联的控制开关组成。K_{80} 为透视用脚闸,AN_7 是装在诊视床上的透视手按钮,AN_3 是设在控制台上、用于透视前管电流检测的按钮。K_1 为点片摄影预备触点,透视时处于闭合状态。D_4、D_5 为束光器电机,由开关 BJ_1 和 BJ_2 控制。

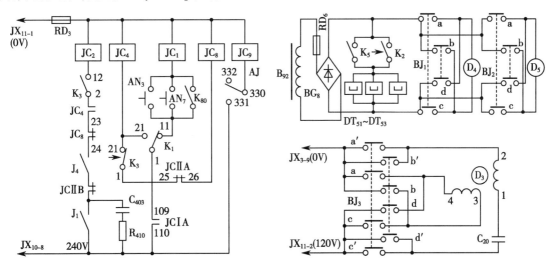

图 2-93　透视、点片摄影控制电路

2. **工作原理** 透视时,按下Ⅰ台开机按钮 AN_5,JCIA、JCIB 工作,电路自动切换至Ⅰ台,并接通电源电路。闭合脚闸 K_{80} 或按下按钮 AN_7 时,JC_1 工作,高压初级电路接通,X 线发生。松开脚闸或按钮,JC_1 断电,X 线停止。JC_1 的得电电路为

$$JX_{11-1}(0V) \rightarrow RD_3 \rightarrow JC_1(线圈) \rightarrow K_{80}(或 AN_3 或 AN_7) \rightarrow K_1(11、1) \rightarrow JCⅠA(常开) \rightarrow JX_{10-8}$$

（240V）。

该机可配备 7″影像增强器的 X 线电视系统。当使用电视透视时,应按下技术选择器 AJ 第三档位,AJ 的 330 和 331 闭合。电视监视继电器 JC_9 工作,其常闭触点断开,切断原透视高压初级电源和 X 线管灯丝电路中原透视调节电阻 R_4;常开触点闭合,接通外加电源和外加透视毫安调节电阻 R_4',使电路进入电视透视状态。JC_9 的得电电路为

$JX_{11-1}(0V)\to RD_3\to JC_9$（线圈）$\to AJ$（330、331）$\to JX_{10-8}$（240V）。

透视中需要改变荧光屏视野时,应扳动 BJ_1 或 BJ_2 使电机 D_4 或 D_5 反、正转,带动铅门移动,得到合适的视野。正转时,BJ_1 或 BJ_2 的 a、c 接点闭合。反转时,b、d 接点闭合,D_4 或 D_5 的得电电路为

正转时:$BG_8(+)\to a\to D_4$(或 D_5)$\to c\to BG_8(-)$。

反转时:$BG_8(+)\to b\to D_4$(或 D_5)$\to d\to BG_8(-)$。

（二）点片摄影控制电路

1. 构成 该机点片摄影的时间选择和管电压调节是一独立的调节系统。点片摄影控制电路主要有点片摄影高压接触器 JC_2、点片摄影预备继电器 JC_4、司令继电器 JC_8 和点片摄影切换开关 K_1、曝光开关 K_3 等组成。$DT_{51}\sim DTt_{53}$ 为点片架刹车电磁铁,由 K_3(手动)或 K_2(自动)控制。

2. 工作原理 点片摄影是在透视过程中进行的一种摄影,应事先选好点片摄影条件(kV、s)。点片架被固定,同时 K_1 由透视 1、11 接点切换至点片摄影 1、21 接点,使 JC_4、JC_8 得电。JC_4 得电电路(图 2-95)为

$JX_{11-1}(0V)\to RD_3\to JC_4$(线圈)$\to K_1$(1、21)$\to JCIA$(常开)$\to JX_{10-8}$(240V)。

JC_8 得电电路为

$JX_{11-1}(0V)\to RD_3\to JC_8$(线圈)$\to JC\rm{II}A$(常闭)$\to K_3$(1、21)$\to K_1$(1、21)$\to JCIA$(常开)$\to JX_{10-8}$(240V)。

JC_4 工作后,常开触点闭合,X 线管灯丝升温,JC_6 也得电工作,X 线管阳极启动运转,约 1.2 秒后 J_4 工作,常开触点闭合。JC_8 工作后,在点片摄影限时电路中的常开触点 13、14 闭合,使 J_1 继电器工作并自锁;JC_8 的常闭触点 23、24 打开,切断 JC_2 电路,完成了曝光前的全部预备工作。

继续送片至第一张定位档后,压下开关 K_3,其常开触点 2、12 闭合,常闭触点 1、21 打开,JC_8 失电,其常闭触点 23、24 闭合,JC_2 工作,曝光开始。JC_2 的得电电路为

$JX_{11-1}(0V)\to RD_3\to JC_2$(线圈)$\to K_3$(12、2)$\to JC_4$(常开)$\to JC_8$(常闭)$\to J_4$(常开)$\to JC\rm{II}B$(常闭)$\to J_1$(常开)$\to JX_{10-8}$(240V)。

到达预定时间后,J_1 断电,触点打开,JC_2 失电,曝光结束。松开 K_3,触点(2、12)断开,(1、21)闭合,JC_8 再次得电,此时 JC_4、JC_6 仍在工作,因此如需拍第二张片时,手把应继续向左移动,到第二张定位档后,再次压下 K_3,以上过程将重复发生。当摄完最后一张片时,将片匣退回原位,K_1 受压而切换,(1、11)接通,(1、21)断开,JC_4、JC_6 失电,旋转阳极停转,X 线机恢复到透视状态。

3. 点片摄影千伏调节电机 D_3 得电电路 点片摄影时,其管电流固定 200mA,而管电压可通过诊视床控制盒上的开关 BJ_3 控制伺服电机 D_3 的正、反转,带动自耦变压器上的碳轮 B_{1-13} 往复运动来调节,其数值由电压表 kV_1 指示。当 BJ_3 扳向正转时,接点 a、a′和 c、c′闭合 D_3 得电正转,其得电电路为

$$JX_{3-9}(0V)\to \begin{cases} a'\to D_3(2、1)\to C_{20}\to c' \\ a\to D_3(4、3)\to c \end{cases} \to JX_{11-2}(120V)。$$

当 BJ_3 扳向反转时,接点 b、b′和 d、d′闭合,D_3 得电反转,其得电电路为:

$$JX_{3-9}(0V)\to \begin{cases} b'\to D_3(2、1)\to C_{20}\to d' \\ b\to D_3(3、4)\to d \end{cases} \to JX_{11-2}(120V)。$$

（三）普通摄影控制电路

1. **构成** 如图 2-94 所示,它包括普通摄影控制和滤线器摄影控制。普通摄影控制主要由技术选择开关 AJ,摄影预备继电器 JC_5,上闸继电器 J_9,延时继电器 J_{11},下闸继电器 J_{10},司令继电器 JC_8,摄影预上闸继电器 JC_3A、JC_3B 和摄影手闸 AN_{10} 组成。

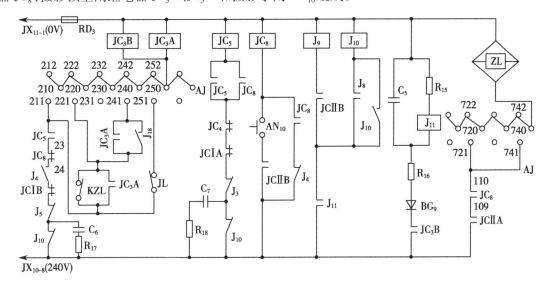

图 2-94　普通摄影控制电路

2. **工作原理** 普通摄影在Ⅱ台进行。按下控制台上的开机按钮 AN_1,JCⅡA、JCⅡB 工作,将电路自动切换至Ⅱ台。按下技术选择开关 AJ 第一位按键（普通摄影）,其接点 210、211 接通后,若摄影条件预置恰当,则 X 线管安全保护继电器 J_3 不工作,其常闭触点闭合,然后将摄影床锁止,摄影预备就序。

当按下手闸 AN_{10} 后,JC_8 得电工作,其得电电路为

$JX_{11-1}(0V) \rightarrow RD_3 \rightarrow JC_8(线圈) \rightarrow AN_{10} \rightarrow JCⅡB(常开) \rightarrow JX_{10-2}(240V)$。

JC_8 常开触点 17、18 闭合,使 JC_5 得电工作并自锁,X 线管灯丝增温。JC_5 的得电电路为

$JX_{11-1}(0V) \rightarrow RD_3 \rightarrow JC_5(线圈) \rightarrow JC_8(常开)//JC_5(自锁) \rightarrow JC_4(常闭) \rightarrow JCⅠA(常闭) \rightarrow J_3$（常闭）$\rightarrow J_{10}(常闭) \rightarrow JX_{10-8}(240V)$。

同时 JC_6 得电,X 线管阳极启动运转,经 1.2 秒后,J_4 工作,触点闭合,电路完成摄影预备工作。

松开手闸 AN_{10},JC_8 失电,其常闭触点(23、24)闭合,JC_3A、JC_3B 得电工作,在高压初级电路中的常开触点闭合,为曝光提供条件。JC_3A、JC_3B 的得电电路为

$JX_{11-1}(0V) \rightarrow RD_3 \rightarrow JCA_3(线圈)//JC_3B(线圈) \rightarrow AJ(210~211) \rightarrow JC_5(常开) \rightarrow JC_8(常闭) \rightarrow J_4(常开) \rightarrow JCIB(常闭) \rightarrow J_5(常闭) \rightarrow J_{10}(常闭) \rightarrow JX_{10-8}(240V)$。

JC_3B 常开触点闭合后,延时继电器 J_{11} 得电工作,其得电电路为

$JX_{11-1}(0V) \rightarrow RD_3 \rightarrow R_{15} \rightarrow J_{11}(线圈) \rightarrow R_{16} \rightarrow BG_9 \rightarrow JC_3B(常开) \rightarrow JX_{10-8}(240V)$。

J_{11} 常开触点闭合导致 J_9、J_{13} 相继工作,当电源电压过零点时,J_6A、J_6B 工作,产生触发信号,主晶闸管 BG_{17}、BG_{18} 导通,曝光开始。J_9 的得电电路为

$JX_{11-1}(0V) \rightarrow RD_3 \rightarrow J_9(线圈) \rightarrow JCⅡB(常开) \rightarrow J_{11}(常开) \rightarrow JX_{10-8}(240V)$。

与此同时,限时器工作,至预定时间,限时继电器 J_7 工作,使 J_6A、J_6B 失电,触发信号终止,主晶闸管 BG_{17}、BG_{18} 在阳极电压过零点时截止,曝光结束。稍后,限时保护继电器 J_8 工作,导致下闸继电器 J_{10} 工作,其常闭触点打开,切断 JC_3A、JC_3B 和 JC_5 电路,X 线管阳极停转,一切恢复到起始状态。J_{10} 的得电电路为

$JX_{11-1}(0V) \rightarrow RD_3 \rightarrow J_{10}(线圈) \rightarrow J_8(常开)//J_{10}(自锁) \rightarrow J_{11}(常开) \rightarrow JX_{10-8}(240V)$。

（四）滤线器摄影控制电路

1. **构成** 该电路构成与普通摄影控制电路基本相同,只是增加了滤线栅振动控制电路。ZL 为吸引滤线栅的电磁线圈。

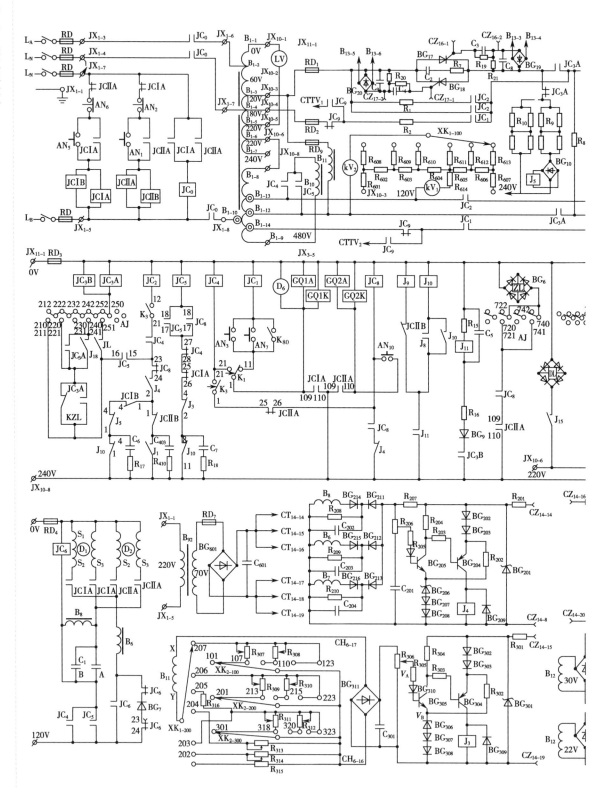

图 2-95 F78-Ⅲ型

2. **工作原理**　滤线器摄影时,应按下技术选择开关 AJ 的第二位按键,此时 220、221 接通。其他情况与普通摄影相同。

当按下手闸 AN$_{10}$ 后,JC$_8$、JC$_5$、J$_4$ 各接触器、继电器相继工作。与此同时,由于 JC$_8$ 常开触点 109、110 闭合,电磁线圈 ZL 得电工作,将滤线栅拉至一边,压迫弹簧而蓄能,并将接点 KZL 压开,

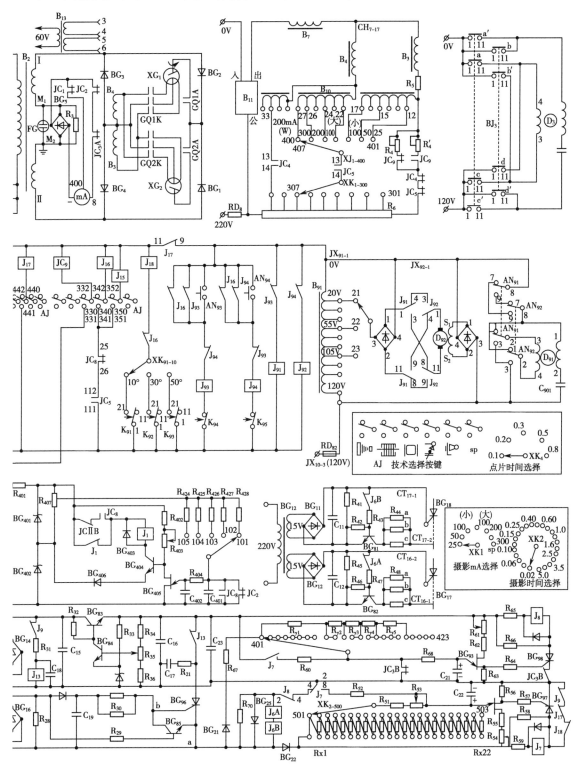

300mA X线机电路图

电路完成滤线器摄影预备工作。ZL 的得电电路为

$JX_{11\text{-}1}(0V)\rightarrow RD_3\rightarrow ZL($整流管未画$)\rightarrow AJ(740\sim741)\rightarrow JC_8(110\text{、}109)\rightarrow JC\,II\,A($常开$)\rightarrow JX_{10\text{-}8}(240V)$。

当松开手闸 AN_{10} 后，JC_8 断电释放，使 ZL 失电，滤线栅在弹簧的作用下往复运动、触点 KZL 闭合，使摄影预备继电器 JC_3A、JC_3B 得电工作，从而保证滤线栅振动于曝光之前，其得电电路为

$JX_{11\text{-}1}(0V)\rightarrow RD_3\rightarrow JC_3A($线圈$)//JC_3B($线圈$)\rightarrow AJ(220\sim221)\rightarrow KZL//JC_3A($自锁$)\rightarrow JC_5($常开$)\rightarrow JC_8($常闭$)\rightarrow J_4($常开$)\rightarrow JCIB($常闭$)\rightarrow J_5($常闭$)\rightarrow J_{10}($常闭$)\rightarrow JX_{10\text{-}8}(240V)$。

JC_3A、JC_3B 工作之后，J_{11}、J_9、J_{13}、J_6A、J_6B 相继工作，主晶闸管被触发导通，曝光开始。至预定时间，触发信号终止，主晶闸管阳极在电压过零点时自动关断，曝光结束。稍后，下闸继电器 J_8、J_{10} 相继工作，使 JC_5 失电，阳极停转，滤线栅逐渐停止振动，一切恢复到起始状态。

F_{78} - III 型 300mA X 线机整机电路图如图 2-95 所示。

（韩丰谈）

第六节　程控 X 线机

一、概　述

程控 X 线机是单片机控制的工频 X 线机。因采用了计算机控制技术，故机器的自动化程度高；kV、mA、曝光时间三参量的控制更为精确；零相投闸，空间电荷补偿，自动降落负载等技术都可以采用计算机软件实现。用户操作简单、方便，是工频机的一个重要发展方向。

FSK302-1A 型 500mA 程控机是我国自行研制生产的一种程控 X 线机，它的控制台采用单片机控制，透视、摄影条件设定全自动化，LED 数码管数字显示，存有各种备用的、且可修改的各部位摄影曝光条件程序，可帮助操作者方便、较好地获得人体各部位的影像。同时，控制台上可配用 X-TV 系统，以方便诊断医生观察透视图像。它具有透视、点片摄影、普通摄影、滤线器摄影、立式摄影、体层摄影等功能。

二、基　本　配　置

FSK302-1A 型控制台与 FSB302-1A 型高压变压器组件，XD51-20・40/125 型或 XD52-30・50/125 型 X 线管组件，可组成单管或双管、最高管电压可达 125kV、最高管电流可达 500mA 的医用诊断 X 线机，适合于各类医疗和教学科研单位使用。

三、主　要　特　点

1. **kV、mA、s/100 的选取互不干扰**　与常规 X 线机相比，该机在控制台上设有选择透视 kV 和 mA 的电位器。摄影床摄影和点片摄影在选取 kV、mA、s/100 时，各自独立，互不干扰（不过荷时）。

2. **双重监测**　旋转阳极启动和运转，以及灯丝加热电路的工作状态是否正常，均受保护电路和单片机的双重监测。凡发生阳极不能启动旋转，X 线管灯丝不亮等故障，单片机显示错误代码。曝光使用两套限时，以避免曝光不止的现象发生。

3. **灯丝升温时间**　选择 mA 的同时就确定了焦点的大小，随着 mA 的选择，大、小焦点随之切换。程序保证灯丝至少有 1.2 秒的升温时间，以使灯丝加热到曝光所要求的温度。

4. **容量保护程序**　用 kV、mA、s/100 三个参量自由选配的工作方式，根据 X 线管的容量保护条件，编制出一次性连锁保护程序。当所选用的摄影条件高于规定值时，蜂鸣器响，曝光无法进行，但面板上显示的曝光参数不变。

5. **摄影 kV 补偿程序**　摄影 kV 补偿由程序控制，在电源条件正常的情况下，确保实际摄影

kV 与预选 kV 的误差在容许范围内。同时,在灯丝加热电路中,对不同的 kV 和不同的 mA,程序设定了不同的灯丝触发频率,提高了 X 线输出的稳定程度。

6. **透视限时**　设计了两套透视限时电路,在透视过程中提示设备操作人员控制患者接受 X 线辐射的剂量。一套由程序软件控制,透视累积限时 5 分钟,累积透视达到 4.5 分钟出现蜂鸣器报警,累积透视达 5 分钟切断 X 线输出,为了保证诊断过程中透视的正常进行,操作面板上还设置了透视限时复位键,在透视过程中可随时按下复位键对分钟限时器进行复位。另一套由延时继电器控制,当透视连续(踩下脚闸不间断)加载超过 10 分钟时,切断高压,终止 X 线输出。

7. **隔离低压电源**　该机对低压电源均进行了隔离,特别是单片机电源。

8. **两档手闸曝光控制方式**　该机的曝光方式采用两档手闸控制方式,手闸电源为低压直流电。手闸Ⅱ档若在升温延时之前按下,曝光并不立即进行,而是在延时终了后开始。

9. **诊断床和摄影床的转换**　该机诊断床和摄影床的转换由面板上的五种工作方式确定。当工作方式确定后,其对应的诊断床和摄影床便可自动完成切换。

10. **体层摄影装置**　摄影床床边上可配体层摄影装置,可以剖摄床面之上高度在 0 ~ 22cm 内的任一纵向体层面的 X 线照片。

11. **外部连锁装置**　为防止非照射人员接受 X 线的辐射,该机设有外部连锁装置接口。

12. **运行状态的指示**　为防止其他人员影响设备正常工作和接受 X 线辐射,该机设有运行状态的指示接口。

13. **故障自检功能**　当该机出现部分故障时,会显示相应的故障代码。如表 2-3 所示。

表 2-3　故障代码表

故障代码	故障	故障代码	故障
Err1	电源波动超过规定范围（±10%）	Err13	高压初级异常（H. T. RET）
Err2	电源检测回路异常	Err14	没有手闸Ⅱ档,但出现 X 线(高压初级有电)
Err3	同步信号异常（非 50Hz 或 60Hz）	Err15	第一套限时失灵(8253 同步计数异常)
Err4	阳极启动异常		
Err5	灯丝增温异常	Err17	透视时 kV 超过最大值
Err6	在规定的时间(12s)内未检测到手闸Ⅱ档信号	Err18	没有透视初级电压
Err7	体层返回口无信号		
Err8	滤线器返回口无信号		
Err9	曝光时手闸提前释放	Err21	FkV 滑轮调整异常
Err10	曝光过程中 mA 过高	Err22	电源滑轮调整异常
Err11	曝光过程中 mA 过低	Err23	EkV 滑轮调整异常
Err12	曝光结束后 12 秒内手闸未释放		

四、主要技术参数

1. **电源**　电源供电形式为三相四线制。使用两根相线,一根中线,380 ± 38V(线电压)、50 ± 1Hz 的交流电源。该机的供电电源应具有能同时切断两根相线的分断开关,开关及所配熔断器的容量不应低于 60A。该机不允许接在临时性小容量发电设备上,也不允许与其他的瞬间大负载设备同一线路并联使用。

电源内阻应小于0.3Ω;过电流释放器的额定值为70A;漏电流保护器(电磁式)对地漏电流额定值为20mA。

2. **透视** 管电压45~110kV连续调节,管电流0.5~5mA连续调节。

3. **摄影** 管电压44~125kV共分41档;管电流30~500mA共分8档;曝光时间0.02~5秒,共分23档。

4. **最大输出功率** ①连续方式为P=0.41kW;②间歇方式为$P_大$=29.6kW;$P_小$=9.25kW。

5. **标称功率** ①$P_大$=29.6kW;②$P_小$=7.4kW。

五、使 用 方 法

(一)控制台结构

控制台由电视操作板、监视器、控制台操作显示板、诊视床遥控板、控制柜及手闸、脚闸等部分构成,其外形图如图2-96所示。控制台操作显示板示意图如图2-97所示。

(二)操作方法

1. **透视**

(1)开机:合上电源闸,将控制台操作显示板上的开机键按下,电源接触器JC0得电吸合,其常开触点闭合使该机得电。

(2)技术选择:按下主床技术选择键,选择主床(Ⅰ台)工作。

(3)选择透视kV:调节透视管电压调节钮F.kV,使透视kV显示为所需的数值。透视管电流F.mA旋钮至最低。

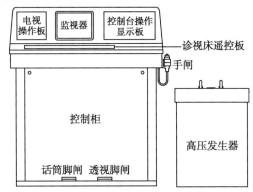

图2-96 控制台外形图

(4)透视:踩下透视脚闸或按下透视键,黄色曝光指示灯闪亮,开始进行透视,调节透视管电流调节钮至所需的透视mA值,松开脚闸或透视键就可以停止透视。

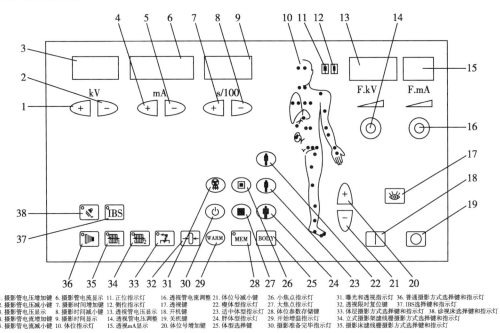

1.摄影管电压增加键 6.摄影管电流显示 11.正位指示灯 16.透视管电流调整 21.体位号减小键 26.小焦点指示灯 31.曝光和透视指示灯 36.普通摄影方式选择键和指示灯
2.摄影管电压减小键 7.摄影时间增加键 12.侧位指示灯 17.透视键 22.大焦点指示灯 27.体位号增加键 32.透视限时复位键 37.IBS选择键和指示灯
3.摄影管电压显示 8.摄影时间减小键 13.透视管电压显示 18.开机键 23.适体型指示灯 28.体位参数储存 33.体层摄影方式选择键和指示灯 38.诊视床选择键和指示灯
4.摄影管电流增加键 9.摄影时间显示 14.透视管电压调整 19.关机键 24.瘦体型指示灯 29.开始增温指示灯 34.立式摄影滤线栅摄影方式选择键和指示灯
5.摄影管电流减小键 10.体位指示灯 15.透视mA显示 20.体位号增加键 25.体型选择键 30.摄影准备完毕指示灯 35.摄影床滤线栅摄影方式选择键和指示灯

注:除诊视床工作方式为Ⅰ台工作外其他工作方式均在Ⅱ台进行

图2-97 控制台操作显示板示意图

（5）影像亮度调节：透视过程中可以调节透视管电压 F. kV 调节旋钮和透视管电流 F. mA 旋钮，改变荧光屏上的图像亮度。再次透视时透视条件保持不变。增加透视管电压可以提高荧光屏的图像亮度，适当增加透视管电流可以提高显示图像的分辨率和信噪比，但增加透视管电压和透视管电流会增加患者接受的 X 线剂量。

（6）透视自动限时：5 分钟累积透视自动限时，透视开始 1 秒后，在面板的 s/100 窗口显示 1，按每秒增加 1 个数的方式递增。当面板上的透视计时数值变为 270（4.5 分钟）时，计算机开始发出蜂鸣报警信号，提示操作人员透视限时时间还有 30 秒，当面板上的透视计时数值变为 300（5 分钟）时，程序自动关闭透视，此时即使踩下透视脚闸或按着透视键也不能进行透视了。在透视过程中按透视复位键透视计时清零，可重新开始 5 分钟累积透视自动限时。

10 分钟连续透视自动限时，在透视过程中抬起脚闸或松开透视按键 10 分钟透视计时清零，当连续透视达到 10 分钟后，自动关闭透视。此时抬起脚闸开关或松开透视按键，10 分钟连续透视限时电路自动清“零”。再次踩下透视脚闸或按透视键透视继续进行，10 分钟连续透视计时重新开始。

（7）IBS 系统：IBS 系统可使透视图像亮度自动保持稳定。

自动亮度控制方式选择：在控制台面板上选择主床后，再按下 IBS 键，即可选定当前的透视方式为自动亮度控制方式。再次按下主床技术选择键即可返回手动透视方式，此时 IBS 键指示灯灭。

透视：按下透视键即可透视。此时的透视 kV 由 IBS 系统自动控制，面板上的透视 kV 旋钮失去作用。

2. **点片摄影**　透视时一旦发现病灶，可对病灶及其周边组织进行点片摄影，以便将透视时观察到的图像保存下来。即点片摄影是在透视的基础上进行的。

（1）选择 kV 和曝光时间：在控制台面板上选定点片摄影 kV 值和曝光时间，程序将点片摄影管电流固定在 300mA。

（2）选分割方式：将暗盒置于暗盒夹内，选定胶片的分割方式（具体操作参看诊视床说明书）。

（3）透视过程中的点片操作：踩下透视脚闸，确定照射部位，按下诊视床遥控操作板上的点片摄影键，暗盒开始向曝光位移动，灯丝升温和旋转阳极启动指示灯开始燃亮，当暗盒到达摄影位置，灯丝升温和旋转阳极启动完成后，曝光准备完毕绿色指示灯燃亮，开始进行点片曝光，同时黄色曝光指示灯燃亮，当达到曝光限时后，高压被切断，曝光终止（具体操作参看诊视床说明书）。

3. **普通摄影**

（1）技术选择：将控制台面板上的开机按键按下，在操作台上选择普通摄影技术选择键，该机即切换到副床（Ⅱ台）普通摄影工作方式。

（2）准备：做好投照前的一切准备。例如，摆体位、选择摄影条件等。各体位摄影曝光条件存储在单片机中，可随时调用，并可根据具体情况进行修改。

（3）预备：按下手闸Ⅰ档，灯丝开始加热，旋转阳极启动，1.2 秒后可曝光。

（4）曝光：待曝光准备完毕绿色指示灯点亮后，按下手闸Ⅱ档进行曝光，同时黄色曝光指示灯燃亮，达到预选的曝光时间时，程序使该机自动切断高压，曝光完毕。

4. **摄影床滤线器摄影**

（1）技术选择：开机，在控制台面板上按一下滤线栅摄影技术选择键，该机切换到副床（摄影床）滤线器摄影方式。

（2）其他步骤：其他操作步骤同普通摄影。

5. **立式摄影**

（1）技术选择：开机，在控制台面板上按一下立式摄影架滤线栅摄影技术选择键，该机切换到立式摄影工作方式。

（2）其他步骤：其他操作步骤同普通摄影。

6. 体层摄影

（1）技术选择：开机,在控制台面板上按下体层摄影技术选择键,选择体层摄影工作方式。

（2）选择摄影 kV 和摄影 mA：设定摄影管电压和管电流,软件自动将曝光时间设定在 2 秒。

（3）选择曝光角度和体层高度：在体层摄影控制盒选择曝光角度和体层高度。

（4）曝光：按下手闸Ⅱ档,支柱开始运动,当到达曝光角时开始曝光,当曝光结束时,支柱运动也将停止,直线体层摄影即可完成。

7. 程序摄影

（1）开机、技术选择：开机并将机器的工作方式切换到普通摄影或滤线器摄影方式。

（2）选体型、部位和正侧位：根据患者体型,按动"体型"键选择胖、中、瘦体型,按动体位加减键来选择体位和摄影方向(正位和侧位)。

（3）存储与恢复：本机出厂时设定有 30 个体位 90 组摄影参数值,用户也可根据使用胶片和暗室情况设定合适的曝光条件,再按下"存储"键将设定值存储下来,下次开机使用时同样有效。若需恢复出厂时的程序摄影参数设置,其方法是

设置：在关机状态下,将 CPU 板上的 SW1.2 拨至"ON"位置。

恢复：开机,约 1 分钟,CPU 板上的蜂鸣器鸣叫,程序摄影参数恢复完成。

复位：将 CPU 板上的 SW1.2 拨回"OFF"位置。

（4）其他步骤：其他步骤同普通摄影

六、电 路 构 成

FSK302-1A 型程控 X 线机主要由电源伺服电路、灯丝加热电路、接口电路、采样电路、计算机电路(CPU)、操作显示电路等构成,如图 2-98 所示。

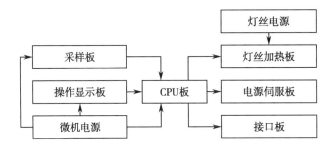

图 2-98　FSK302-1A 型程控 X 线机的电路框图

（韩丰谈）

第七节　高频 X 线机

一、概　　述

工频 X 线机在医学领域应用中存在着许多不可克服的缺点,如体积与重量庞大、输出波形脉动率高、X 线剂量不稳定、曝光参量的准确性和重复性较差、软射线成分较多等等。为了解决这些问题,目前广泛推广的是中、高频技术,其核心是利用直流逆变电路将高压发生器的工作频率由工频(50Hz 或 60Hz)提高到中频(400Hz ～ 20kHz)或高频(20 ～ 100kHz),采用这种技术的 X

线机,称为中、高频 X 线机(以下简称中、高频机)。由于高频机和中频机、工频机相比具有绝对的优越性,目前多数 X 线机都采用高频机。本章将以国产 HF50R 型高频 X 线机为例,讲述高频 X 线机的工作原理。

（一）优点

1. **患者的皮肤剂量低**　工频机特别是单相全波整流 X 线机,其高压发生器输出的高压波形是脉动直流,波纹系数为 100%,对成像质量没有任何帮助的软射线成分较多。高频机高压发生器输出高压波形近似于恒定直流,脉动率非常低,波纹系数 < ±5%,输出 X 线的单色性和高能性大大提高,患者的皮肤剂量大为降低。从 X 线成像原理可知,连续线谱的 X 线,物质对其吸收不遵守指数规律,射线通过物质以后,不仅有光子数量的减少,而且还有光子能量的变化,成像质量较差。而单能窄束 X 线,物质对其吸收遵守指数规律,射线通过物质以后,没有光子数量的减少,只有光子能量的变化,这对提高成像质量十分有利。

2. **输出剂量大**　因为高频机曝光时 X 线管加恒定直流高压,所以胶片在获得同样黑化度的情况下,高频机所需的 mAs 值仅为工频机的 40%。比如单相全波整流 X 线机,一个脉冲的持续时间为 10ms,大于 0.707 倍峰值的持续时间约为 5ms,其中另外 5ms 内产生的 X 线都是无用的,而高频机的波形近似直流,整个周期内产生的 X 线都是有用的。

3. **实时控制**　在高频机中,管电压和管电流都是由计算机系统采用闭环控制方式进行监控的。曝光过程中实际采样值实时与设定值进行比较和调整,控制精度非常高。而工频机的管电压则由自耦变压器调节,虽然在曝光前可以对管电压进行补偿,但曝光一旦开始,为防止碳轮移动产生电弧,碳轮在曝光期间必须静止。此时因电源电压波动或其他因素所造成的管电压变化便无法补偿,故管电压实际值与预示值误差较大。另一方面,工频机的管电流调节电路需要设置稳压电源,同时由于空间电荷效应的影响,灯丝电路还要进行空间电荷补偿,尽管采取了很多措施,管电流实际值与设定值之间仍有较大误差。

另外,实时控制可使高频机曝光参量的重复性大大提高。因为高频机的设定电路和取样电路做得很精密,所以不论影响管电压和管电流的因素有多少,只要其变化幅度在一定的范围内,高频机每次曝光输出量都可基本保持一致,而工频机很难做到这一点。

4. **高压发生器的体积小、重量轻**　高频高压发生器比工频高压发生器的体积和重量要小得多,这一优点对生产便携式和移动式 X 线机非常有利。采用高频技术的便携式和移动式 X 线机与工频机相比在输出 X 线剂量和线质上,在操作轻便灵活上,在对电源适应能力上,在安全与美观上都具有明显的优越性。

5. **可实现超短时曝光**　因为高频机的高压波形上升沿很陡,一般为十几至几十微秒,所以最短曝光时间可达 1 毫秒。而三相全波整流 X 线机的高压波形上升沿缓慢,最短曝光时间可为 3 毫秒。由于单相全波整流 X 线机需考虑偶数脉冲曝光以防暂态电流过大问题,因此最短的曝光时间仅为 0.02 秒。

6. **便于智能化**　高频机利用计算机对整机电路进行控制和管理,这和工频机相比有着显著的不同,计算机的应用将高频机的各种性能提高到一个崭新的水平,比如降落负载、曝光限时、故障报警、实时控制、数据存储、自动处理等,这些都为 X 线机的数字化和智能化创造了必要条件。

高频机与工频机性能对比如表 2-4 所示。

（二）构成

高频 X 线机电路构成如图 2-99 所示,它主要由主电路(工频电源→整流电路→主逆变和灯丝逆变→高压发生器)、功率控制电路(主逆变触发控制、灯丝逆变触发控制)、阳极启动电路、键盘及显示电路、接口电路等其他控制电路和计算机系统等构成。

表 2-4 高频机与工频机的性能对比表

项目	高频机	工频机	项目	高频机	工频机
线谱	窄	宽	波形	近似直流	1 ~ 12 脉冲
稳定性	随调稳定	预调不稳定	可控性	实时	预置
有效成分	高	低中	皮肤剂量	中	大
重复性	≤0.02	≤0.05	体积重量	小	大
管电压	< ±5%	< ±10%	设计要求	高	中
mAs 值	< ±10%	< ±20%	材料要求	高	一般
短时曝光	1ms	3ms	适用范围	全型号	大中型

（三）工作原理

如图 2-99 所示，工频电源 V_0 经整流、滤波后变为 540V 左右的直流高压 V_1，此电压经主逆变电路变成频率为几十千 Hz 的高频电压 V_2，该高频电源送高压变压器初级，次级所获得的交流高频电压经升压整流变成恒直流高压 V_3，给 X 线管提供管电压。管电压的控制一般采用脉宽调制（pulse width modulation，PWM）方式。灯丝加热也采用类似的方法，工频电源 V_0 经过整流、滤波、调整后输出直流电压 V_4，逆变后成为几千或几十千 Hz 的高频电压 V_5，该电压送灯丝变压器初级，次级输出作为 X 线管的灯丝加热电压 V_6。管电流的控制一般也采用 PWM 调制方式。

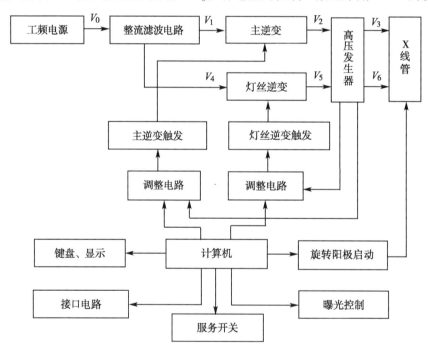

图 2-99 高频机电路构成方框图

计算机控制电路是整个高频机的核心，其主要作用是通过读、写数据并发出指令来协调整机电路有条不紊的工作。它一般由单片机和外围电路组成。主逆变触发和灯丝逆变触发大多采用闭环控制模式，在曝光过程中，kV 检测信号和 mA 或灯丝检测信号与曝光参量设定值实时进行比较，比较信号不断跟踪调整主逆变触发脉冲的宽度和灯丝逆变触发脉冲的宽度，从而实时调整kV 和 mA。通过服务开关可以设置 X 线管、主机以及主机外围设备的一些参数，同时还可以调用服务程序完成比如模拟曝光、显示实际 kV 和 mA 值、显示 X 线管热容量等多种功能。键盘操作、数码或液晶显示、曝光操作以及 X 线管阳极启动等都由计算机系统控制和管理。若配以相应的设备,高频机还可实现自动亮度控制(automatic brightness control,ABC)和自动曝光控制(automatic exposure control,AEC),高频机多数还包括较完善的故障检测及保护,故障显示等电路。

二、直流逆变电源

直流逆变电源或称高频电源,是高频机的重要组成部分,是高频机区别于工频机的标识性电路,它主要由直流电源、直流逆变和逆变控制等三部分构成。

(一)直流电源

如图 2-100 所示,直流逆变电源通常由三相到 380V 电源经整流、大容量电容 C_1、C_2、C_3、C_4 滤波后提供,电容两端输出电压 V_0 为约 540V 左右。由于大容量电容的耐压值一般都在 500V 以下,为提高电容耐压值,保证其在 540V 电压下可靠工作,一般采用两个电容串联使用。

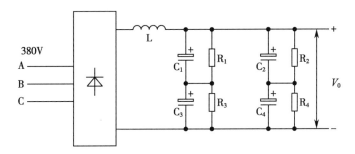

图 2-100 直流电源

(二)桥式逆变

将直流电变换为交流电的过程称为直流逆变。直流逆变的方法通常有桥式逆变、半桥式逆变和单端逆变三种。桥式逆变的应用最为普遍,其逆变原理如图 2-101 所示。

图中 $K_1 \sim K_4$ 为电子开关,Z 为负载阻抗。本电路的基本特点是适当控制四只电子开关的动作来实现直流到交流的变换。若电路上能确保四只电子开关按以下顺序开闭,则在负载 Z 上的电压波形就为正、负交替的矩形波,如图 2-102 所示。

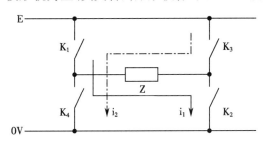

图 2-101 桥式逆变工作原理图

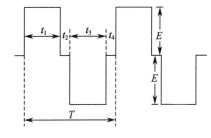

图 2-102 桥式逆变在负载上的波形

时间 t_1:K_1、K_2 闭合,K_3、K_4 断开,电流为 i_1,Z 上电压为 E;
时间 t_2:K_1、K_2 断开,K_3、K_4 断开,电流为 0,Z 上电压为 0;
时间 t_3:K_3、K_4 闭合,K_1、K_2 断开,电流为 i_2,Z 上电压为 $-E$;
时间 t_4:K_3、K_4 断开,K_1、K_2 断开,电流为 0,Z 上电压为 0;
$t_1 \sim t_4$ 为一个周期 T,然后周而复始,如果周期 T 适当的话,就可以输出正负交替的矩形波。

高频机的高压逆变通常采用 RLC 串联谐振的桥式逆变器,逆变器的实际振荡电路如图 2-103 所示。

RLC 串联谐振电路的固有振荡频率 f_n 为

$$f_n = \frac{1}{2\pi}\sqrt{\frac{1}{LC} \pm \left(\frac{R}{2L}\right)^2} \qquad 公式(2\text{-}8)$$

当 RLC 固有振荡频率 f_n 等于可控硅触发脉冲频率 f_g 时,通过负载的电流波形如图 2-104B 所示,A、B 两端的电压波形如图 2-104C 实线所示。

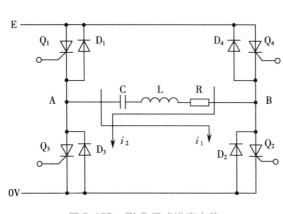

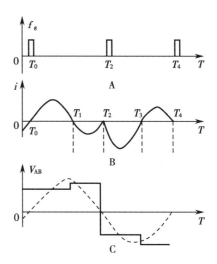

图 2-103　RLC 桥式逆变电路　　　　图2-104　$f_g = f_n$ 时的电流及电压波形

$T_0 \sim T_1$ 时间:Q_1,Q_2 被触发导通,直流电源 E 迅速向电容 C 充电,充电电流 i_1 上升很快。随着 V_C 的增加,i_1 上升速度减慢,达到最大值后其值开始减小。由于电感的作用,i_1 只能逐渐衰减而不能立即减小到零,但电容 C 的电压仍继续上升。在 T_1 时刻电容 C 上充得的电压 $V_C > E$,Q_1、Q_2 自行关断,i_1 降到零。

$T_1 \sim T_2$ 时间:由于 $V_C > E$,所以 V_C 通过二极管 D_1、直流电源 E、二极管 D_2、RLC 电路形成放电回路且放电电流为 i_2。由于电阻 R 的消耗,放电电流小于正向充电电流。在 T_2 时刻电容 C 放电完毕,i_2 降到零。$T_1 \sim T_2$ 期间,由于 D_1、D_2 管压降反相作用,Q_1、Q_2 一直处于截止状态。

$T_2 \sim T_3$ 时间:Q_3、Q_4 被触发导通,直流电源 E 通过 Q_3、Q_4、RLC 对电容 C 反相充电,充电电流为 i_2。在 T_3 时刻电容 C 上充得的电压 $V_C > E$,此时 Q_3、Q_4 截止。

$T_3 \sim T_4$ 时间:由于 $V_C > E$,V_C 通过二极管 D_4、直流电源 E、二极管 D_3、RLC 电路形成放电回路,放电电流为 i_1。$T_3 \sim T_4$ 期间,由于 D_3、D_4 的管压降反相作用,Q_3、Q_4 一直处于截止状态。

$T_0 \sim T_4$ 形成了一个完整的振荡周期,以后重复以上过程,在高压变压器初级即可得到输出频率与逆变桥触发频率相同的高频电压。一般来讲,高频逆变电源的频率越高,经整流滤波后形成直流电压的波纹系数就越小。逆变的极限频率主要受到电子开关元件关断时间的限制,如果超过了这个极限频率就会出现前一组电子开关还未关断后一组就已经接通的情况,发生逆变短路故障。目前,许多电子开关元件的开关频率已经达到 40 ~ 100kHz,足以满足逆变桥对逆变频率的要求。

在桥式逆变电路的实际应用中,电子开关可由晶体管、晶闸管、场效应管和 IGBT 等器件构成,但以晶闸管元件和场效应管最为常见,在电子开关的选用上,输出功率较大的逆变器一般都选用晶闸管或 IGBT 器件元件,比如国产高频机的主逆变电路;而输出功率较小的逆变器一般都选用场效应管,比如国产高频机的灯丝逆变电路。下面简单介绍两个桥式逆变电路在高频机中的应用。

1. IGBT 逆变电路　HF-50R 型 X 线机主逆变采用 IGBT 开关元件,其逆变频率为 25kHz。主逆变桥如图 2-105 所示,补偿电容 C、电感 L 及高压变压器初级线圈形成串联式振荡电路;两个智能功率模块(intelligent power modules,IPM)构成逆变桥的两个桥臂。每个 IPM 模块将两个 IGBT、续流二极管、控制与驱动电路、短路保护、过流保护和过热保护电路等自诊断电路封装在一起,并且具有报警输出功能。当出现上述保护动作时 IPM 模块可向单片机输出报警信号。因此 IPM 模块具有高频化、智能化、高可靠性等优点,此优点使电路设计简单、维护方便。

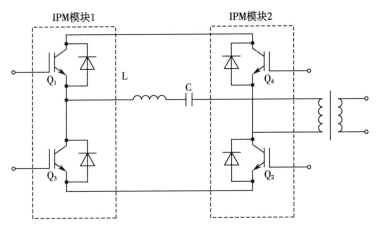

图 2-105　IGBT 主逆变电路

2.**场效应管逆变电路**　HF-50R 型 X 线机灯丝逆变采用场效应管开关元件,其逆变桥如图 2-106 所示,它由 4 只 N 沟道绝缘栅场效管 $Q_1 \sim Q_4$ 构成。灯丝逆变频率为 10kHz。

三、高频机简介

HF50R 型 X 线机是我国自行研制生产的高频 X 线机,本机与 X 线管组件、摄影床、胸片架等装置配套,适用于医疗单位对患者进行 X 线检查。

(一)组成与优点

本机主要由控制台(上位计算机)、高压发生器(下位计算机)和 X 线管装置组成,且控制台与高压发生器分开,整体结构轻巧美观。控制台外形如图 2-107 所示,高压发生器外形如图 2-108所示。高压发生器工作频率为高频,具有管电压波形稳定、曝光时间短、患者剂量低、精度高等优点;采用微处理器控制,大大提高了曝光的重复性,具有自诊断、报警、报错和自保护等功能;故障时提供相应错误代码,减少了排错时间,使设备维修快捷方便。

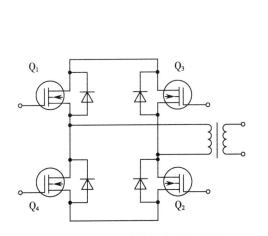

图 2-106　场效应管灯丝逆变电路

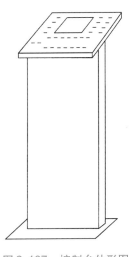

图 2-107　控制台外形图

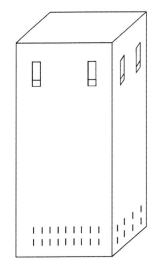

图 2-108　发生器柜外形图

(二)主要技术参数

1.**三相电源**　$380 \pm 38V$。

2.**电源频率**　$50 \pm 1Hz$。

3. **电源容量** 55kVA。

4. **电源内阻** 小于0.3Ω。

5. **保护接地电阻** 小于4Ω。

6. **最高输出电压** 150kV。

7. **输出最高管电压时的最大管电流** 320mA。

8. **最大输出功率** 100kV、50mAs(500mA,100ms)时大焦点的最大输出功率为50kW。

9. **标称功率** 100kV、50mAs(500mA,100ms)时大焦点的最大输出功率为50kW。150kV、50mAs(500mA,100ms)时小焦点的标称功率为15kW。

10. **最大管电流** 500mA。

11. **X线管焦点尺寸** 小焦点0.6mm×0.6mm;大焦点1.2mm×1.2mm。

12. **摄影管电压调节范围** 40~150kV,最小可调节间隔应不大于1kV。

13. **摄影管电流调节范围**

(1)大焦点:125mA;160mA;200mA;250mA;320mA;400mA;500mA。调节范围为125~500mA,共分7档。

(2)小焦点:25mA;32mA;40mA;50mA;63mA;80mA;100mA。调节范围为25~100mA,共分7档。

14. **曝光时间选择** 5ms;6.3ms;8ms;10ms;12.5ms;16ms;20ms;25ms;32ms;40ms;50ms;63ms;80ms;100ms;125ms;160ms;200ms;250ms;320ms;400ms;500ms;630ms;800ms;1000ms;1250ms;1600ms;2000ms;2500ms;3200ms;4000ms;5000ms。调节范围为5~5000ms,共分31档。

15. **mAs选择** 0.5mAs;0.63mAs;0.8mAs;1.0mAs;1.25mAs;1.6mAs;2.0mAs;2.5mAs;3.2mAs;4.0mAs;5.0mAs;6.3mAs;8.0mAs;10mAs;12.5mAs;16mAs;20mAs;25mAs;32mAs;40mAs;50mAs;63mAs;80mAs;100mAs;125mAs;160mAs;200mAs;250mAs;320mAs;400mAs;500mAs。调节范围为0.5~500mAs,共分31档。

（三）操作面板按键功能介绍

控制台操作面板如图2-109所示。面板左下方设有开、关机按键。面板左边为几个选择按键,从上到下分别为摄影方式选择、探测野选择、屏速选择、密度选择、复位等。面板中央为液晶显示屏,用于X线机工作状态及kV、mA、mAs、ms等曝光参数等的显示。面板右边是曝光参数设置键,从上到下分别是kV+、kV-;mA+、mA-;mAs+、mAs-;ms+、ms-键。面板下方是体型选择、摄影部位和体位选择按键。体型有胖、中、瘦;摄影部位有腰椎、胸腔、颈部、头颅、盆腔、上肢、膝盖、脚踝等;体位分正位和侧位;另外还有器官程序摄影曝光参数存储键。下面简单介绍几个主要按键的功能:

1. **方式选择键** 主要包括普通摄影方式、摄影床自动曝光摄影方式(AEC1)或立式摄影架自动曝光摄影方式(AEC2)、器官程序摄影(APR)方式等。

2. **探测野选择键** AEC1或AEC2方式时,探测野分中间野、左右野、全野三种组合。

3. **屏速选择键** AEC1或AEC2方式时,屏速有高、中、低三档。

4. **密度选择键** AEC1或AEC2方式时,胶片密度的调整有-2、-1、0、+1、+2五档。

5. **曝光参数设定键** 按下kV+、kV-;mA+、mA-;mAs+、mAs-;ms+、ms-键,可增加或减少kV、mA、mAs、ms的设定值。

6. **存储键** 在器官程序摄影工作方式下,当程序设定的参数不能满足摄影要求时,通过操作kV、mA、mAs、ms等设置键,可修改对应设定值,按存储键,新设定的曝光参数被保存。

其他按键的功能简单易懂,不再详述。

（四）使用方法

接通电源,按下控制台上的开机按键,控制台屏幕依次显示"系统自检,请稍后"字样,如上

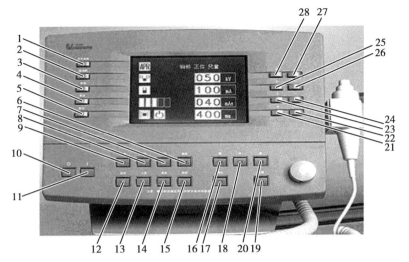

图 2-109　控制台操作面板

1 方式选择　2 探测野　3 屏速　4 密度　5 复位　6 腰椎　7 胸腔　8 颈部　9 头颅　10 关机键
11 开机键　12 盆腔　13 上肢　14 膝盖　15 脚踝　16 瘦　17 侧位　18 中　19 存储　20 胖
21 ms+　22 ms-　23 mAs+　24 mAs-　25 mA+　26 mA-　27 kV+　28 kV-

位机和下位机通信正常,此画面等待大约 5 秒钟;如果通信异常,程序自检过程中会显示错误代码。系统自检完毕后,进入操作界面。

1. **普通摄影**

(1)选择普通摄影方式;

(2)操作按键 21～28,对应的 kV、mA、mAs、ms 设定值增加或减少;

(3)按手闸 Ⅰ 档,约 1.8 秒后听到准备完毕后的蜂鸣器"嘀嘀嘀"的信号后,按下手闸 Ⅱ 档进行曝光;

(4)曝光结束后松开手闸。

2. **器官程序摄影**

(1)选择器官程序摄影方式;

(2)作投照方向选择、体型选择、摄影部位选择;

(3)核实部位曝光参数,如曝光参数不能满足要求,可进行修改和存储;

(4)按普通摄影方式要求曝光。

3. **自动亮度摄影**

(1)选择自动亮度摄影方式;

(2)操作视野选择键确定电离室的工作探头;

(3)根据使用的片盒,操作胶片/增感屏选择键;

(4)操作胶片亮度选择键选择胶片的黑度;

(5)根据摄影部位设定曝光参数;

(6)按普通摄影方式要求曝光。

(韩丰谈)

第八节　X 线机的维护与典型故障分析

X 线机属大型贵重精密医疗设备,必须加强对 X 线机的维护,保证 X 线机的正常运转,延长 X 线机的使用寿命,提高 X 线机的使用效率。机器出现故障时,应及时维修,以防故障扩大。

一、维　护

X 线机的维护包括:正确使用、日常保养和定期检修三个方面。

(一)正确使用

对于任何 X 线机,正确使用是最好的维护。

1. 明确使用原则　①X 线机使用人员必须是经过专门培养,具有一定专业基础,熟悉设备结构和性能的专业技术人员;②各类 X 线机的结构及性能差别很大,各有自己的使用说明和操作规程,使用者必须严格遵守;③曝光前应根据室内温度情况和设备结构特点,确定适当的预热时间。在室温较低时,防止突然大容量曝光,以防损坏 X 线管;④曝光过程中应注意观察控制台上的各种指示仪表的指示情况,倾听各电器机件的工作声音,以便及时发现故障;⑤摄影曝光过程中,不得随意调节曝光参数调节旋钮;⑥严禁 X 线管超容量使用,并尽量避免不必要的曝光。

2. 遵守操作规程　操作规程是为保证 X 线机的正常工作,根据 X 线机的结构、性能特点而编排的一整套操作程序。由于设备结构的差异,操作规程也不相同,对三旋钮制控制的 X 线机来说,操作规程一般为:①操作设备前,应首先检查控制台上各种仪表、调节器、开关等是否处于正常位置。②合上墙闸,开机,调节电源电压表使其指示标准位,设备预热。③根据工作需要,进行技术选择,如台次交换、工作方式、透视或摄影的条件选择。在选择摄影曝光条件时,应注意 mA、kV 和曝光时间的选择顺序,一般应先选 mA 值,再选 kV 值,切不可先选 kV 值、后定 mA 值。④操作脚闸或手开关时,动作要迅速,用力要均衡适当。⑤设备使用完毕,关机,各调节器置最低位,最后分开墙闸。

(二)日常保养

日常保养工作包括谨慎操作、保持机房干燥、做好清洁卫生、注意安全检查等方面。

1. 谨慎操作　防止用力过猛和强烈震动,特别是 X 线管支持装置、点片架等,移动时更应谨慎小心,以防因碰撞而损坏 X 线管、影像增强器等易碎玻璃器件。

2. 保持机房干燥　X 线机的机件受潮后,轻者生锈造成机械部件活动不灵,电路参数改变,重者使电器元件发霉变质,绝缘性能降低而发生漏电,造成电击事故。因此,应采取有效措施保持机房干燥。发现设备受潮后,须经干燥处理后,方可开机工作。

3. 做好清洁卫生　保持设备清洁,防止尘土侵入机内,是日常保养的重要环节。尘土侵入机内,久而不除,会使某些元器件接触不良,如继电器接点间的接触不良等;也会使某些元器件短路,如自耦变压器匝间短路等。坚持每日工作时,先对设备和室内进行清洁处理。除尘时最好用除尘器,少用或不用湿布擦拭。

4. 注意安全检查　X 线机日常检查的重点是:①接地是否良好;②管套有无漏油现象;③管套温度;④设备运转是否正常;⑤钢丝绳有无断股;⑥控制台各旋钮有无错位等。若发现异常,应立即停机,进行修复或更换。

5. 主要部件的日常保养

(1)机械部件的日常保养:

1)轴承:应经常检查诊视床、立柱等活动部分轴承的灵活度,有无异常磨擦情况,并经常在轴承轨道上涂润滑油,以减少磨损。

2)电镀部分:应经常用油布擦拭以防锈;喷漆或烤漆部件禁止火烤、碰撞,以防漆皮脱落。

3)钢丝绳:应经常检查各部分钢丝绳是否有"断股"现象。

4)限位开关:应经常检查各种限位开关位置和功能是否正常,以防机械运动超出极限范围。

5)紧固件:应经常检查各机件固定用的螺钉、螺母、销钉是否有松脱现象,及时紧固。

6)床面:应保持床面清洁、干燥。

(2)控制台的日常保养:

1)通风、干燥:应将控制台置于空气流通、整洁干燥之处,切忌潮湿、高温和日光暴晒。

2)除尘、检查:应定期打开前后挡板,对控制台内部进行检查和除尘。检查重点是各接插件接触是否紧密;各导线的连接是否有松动、脱出、断开、移位等现象;各部件是否有烧坏、熔化现象;各继电器的各触点是否有电蚀烧坏、弯曲变形、接触不良等现象;各调节电阻的活动卡子是否有松脱现象等。

3)观察仪表:曝光时要注意电源电压表、kV表、mA表的指数是否正常,如有偏高、偏低、颤抖、急冲、脱离零位、指针磨擦阻力过大等现象,应立即停止使用,进行修理。

4)清洁碳轮跑道:工频X线机的自耦变压器是各单元电路的总电源,一般安装在控制台的底部。由于碳轮调节式自耦变压器的碳轮在外线筒上滚动,会使外线筒上积聚很多碳粉,致使碳轮和导线间的接触电阻加大,影响摄片质量,也易造成外线筒的匝间短路,因此需要用橡皮经常清洁碳轮跑道。

5)接地:要经常检查控制台保护接地是否良好,可用万用表电阻×1档检查控制台地线与外壳以及与外接地线的电阻,在接地良好时,其阻值应很小。

(3)高压发生器及组合机头的日常保养:

1)保持绝缘油的绝缘性能:为保持高压发生器及机头的绝缘性能,在没有故障时不得随便打开高压油箱。这是因为绝缘油暴露于空气中会吸收空气中的水分而使其绝缘性能下降。

2)更换绝缘油:当需要换新绝缘油时,应检查新油的性能,要求其绝缘强度≥25kV/2.5mm,而组合机头内绝缘油的绝缘强度应≥30kV/2.5mm。

3)防潮、防锈:如果机房不是木板地,最好将高压发生器放置在一个特制的木制底座上,以便防潮、防锈。

4)更换硅脂或脱水凡士林:高压插座、插头之间必须填充硅脂或脱水凡士林,以防止高压经空气间隙对机壳放电。如果连续工作时间过长或室温增高时,其硅脂或脱水凡士林将会受热膨胀溢出,此时必须将插头拔出,将原有的硅脂或脱水凡士林清除干净,并用乙醚擦拭干净,重新涂上硅脂或脱水凡士林,方能继续使用。

5)注意机头管套温度:组合式机头体积小,其热量集中,且散热条件差,故在使用中应注意机头管套的温度,不要长时间连续工作,以防X线管阳极靶面因过热而损坏,或使高压部件击穿。

6)观察机头管套:要经常观察机头管套是否有漏油或渗油现象,并定期观察机头窗口内是否有气泡存在,若有上述现象,应及时处理。

(4)高压电缆的日常保养:

1)防潮、防热、防压:受潮、受热、受压都将使高压电缆的绝缘性能降低,易被高压击穿。

2)防腐蚀:要避免绝缘油侵蚀高压电缆。

3)防止过度弯曲:避免高压电缆过度弯曲。

4)经常观察插头:高压电缆插头内的填充物,多由松香和绝缘油混合制成,在X线管组件端常因受热熔化流出,故应时常检查,及时处理。

5)紧固情况:X线管管套是借高压电缆的金属网而接地的。要经常检查高压电缆两端的金属嗽叭口与X线管和高压发生器的紧固情况。曝光时,如听到"吱吱"的静电放电声,应首先检查此处。

(5)X线管的日常保养:

1)防震动:X线管在运输和使用中应特别注意防震、防碰。由于阳极端较重,且工作中阳极将产生大量的热,因此在运输与使用中,应平放或让阳极端朝下。

2)注意曝光间隔:X线机在连续工作中,应有必要的间歇以使冷却,管套表面温度不宜超过50~60℃。

3)观察窗口:X线管管套内要保持足量的绝缘油,要经常通过窗口观察管套内是否有气泡存在,如有应及时补油排气。观察 X 线管焦点是否在窗口的中心,否则将会影响透视、摄影或治疗效果。

4)辉光:在曝光时,如 X 线管发出极微弱的辉光,这是因为一些电子冲击玻璃壁所产生的荧光造成的,必须与真空度不良而发生的电离放电现象相区别。前者发生在玻璃壁,且随 kV 的增加而减弱,随 mA 的加大而显著增强;后者则随 kV 的增加而增强。玻璃管壁发出微弱的荧光不影响 X 线管的正常使用。但轻度辉光放电则是 X 线管损坏的前兆。

5)听声音:在高压发生时若有放电声,应立即停止工作,进行修理。

(三)定期检修

X 线机在使用过程中,除了一般的日常保养外,还应进行全面的定期检修,以便及时排除故障隐患,延长设备的使用寿命。全面定期检修包括机械部件的检修和电气部分的检修,通常一到两年进行一次。

1. 机械部件的定期检修　X 线机的机械部件有些长期工作在承重状态,如钢丝绳、滑轮等;有些则处于频繁活动中,如轴承。它们的故障往往是逐渐形成的,从局部的损伤渐变为整件的损坏。对机械部件的定期检查,不仅要检查有无明显损伤的部件,更重要的是把那些已有隐伤的部件查出来,防患于未然,其检查重点是:

(1)活动及传动部件的检修:检查并清洗所有滑轮、轴承、齿轮变速装置、传动装置和各种导轨。若发现损坏或将要损坏的部件,应及时更换,并重新加注润滑剂。

(2)钢丝绳的检修:检查各种平衡用和传动用钢丝绳。若发现有断股或严重折痕时应立即更换,并清除锈斑,用机油润滑。更换钢丝绳时要注意安全,并使新更换的钢丝绳松紧适度。

(3)紧固螺钉的检修:检查各紧固螺钉,尤其是那些影响设备稳定安全的螺钉,如立柱调节杆紧固螺钉、各限位开关的固定螺钉、立柱限位块固定螺钉、平衡锤固定螺钉等。若有松动的应重新拧紧固定,若有滑牙的应及时更换新螺钉。

2. 电气部分的定期检修　电气部分的检修包括电路检查和性能测试两个方面。

(1)电路检查:电路检查包括电缆线的检查、接地装置的检查和控制台的检查三个方面。

1)电缆线的检查:主要检查电缆线绝缘层有无老化、碎裂现象,有无过负荷痕迹。若绝缘层老化变脆,应及时更换。

2)接地装置的检查:一是检查接地线是否完好无损,各接触点接触是否良好。二是测量接地电阻有无变化。若接地线局部断折,应及时更换或焊接好,若接地电阻明显增大超过其规定值,应进一步检查各连接点,必要时应对接地电极进行检查。

3)控制台的检查:①控制台面的检查:控制台面上装有各种旋钮、按钮、仪表和显示屏。检查时应观察各旋钮有无松动,所指数值与实际值是否相符;各仪表读数在不工作时是否为零;工作时,仪表读数与实际数值是否相符;指针式仪表的指针摆动有无受阻、卡住或阻尼不良等现象,显示屏是否正常显示。②控制台内的检查:定期检查时,首先要进行除尘,特别是自耦变压器的裸露面、接触器的各接点、无罩继电器铁心与衔铁的接触面等部位都要保证无尘土。除尘时要用毛刷或电吹风,不要用湿布擦拭。以防部件受潮。然后检查各连接线有无松动,绝缘层有无老化现象;固定件的螺钉有无松动;接触器和继电器动作时接触是否良好;有无熔蚀的接点等,若有应及时处理,严重的应及时更换。③各限位开关的检查:应检查位置是否移动、限位是否准确。

性能测试:X 线机经过一定时间的运行后,其性能可能有所变化,主要参量如管电流、曝光时间等可能出现不准确或不稳定,因此应对反映 X 线机性能的一些主要参量和电路进行测试。

在对管电流进行测试时,若发现管电流普遍下降,则首先应测量灯丝加热电压,不可急于调整管电流调节电阻。因为 X 线管在长期工作中,其灯丝电子发射率会逐步降低,虽然加热电压正常,但管电流已不足。在这种情况下,若调节管电流调节电阻使管电流增大,则会使灯丝加热电压过高,而烧毁 X 线管灯丝,解决的办法是降低使用条件,或更换 X 线管。

设备经过定期检修之后,应对检修中发现的问题,更换的元件或改动的电路作详细的记录,以方便以后的检修。

3. 检修原则和注意事项

(1)检修原则:①检修者必须具备检修X线机的专业知识和一定的检修经验;②检修者应对所检修的X线机的说明书及有关资料数据进行认真的阅读和了解,掌握操作程序、机械结构原理、电路工作原理和各电路元件的工作程序,熟悉有关数据,如X线管的型号、规格、电子元件及电路参数、稳压范围、变压器的变比等;③全面详细地了解故障发生时的情况和现象,如故障发生的时间、发生故障时所使用的技术条件、有无响声、气味以及各指示仪表的指示状况等;④综合分析,制定检修计划。切忌无计划的"盲动"检修。检修完毕应对设备进行试验和必要的调整,并填写检修记录,如表2-5所示。

表2-5　检修记录表

X线机型号	故障现象	检查结果	修理记录
XG-200	曝光时,mA表指针冲满,kV表指针下跌,烧保险丝	阳极高压电缆插头击穿	更换插头
检修人员	验收人员	修理日期　　　年　月　日	

(2)注意事项:

1)制订并执行检修计划:应按检修计划,逐步进行检查,并根据具体情况灵活掌握,如发现新的情况,应根据电路原理,先进行分析,然后修订检修计划,继续进行检查。

2)所用仪表精度要高:检修中用的仪表精度要高,至少不低于设备所用仪表的等级,以免测量误差大,干扰检修工作。

3)检修工具规格要全:各种检修工具如螺丝刀、钳子、扳手等其规格要尽量多一些,以适应不同规格机件的拆装,避免被拆机件受伤或损坏。在带电情况下检查电路时,使用的工具,如仪表测试笔、夹子线、螺丝刀等,其暴露的金属部分应尽量少,以免造成短路。如没有专用工具,可用普通工具加套塑料管或橡胶管自制,如图2-110所示。

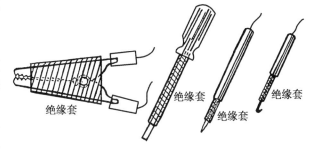

图2-110　自制绝缘工具

4)拆卸导线应编号:检修中凡编号不清者要重写,以免复原时错线错位,造成新故障。

5)妥善放置拆下的零件、螺钉、螺母:对拆下的零件、螺钉、螺母等,都要分别放置,不可乱丢,检修之后应及时装上,特别是高压发生器,X线管组件内不得有螺钉、垫圈、棉纱等任何异物存留,以免高压放电,损坏X线管和其他部件。

6)拆下高压初级连接线:在检修低压电路和进行高压电路的检查测量时,必须将高压初级连接线拆下,并将高压发生器两端高压初级接线柱短路,以防发生电击事故。当高压发生时,不允许在高压电路内进行检查。除专用高压测试仪器外,不得进行高压电路测量。

7)高压电缆对地放电:带高压电缆或有高压电容的X线机,由于电容储电的作用,曝光后,高压电缆插头上的金属插脚仍有很高的电位,需将插脚对地放电后,方可接触,否则会发生高压电击事故,甚至危及人身安全。

8）注意防护：检修中应注意防护，必须进行透视或摄影试验时，应将限束器全部关闭，或用铅皮、铅围裙将X线管组件窗口遮盖。

9）一次性故障现象观察：当遇到短路故障时，如高压击穿，设备漏电，电流过大等情况，应避免进行重复试验。非试不可者，应选择低条件，一次将故障现象观察清楚。若反复试验，将使故障扩大或造成元件的完全损坏。

10）元件更换：重要元件如X线管、高压整流硅堆、晶体管等，应以同规格的更换。对于电阻器，只要阻值相同，瓦数等于或大于原电阻器的同类产品都可以。对于电容器，只要容量相同而耐压值等于或大于原电容器的同类产品都可以。

二、典型故障分析

（一）故障分类

X线机的故障通常可分为机械故障和电器故障两大类。

1. 机械故障 机械故障是指机械部件所发生的故障。通常又可分为四种情况。

（1）机械转动件的失灵或卡死：这是一种常见的故障，多因机件受潮生锈或润滑不及时，以及杂物侵入后未及时清除而造成。轻者磨擦力增大，灵活性降低，操作起来由轻松变为笨重，重者锈死或卡死，使机件不能活动。

（2）机械精度改变：在长期使用中，机械磨损将使机械精度发生改变。机件磨损后，使机械稳定度降低，在机械运动过程中会出现晃摆现象。

（3）机件弯曲、变形、破碎、断裂：这种故障多因碰撞、或因调整不当而使某些机件受力不均、位置不正所造成。

（4）机械连接固定件松动或松脱：如铆钉、螺钉、螺母等在机械长期活动中因受力而松动或脱落。

故障(3)、(4)不仅影响机械的正常运转，而且有很大的危险性和破坏性，应特别注意检查和及时维修。

2. 电器故障 X线机电路结构的复杂程度随机器的性能、容量不同而有很大差别，电路故障发生的几率很高，技术人员必须具备较高的理论水平和一定的工作经验，才能尽快地查出故障所在并进行处理。电路故障常按故障性质分类或按所在电路的电压高低分类。

（1）按故障性质分类：X线机的电路故障按故障性质基本上可分为：①断路故障；②短路故障；③元件老化、损坏。

1）断路故障：在维修中，断路的含义不仅是指电路中的电流被完全切断，如断线，而且还包括因接触不良、元件变质等所引起的电路不"畅通"现象，使电路中的电流值远低于正常值。断路故障发生后，将使所控制的电路工作不正常或完全停止工作，进而影响某一局部或全部电路工作。

2）短路故障：它是指因导线绝缘破坏或因绝缘强度降低而击穿；以及由各种原因造成的导线互相搭碰，使不应连接的导线、元件之间发生碰接；某些元件变质漏电等而使电路中的电流值远大于正常值的现象。这种故障危害极大，它不仅能使局部电路工作不正常，而且会使导线、元件过热甚至烧毁，保险装置熔断，使局部或整机停止工作。

3）元件老化、损坏故障：X线机电路中各类元件甚多，这些元件在长期的使用中，由于质量和自然寿命所致，会发生损坏。这种情况可分别视为断路或短路，前者如电阻烧断，后者如电容器、晶体管击穿等。

元件老化将导致参数改变，但不等于元件完全失效或击穿，只是因使用日久，其参数发生了改变，如电阻的阻值增大或减小、电容器漏电、晶体管参数变化等，这种故障发生后，其所在电路的参数将发生不同程度的改变，从而使电路工作出现异常或导致整机工作不正常。这种故障比较隐蔽，判断比较困难，应细心检查，逐步测量方能找出问题所在。

（2）按故障所在电路的电压高低分类：在X线机检修中，往往根据电路结构和故障所在电路的电压高低，把电路故障又分为低压电路故障和高压电路故障两种。

1）低压电路故障：它是指发生在电源电路，灯丝初级电路，高压初级电路，控制电路等电路中各元件及电路上的故障。如自耦变压器、稳压器、限时器、启动器、继电器等。

2）高压电路故障：它是指发生在高压次级电路中各元件及电路上的故障。如高压变压器、灯丝变压器、高压电缆、高压交换闸、X线管等。

在检修X线机时，首先应根据故障现象，判断出是高压电路故障还是低压电路故障，然后进行逐级检查，这样才能减少试验次数，缩短检查时间，是行之有效的方法。

（二）故障产生的原因及故障的特征

在使用X线机时，由于种种原因而使机器产生的各种故障，使X线机的性能降低甚至不能正常使用。产生故障的原因很多，其故障特征也各不相同，现将发生故障的原因及故障现象的特征简述如下。

1. 故障产生的原因　归结起来，可分为正常性损耗、使用不恰当、保养和维修不及时、性能调整不当、制造质量不佳、外电源影响等六个方面。

（1）正常性损耗：X线机的机械和电气元件都具有一定的使用寿命，在长期使用中，有的元件逐渐老化，其性能降低，造成工作不稳定，甚至不能工作。例如：X线管在长期使用后，可能由于阳极过热而蒸发的金属附着在管内壁上，从外表上看，可见管子亮度显著降低；工作时，X线的输出量受到较大影响，使用效果变差。这样如果继续下去，可能造成X线管真空度降低，致使完全不能工作，这种情况属于元件老化而引起的正常损耗，无法修理，必须更换。此外，变压器油的老化，接触器触点损坏等，均使机器不能正常工作。这些机械和电气元件的使用寿命很难用某一规定的使用时间来衡量，而主要取决于正确地使用和经常地维护。正确使用机器和经常维护这些元件可延缓其老化速度，延长其使用寿命。

（2）使用不恰当：正确地使用X线机，对延长X线机寿命有着重要意义。在使用机器前，必须先掌握机器的结构、性能、规格、特点等；使用过程中，要遵守规程，按规格使用，否则，会造成某些元件过早损坏、参数改变等，使机器性能降低，从而不能正常开展工作。小型X线机因没有容量保护装置，若不按规格使用，如同时用最大mA，最高kV和最长曝光时间进行曝光，就可导致一次性过荷而损坏机器。中、大型机器虽有容量保护装置，但均属一次性连锁保护，如果不考虑阳极热容量，连续工作而不休息，也可因连续曝光而使机器超负荷而损坏。所以，正确地使用X线机是十分重要的。

（3）保养和维修不及时：X线机发生故障的另一重要原因是没有对机器做日常保养和定期检修。日常的保养和定期检修是十分重要的。如高压电缆插头插座中填充料（凡士林等）在温度较高时会溢出，使其间隙增大，空气进入后容易发生击穿，故使用时要定期保养和检修，最少要三至六个月填补一次填充剂；有的高压电缆由于过度弯曲，使其发生龟裂，此处容易吸潮，可使绝缘强度降低，导致电缆击穿。对于机械部分各轴承或诊视床电机变速箱等应定期保养、清洗、加润滑油，以便活动灵活，否则会使活动受限，噪声增大和不能正常工作。

（4）性能调整不当：在安装或检修机器时，必须按照机器规格和要求进行多方面地调整和校准，才能发挥机器的性能。如果未经正确调整，或调整不当，就投入使用，则机器不仅不能发挥应有的作用，而且有损坏机件或电气元件的可能。如X线管mA、高压整流管灯丝电压等，若未作严格调整，不但会影响机器的使用效果，甚至会使X线管、整流管损坏。

（5）制造质量不佳：X线机的某些元件常因制造工艺粗糙或加工质量不良而导致在使用时损坏。有的元件质量和工艺虽无问题，但电性能或机械性能不符合使用要求，如将小功率电阻用于大功率电路中很快就会烧毁。

但对某些元件损坏，也不可轻易地定性为制造质量的问题，有时可能由于机器内部潜在故障未及时发觉而导致某些元件的损坏,这一点,必须引起充分注意。

(6)外电源影响:X 线机对电源要求非常严格,电源的较大波动会影响机器的使用。如用电高峰时,电源电压较低;用电高峰过后,电压又升起来,在这两个时间,由于电源影响,同一部位在相同预示条件下摄影,其效果可能不一样,此时不能认为机器发生了故障。

有时外电源检修后,电源换相,致使机器某些功能不正常或不能开机。如电动诊视床用三相电源,会出现电机反转,与所需方向相反;三相大功率 X 线机会出现不能开机现象。若不注意及时调换接线,就会发生故障或事故。

2. **故障现象的特征**　X 线机故障现象的特征是多样的,在检修时要抓住特征性的现象,分析、判断,就可以避免、阻止故障的扩大,并能准确及时地检修和排除。

(1)突然出现且持续:X 线机的故障产生和所表现的现象,有时是突然出现的,这种故障的出现,其现象是持续不变的。例如 X 线机高压部分绝缘材料击穿时,表现的现象是电流突然显著增加。这个故障产生后,现象始终是持续的,以后只是程度上有所增加,而现象不会自动消失。出现这种故障时,特别是如上述的高压部分的这种故障,不可多作试验,以免扩大故障引起更大的损失。

(2)偶然出现且时有时无:有些故障现象的产生是偶然的,没有规律性的,且时有时无。例如各种接插件、开关、接触器等接触不良时,使电路时通时断,在检修时必须判断准确,给予恰当的修理。

(3)规律性:有些故障现象的产生具有一定的规律性,当它在某种情况下使用时才出现,这样便可根据故障出现的规律性进行检查和分析,寻找故障所在。例如有的 X 线机在使用低条件时工作正常,但每当 kV 值升到 80kV 左右 X 线时管放电,当降低条件后又一切正常,再上升到 80kV 左右时又重复出现放电现象,这说明管套内绝缘油耐压不够,必须更换新油才能正常工作。这种规律性的故障,只要抓住要点,故障就比较容易排除。

(4)渐变性:有些故障现象的程度是逐渐发展的,且随时间和摄影条件的加大而加强,开始表现轻微,以后逐步加重直至完全不能工作。例如限时器的时间控制不准确,最初较长,逐渐发展变得更长,最后到不能控时为止。这种逐步演变过程,根据其特点是不难排除故障的。

(三)故障检查方法

在 X 线机检修中,会遇到性质、现象不同的故障,有大有小、有繁有简、有明显的亦有隐蔽的。检查者应根据不同的情况,采取有效的检查手段,方能"准而快"地找出故障所在。常用的检查方法有以下几种:

1. **直观法**　又称为感触法,它是利用人的感觉器官即眼、耳、鼻和手,直接发现故障所在。这种方法适用于表面故障的检查,如用眼睛可以观察 X 线管灯丝是否亮,电路中有无打火、放电现象,元件接线有无脱落、损坏等;用耳朵可以检查机器工作时的异常声音,旋转阳极启动运转是否正常,接触器、继电器、高压交换闸是否工作,高压发生器、X 线管头内有无放电声;用鼻子通过气味可以判断某些机件是否因电流过大而高热或烧焦,如导线和线包、高压电缆的击穿及发生部位等;在机器断电后,用手可以感觉某些元件如电阻器、变压器、管套的温升,判断电路工作是否正常。

2. **短接法**　是指用导线把控制电器通断的电路直接接通的方法。这种方法适用于控制电路中断路故障的检查,特点是所用工具只需一条夹子线,简单易行,只要将怀疑点逐点短路即可找出故障所在。如某 X 线机,透视时,踩下脚闸,透视高压接触器不工作、无 X 线发生,其他工作皆正常。稍加分析即可断定是透视控制电路有故障,查电路,如图 2-111 所示。很明显,在 A、B 两端有电压的情况下故障只有三种可能:脚闸 JK 接点不闭合、WC 常闭接点接触不上、TC 线圈断路。此时就可以用短接

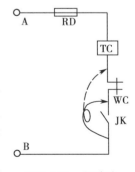

图 2-111　短路法示意图

法逐次将JK、WC常闭接点短路,若短接WC常闭接点后透视恢复正常,则为WC常闭接点开路;若短接JK、WC常闭接点TC仍不工作,则TC线圈断路,或保险丝烧断。

3. **切除法** 又称为隔离法,它是指将电路分段,即断开一部分电路,检查另一部分电路,逐步缩小电路范围、找出故障所在的方法。这种方法一般适用于控制电路或高压电路中短路故障的检查。对于某些难以判断故障位置的故障也是一种比较快而准的方法。例如:某X线机X线管灯丝初级电路中的熔断器RD4,如图2-112所示,在机器电源接通后烧掉,X线管灯丝不亮。由现象可以断定,灯丝电路发生了短路故障,但故障在什么地方,就要用切除法查寻。首先将203、223导线分别从RD$_4$和F$_0$接线柱上拆开,将电路分为两部分,换上RD$_4$,机器通电,故障仍然存在,即RD$_4$仍然烧掉,则故障在稳压器;若现象消失,则故障在203、223之后,继续分段检查即可查出故障。

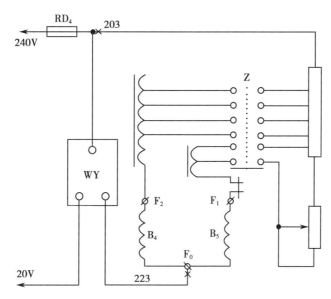

图2-112 切除法示意图

再如:某X线机曝光时,mA表有超过正常值的上冲现象,X线微弱。这种现象说明高压电路内有短路或击穿故障存在。但高压部件甚多,难以判断故障所在,此时就要用切除法。首先切除高压电缆和X线管,对高压发生器进行空载检查,若现象消失则故障在高压电缆或X线管;接上高压电缆,切除X线管再试,若现象消失则故障必在X线管中;若现象重新出现,则在高压电缆。

4. **代替法** 代替法也称为置换法,它是指用人工驱动电器动作,如继电器、接触器等,以及用相同型号或数值相近的元件取代可疑元件进行检查的方法。这种方法适用于对电路中某一元件的质量有怀疑,但又无其他条件鉴别其好坏的情况。代替元件可以用同样规格的备用件,也可以用机器上同型号的元件临时代替试验。如高压发生器内,四只高压硅堆其中怀疑有一只击穿,就可用置换的方法,确定哪一只是坏的。再如F30-ⅡB型X线机限时器的稳压管,就可用高压安全保护电路中的稳压管代替,其他如电路中的二极管和三极管,都可以按其型号置换代替。

这里要着重指出的是,在进行代替之前,必须对电路中的电参数进行测定,在电参数正常的情况下代替,不可冒然进行代替试验,避免将代替件损坏,如晶体管的代替,必须测其各极间电压是否正常等。

5. **测量法** 测量法也称为仪表法,它是指用各类仪表如万用表、电压表、电流表、高阻表、低阻表,各类计时器、示波器等,测量电路及电器元件的额定数值是否发生变化,判断电路故障的方法。这种方法是X线机检修中最重要、最普遍、最准确的方法。运用不同的仪表,检测不同的故障既迅速又准确,由于仪表能直接指示数据或波形,更适用于那些因电路或元件参数改变而发生的故障的检查。如利用万用表可以分别鉴别断路、短路、接触不良、接触电阻大小以及测量交直流电压和电流的数值;用高阻表可检测元件绝缘的好坏、X线机对地的绝缘电阻等;用低阻表可直接测出X线机的接地电阻;用计时器如电秒表、电子毫秒计等可测试限时器、延时器的时间;用示波器可观察波形和相位是否正确。总之,各类仪表是检修中的重要的工具,是技术人员的耳目,应熟练掌握其使用方法,并像维护X线机一样倍加爱护。

上述五种检查故障的方法,不是孤立的,而是为了叙述方便而分开的。在检修X线机中,五种方法几乎都要用到,为检查某一故障往往同时采用几种方法。因此,实际工作中要结合机器所发生的故障现象,从实际出发,以准而快为原则灵活运用。

（韩丰谈）

复习思考题

1. 简述诊断用X线机的基本结构及各部分的主要作用。
2. 简述遮线器的作用。
3. 简述滤线器的结构及功能,使用滤线器的注意事项有哪些?
4. 简述旋转阳极X线管的优点。
5. 试述X线管焦点大小与图像质量之间的关系。
6. 简述X线管的特性。
7. 简述高压发生装置的作用及基本结构。
8. 为什么高压变压器的次级中心点接地?
9. 试分析灯丝加热电路的工作原理。
10. 试分析旋转阳极启动电路的工作原理。
11. 试分析摄影限时电路的工作原理。
12. 试分析普通摄影控制电路的工作原理。
13. 试写出F78-Ⅲ型X线机继电器的工作程序。
14. 试画出程控X线机的构成方框图。
15. 试画出高频X线机的构成方框图。
16. 简述X线机维护的内容。

第三章

计算机 X 线摄影成像设备与原理

第一节 概 述

一、CR 的发展史

计算机 X 线摄影(computed radiography,CR)技术,也被称为光可激励存储荧光体成像(photostimulable storage phosphor imaging,PSPI);存储荧光体成像(storage phosphor imaging);数字存储荧光体成像(digital storage phosphor imaging);数字发光 X 线摄影(digital luminescence radiography),是一种比较成熟的数字化 X 线摄影技术,可以称为 CR 设备,也有称之为 CR 系统,目前称之更多的是 CR。它的摄影方式与传统暗盒的屏-胶系统相似,只是用一种特殊的介质取代了传统的胶片,把这种特殊的介质封闭于一个避光的暗盒内,把这样的盒子称之为成像板(imaging plate,IP),也有称之为影像板,但称之更多的为 IP 板,最简化的称呼为 IP。其外形尺寸、规格、种类等均与传统的 X 线胶片暗盒极其相近,但其成像原理、过程、效果、作用等截然不同,如果说 CR 给传统放射线带来了翻天覆地的变化一点也不为过,CR 为传统放射线提供了革命性改变的机会是世人所公认的。

二、CR 问世的意义

CR 的问世:标志着数字化成像体系新概念已经建立,其重要意义是使传统 X 线摄影全部实现影像数字化已成现实,为影像科全部实现数字化影像解决了最后一个关键性难题,也是一直困扰医学影像界很多年的难题宣告破解。CR 的核心技术是将模拟影像转换为数字影像,此转换本身已引发起医学影像界很大轰动,更大的轰动是把放射线医务人员从黑暗室里带出,跨入明室操作时代,这种环境的改善是几十年工作传统的首次改善,所有轰动都是发自于亲身体验,CR 的全兼容性及工作流程与传统放射线的工作流程极为相近,使放射线医务人员工作无障碍感,只有亲近感,很快都能达到熟练应用水平,CR 的全兼容性与工作流程还为放射线医务人员提供了与数字医学影像学习、磨合、适应的过程。医学影像界对 CR 的这种广泛认同与接受,应用 CR 成像设备可以完全取代传统放射线胶片摄影,曾经是一种最好的选择,也是我们难以忘却之处。

三、CR 的原理与流程

(一) CR 的原理

CR 采用 IP 板作为载体进行数字化 X 线摄影,经人体后的 X 线,直接投入 IP 板,IP 的光激励(被称为第 1 次激励或激发)荧光体中记录 X 线的摄影部位影像,形成了潜影。再将 IP 放入图像读取器(image reader)或图像阅读器中,通过激光扫描使存储在 IP 内荧光体中的信号转换成光信号(被称为第 2 次激励),用光电倍增管或 CCD 将光信号转换成电信号,再经过 A/D 转换后,输入计算机处理,最后获取到高质量的数字X线图像。信息读取完后IP被送到强光擦除系统进行强光照射,擦除IP全部信息,为下一次循环使用做准备。

(二) CR的工作流程

CR的工作流程与传统屏-胶系统基本类似,只不过是用IP代替了胶片与增感屏,暗盒规格与尺寸和传统屏-胶系统一样,图像处理前的摄影步骤也基本一致,只是用打号与识别记录患者信息代替铅号码而已,但记录的信息更多。图像再现处理方式完全不同,工作流程如图3-1,具体如下:

1. 患者信息登记图像阅读器还具有登记患者姓名、性别、年龄等基本信息,选择检查部位、图像扫描方式、图像预览、打印等功能。

2. 图像采集成像板是信息采集部分,代替胶片接收并记忆X线摄影信息,形成潜影。

3. 图像读取将有潜影的IP暗盒送入图像阅读器,自动打开暗盒、提取IP并传送激光扫描通道、按顺序激光扫描IP、激光激励IP使潜影以荧光的形式发射,用光电倍增管或CCD阵列接收IP发出的荧光,实现光电转换,再经A/D转换器变换成数字信号。

4. 图像后处理图像处理工作站由计算机来完成,对数字化的X线图像作各种相关的后处理,如大小测量、放大、灰阶处理、空间频率处理、减影处理等。最后完成最佳图像的显示。图像存储系统主要用来保存图像信息,可采用硬盘、CD或DVD等作为离线存储。

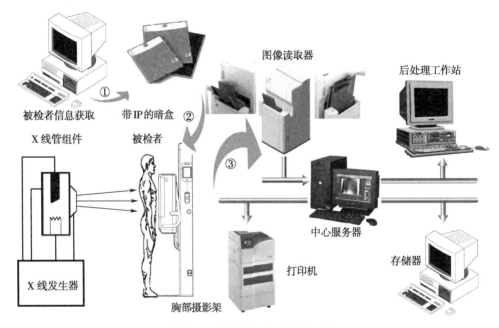

图3-1 CR普通工作流程示意图

四、CR的优势与特点

(一) CR的优势

1. 射线剂量低 X线曝光量比常规X线摄影有一定程度的降低。

2. IP板性能稳定 IP板替代胶片可重复使用,且IP潜影存储时间比较长(高达8小时),适合野外与床旁X线摄影。

3. IP板兼容性好可与原有的X线摄影设备匹配使用,实现普通X线摄影数字化成本低,便于普及和推广应用。

4. 实现全明室化操作可取消暗室,实现全明室化操作,彻底改善了工作人员的工作环境。

5. 后处理技术多具有多种后处理技术,如调谐处理、空间频率处理、时间减影、伪影抑制、动态范围控制等。

6. 后处理功能强具有多种后处理功能,如测量(大小、面积、密度)、局部放大、对比度转换、对比度反转、影像边缘增强及减影等。

7. 实现软阅读诊断显示的信息易被诊断医生阅读、理解,图像质量更加满足诊断要求。

8. 实现数字化存储可进入网络系统,可节省部分甚至全部胶片,也可节约保存图像胶片库占有的空间及经费。

9. 实现数据库管理有利于查询、统计和比较,实现图像资料共享。

(二) CR 的特点

1. 图像清晰灵敏度较高即使是采集较弱的信号时也不会被噪声所掩盖而能获得较好的图像。

2. 图像线性好具有很高的线性度,是指图像系统在整个光谱范围内得到的信号与真实图像的光强度是否呈线性关系,得到的图像一定要与真实图像能够很好吻合。人眼对光的感应为对数关系,对细微的细节改变不能觉察,但在临床研究中往往需要做一些定量的测量。良好的线性度至关重要。在 CR 系统中,在 $1:10^4$ 的范围内具有良好的线性度,其非线性度小于 1%。

3. 动态范围大系统能够同时检测到极强和极弱的信号。它的另一显著特点是能把一定强度的图像信号分得更细,使图像显示出更丰富的层次。

4. 识别性能优越 CR 系统装有曝光数据识别技术和直方图分析,能更加准确地扫描出图像信息,显示出高质量图像。

5. 对射线宽容度大 CR 系统曝光宽容度较大,传统屏-胶系统因曝光宽容度较小,图像质量很大程度上决定于摄影条件。CR 系统可在成像板获取的信息基础上自动调节光激励发光的量及放大增益。可在一定的范围内对摄影的物体以任何 X 线曝光剂量,仍可获取稳定的、最适宜的图像密度,及高质量的图像。这样可以最大限度地减少患者重拍率。

6. CR 系统的主要缺陷是操作程序烦琐,比传统屏-胶系统步骤还要多,技术人员工作量减轻太少。

五、CR 的分类

CR 系统分类是依据阅读器的类型而分类,按使用与结构的不同可分为普通型(暗盒式)与专用型(无暗盒式)两大类。普通型 CR 系统是曾经应用最广的一种类型,专用型 CR 系统是集投照与阅读为一体的装置,这种类型的 CR 最初只有两家公司生产,另外一种是与移动 X 线机集成的 CR 系统。

(一) 普通型

普通型又分为柜式机与台式阅读器,柜式阅读器又分为单槽(或单通道)与多槽(或多通道),所谓单槽阅读器就是暗盒或 IP 进出均从一个槽口,而多槽阅读器暗盒或 IP 进出分别从不同槽口或同时将带 IP 的暗盒分别插多个槽口,IP 分别从所插入的槽口自动按先后进出,柜式机与台式图像阅读器的外型结构示意图如图 3-2 所示,它是将 IP 置入与屏-胶系统类似的暗盒中,曝光后在图像阅读器进行读取。其特点是手工操作、更换暗盒,IP 随需要任意移动摄影。可适用于原有 X 线机。能代替屏-胶暗盒进行的所有 X 线摄影检查项目应用。台式机是柜式机的简易产品,扫描速度慢,而且必须与工作站联合使用。

(二) 专用型

专用型图像阅读器是与滤线器摄影床或立式摄影架组合在一起所构成的,分为卧式摄影专用型和立式摄影专用型。IP 结构与通用型 CR 基本一致,但仅有一块固定 IP,IP 不能单独移动,只能随机器一体化移动。IP 经过 X 线曝光后,移动读取单元自动完成读取图像,传送读取信息和残影消除等处理功能与 DR 工作流程相似,然后重复使用。其特点是功能相对单一,只能做立位或卧位X线摄影的其中一种,但不需要手工操作,工作效率高,适用于专科医院或专项检查。

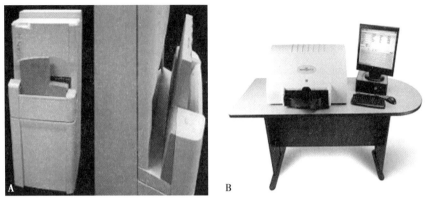

图 3-2　CR 外形图

A. 柜式 CR;B. 台式 CR

1. **立式CR**　立式 CR 主要用来进行胸部等立位 X 线摄影,内部结构及其功能区域标识示意图如图 3-3 所示。外型结构及其操作标识的示意图如图 3-4 所示。这种类型的 CR 系统最初只有两家制造商推出产品,后期分别可实现双面阅读和双能量减影等功能。

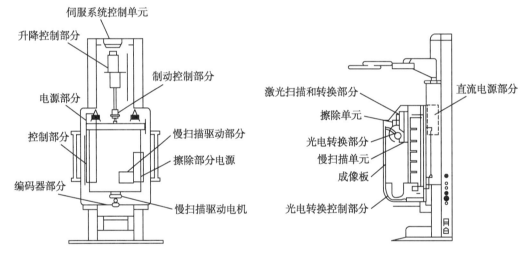

图 3-3　立式 CR 内部结构及其功能区域标识图

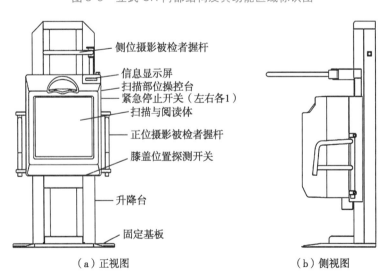

（a）正视图　　　　　　（b）侧视图

图 3-4　立式 CR 系统外型结构及其操作标识示意图

（1）特点:适用于全部站立位 X 线检查项目,如立位胸片,立位腹平片等。

（2）工作原理与流程:首先由控制单元接收 X 线曝光信号;经成像板接收 X 线信息;光学单元下行,向光电转换控制发送接收指令,同时发射激光扫描成像板激发可见光,光电转换同步接收可见光形成电信号;光学单元降至底端,电信号经编码器形成数字图像;擦除单元启动,发射强光随光学单元上行清除成像板上残余信息,为再次摄影做好准备。

2. **卧式 CR**　卧式 CR 系统外型结构上与普通升降摄影床基本类似,卧式 CR 外型及其操作标识示意图如图 3-5 所示。由于床体中装配了 IP 阅读器(包括 IP 传送、激光发生器、激光扫描、光电转换、数据处理、潜影擦除等装置),内部结构与普通升降摄影床有很大不同,如图 3-6 所示。

（1）特点:适用于所有卧位 X 线摄影项目,如腰椎卧位平片、卧位腹部平片等。

（2）工作原理与流程:与立位 CR 系统基本类似。

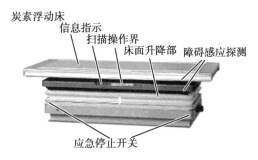

图 3-5　卧式 CR 外型及其操作标识示意图

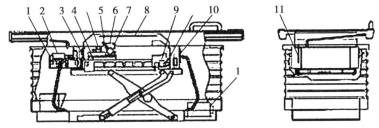

注:1移除电源部分;2电源部分;3制动部分;4微光单元部分;5移除部分;6光电转换部分;7扫描驱动部分;8光电转换控制部分;9成像板;10扫描电机;11编码器单元;12床面移动控制部分;13液压控制部分14主控制板

图 3-6　卧式 CR 内部结构及其功能区域标识示意图

第二节　普通 CR 的基本组成与原理

一、IP 的结构与特性

（一）IP 的类型与规格

1. 类型与规格有高分辨率型(high resolution,HR)和普通型(standard,ST)两类。高分辨率型多用于乳腺摄影,普通型多用于常规摄影。

2. 按基板类型有硬基(钢性)板、软基(柔性)板及透明基(透明)板三种。

3. 按读取方式有单面阅读和双面阅读两种,单面板只能单面读取,双面 IP 采用透明支持层,两面设有读取器件。受激光激发时,双面同时采集,提高了输出信噪比,量子检测效率(detective quantum efficiency,DQE)值比普通 IP 增加了30% ~40%,相应降低了曝光量。

4. IP 尺寸与屏-胶暗盒系统一致。乳腺摄影:8in×10in(或 18cm×24cm);普通摄影用:

$8in \times 10in$(或 $18cm \times 24cm$),$10in \times 12in$(或 $24cm \times 30cm$),$14in \times 14in$(或 $35cm \times 35cm$),$14in \times 17in$(或 $35cm \times 43cm$)等。

(二)IP的基本结构

1. **外型结构** IP作为记录图像信息的载体,是CR成像系统的关键部件,IP的外形、尺寸与传统的增感屏基本类似,在暗盒中的放置与胶片基本类似。IP的外型与在暗盒中放置和取出,IP与暗盒组成与分解示意图如图3-7。

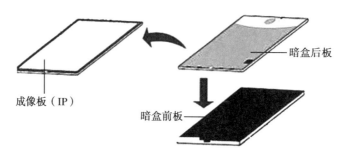

图3-7 IP与暗盒组成与分解示意图

2. **IP的结构** IP的组成包括:保护层、荧光层(光激发物质)、支持层(基板)和背衬层(背面保护层),IP的结构组成标识示意图如图3-8所示。

(1)保护层:由一层非常薄的聚酯类纤维制成,能弯曲、耐摩擦、透光率高,作用是保护荧光层不受外界温度、湿度的影响,使用过程中可防止荧光层受到损伤。

(2)荧光层:其内的荧光物质可将第一次被X线激发的信息记录下来,再次受激光照射时释放出与初次激发所接收的信息相对应的荧光,这种现象称为光激发发光(photo-stimulated luminescence,PSL),具有此现象的物质称作光激发物质(photo-stimulated substance,PSS)。IP的荧光层采用含有微量二价铕离子的氟卤化钡晶体($BaFX:Eu^{2+}$,$X = Cl,Br,I$)作为光激发物质,光激发发光物质发光原理示意图,如图3-9所示。荧光层是用多聚体溶液把含有微量二价铕离子的氟卤化钡晶体相互均匀结合而成,它有适度的柔韧性和强度。光激发物质结晶体的尺寸平均为$4 \sim 7\mu m$。晶体直径越大,PSL现象也越强,但影像清晰度下降。

(3)支持层:用聚酯纤维胶制成,该材料具有较好的平面性、适度的柔韧性和良好的机械强度。支持层的作用是保护荧光层免受外力损伤,延长IP的使用寿命。为防止激光在荧光物质层和支持层之间发生界面反射,将支持层制成黑色,提高图像清晰度。

(4)背面保护层:该层的取材与表面保护层相同。主要作用是避免IP在使用过程中的摩擦损伤。

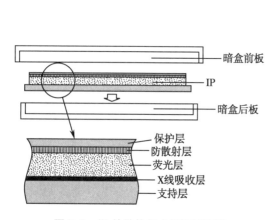

图3-8 IP的结构组成标识示意图

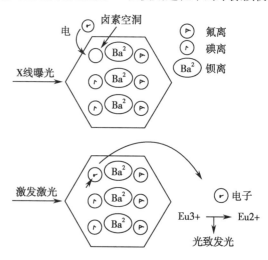

图3-9 光激发发光原理示意图

（三）IP的特性

1. 发射光谱与激发光谱 激发IP的X线光谱称为发射光谱,在390~400nm波长处PSL取得峰值。荧光体受激光照射发出蓝-紫光,它由荧光体内少量的二价铕离子产生。发光强度依激发IP的激光波长而变,把PSL强度与读取照射光波长的关系曲线称为激发光谱,用600nm左右波长的红色氦-氖激光读取时效果最佳。发射光谱与激发光谱的峰值有一定间距,光电倍增管在400nm波长处有最高的检测效率,这对提高图像的信噪比很重要。

2. 时间响应 当激光照射荧光体停止后,发光按其衰减规律逐渐终止。IP的PSL强度衰减速度很快,不会发生采集和读出信息的重叠,即IP具有很好的时间响应特征。

3. 动态范围 IP发射荧光的量依赖于第一次激发的X线量,在$1:10^4$的范围内具有良好的线性。IP的动态范围比屏-胶系统大得多,具有较大的曝光宽容度。

4. 存储信息的消退 X线激发IP后光子被俘获存储于荧光体内,在读取前的存储期间,一部分被俘的光子将逃逸,从而使第二次激发时荧光体发射的PSL强度减少,这种现象称消退。IP的消退表现很轻微,按标准条件曝光的IP在一定存储时间内几乎不受消退的影响。但若读取前存储过久,致使噪声加大。

5. 天然辐射的影响 IP不仅对X线敏感,对其他形式的电磁波也敏感,如紫外线、γ射线等。随着这些射线能量的积蓄,在IP上会以影像的形式被检测出来。长期存放的IP直接使用,会在图像上出现黑斑,应在使用前用强光擦除,以消除天然辐射的影响。

二、读 取 装 置

读取装置是完成读取IP上的潜影信息、传送IP、擦除IP上的残留潜影等功能,又被称为读取器或阅读器或扫描器。此装置可以分为普通型(台式、柜式)和专用型(立式、卧式)两种型,四种样式。我们以柜式读取器为例简介。

（一）结构

1. 柜式读取器内部结构,读取器的内部功能单元标识如图3-10所示。

（1）操作控制面板:主要负责操纵本机的运行、信息交流、图像处理参数及各项工作自动化调整与控制及人机对话等。

（2）暗盒插入、弹出单元是负责接受IP盒,对未扫描IP,要进入下一步,对已扫描的IP暗盒将被弹出。

（3）IP识别单元:是进一步确定IP位置是否正确、是否已扫描、是否是与本机配套。

（4）IP传送元:主要是负责IP的传输。对已扫描的IP需送至IP鉴别单元,对未扫描的IP,则送至IP接收单元。

（5）IP接收单元:主要负责打开与关闭IP暗盒,对于未扫描IP暗盒,则负责打开暗盒并将IP传至IP吸附单元。对已扫描的IP负责关闭暗盒并送至传输单元。

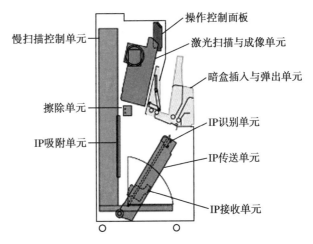

图3-10　读取器的内部功能单元标识图

（6）IP吸附单元:主要负责吸附暗盒内的IP并送至慢扫描单元,进入扫描位准备扫描。

（7）慢扫描单元:也称为IP扫描准备位,此时与激光扫描成像单元同步协调运动,对IP进行激光扫描、图像读取。待读取完毕,将IP送至擦除单元。

（8）擦除单元:主要是负责对已扫描的IP用强光照射消除其上的所有残留信息,然后送到IP

接收单元、IP 传送单元、IP 鉴别单元、暗盒插入弹出单元,最后弹出暗盒,待下一次循环使用。

2. 读取器工作流程　读取器的工作流程就是带 IP 暗盒从送入读取器、取出 IP、传送 IP、扫描读取 IP 上的潜影、擦除 IP 上的残留潜影、IP 送入暗盒、暗盒弹出等整个过程,其工作流程,即 IP 板在读取器中运行顺序步骤如图 3-11 所示。从图 3-11 可以看出,整个读取流程大约可分 9 步。其中第 1 步是将已曝光的 IP 的暗盒送入读取器入口;第 2 步将暗盒传送到识别单元并把暗盒打开将暗盒后盖完全与前盖脱离,IP 继续保留在前盖上)、识别与确认出 IP 尺寸;第 3 和 4 步将 IP 送到 IP 接收传送单元,并把 IP 稳定保持在 IP 接收传送器上;第 5 步 IP 接收传送器向上移动到起始扫描位,暗盒前盖板盖回到暗盒传送到打开和尺寸识别单元;第 6 步开始扫描 IP 读取潜影,擦除 IP 残留潜影;第 7 步将 IP 送到接收传送单元,暗盒前盖板送入接收传送单元与 IP 耦合;第 8 步将 IP 与暗盒前盖板传送到暗盒传送到打开单元,并将暗盒后盖板盖回;第 9 步将暗盒弹出,从而完成整个读取过程。在扫描读取完成之后,所读取的图像信息经过预处理,变成数字图像,可以直接预览,而后送到后处理工作站进行必要的后处理。

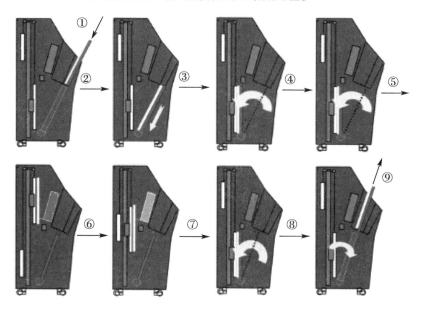

图 3-11　IP 板在读取器中运行顺序步骤示意图

(二)图像读取原理

主要是简述存储于 IP 内荧光晶体的模拟潜像的读出,并且经过数模转换,最后成为数字化图像显示的全过程,首先是用一束微弱激光瞬间粗略地对 IP 进行采样扫描,获得了 IP 内荧光晶体上潜像的相关基础信息,计算机依此信息为基础,确立扫描方案及相关参数,自动调整光电倍增管/CCD 的灵敏度及放大器的增益等,激光扫描系统组成及读取原理如图 3-12 所示。高精度的伺服电机带动 IP 匀速移动,高强度的激光束及光学系统的运动均在计算机统一控制同步运行。对 IP 进行精确均匀匀速扫描,受激光激发产生的荧光被高效传导系统输入到光电转换器。经光电倍增管或 CCD 进行光电转换和放大后,再经模数转换后为数字图像信号,此图像为原始数字图像,到此为止,完成了整个读取过程。再经计算机多项处理后,最后获得一幅最佳的适合于诊断的数字 X 线图像。

X 线图像信息转换扫描还有三种方式。一种是常规一直采用的飞点扫描方式,它是一次读出一个点的信息,图像信息收集由光导与光电倍

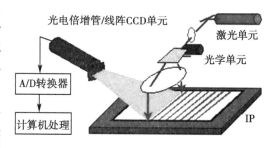

图 3-12　激光扫描系统组成及读取原理示意图

增放大器完成。一种是某公司开发的专利产品第 2 次激发光与图像信息收集器为一体,称为扫描头。图像信息收集器为 CCD,第 2 次激发光与 CCD 器件分别做成 1×N 个阵列,扫描时 IP 移动,扫描头固定不动,每次读出一行图像信息,并直接成为数字信号,所以,整个读出速度比前面所述扫描方式快,如图 3-13 所示。另一种也是 AGFA 开发的专利产品,也是第 2 次激发光与图像信息收集器为一体,称为扫描头。图像信息收集器为 CCD,第 2 次激发光与 CCD 器件分别做成 1×1 个阵列,扫描时扫描头移动,IP 固定不动,每次读出一个像素的图像信息,类似普通打印机打印头的工作方式,此种扫描头结构简单,成本低。上述两种 X 线图像信息转换扫描方式在不久的将来有可能取代前一种扫描方式,因为不仅能提高图像的质量,还能提高扫描速度、减小阅读器的体积、降低能耗,有可能使 IP 与阅读器一体化,做成与 DR 平板探测器尺寸一样大小的平板探测器,但其价格比 DR 平板探测器数字成像系统低许多,由于它受成像方式与结构的限制,它不能实现动态成像。

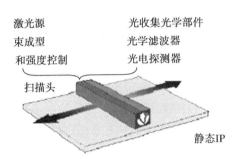
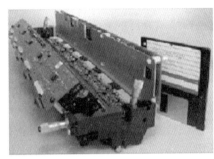

图 3-13　扫描头及扫描 IP 读取信息示意图

　　IP 图像信息读出与残影擦除系统主要由 6 部分组成:激光、光学、光收集、放大模/数转换处理、传送、擦除。

　　1. 激光　激光光源(束)的作用是用来局部激发存储荧光体,使其存储的能量发射出来。早期大部分实际使用 CR 系统的激发荧光体的光源用气体激光,较新的 CR 系统的激光光源都以激光二极管为基础。激光二极管可得到的波长(红)和输出功率(一般为 30mW)与当今的存储荧光体材料的激发光谱和灵敏度是很好地匹配。由于激光是激发 IP 潜影的光源,所以它的强度和稳定性是非常重要的。强度控制的目的是需要将 IP 的静态和动态曝光量的波动减至最小。因为这样的波动容易在图像中产生可视带状伪影。例如,沿扫描线可以发生静态强度变化,这种变化可能来自激光二极管输出的可变性。在飞点扫描器中,这样的静态强度变化是能够校准的,其方法是通过测量平野曝光量(平野曝光量-IP 在没有任何物体曝光后所测量的量)扫描的线轮廓,并根据测量的轮廓校正所有的后续扫描的数据。可变性的偏差在这里是相当大的,在 10%～15% 的数量级上。动态波动的容许偏差要求是比较严格的,容许的强度变化小于 1%。这样的动态强度变化的校正必须用有效的反馈来完成,这在激光二极管中是十分容易做到的,因为它们是直接驱动。激光源强度与稳定性控制原理框图如图 3-14 所示。

　　飞点扫描读取器的激光束要求是一个光点,而线扫描读取器的激光光源要求是一条强度分布均匀、线性度好的线光源,所以线扫描读取器的线形激光光源发生器比飞点扫描读取器的点激光光源发生器复杂得多。一般这种光源均采用激光二极管,排成 1×N 个阵列,如图 3-15 所示。

　　2. 光学系统　光学系统的作用是将激光器发射出的激光束进行整形、准确偏转和聚焦,使得到达被扫描的 IP 表面的激光束是非常精确的点(飞点扫描 CR 阅读器)或线(线扫描 CR 阅读器)。飞点扫描阅读器与线扫描阅读器的光学系统在结构上不同的,差异比较大,下面分别予以讨论。

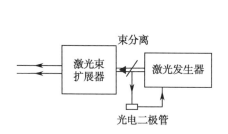

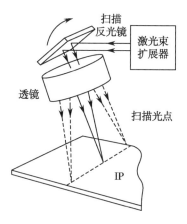

图 3-14　激光源强度与稳定性控制原理框图　　　　图 3-15　实际光学扫描过程示意图

（1）飞点扫描读取器的光学系统：飞点扫描阅读器的激光束从激光发生器发射出来后经扩展器入射到扫描反光镜聚焦成每种类型阅读器所设计要求的光点，再通过透镜入射到 IP 表面，其工作过程如图 3-15 所示。扫描反光镜大多采用棱镜与反射镜组合，棱镜由高速精确控制的电机驱动，控制聚焦激光束光点精确地在 IP 所扫描的轨迹上快速运动，图 3-16 某种阅读器光学扫描与光收集系统的结构示意图。激光束光点在 IP 上扫描类似 CRT 监视器的电子束在显示屏做快速水平扫描图样的形式扫描，这种形式就是人们通常所说的快速扫描方向（fast- scan direction），而把 IP 的移动方向称之为慢扫描是人们通常所说的快速扫描方向，而把 IP 的移动方向称之为慢扫描方向或副扫描方向，它与电子束在 CRT 监视器屏上垂直扫描运动类似，激光束光点在 IP 上扫描轨迹如图 3-17 所示。这种在 IP 上扫描的激光束（点）要求整形聚焦非常好，扫描在整个 IP 平面上的每个点大小完全一致，这主要由棱镜和柱状透镜来实现。慢扫描方向主要靠精确控制 IP 扫描传送驱动来完成。

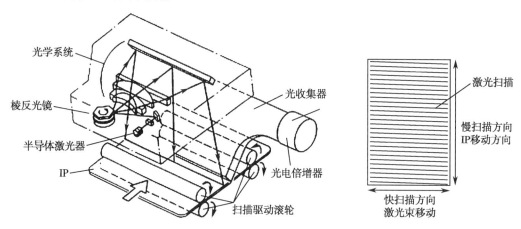

图 3-16　飞点扫描读取器与读取原理示意图　　　　图 3-17　激光扫描轨迹

（2）线扫描读取器光学系统：如上所述，线扫描的激光光源发生器比飞点扫描激光光源复杂，由于 1×N 个阵列激光二极管所发射出来的光源不是线形光源，而且强度分布也是不均匀的，为了使这种光源达到设计要求，公司采用的办法是在激光发生器激光输出到 IP 的光路中插入两个平-凸柱面透镜，因而有可能把发散很小的（垂直方向）射束轴线聚焦到该持续的激发光的线上，且小至 $80\mu m$ 的横截面以维持那个方向的合理的 MTF（正如已经指出的那样，在屏中实际线宽主要由光散射所确定）。以这种方式所获得的线形激光束已完全满足实际应用的要求，这种光学系统已在新近推出的 DX-S Digitizer 高集成、紧凑、便携和高流通量的扫描器中应用。该光学系统的结构和工作方式如图 3-18 所示。

3. 光收集系统 IP一旦被激发它就发射与存储的X线曝光量成比例的光(蓝色)。这样的光发射是朗伯(Lambert)不精确的光,即向所有方向发射。光收集元件(单元)的目的是尽可能多地将所发射的光收集和引导到光探测器的活性(激活)表面上。在飞点扫描阅读器中,通常用聚丙烯(acrylic)光管、光纤、反光镜或集成空腔谐振器来完成。当收集光学器件的入口表面尽可能地靠近IP表面时(即大数字孔径),可获得最大光收集效率。同样理由,出口表面也必须(至少在光学上)靠近光探测器。而在线扫描阅读器中的光收集就比较复杂一些,线扫描读取器的光收集系统原理示意图如图3-19所示。

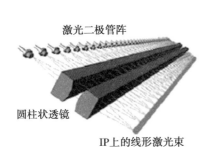

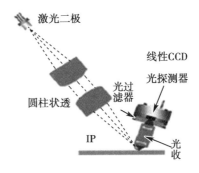

图3-18 线扫描光学系统结构示意图　　图3-19 线扫描光聚焦与光收集原理示意图

　　一种光收集的解决方法采用的是引入小梯度指数(GRIN)透镜组阵列,即SELFOC®微透镜,将该透镜组阵列沿照射线放置。这些微(直径1mm)透镜组起到聚焦作用,它们收集从扫描线发射出的光,经过单元放大,并将它成像到光探测器的特定单元上。为了从激发线捕获足够的发射光,SELFOC®阵列必须含有多排六边形地紧密封装的GRIN透镜组,该透镜组横跨在整个43cm宽的扫描线上。利用这样的配置,SELFOC®阵列的收集效率大约是10%。造成这个相对低的值的部分原因是由于透镜之间的空隙引起的。此外,对于感兴趣的存储荧光体发射的主波长(400～450nm)来说,GRIN光学元件的色散是合理的。

　　另一个解决方案就是线性微透镜矩阵的应用,该阵列的光透射特性比GRIN光学好许多(约为2倍)。在两个轴向柱面透镜之间清晰看到微透镜阵列,与扫描线垂直方向上的光收集效率基本上由轴向柱面透镜组的高度所确定,沿扫描线方向,收集效率主要由每个微透镜组的宽度确定,有了合适的相对于IP和收集光学元件的空隙和角度,这种微透镜阵列的收集效率大于20%,可与飞点扫描器中光收集系统的收集效率相媲美。其原理结构如图3-20所示。

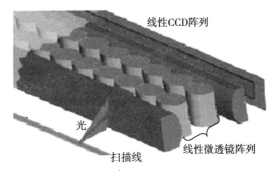

图3-20 线扫描读取器光收集原理结构示意图

　　为了使光收集系统所收集的光是真正的图像信息的光,所以在实际应用中就得设法把对图像清晰度无贡献的光除掉,于是在光收集通道中设计光学滤波。光学滤波的目的就是阻挡所有从IP来的非激发发射的光。这要求是严格的,因为激发光(红)强度和发射光(蓝)强度之间的比率大于10^8。这就意味着光学滤波器必须对发射的波长(400～450nm,取决于存储荧光体)具有高的透过率,而对所有其他波长的光的透过率极其低,因为光探测器对这些波长的光是敏感的。线扫描阅读器的光学滤波器的设计比现有的飞点扫描读取器更困难,特别是要对两种以上不同材料的IP扫描的阅读器。首先通用飞点扫描器设计成只对一种存储体材料(不是BaFBrI:Eu^{2+}就是RbBr:Tl)进行扫描。而可以与两种存储荧光体材料(BaFBrI:Eu^{2+}和新的CsBr:Eu^{2+}针状荧光体)相匹配。这两种材料有不同的发射特性。辐射在线扫描读取器中起非常重要的作用

（例如，激光二极管激发源除产生可见光外，还产生辐射）。辐射对基于用激光二极管作为光源，用光电倍增管（photomultiplier tube，PMT）作为光探测器的飞点扫描器也不成问题，因为在650nm以上，它们的响应迅速下降。而CCD光探测器在IR中仍然十分敏感，因此，滤过器必须阻止除激发光以外的那些波长的光。

线扫描阅读器的光探测器是CCD光敏元件，它是专门设计的、低噪声、线性CCD传感器阵列，它与处理电路和嵌入式温度传感器在同一块电路板上。采用6个CCD，这6个CCD在一特殊的收藏空间中端点与端点对接，它事实上提供一条沿着照亮的扫描线一个连续的探测器元件（死区不大于70μm）。每个CCD含1464个非对称的、面积为50μm×400μm的激活光元件，它们的尺寸小，并沿着照亮的扫描线（飞点扫描器中的"快速扫描"方向）取向。活性元件的非对称性允许系统保持沿着扫描线的高分辨率，而能够收集每个像素发出足够的光以保持系统的增益和SNR在合理的水平（在慢扫描方向上的分辨率由照亮的线的宽度和荧光层中的光散射1阶地确定）。从沿扫描线的8784个独立单元（像素）来的信号可以有几种不同的组合方式，可获得每个像素大小分别为50μm、100μm或150μm的快速扫描采样分辨率。

有了合理的驱动电路和工作点，这种CCD的动态范围超过10^4，可与飞点扫描器中的PMT相媲美，且能与用于诊断成像的存储荧光屏的动态范围很好地匹配。不需要专门预扫或增益设置来确定IP上的实际曝光量范围。有意义的发射波长的光探测器的量子效益大于60%，在相同波长范围内，它比PMT更好。

4. **放大及模/数转换处理**　放大处理只是在常规飞点扫描阅读器采用PMT作为光探测的装置中，PMT采用点对点地采集从光收集来的光信号，将它们按顺序转换成电信号，由于所采集的这些电信号均比较弱，所以必须进行放大处理。所放大的电信号进行模/数转换（analogue to digital，A/D），量化处理变成量化的数字信号，送到下一步进行处理，处理过程如图3-21所示，各处理过程的信号如图3-22所示。

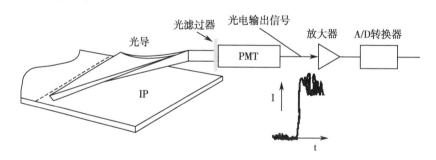

图3-21　收集光经PMT采集、放大和A/D转换的过程示意图

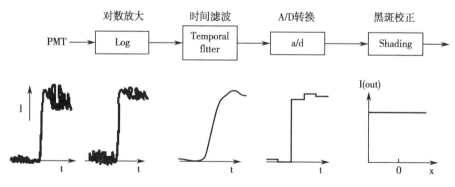

图3-22　经PMT采集后续处理过程对应的信号波形示意图

第1是对数的放大，在数字化之前减少动态的范围，为在监视器上有更好的视觉准备数据。

第 2 个处理步骤是当时的(时间)过滤信号,其中有一些重要的功能是:使数字化先前的信号相关联,这样模拟信号与数字化采样率 f_d 进行最佳地匹配,这也避免噪声的混淆现象,而且减少或消除 X 线滤线栅固定形状的噪声(滤线栅线条与扫描方向垂直的),理想的过滤器应该是一个低通滤波器,$fc = 1/2f_d$ 的削峰满意采样法则。第三个处理步骤是数字化,数字化相对慢,例如每个像素 4μs,因此 A/D 每秒采样频率 $f_d = 250\ 000$ 下工作是需要的,我们如何能建立适当的数字化动态范围? 上限是对 IP 能允许的最高曝光量,下限是最低允许曝光水平,A/D 量化噪声是微不足道的,最小有效位与最低曝光级的噪声相等,所以现在一般将动态范围设置 15bits。最早的商业 CR 阅读器用 8bit 的 A/D,把大的原始动态范围充分数字化需要两种方法。第 1 用预读周期扫描大大地降低了功率的激光扫描整个图像,这允许实际图像内容的确定,PMT 增益调到与图像内容相匹配;第 2 种方法是在 A/D 之前加一个对数转换器处理从 PMT 来的信号,这就更进一步地减低了信号的有效动态范围和所需要的 bits 数,现在模拟对数处理或平方根处理用来降低由 12bitA/D 数字化之前的信号的动态范围,如果对数处理用查表执行数字化,而后需要 16bit A/D。预扫描方法已经不用了,由于高 bit 深度转换器的准备有效性和处理大量数据的能力。最后使用黑点补偿校正,这是一维校正。

　　CCD 发出的模拟视频信号,并将其进行采样和量化为 14 比特(bit)。由于电路板经过特殊设计,使电子噪声保持在最小。因为 CCD 内部噪声通常大于 PMT 的噪声,所以,A/D 转换器采用了相关双倍采样以改善读数的信噪比(signal to noise ratio,SNR)。采用这样的方案,为每一个像素测量总信号值和暗流,然后减去该暗电流,获得量化了的信号值。

　　5. **传送系统**　　传送系统的作用是将暗盒传送到所需要的位置、打开暗盒、从暗盒中提取 IP、将 IP 送到扫描传送滚轮、IP 扫描传送(慢扫描方向驱送)、IP 擦除传送、IP 送入暗盒,将暗盒送出等的传送。这些传送是在各个电路的精确控制下、严格按设计要求驱动相关机构准确无误地完成的。我们以单槽读取器为例进行描述。

　　(1)暗盒传送、暗盒打开、IP 提取及 IP 送到扫描传送滚轮的传动过程,将 IP 暗盒按正常方位送到阅读器的入送口时,带有橡胶齿槽的传动机构自动将暗盒传送到设定位置,并停止,由暗盒保持架与背板支撑暗盒。紧接着暗盒保持架向下移动,到达设定位置,暗盒保持架向后将暗盒送入暗盒打开装置。根据所送来的不同暗盒尺寸,暗盒打开装置将暗盒推开齿形爪推向予打开暗盒的齿形扣,将暗盒打开,随后由暗盒后盖打开机构提起后盖板,并打开。而后,带有两个吸盘的 IP 提取机构上移,将吸盘伸入暗盒吸住 IP 并提出,向下移动送到扫描 IP 传送滚轮入口处,吸盘松开,IP 提取机构向上移动到停止位,完成了将 IP 从暗盒中取出的过程,该装置结构实际运行标识如图 3-23 所示。

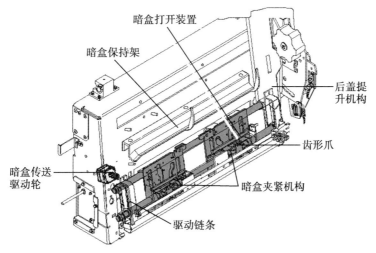

图 3-23　阅读器暗盒传送与打开系统结构图

（2）IP扫描传送：IP扫描传送系统由于IP的不同和工作方式不同，在结构和传送方式上是不同的，钢性IP当从暗盒取出后，保持在一个保持架上，由驱动器带动保持架按设计要求以一定速度向下移动，IP保持不动，IP扫描完成擦除残影后，再向上送到原暗盒，整个过程IP不与其他部件接触，所以IP不会受到磨损。柔性IP扫描传送是通过滚轴式滚轮驱动的，各公司均采用这种方式，工作过程如图3-24所示，图3-25是单槽读取器的IP扫描传送和送出传送系统。这种传送方式在单槽读取器中无论是IP送入还是送出都是直线驱送，而多槽读取器在IP传送通道中有弯曲，所以在传送过程中在弯曲部分IP也要弯曲，这就要求IP柔性度非常好，否则IP荧光层发生断裂等损坏。如传送通道太脏或有其他物品掉入，可能导致IP表面磨损甚至殃及荧光层，产生难以恢复的损坏。

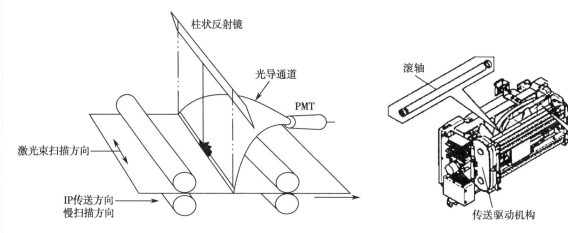

图3-24 柔性IP扫描、采集传送过程示意图 　　图3-25 柔性IP扫描、采集、传送过程实际装置展示图

IP传送系统要求非常精确和稳定地运行，特别是扫描传送更是如此，IP移动必须与激光束扫描严格地同步，两者精确匹配是获得真实和高清晰图像的基础，否则导致可见带状伪影。

6. **强光擦除系统** 已曝光的IP经激光扫描二次激励将潜影以光的形式释放出来，也就是我们通常所说的潜影读出，这种读出不可能把IP荧光层中的潜影全部读完，特别是曝光剂量比较大的IP，这些未被释放出来的信息，称之为残影。在下一次使用之前必须设法将这些残影从IP荧光层中消除掉。目前大多采用高强光灯作为擦除光源，其灯是普通的卤钨灯，一般用100W的灯，直线排成1排，能覆盖最大尺寸的宽度，常规为35cm，灯的个数各厂家不一致，像AGFA单槽阅读器用10个，排列是等距离的，以使光带分布均匀。为了滤除对荧光层有影响的光（像紫外线），在靠IP前侧面设置光滤过器，一般采用镜片。为保证擦除每个灯都正常工作，在灯点亮控制电路中设有监测电路，点亮时监测每一个灯的电流就可以得知每一个灯的工作情况，若检测到某个灯不点亮，阅读器的显示屏立即显示有关信息，同时会有警示灯（红色）或声音提示及时告知使用者。图3-26是阅读器的强光擦除原理示意图。

经过上述过程所采集的图像质量和读出效率与诸多因素有关，除了激光与光学精度、扫描精度、光收集和数据处理精度外，起决定因素的是IP荧光层的本身。正如我们在前面所谈到的那样，常规（粉末或颗粒）荧光层结构的IP，在图像质量（清晰度）与读出效率是一对相互制约的因素，由

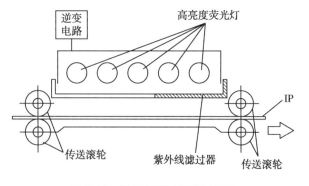

图3-26 IP潜影擦除原理示意图

于常规荧光层结构的 IP 无论是第一次激励(X 线曝光)还是第二次激励(激光扫描)均发生光散射,越往深层越严重,所以要得到锐利度好的图像信息就要求荧光层薄,但转换效率就低,因此在制作 IP 时在不影响应有图像锐利度的前提下,荧光层尽量厚。为了克服这个问题,人们找到了新的荧光材料,针状结构荧光体,这种荧光体有类似光纤的方式引导光的作用,用此种材料制作的 IP,光散射比常规荧光层结构的 IP 少很多,所以荧光层可以厚一些,从而可以获得较好的读出效率或转换效率(conversion efficiency,CE)。据资料报道当针状结构体 $CsBr:Eu^{2+}$ 每吸收 50keVX 线量子时获得约 750 个光激励光光子(photostimulated light,PSL),而颗粒荧光体 $BaFBr:Eu^{2+}$ 只有约 500 个 PSL 光子,在相同荧光层厚度和吸收相同 X 线量子的情况下,$CsBr:Eu^{2+}$ 的转换效率是 $BaFBr:Eu^{2+}$ 的 150%,而且分辨率也好许多,所以现在各种间接数字转换探测器大都采用针状结构荧光材料作为闪烁体将不可见 X 线转为可见光。

在设计阅读器的流通量时,我们必须知道所需的读出率,IP 流通量每小时约 30~120 块。IP 传送和堆放(占空因数)的工程技术限制是总读出时间的一部分,与光可激励荧光体有关的特性也是基本限制,即发光中心的固有衰减时间,从先前激励区来的 PSL 继续发光(辉光),它是按时间常数衰减的(活性剂和晶格的特性),$BaFBr_{0.85}I_{0.15}:Eu^{2+}$ 的时间为 $0.7\mu s$,如果扫描进行的太快的话,则从一个像素来的 PSL 信号在下一个像素来的 PSL 信号开始之前不能完全衰减完,因此它会渗进下一个像素,引起空间模糊,为了避免这种现象,在已读出的这个像素和下一个读出之间应有一定隔时间,这个间隔时间通常是常数的 5 倍以上,对 $BaFBr_{0.85}I_{0.15}:Eu^{2+}$ 来说每个像素约需 $4\mu s$,如 2000×2000 个像素最短读出时间应为 16s,FUJI AC-3 阅读器读出这样大小阵列要约 30 秒。在扫描期间从 IP 释放出来的存储信号部分(称为读数深度)取决于存储在每单位屏面积的激发能量的量,它与入射激光强度和曝光时间成正比。每个像素的读数深度取决于激光束逗留在该像素区域上方的时间量,这个时间也叫做停留时间(dwell time),停留时间与激光束速度成反比。提高扫描速度则减少了扫描时间,增加流通量。然而,提高扫描速度则减少停留时间,降低读数深度,也降低了图像质量。增加激光强度能补偿由于高扫描速度引起的曝光降低。然而,增加激光强度也加宽了荧光层中的入射光束(由于光散射),从而导致 MTF 降低和图像质量损失。所以在考虑阅读器流通量时应充分保证图像质量的前提下,确定多少比较合适。

为了提高图像的清晰度和转换效率有些厂家研制出了线扫描与双面读出阅读器。线扫描阅读器是 AGFA 研发的,在前面已经介绍过了,由于该技术是 IP 被一次一行地(而不是一次一个点)扫描。这种技术中的停留时间是以毫秒而不是用微秒来度量的,而扫描时间仍比飞点扫描器的扫描时间明显的短。事实上,有了新的基于 $CsBr:Eu^{2+}$ 针状存储荧光体,新的扫描装置能够获得与最新的基于 CsI:Tl 和 a-Si 平面阵列平板 DR 系统相媲美的图像质量,而扫描 1 个 43cm × 43cm 的 IP 只需 5 秒时间。随后也推出了线扫描阅读器,像 FCRVelocity™-U 胸部与床台 FCRVe-locity™-TCR。双面读出阅读器已经成功地在立式胸部(如 ClearView-D Upright™)和床台式[ClearView-D (FCR 5502D) Digital Table]CR。

所谓双面读出就是在 IP 的正面和背面同时同步地读出,两套密切相关的光学收集系统,图 3-27 是这种系统的光收集的结构和原理示意图。与单面读出不同的是除了两套光收集系统外,主要是 IP 的结构不同,衬底采用光反射小光透率高的透明玻璃,激励激光束直接穿过透明 IP,只是与 PSL 中心相互作用,因此,原则上分辨率由非散射的激光束直径确定,这种方法主要问题有:无用散射激光,IP 表面不可避免有缺陷,

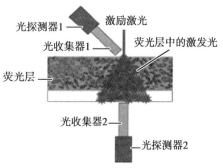

图 3-27 双面 IP 采集、读取结构
与原理示意图

例如,抓伤、灰尘颗粒、透明层光斑引起的反射,导致 MTF 低频段下降;由于激光直接(直线)穿过,没有散射延迟,所以,需要更大功率的激光;除非激光束入射到 IP 上正常,从荧光体出口面来的光反射将横向通过荧光体,到达 IP 内部的其他点,引起模糊。用远心光路(焦阑扫描,telecentric scan)扫描透镜可以实现正常入射,这样激光束始终与透镜的主轴平行射出;从透明 IP 收集 PSL 光比散射 PSL 难得多,能够被俘获的 IP 内的多数光是由总的内部反射形成的,由 DeBoer 和 Luckey 提出解决方案是用与红光荧光体的折射指数相匹配黏合的粉末荧光体,使 IP 透过激励激光束,选择与蓝色 PSL 有不同折射指数(率)的材料,于是 PSL 的散射荧光激活层就可以用通常方法收集,从而使转换效率增加。

三、计算机系统

计算机系统在 CR 设备中肩负着极其重要的中枢控制和运算作用,控制着 CR 成像全过程中每个细小环节,CR 的工作状态、稳定性、图像质量、各种技术指标的实现等全在计算机的监控之中。

(一)主要硬件配置及作用

图像后处理工作站一般采用工作站级的配置,中央处理器(CPU)在 P41.7 以上,内存高于 512M,硬盘的容量 80G 以上,网卡采用百兆全双工的高速以太网卡,此种工作站对显卡及显存的要求也很高,一般要求显存在 64M 以上,显示器采用专业竖屏 2M 以上的高亮显示终端。

(二)软件配备

图像后处理工作站的软件部分分为操作系统和浏览器,操作系统多采用网络服务器版,例如:WINDOWS 2000 SERVER,便于采用数据库对图像信息进行管理,浏览器的功能较多,一般有:接收、浏览、排版、打印、测量、缩放、边缘增强、均衡处理、宽容处理、此外浏览器的设计时遵循了国际通用的 DICOM3.0 和 HL7 标准,其中最主要的有:

1. DICOM STORAGE 图像归档协议,接收符合标准 DICOM 协议有数据信息,并以文件形式存储,支持数据库。

2. DIOCM PRINT 图像打印协议,将图像信息遵循标准格式发送至支持 DIOCM 接的打印机,如需要可同时携带 LUT 曲线信息。

3. DICOM WALKLIST 预约登记协议,用于与 HL7 为标准的 HIS 系统对接,允许接收来自 HIS 系统的预约患者的基本信息。

第三节 CR 图像的处理技术

一、图像的处理环节

CR 系统输出的数字信号通过计算机图像处理技术,能够在很大程度上改善图像质量、获得更满意的图像。分为三个处理环节完成。

(一)第一个环节

读取数据系统功能与之相关联的处理,涉及图像读取装置输入信号和输出信号之间的关系,利用适当的图像读取技术,保证整个系统在比较宽的曝光剂量内自动获得具有最佳密度和对比度的图像。

(二)第二个环节

图像显示和打印功能与之相关联的处理,通过各种后处理功能,获得一张具有较高诊断价值的图像。

（三）第三个环节

图像信息的存储和记录与之相关联的处理,要求在不影响诊断疾病的前提下,压缩图像数据节省存储空间、高效率传输图像数据。

二、读取灵敏度自动设定

为了自动控制图像读取特性,实现图像密度的稳定,克服X线成像期间由于曝光过度或不足产生的图像密度不稳定性,CR系统设计了图像读取灵敏度自动设定功能(也称为自动曝光数据识别),在患者的摄影信息(姓名、年龄、部位等)输入计算机后,先用一束微弱激光粗略地对已有潜影的IP板快速扫描一次,得到一组采样数据(约200×200像素、8bit),首先根据摄影条件检测有无分割摄影、照射野的范围大小和在IP板上的位置等,形成一个预读图像的直方图,通过对直方图的分析和计算,自动确定X线剂量范围,决定光电倍增管的灵敏度和放大器的增益,使读取装置的输出信号总处于一定范围内,形成稳定的数字图像密度,以最佳的密度在监视器或照片上重现。

三、四象限图像理论

CR应用数字成像处理技术把从成像板上阅读到的X线影像数据变换成具有理想密度和对比度的影像。实行这种功能的装置就是曝光数据识别器(exposure data recognizer,EDR),结合图像识别技术如分割曝光识别、曝光野识和直方图分析,能很好地把握图像的质量。四象限图像理论原理图如图3-28所示。

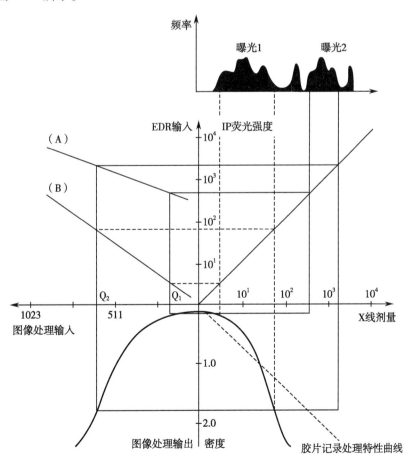

图3-28 CR四象限理论原理示意图

（一）第一象限

显示入射的 X 线剂量与 IP 的光激励发光强度的关系。是成像板的一个固有特征,即光激励发光强度与入射的 X 线曝光量的动态范围成线性比例关系,二者之间超过 $1:10^4$ 的范围。此线性关系使 CR 系统具有很高的敏感性和大的动态范围。

（二）第二象限

显示 EDR 的功能,即描述了输入到影像阅读装置(image reader,IRD)的光激励发光强度(信号)与通过 EDR 决定的阅读条件所获得的数字输出信号之间的关系。影像阅读装置有一个自动设定每幅影像敏感性范围的机制,根据记录的成像板上的成像信息(X 线剂量和动态范围)来决定影像的阅读条件。

（三）第三象限

显示了影像的增强处理功能(调谐处理、空间频率处理和减影处理),它使影像能够达到最佳的显示,以求最大程度的满足临床的诊断需求。

（四）第四象限

显示输出影像的特征曲线。横坐标代表了入射的 X 线剂量,纵坐标(向下)代表胶片的密度,这种曲线类似于增感屏-胶片系统 X 线胶片特性曲线,其特征曲线是自动实施补偿,以使相对曝光曲线的影像密度是线性。

四、图像识别技术

从曝光后的成像板上采集到的影像数据,通过分割曝光模式识别曝光野和直方图分析,最后来确定影像的最佳阅读条件,称为曝光数据识别(EDR)、就是说最佳阅读条件的决定还是依赖于分割曝光模式识别、曝光野识别和直方图分析的功能。

（一）分割曝光模式的识别

成像板在 X 线摄影中,直方图分析必须根据各个分割区域的曝光情况独立进行,以获得图像的密度和对比度。在 CR 系统中分割模式有四种类型,即无分割、垂直分割、水平分割和四分割。

（二）曝光野识别

在整个 IP 板的分割区域内进行图像采集时,曝光野之外的散射线将会使有效图像信号的最小强度被错误的探测,理想的阅读条件就不能被定下来。而带有准直曝光野的影像采集,影像数据的直方图分析能够准确的执行,且这个区域能自动识别。整个 IP 板和分割区域是否被准直决定着曝光野的识别算法,也影响到曝光区域内信息的自动获取。

（三）直方图分析

直方图分析是 EDR 运算的基础,直方图是将 IP 上读取的图像数据的像素值作为横坐标(X 轴),像素频率(像素数量)为纵坐标(Y 轴)而构成的直角坐标图形。直方图的基础形状来源于解剖部位,IP 的特性,图像采集技术及图像读取器制定的分析算法等项内容所限定。计算机已将直方图的形状作为一种衡量和处理 CR 图像的工具,并存储于每个摄影检查部位中,每当摄影后的成像板被读取时,计算机将会很快检出所摄部位的有效信息区域,并根据曲线区域所处像素值、像素频率而确定骨组织、肺组织、软组织等各种组织关系。计算机同时将 CR 标准图像曲线相对应,并依成像板的物理位置,最后计算机会处理出一幅清晰图像。

五、图像处理技术

（一）标准化和灰度处理

从 IP 激光读取的 CR 的原始图像一般为 14 ~ 16bit,几乎包含 IP 全部动态范围内的所有信息。但是并不是所有的信息对诊断都有意义,根据曝光情况和拍摄部位以及患者个体的差异,一般会有 10 ~ 13bit 包含有用的信息。首先的标准化处理就是要把这些有用的信息提取出来。变成12bit的标准化图像,以便进行进一步的处理。为了能够控制图像的对比度,一般采用一点法,取感兴趣区域的像素值作为参考像素值,平移LUT(look up table)曲线,实现图像标准的转换,灰阶处理原理示意图如图3-29所示。

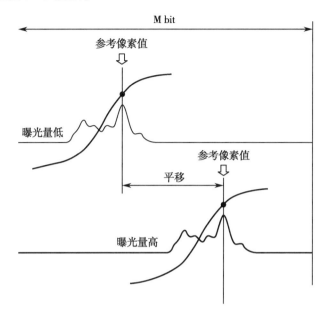

图3-29 灰阶处理原理示意图

由图3-34可以看出,由于IP动态范围比较大,只要不超过IP的动态范围,即使曝光不足或是曝光过量,都通过标准化过程来矫正,不需要重新拍摄。但是,一般还是建议使用略大一些的曝光量,因为IP、读取放大器等本身具有一定的本底噪声,较大的曝光量可以获取更好的信噪比,减少噪声对图像质量的影响。

另外对于LUT曲线的选择,根据不同的部位,应使用不同的LUT曲线,一般CR的设备内会预置一些曲线,以适应胸部、骨、软组织等不同部位的需要。

（二）动态范围压缩

受适配器中DA转换器的限制,显示器的灰阶分辨率为8bit,在适当的亮度条件下,人眼的灰阶分辨率一般可以达到6bit,经过特殊训练的人也不会超过8bit。无论是显示器、灰阶分辨率都不能完全显示标准化处理后的图像,特别是对于动态范围比较大的图像(如胸腹部),对于一般的线性处理方法,要想看清楚的肺的信息,就要牺牲纵隔部分的信息。而比较简单的方法就是对图像的不同密度部分使用不同斜率的LUT曲线,提高像素数量比较少的部分的斜率,以增加这部分的对比度。标准的LUT曲线下,M对应的纵隔部分因为过于明亮,超过了监视器所能分辨的范围而无法分辨细节。经过调整后,起始值开始的部分动态范围从L压缩到L′,相应纵隔部分的动态范围由M压缩到M′,降低了纵隔的亮度,并增加了相对应部分的对比度,使得这部分细节能够更好地显示出来,动态范围压缩如图3-30所示。

但是这样做会同时压缩图像的高频部分,一些改进的算法会先提取一定比例的高频部分,只对低频部分进行动态范围压缩,然后再把高频部分叠加回去,以改进对细节的反映能力。

（三）频率处理

边缘增强处理,最简单的处理方法就是通过原始图像减去平滑图像提取图像的高频部分,首先要获得平滑图像,最早的方法是把原始图像以$(2N+1)\times(2N+1)$(N为正整数)像素的矩阵为单位,中心像素取矩阵内所有像素的平均值。然后把高频部分叠加原始图像,使得边缘更加锐利。频率处理原理示意图如图3-31所示,频率处理效果示意图如图3-32所示。

但是这种方法会在一些对比度比较高边缘上产生虚假信息,所以就产生了一些新的处理方法。频率提取原理示意图如图 3-33,提取图像的边缘、高频、次高频等不同频率部分,然后按一定比例加权相加,得到调谐的高频图像,然后乘以增强系数 C,叠加回到原始图像中去,得到调谐增强图像。不同频率的图像是通过平滑图像减去进一步平滑的图像获得的。根据部位不同,一般会提取 3 到 15 级左右的频率。

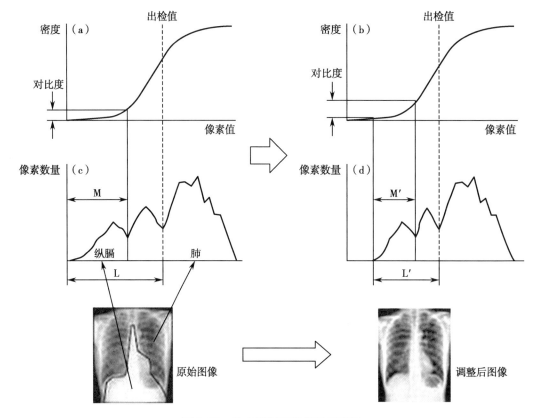

图 3-30　动态范围压缩原理示意图

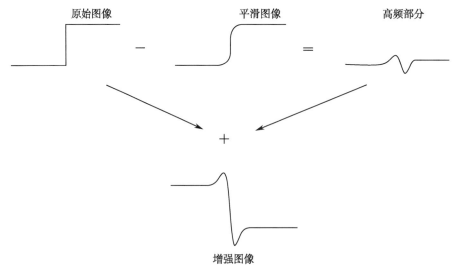

图 3-31　频率处理原理示意图

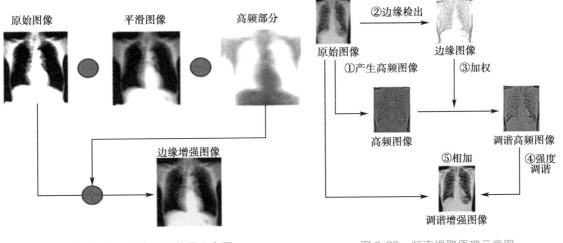

图 3-32　频率处理效果示意图　　　　　　图 3-33　频率提取原理示意图

第四节　CR 的产品主要技术参数的意义

国内外 CR 生产厂家已达 7 家之多,CR 成像设备产品、型号已超过 20 余种,每种型号产品都有各自的特点,这些特点包含着不同科技含量,代表着成像设备所属的档次,但也有一些特点是厂家刻求的卖点,所以应用单位一定要结合自己的实际工作需要、工作环境、经济承担能力、运行成本及研究方向等多种因素来考虑购买合适的 CR 系统(如急诊室或诊所与用量比较少的单位可以购买台式 CR 系统,每天 X 线摄影在 100 人次以下的单位购买单通道 CR 系统,每天 X 线摄影在 100 人次以上的单位购买多通道 CR 系统或多台单通道 CR 系统,从实际使用来说应购买多台单通道 CR 系统比较合适)。现针对 CR 产品的主要参数的意义简介说明。

一、关于图像质量相关参数

(一)扫描矩阵

扫描矩阵是评价 CR 的图像质量的一个重要参数,是表示 CR 设备能够采集原始图像的总像素量,此数值与扫描野大小有关,在单位扫描野内,数值越大,说明采集的像素越多,图像质量越好,目前 CR 产品扫描矩阵数值详见表 3-1。

表 3-1　常用规格 IP 扫描矩阵列表

IP 规格	14in ×17in	10in ×12in	8in ×10in
扫描矩阵	2048 ×2500	2175 ×2610	1792 ×2392
	2100 ×2580	2400 ×3000	1800 ×2400
	3480 ×4240	2460 ×2790	1950 ×2460
	3500 ×4300	2505 ×3015	2000 ×2510
	4020 ×4892	2860 ×3444	2280 ×2860
	4096 ×4860	2880 ×3456	2320 ×2900

(二)空间分辨率

空间分辨率是表达分辨 CR 图像细节的分辨能力的重要参数,读取装置激光束的直径决定像素大小,决定了系统的空间分辨率,空间分辨率又分为标准空间分辨率和高分辨率。通常用像素/毫米(pixel/mm)或直径/像素 μm/pixel)两种方式表示。前者数值越大,说明图像分辨率越高,后者反之。目前CR的标准空间分辨率为100～175μm/pixel,高空间分辨率有43.75μm/pixel和87.5μm/pixel之分。

二、图像工作站的相关技术参数

图像工作站的相关技术参数,主要是指满足CR应用界面所属领域的各项指标,关于图像处理软件,各厂商的软件名称及算法不尽相同,但其图像的标准化处理、自动灰阶处理、频率处理、动态范围控制等内容基本一致,这部分内容很多,厂商称自己有百种预置不同体位的,不同的后处理模式,有很多种不同专业的后处理软件,多功能图像预处理软件,图像处理软件包,图像增强清晰度软件等。总之,对于这些软件系统,由于涉足专利技术及公司机密,目前尚无统一标准比较,只能依据安全、准确、方便、需要、实用为原则进行参考,针对某项功能而开发的特殊功能软件,如乳腺影像增强处理软件,用20pixel/mm乳腺成像的双边读取技术,还需结合自己的研究方向而抉择,关于图片的传输格式,DICOM3.0协议,图像工作站及PACS的直接传输,HL-7协议与HIS/RIS互联,直接从Worklist中选择IP标识与处理,网卡、显卡及工作站硬件配置等均属图像传输浏览管理存储,信息共享方面的内容,这些技术参数只能依据本单位的HIS、RIS、PACS的网络构建情况进行选配会更有意义。在参数中的回答为支持、直接连接、可以实现等几种情况,其含义有很大区别,要认真研究核对。

三、IP

IP是CR系统原始图像信息收集的核心部分,直接关系到CR的最后成像的质量等级,IP主要参数为规格、型号、图像保留半衰期,量子检出效率DQE,使用寿命等。前两项各厂商基本一致,无大争议,而后两项有很大可选择性,目前量子DQE有4个档次,10%～37%、25%、30%～37%、40%～50%,百分比越大,说明量子检出效率越高。IP的寿命有6个档次,20000次、30000次、50000次、2年、3年、5年。一定是寿命越长越好。

第五节 CR系统的质量控制

CR系统图像的质量控制是CR应用过程中要始终坚持和遵循的原则。要长期维持CR图像的最佳运行状态和效果就必须掌握影响CR图像质量的因素。了解应用中注意事项,做好日常保养及维护等长期复杂的工作。

CR系统质量控制主要从两大方面进行,即日常保养与维护和质量控制检测两个方面。日常保养与维护由使用技术人员完成。质量控制检测由工程技术人员完成。下面分别讨论影响CR图像质量的主要因素、应用中注意事项、日常保养与维护、CR系统质量控制检测与各类人员质量控制的职责和周期等。

一、影响CR图像质量的主要因素

(一)激光束的直径

读取装置的激光束直径越小,读取的信息量越多,图像质量越好。但在实际工作中,随CR图像设备的购入与使用,其激光束直径已确定,只是要保证激光单元、光学系统、读取过程中要科学匹配同步进行。否则,严重影响图像质量。

(二)噪声

CR系统噪声主要有X线量子噪声、光量子噪声及固有噪声。

1. X线量子噪声 CR中X线量子噪声是在X线被IP吸收过程中产生的,与入射X线量、

IP 的 X 线吸收效率成反比。

2. **光量子噪声** 在光电倍增管把光激发发光强度转换为电信号的过程中产生光量子噪声。它与光电子数成反比，与 IP 的光激发发光量、导光器的聚光效率以及光电倍增管的光电转换效率成反比。

3. **固有噪声** 是计算机 X 线摄影系统运行中产生的非 X 线量依赖性噪声。包括成像板的结构噪声、激光噪声、模拟电路噪声、A/D 转换过程中的量子化噪声等。上述各种固有噪声中，成像板的结构是最重要的固有噪声来源，成像板的结构噪声是荧光体颗粒层内荧光体分布的随机性产生的。影响成像板荧光体内颗粒的发光效率。荧光颗粒越大噪声越大。成像板荧光颗粒的尺寸正在逐渐变小。目的就是提高 CR 图像质量减少固有噪声的干扰。

（三）数字化的过程影响

在计算机 X 线摄影系统中，信息采集、信息的读出和信息处理三大环节共同决定了 CR 图像设备的质量。入射到 IP 上的 X 线量子被荧光体吸收释放出的电子，其中一部分电子散布在荧光体内呈半稳定状态，形成潜影，用激光照射时半稳定状态的电子转变为光量子，光量子随即被光电倍增管检测到，并转换为电信号，这些代表模拟信号信息的电信号再经 A/D 转换为数字信号，数字信号被传递到存储与显示元件中，由此而造成对图像质量的影响被称为数字化过程影响。同时数字化过程中还有在计算机 X 线摄影系统的响应性参数，即图像的锐度与图像的频率的响应。CR 的锐度基本上是由成像板自身的特征与读出系统的电子和光子特征决定。尤其是与二次激发使用的激光束光点的直径和激光光线在成像板荧光体内的散布有关系。CR 在设计上已根据成像要求使激光束光点足够小，并使激光光线在成像板的荧光体内散布但尽可能少，激光束二次激发产生的 PSL 光线，尽管也会在 IP 激光体内散布是不会影响图像的锐度。因此，与计算机摄影图像锐度有关的因素对计算机 X 线摄影系统影响很小。CR 在设计上已充分考虑了对于 IP 和激光读取需要足够的频率响应特征。CR 可对每一个投照部位和每一个投照方法提供适当的补偿，在额定较宽的范围内图像质量不会因像素的大小、扫描成像板的激光能量、激光束的直径和读出速度等因素变化而改变。从而保证了 CR 的图像质量。同样频率低会使图像的空间分辨率降低，过高会使数据量大量增加。从而使图像处理时间过长。数字化的取样间隔为 0.1 ~ 0.2mm，空间分辨率一般为 2 ~ 4LP/mm。

（四）来自于 IP 采集的影响

1. **X 线管** X 线管的焦点，有效焦点越小图像越清晰。旋转阳极及阳极靶面光滑程度都直接影响 X 线的质量的稳定性。直接影响图像质量。

2. **X 线的曝光量**、较好的均匀性、较高的稳定性，才能保证适量的 IP 摄影。适量的摄影会包含更多的有用的信息在 CR 后处理时才能获得较为大的信息取值范围，以保证图像质量。

3. **摄影距离** 即焦点 IP 之间距离，距离越近图像质量越好。

二、应用中注意事项

首次使用 CR，必须先熟悉和了解 CR 系统的基本组成及成像过程，详细、全面地掌握 CR 的操作程序。开机前，要查看机房温度、湿度是否在正常工作范围内，各连接是否正常。开机后，要全面检查整个 CR 的显示，工作情况。工作前做好 IP 板常规维护、清洁及 IP 残影的消除工作。提前打开激光相机电源预热，检查相机内胶片所剩数量，做好准备工作。检查存储系统的工作状态及与 RIS/HIS 系统的连接。存储系统要求 24h 工作，做好患者资料的刻盘、备份工作。CR 图像后处理工作，应有临床经验丰富的高年资技师进行，如果摄影条件不适当，后处理难以达到最佳效果，感到图像满意后，再打印照片。要保持暗盒与插入通道的边缘平行。在整个插入和取出暗盒的过程中动作要轻,力量要适度以免造成机械部件的损坏。

<h2 style="text-align:center">三、日常保养与维护</h2>

(一)IP 的保养

IP 是 CR 成像技术的关键,作为载体用来记录原始 X 线影像信息,其价格昂贵,较普通暗盒成本高,且反复使用易磨损,还要在读取装置中反复进出,即使有微小损伤也会积累而形成明显损伤。因此 IP 的使用和保养不当,可造成影像伪影而影响诊断效果。IP 在使用过程中应避免阳光直射及被遗留在清除器中长时间受照射,在装拆 IP 操作中应戴医用手套,轻拿轻放,避免磕碰、划伤及污染。定期对 IP 进行养护,及时清除板上的污渍,方法是采用脱脂棉蘸肥皂液从 IP 中心沿环形方向依次向边缘擦拭,注意切勿划伤 IP。IP 的使用寿命一般在上万次曝光左右,超过使用寿命期限后,IP 灵敏度下降、分辨率下降、残存伪影产生等,应定期更换。IP 暗盒应按尺寸大小分别有序竖放,严禁叠压平放。定期清洁阅读器进风口过滤灰尘,避免影响散热效果。定期清洁 IP 传输通道,防止灰尘产生伪影,清洁周期视实际工作量大小,1~3 个月清洁 1 次。按照说明书要求定期更换机械负压泵和负压环,一般要求 2~3年更换 1 次;定期清洁擦除灯管表面和擦除灯通道,保证擦除效果。擦除灯一般要求 2 年更换 1 次灯管。

(二)读取装置的保养

CR 阅读器是依靠计算机控制的精密影像处理设备,是获取图像的关键,严格按照规定程序操作是保证该设备稳定运转的基础。CR 阅读器放置要平稳,以保证插入 IP 后传输系统运转的稳定可靠,从而减少图像的失真。CR 阅读器应处在清洁无尘的工作环境中,室内保持合适的湿度和温度。如遇图像出现扫描伪影时,则应及时打开面板 IP 传输轴轮和相应区域进行吸尘,并用柔软棉布擦拭清洁。最好有专门的工程师定期保养、维护及检修,并做好使用、维护和检修的各项记录。

(三)图像后处理工作站的保养

影像后处理工作站是 CR 系统中的终端处理器,通过网络传输和接收影像。提供更丰富,更便捷的图像后处理技术,可以说是 CR 的第二操作台,在使用中影像后处理工作站是要注意保持网络畅通,避免外来的光盘或 U 盘带入病毒,同是要留意工作站的硬盘空间余量,及时清理影像数据以免阻塞。

<h2 style="text-align:center">四、CR 系统质量控制检测</h2>

为了保证从 CR 系统中能获得满意的图像,对它们进行质量控制是非常重要的,也是非常必要的。CR 系统的性能测试是以美国医学物理师协会第 10 工作组报告(report of task group#10 A-merican association of physicists in medicine)——光可激发存储荧光体成像系统的验收检测和质量控制(acceptance testing and quality control of photostimulable storage phosphor imaging systems)为蓝本。我们遵循的是他们的质量控制和检测方法以及指标可以用原来 X 线成像系统的相关检测仪器和体模及附件来实施质量控制。

(一)CR 系统质量控制检测前的准备

在进行 CR 系统检测之前应作好如下准备:

1. X 线发生器与 X 线成像有直接关系的辅助装置的校正 X 线发生器的运行稳定性,X 线的量(mAs)和质(kVp)输出准确性,半值层 HVL,焦点尺寸等都对 X 线成像质量起着至关重要的作用,所以在进行 CR 系统检测之前必须对其进行校正。与 X 线成像有直接关系的辅助装置主要有:X 线射野限制器(准直器或缩光器)、摄影平床、滤线栅、暗盒托架、X 线管组件支持架等。这些都应该按常规 X 线摄影质量控制进行检测。

2. 软硬拷贝装置与观片灯箱的校正

（1）软拷贝装置的校正：所谓软拷贝系指用来观看数字图像的显示器。显示器的一致性是非常重要的，特别是在 PACS 中使用多台显示器的场合更是如此。所以必须对显示器按 DICOM（digital imaging and communications in medicine）标准进行校正，它是确保每幅图像在每台显示器上都是一致的和逼真的显示，这就要求我们将每个 PACS 网络显示终端的显示器亮度、对比度校正一致。所谓 DICOM 校正，是按照 DICOM 灰阶标准显示函数（grayscale standard display function，GSDF）进行校正，这个 DICOM 曲线就是设计用来描述人们视角系统对亮度和对比度的敏感程度，为了确保所有观看数字图像的显示器对我们肉眼的亮度感觉都有一个统一的标准，AAPM Task Group 18 组组织研发了这个 DICOM 曲线，该曲线定义灰阶级数与亮度的关系的，灰阶从 0 ~ 1023 级的递增表示亮度数值，0 为最黑、1023 为最亮，当然针对特定的显示器是以它最高的值表示最亮，用它来描述特定液晶显示器的灰阶输出效果，确定了该显示器亮度的取值范围，在这个特定的范围内灰阶的递增与显示亮度成线性关系。研究表明，液晶材料、光学滤过和玻璃等随着时间的推移状态非常稳定，所以主要是背光灯的亮度随着时间的推移变化比较大，因此必须对其进行质量控制，即进行必要的校正。正如前面所述，如果显示器用量非常大，尽量选择内置式校正方式比较理想。

（2）硬拷贝的校正：硬拷贝一般指胶片打印机。主要校正密度一致性、低对比度与高对比度分辨率、锐利度、图像周边偏差与非线性偏差度等。

（3）观片灯箱的校正：由于放射诊断医生还习惯于在观片灯箱上直接阅读胶片打印机输出的图像，还没有完全过渡到软阅读的情况下，则观片灯箱的质量控制同样也是很重要的。主要检测灯箱的亮度、亮度的均匀性、玻璃的透光性、光的扩散性、环境照度等参数。

3. 质量控制检测仪器与必要工具

（1）射线剂量仪：完全可以用 X 线发生器质量控制的综合测量仪，如德国 PTW 公司的 NOMEX 多功能测试仪、瑞士 RTI Electronics 公司的 AB PMX-Ⅲ R/M 多功能测试仪或 Solidose 300、400、BarracudaRadcal 多功能测试仪。

（2）低对比度与高对比度分辨率测试卡：可以用影像增强-电视链质量控制的测试卡，如常规 X 线检查设备质量控制箱（国产 RMPX）中的测试卡。

（3）空间分辨率测试卡：空间分辨率测试卡一般用 0.5 ~ 5.0LP/mm 或更高，需要 3 个。如用 Typ38（0.05mmpb）测试卡。

（4）低对比度细节探测体模：最好用专用体模比较理想，没有也可以用上述 2 中的低对比度分辨率测试卡代替。

（5）过滤板：一般用 0.5mm 的铜板和 1.0mm 的铝板各 1 块，铜板可以采取多块（0.1 ~ 0.3mm）叠加。

（6）网格测试板：用来测试探测器畸变率，如用德国 PTW 的影像增强-电视链测试模件。

（7）铅板：最好准备各种尺寸的，厚度应大于 3mm。

（8）测量尺：2m 卷尺 1 把，T 形或 L 形钢尺 1 把。

（9）放大镜：放大倍数应大于 10 倍。

（10）其他：胶布、纸、或手提电脑、密度仪等。

4. CR 系统的 IP、暗盒与阅读器的准备

在检测前必须对所有 IP 与暗盒进行清洁处理，最好用专用的清洁剂（如 AGFA CR 用的 CURIX Screen），也可以用 95% 以上的酒精，应该用柔软不易掉沫的纱布及专用清洁剂清洁 IP 与暗盒，并彻底晾干。然后将所有 IP 送入阅读器进行擦除处理，必要时可以进行 2 次擦除。打开阅读器的盖板，清洁内部灰尘，特别是强光擦除灯装置的透光玻璃与 IP 传送通道必须清洁好。检测强光擦除灯的光亮度是否满足设定要求，不满足要求必须更换。调平（用底部水平调整螺栓调整）并固定好阅读器，以免在扫描时阅读器振动。

CR系统质量控制检测与常规X线摄影一样是一项经常性的繁杂的工作,但必须严格按照规定去实施,方能保证其稳定运行,从而获得高质量的数字图像。

（二）探测器检测参数及指标

CR系统质量控制检测种类 CR系统质量控制检测按照要求不同可分为4种:

(1)验收检测:鉴定新安装CR系统是否满足厂家与用户约定的指标,重要的是是否满足国际或国家的标准,作为能否最终验收和交付使用的重要依据,也是今后状态检测与维修参考的基线值依据。

(2)状态检测:是评价CR系统运行现状,鉴别超出基线值的原因。

(3)常规检测:常规检测又被称为稳定性检测,是经常性的一种对系统检测与评价早期变化的检测。

(4)核查检测:是在临床应用中一种对图像质量和被检者剂量为主的检测。

（三）参数检测与评价

CR系统主要检测参数包括:IP背景噪声、IP的一致性、照射量指标器校准、系统线性、激光束功能、空间分辨率、低对比度分辨率、空间距离准确性、擦除完全性、混叠/滤线栅效应以及流通量的检测。

1. IP背景噪声的检测 IP背景噪声的检测是指将准备检测的IP送入阅读器进行完全地擦除处理,消除IP上的残余潜影与环境辐射潜影信息。然后把要检测的IP在未曝光的情况下送入阅读器进行常规扫描阅读。在工作站的显示器上或经过胶片打印机打印出图像在观片灯箱观看图像中有无伪影,整个图像密度是否均匀一致。无论在显示器上还是在打印胶片上的图像必须是密度均匀一致且无伪影的图像。如果图像中出现任何伪影或不均匀一致的阴影,都是不接受的,也就是不合格的。

2. IP的一致性检测 在检测该指标之前,先测量入射到探测器(带IP的暗盒)的X线能量分布是否均匀,方法是将X线管组件焦点到探测器的距离设置为180cm,将射野限制器的光野调节比探测器大一些,以4个边各超出1mm即可,在射野限制器上插入0.5mm或0.6mm的铜板和1.0mm铝板(如果是PHILIPS和SIEMENS),将剂量检测探头置在探测器中心、距探测器平面10cm,在80kVp,选择合适mAs使剂量达到约10μGy。而后保持剂量检测探头与探测器平面的距离不变,将其移到探测器外缘内2~3cm,最好将剂量检测探头分别放到4个边缘,再以同样的条件曝光,分别测量这些区域的剂量,应该一致。在上述条件下,任选1个被测带IP的暗盒,置在X线射野中曝光,并送入阅读器扫描读出,在图像处理工作站的显示器上的中心与4个角分别用自带测试工具勾画测得像素数值,自动求出偏差和平均值。或者打印该图像,在4个象限中测量光密度值,并计算其平均值。或者任选3个或多个同尺寸同型号带IP的暗盒,用上述相同的曝光条件分别曝光,将扫描读出的图像在工作站的显示器上用自带测试工具分别在每幅图像中心勾画测得像素数值和偏差。也可以将这些图像打印出来分别测量每幅图像中心的光密度,计算这些图像的平均光密度值。

用上述方法测出的值,无论是平均像素值的偏差,还是光密度值的偏差,在±10%以内,则IP的一致性是好的,也合格的。如果多块IP所获得的图像其中心平均像素值与中心光密度值的偏差在±10%以内,则IP之间的重复性合格。

3. 照射量指标器校准的检测 选取不同尺寸带IP的暗盒,将X线管组件焦点到探测器的距离设置为180cm,在射野限制器上插入0.5mm或0.6mm的铜板和1.0mm的铝板,在80kVp,选择合适的mAs使剂量达到约1μGy。将这些暗盒分别放置在射野中分别曝光,把这些暗盒分别延迟约10分钟送入阅读器进行扫描读出。在工作站上用厂家所提供的处理算法,并与厂家所提供的入射照射量的表示公式计算出IP的实际测量照射量值($E_{测量}$)来。如AGFA的IP用$(E_{测量})(mA) = 2276/S \times 10^{(LgM - 3.2768)}$;FUJI的IP用$E_{测量}(mA) = 200/S$;而KODAK的IP则用

（$E_{测量}$）（mA）=（EI−2000）/1000 求出 $E_{测量}$。如果 $E_{测量}$−1＜10% 是合格的。

4. 系统线性检测　将 X 线管组件焦点到探测器的距离设置为180cm，在射野限制器上插入 0.5mm 或 0.6mm 的铜板和 1.0mm 铝板，选取 1 个带已擦除 IP 的暗盒，在 80kVp 不变的情况下，分别选择 mAs 使入射 X 线剂量在 0.1μGy、1.0μGy 和 10.0μGy 进行曝光，或者采取后者是前者 2 倍的入射 X 线剂量，进行多次曝光。每次阅读 IP 间隔时间基本一致，一般以 10 分钟为间隔时间。用厂家所提供的照射量相关指数，对相对应的真实入射照射量（E）在半对数坐标纸上作图，可得到一条直线并求出其斜率。对 AGFA 的 IP 用 LgM 对 LgE 作图；FUJI 的 IP 用 S 对 LgE 作图；KODAK 的 IP 用 EILgE 作图。斜率$_{LgM}$−1＜±0.1；斜率$_{S}$+1＜±0.1；斜率$_{EI}$/1000−1＜±0.1 等几种数值。

5. 激光束功能检测　激光束功能也叫边缘效应。将 X 线管组件焦点到探测器的距离设置为 180cm，不加滤过板，把带已擦除 IP 的暗盒放置在摄影台上，调整好中心与照射野，将钢尺沿垂直激光扫描方向放置在暗盒上。选择 60kVp 或 80kVp，选择合适的 mAs 使入射照射量约 5.0μGy 进行曝光，按厂家指定的处理方法阅读 IP。在工作站的显示器上或在打印出胶片上用 10 倍以上的放大镜观察图像中钢尺边缘有无颤动与条纹等。如果图像中钢尺两个边缘都是呈连续直线，这是合格的。

6. 空间分辨率检测　必须对各种不同尺寸的 IP 进行检测。将被检测的带 IP 暗盒放置在摄影台上，在暗盒上分别放置两个正交（1 个水平，1 个垂直）和 1 个呈 45°角线对测试卡，采用上述激光束功能检测的曝光条件曝光，按常规处理阅读 IP。在工作站的显示器或在打印出的胶片上，用 10 倍以上放大镜分别观察 3 个方向最大可分辨的线对数。如果与厂家所提供的极限分辨率（LP/mm）进行比较，3 个方向都在 10% 以内是合格的。

7. 低对比度分辨率检测　低对比度分辨率也叫噪声/低对比度响应。必须对各种不同尺寸的 IP 进行检测。如果没有专用检测工具（目前推荐的是 Leed To16 体模）也可以用国产 RMPX 射线诊断影像质量控制检测箱中的 RMP701 型低对比度分辨率测试板（2 块 20cm 厚的铝板之间夹 1mm 的薄铝板，其上有 2 排直径分别为 1.6mm、3.0mm、4.5mm、6.0mm 圆孔）来代替。将被测带已擦除 IP 的暗盒放置在摄影台上，把测试体模放在暗盒中心，将 X 线管组件焦点到探测器的距离设置为 180cm，在 80kVp 或 70kVp 下，分别以 0.1μGy、1.0μGy、10.0μGy 3 次曝光，用厂家指定的处理方法阅读 IP 获取 3 幅不同密度的图像。如果随着照射量的增加，噪声减少，且对比度也得到改善，同时能观察得到的细节数目（如圆孔直径）也随之增加是合格的。

8. 高对比度分辨率检测　高对比度分辨率也叫高对比度响应。如果没有专用检测工具也可以用国产 RMPX 射线诊断影像质量控制检测箱中的 RMP601 型高对比度分辨率测试板代替。将被测带已擦除 IP 的暗盒放置在摄影台上，把测试板放在暗盒中心，将 X 线管组件焦点到探测器的距离设置为 180cm，在 60kVp 下，分别以 5.0μGy、10.0μGy、15.0μGy 3 次曝光，用厂家指定的处理方法阅读 IP 获取 3 幅不同密度的图像。在工作站的显示器上或打印出的胶片上观察最高可分辨的网格目数。可以采用影像增强-电视链数字成像地评价方法来评价。

9. 空间距离准确性和畸变率检测　测量方法有多种，如采用两把钢尺、采用影像增强-电视链数字成像系统测量其综合畸变率的测试卡、采用影像增强-电视链多用途测试盘，如 PTW 影像增强-电视链测试模件等。用后两种测试工具可以 1 次完成两种检测，这里以后两种测试工具为例。将被检测带已擦除 IP 的暗盒放置在摄影台上，把测试卡或测试盘放到暗盒上，将 X 线管组件焦点到探测器的距离设置为 180cm，不加滤过板，对中心与调整照射射野，根据测试工具的实际情况选择合适的 kVp 与 mAs 进行曝光，按常规处理阅读 IP。将获取的图像在工作站的显示器上或打印出胶片的图像上观察和测量图像中的正方形方块与实际标示的距离有无偏差，整个图像中的方格或多同心圆有无畸变。

如果在水平与垂直方向上所测得的方格和实际标示尺寸偏差在 2% 以内，图像中的方格与多同心圆均匀一致,畸变很小,肉眼分辨不出来是合格的。

10. **擦除完全性检测**　应同时对不同尺寸的 IP 进行检测。将被检测带已擦除 IP 暗盒放置在摄影台上,把铅板放到暗盒的中心,将 X 线管组件焦点到探测器的距离设置为 180cm,不加滤过板,对中心与调整照射射野(与实际暗盒尺寸一样),用 60kVp,选择 mAs 使入射剂量约 50μGy 进行曝光,用常规处理方法阅读 IP。然后在同一个暗盒上不放铅板,在上述曝光的条件下,只改变照射射野(缩小使每边有 3~5cm)和 mAs 使入射剂量约 1.0μGy 进行第 2 次曝光,用相同的处理方法阅读第 2 次曝光的 IP。在工作站的显示器上或在打印胶片上观察第二次曝光的图像中有无铅板阴影。如果在第 2 次曝光的图像中不存在任何铅板阴影,说明擦除完全。

11. **混叠/滤线栅效应检测**　将被检测带已擦除 IP 暗盒放置在有滤线栅的暗盒托架中,短边与滤线栅的栅条平行,将 X 线管组件焦点到探测器的距离设置为与滤线栅焦距相匹配,对中心与调整照射射野,在射野限制器下方加 0.5mm 或 0.6mm 的铜板和 1.0mm 的铝板,在 80kVp 下,选择 mAs 使入射剂量为 1.0μGy 进行曝光,采用常规处理方法阅读 IP。然后再将暗盒调换 90°放入暗盒托架中,以上述相同的曝光条件进行曝光并阅读 IP。在工作站的显示器上或在打印胶片上观察比较这两幅图像。如果在滤线栅条垂直于激光扫描方向没有明显的栅条或波纹(混叠伪影)是合格的。

12. **流通量的检测**　流通量指的从最初阅读周期开始到最后图像显示的时间。选择 4 个相同尺寸的暗盒,可以采用 X 线曝光或不曝光的方法,将 4 个暗盒同时送到多槽阅读器由阅读器自动完成扫描阅读,测量第 1 个暗盒进入扫描器到第 4 个暗盒 IP 的图像在工作站上显示所需要的时间,称这个时间为 t,这只适合两槽以上的阅读器。用 Tm = 60×4/t 公式求出每小时的流通量。将计算出来的 Tm(块 IP/h)与厂家给定的流通量 To(块 IP/h)用(To-Tm)/ To 公式计算出的值进行比较,小于 10% 是满足要求的。

上述 CR 系统 12 项检测中除了第 3、5、10 和 12 项外,其他都适用于数字 X 线成像系统的质量控制检测。

五、CR 质量控制的职责和周期

CR 系统的质量控制一般分 3 种级别,即常规检验(不作辐射剂量测量),称为技师级别(必须在规定的项目内实施每天、每周、每月的质控检验);详细检测(辐射剂量检测,非介入式调节),称为物理师级别(每半年实施 1 次,评价图像质量、执行验收检测或重建基准值等);系统调整(硬件和软件的维护或维修),称为维修工程师级别(一般由厂家维修工程师实施,1 年进行 1 次)。只有这 3 者有力配合和相互监督与协商对整个系统实施全过程的质量控制,方能确保系统高效、可靠、稳定运行。

第六节　CR 常见故障维修实例

由于数 CR 系统多种多样,各种故障的发生几率以及复杂程度差别较大,维修检测方法也不一样,所以在此我们只能介绍一些基本故障检修原则和常见的实例以供参考。

一、CR 系统故障检修基本原则

由于 CR 系统比较精密贵重,所以操作人员特别是工程技术人员一定要了解与掌握所使用的 CR 系统的结构及工作原理、主要性能和操作方法,了解整个系统相互之间的关系。操作人员和工程技术人员应按各自的职责与权限认真做好日常维护、保养,从而保证整个系统正常、稳定、安全地运行,并充分发挥它们的效能,为伤病员、科室、医院及社会做出应有的贡献。

操作人员和工程技术人员的职责与权限请参考第六节的"五"。操作人员如果在使用过程中发现有任何不正常的现象,在不得已的情况下需要关断设备电源的,立即关断电源,并记录故障现象,通知工程技术人员进行维修。除此之外,出现故障时不要关断整机电源,计算机系统更是如此,否则有可能导致计算机不能恢复正常工作。无论发生任何故障操作人员必须及时通知工程技术人员,绝不能自行轻易处理,否则非常有可能导致不可挽回的损失。

二、CR系统常见故障检修实例

CR系统的故障不外乎硬件与软件引起的两大类故障,另外就是操作和处理不当引起的。从我们介绍的几种数字X线成像系统来说,CR相对故障要高一些,所以在这里我们以CR系统为例总结一些常见故障与排除方法,起到抛砖引玉的作用。

(一)常见伪影故障

CR最常见的故障就是图像中的伪影,有由硬件(或操作不当与操作人员技术问题)与软件引起的伪影,现将典型的硬、软件引起的伪影分别列在表3-2和表3-3所示。

表3-2 由硬件或操作问题引起的常见伪影

图像伪影特征	产生原因	处理与预防措施	备注
沿图像长边线(带)状白条	铅号码、胶布等物品掉入	取出掉入物品,细心操作	慢扫描方向
沿图像短边黑白条纹	IP移动不匀,IP或传送通道灰尘过多	清洁IP和传送通道,定期清洁IP、暗盒、传送通道等	快扫描方向
沿图像长边黑色细线条	传送滚轴灰尘所致	清洁滚轴,定期清洁	快扫描方向
重影	擦除灯老化或擦除灯过热自动保险跳开、IP长时间搁置没有使用、IP老化	更换擦除灯;保持房间通风良好;长时间没有用的IP使用前先擦除;更换IP	FUJI擦除灯管有过热自动保险
图像压缩	扫描激光强度变弱	更换激光模块	
影像中出现密度不均匀的斑点且对比度降低	曝光不足、IP使用时间过长等	熟练掌握CR摄影技术,合理选择摄影条件;若IP使用次数已到应及时更换	
不规则片状或点状伪影	带IP暗盒存放不正确;电磁辐射的影响;IP暗盒长时间没有使用,使用时没有擦除处理	熟练掌握带IP暗盒存放的方法以及受环境影响的各种因素	
扫描阅读无图像产生	接收准直激光点偏移,多棱镜位置偏离或驱动电机损坏	校正激光点;调整多棱镜或更换驱动电机	
图像中有压缩拉长	IP传送速度不均匀,传送通道有异物或滚轴太脏,IP传送驱动问题导致速度故障	清洁传送通道的滚轴;定期清洁传送通道,检测IP传送驱动不均匀	多发生在柔性IP阅读器中
整个图像中有竖花纹状条	滤线栅栅比低或振动速度不对	更换滤线栅;调整滤线栅振动速度	
图像中有不规则模糊斑点	IP受潮表面发霉所致	清洁IP与暗盒;改善存放条件	

续表

图像伪影特征	产生原因	处理与预防措施	备注
指纹影	清洁IP时残留或手不净触摸IP	清洁IP；在清洁IP时一定要等到IP的表面完全干后盖回暗盒并不用手指触摸IP	

表3-3 由软件引起的常见伪影

图像伪影特征	产生原因	处理与预防措施	备注
图像清晰度差处理参数选择不正确,处理正确选择处理参数和预处正确选择处理参数和部位非常重要,理部位选错理的部位	一半偏黑一半偏白处理出错	肺纹理增多边缘增强过强重新选择适当的参数	植入金属伪影与直方图分析有关尝试弥补措施

（二）其他常见故障

CR系统中最常见的故障是IP的暗盒打不开、IP不能从暗盒中取出、IP没有送到传送滚轴入口、IP卡在传送滚轴通道中或IP掉在下端不能反方向传送等（这里主要指的是柔性IP扫描阅读系统）。前三种故障主要是由暗盒传送、暗盒打开和IP提取吸盘机械工作不正常或损坏所致。这些故障的判断和找出非常容易,因为出现故障时扫描读取器上都有故障代码提示,如果是这些执行部件中某个部件损坏只要更换就可恢复正常,倘若这些执行部件位置不正确或变形（多数是由掉进的物品,如胶布、铅号码等造成）,最好由有经验的工程师或由厂家工程技术人员调整,否则将会造成无法挽回的损失。后两种故障主要是由于传送滚轴或IP灰尘过多引起,异物掉进传送通道也可以造成。这类故障只要按常规清洁IP、暗盒、扫描读取器内部和使用人员注意杜绝把异物随暗盒送入扫描读取器,其发生几率就会大大地减少。

所有的使用单位都希望自己用的CR永远没有故障,这是不可能的,也不符合自然规律。只能是想办法让故障发生率越少越好。

（国志义 石明国）

复习思考题

1. 简述CR的基本组成与原理。
2. CR的特点是什么？
3. 图像处理主要技术有几种？
4. CR是如何分类的？
5. CR图像处理有几个环节？各环节的作用是什么？
6. 图像识别有几种方式？各有什么作用？
7. 影响CR图像质量的因素主要有几种？各有什么意义？
8. 如何对CR系统进行质量控制？原则与方法有哪些？

第四章

数字化 X 线摄影设备

第一节　基本结构与性能

1974年,出现了最早的 CR 系统,使得约占医学影像检查65%的 X 射线摄影进入数字化时代。近年来,随着电子技术、材料技术、制造工艺以及高清晰度显示技术的发展,采用电荷耦合装置(charge coupled device,CCD)探测器技术和平板探测器技术的数字化 X 射线摄影系统(digital radiography,DR)投入临床使用。数字化 X 线摄影是一个广义的名词,涵盖了医学数字 X 线摄影的全部,如 CR、数字乳腺摄影、数字胃肠道造影、CT 等,狭义的概念是指普通的数字化 X 线摄影。

DR 是在传统 X 线机的基础上发展起来的一种高度集成化和数字化的 X 线摄影设备。X 线透过人体后,经过 X 线探测器采集和计算机系统处理,可在数秒内快速形成 X 线摄影图像。

一、基本特点

DR 目前已广泛应用于临床。X 线探测器是 DR 的核心组件,它的作用是采集 X 线信息,将透过人体的 X 线转换为相应的数字信号,计算机系统对数字化 X 线图像信息进行各种处理,最终形成的数字 X 线图像并由显示器显示出来。DR 有以下特点。

(一)大大提高了图像质量,降低了曝光剂量

DR 系统的量子检测效率(detective quantum efficiency,DQE)高达60%以上,而传统胶片和 CR 系统的 DQE 只有20%左右,对低对比结构的观察能力提高了45%,图像的动态范围提高了10倍以上。胸片正位摄影的辐射剂量只需要3mAs,曝光时间多数小于10ms。

(二)成像速度快,工作流程短

与 CR 或传统的 X 线摄影方式比较,DR 的成像的环节少,成像速度更快,从 X 线曝光到图像的显示一般仅需要数秒,极大地缩短了 X 线检查时间,大大地提高了工作效率,使患者的流通率更快,也加快了出诊断报告的时间。

(三)图像动态范围大

图像动态范围由两个主要因素决定,即探测器信号采集的动态范围和图像显示的动态范围。

1. 探测器信号采集的动态范围　DR 探测器由大面积的像素点矩阵构成,每个像素点在采集信号时均由 A/D 转换器按电压水平进行多级量化处理,目前 DR 具有16bit 或更高的图像灰阶和 A/D 转换能力。这种能力决定了 DR 的动态响应范围很大,在图像采集时曝光条件的宽容度大,在图像显示时可记录 X 线强度的微小变化能力强。

2. 图像显示的动态范围　DR 图像的灰度级可达到$2^{12} \sim 2^{16}$变换范围,能够有效地反映出人体组织细微的密度变化。

(四)图像后处理功能强

DR 图像最重要的特征之一是具备图像后处理功能,后处理能力决定了数字图像的软阅读能

力,后处理功能的实现关系到硬、软件的恰当配置。图像后处理大致包括以下方面。

1. **图像处理** 图像放大、测量、缩放、移动、镜像、旋转、滤波、锐化、伪彩、播放、窗宽窗位调节,图像的长度、角度、面积测量以及标注、注释功能等。

2. **显示器功能菜单** 菜单设置的实用性,如图像、文字一体化显示,多级菜单模块化设置。

3. **满足不同诊断要求的数字化处理能力** ①自动处理能力,能运用DR预设的特性曲线,自动获得符合诊断需要的图像;②提取特征性信息的能力,能通过诊断工作站显示出规定的图像效果。

4. **增值服务** 某些图像后处理高级软件往往作为DR选件,提供增值功能,如能量减影、时间减影、图像组织均衡、骨密度测量、融合体层、计算机辅助检测等。这些软件所赋予的临床功能具有特定的诊断意义。

5. **图像属性** 由图像文件格式确定,DR设备一般具有"厂家专有"和"DICOM标准"格式,图像格式可以通过软件进行单向转换。图像后处理软件应具备这种转换能力。

6. **图像的基本信息的提取** 通过后处理软件指令可显示数字化图像信息。例如,各项摄影参数、曝光剂量的文字描述,图像主要属性的文字描述,图像信息量的统计和直方图显示等。

(五) PACS 能力

DR图像在本质上属于数字化信息,从计算机信息管理的角度,可以进行图像压缩,图像格式变换,各种网络通信方式传输、发布,多种存储介质存储等。DR图像通过PACS系统可以实现信息共享。因为医学图像的专业特殊性,DR图像必须符合相关国际通用标准和我国关于医学信息管理的相关标准。目前我国采用的是DICOM3.0标准。

二、基本构成单元

DR是一种高度集成化的数字化X线成像设备,配套组件主要包括5个相对独立的单元,即X线发生单元、X线采集单元、检查台/床、X线管支架单元、信息处理单元、图像显示单元。

(一) X线发生单元

DR的X线发生单元是传统X线机的延续,主要特点如下。

1. **X线发生器** X线管多采用旋转阳极X线管,配以高频高压发生装置,使输出X线的品质和平均功率大幅度提高。由于X线探测器提高了X线利用率,DR所采用的X线发生器的功率可以适当降低。

2. **电子线路** 运用了先进的数字电路设计理念,大量采用集成化电路板,使得设备更加小型化,系统功能更加稳定。

3. **操作台** 趋于程序化、多功能化和集成化,操作台面包括:①人性化、方便实用的操作界面;②患者基本信息的计算机登录(包括RIS系统、IC卡、条纹码、键盘 录入等);③主要摄影参数的可视化和自动化;④按摄影部位自动调节滤过板和照射野选择;⑤常用部位自动控制曝光;⑥故障报警并用代码显示,一般的故障通过关机后再开机自检得到恢复。

(二) X线采集单元

X线采集单元的核心是探测器,也是DR的核心部件。在目前临床使用的DR设备中,不同类型的X线探测器有不同的工作原理,负责完成X线信息采集、能量转换、量化,信息传输等过程。

不同的探测器所产生的摄影功能和图像质量有一定的差异。X线探测器的物理特性基本决定了信息量的采集,X线探测器的采集数据量越大,图像还原能力就越强。由于探测器的技术参数可以预置,因而数字化成像质量也可以预先确定。X线探测器物理参数并不能代表图像质量的优劣,最终形成的图像涉及数字成像链的各个环节,符合诊断要求的图像才是成像质量评价的标准。

X线探测器安装在摄影床下或竖立,一般与滤线栅和自动曝光控制装置组合在一起使用。即第一层是不同比率的滤线栅(铝基、碳基),第二层是自动曝光控制装置(automatic exposure control,AEC),第三层是X线探测器组件。

采集工作站的组件有:带硬盘单元的计算机装置,用于存储系统软件及图像;监视器;键盘、鼠标;CD(DVD)-ROM驱动器。

多叶片准直器的作用是校正滤过X线管发出的X线能量,吸收低能无效的X线,减少散射线,有利于获得高质量的图像,降低患者受照剂量,调节SID距离(仅用于手动模式),可以调节横向、垂直视野尺寸。

(三)检查台/床、X线管支架单元

DR摄影床/检查台和X线管支架逐步向专用化和多功能化方向两方面发展,机械结构设计更加有利于临床的X线摄影检查。

(四)信息处理单元

DR设备具备强大的计算机信息处理能力,数字化X线图像均可通过医学图像软件处理,例如,窗宽窗位调节、图像缩放、移动、镜像、反像、旋转,长度、角度和面积测量,以及标注、注释功能等,可以满足影像诊断和临床科室对DR图像的各种需求。许多DR设备还依托专有的硬软件的支持,实现对图像的特殊处理功能,例如,双能量减影、时间减影、图像拼接、融合体层等。

(五)图像显示单元

DR图像的显示有两种模式,一是直接由符合DICOM3.0标准的医用显示器显示,按照图像诊断的要求,普通DR图像采用2~3M医用显示器,乳房的数字图像采用5M医用显示器;二是通过打印机打印出X线照片,再通过观片灯的形式阅读X线图像。DR图像的传输、存储和打印等各种临床功能的实施,必须遵从DICOM标准。

DR系统示意图(system diagram)如图4-1所示,系统通信环(system communication loop)如图4-2所示。

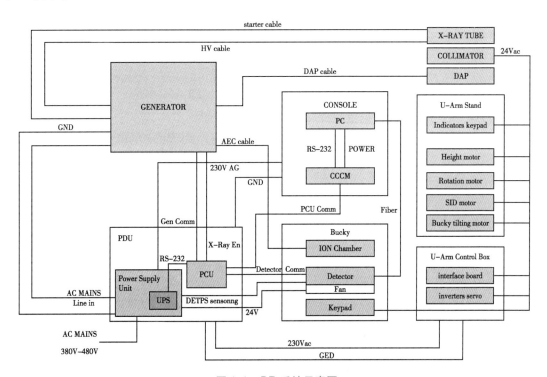

图4-1 DR系统示意图

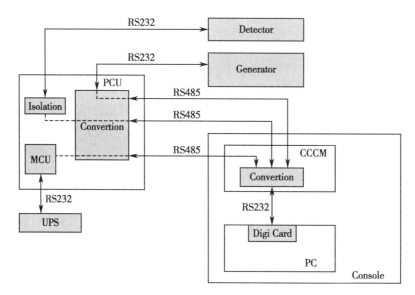

图 4-2　DR 系统通信环示意图

三、基 本 分 类

DR 系统有两种基本分类方法。

(一) 按 X 线曝光方式分类

DR 系统按曝光方式分为面曝光成像技术和线扫描成像技术,这两种技术的主要差别是在探测器采集方式上不相同。

1. 面曝光成像方式　面曝光成像技术的主要特点是探测器的设计采用大面积的面阵探测器,也称为平板探测器(flat plane detector,FPD)。探测器对 X 线的有效采集面积沿用了屏-片系统,使用的最大成像面积可达到 43cm×43cm,能涵盖人体被检查所有区域;面成像技术的另一个特点是在 X 线曝光的瞬间,一次性地采集到被检人体成像区域的基本信息。

目前,使用面曝光方式的探测器包括的非晶硅、非晶硒和 CCD 等平板探测器。

2. 线扫描成像方式　线扫描成像技术采用线阵的成像方法。X 线曝光时,X 线照射野呈扇面方式垂直于人体,并沿人体长轴方向,以匀速的速度扫描人体的检查区域。线阵探测器与 X 线管同步移动,透过人体的 X 线按照时间顺序连续不断地被线阵探测器采集,然后经过数字转换和处理,传送到计算机进行数据重建,形成数字化 X 线图像。

目前,使用线曝光方式的探测器主要有以下三种类型:①多丝正比电离室气体探测器;②闪烁晶体/光电二极管线阵探测器;③固态半导体/CMOS 线阵探测器。

(二) 按能量转换方式分类

DR 最常用的分类法依照 X 线探测器能量转换方式进行分类,X 线探测器能量转换的方式有两种,即直接转换方式和间接转换方式。

1. 直接转换方式　直接数字 X 线摄影(direct digital radiograph,DDR)的基本原理是,X 线投射到 X 线探测器上,光导半导体材料采集到 X 线光子后,直接将 X 线强度分布转换为电信号。

目前常用的光导半导体材料为非晶硒(amorphous selenium,a-Se)、碘化铅(PbI_2)、碘化汞(HgI),碲砷镉(CdAsTe),溴化铊(TIBr),碲化镉(CdTe)和碲锌镉(CdZnTe 或 CZT)。已经使用在 DR 设备上的 X 线探测器主要为非晶硒平板探测器和碘化铯/碲锌镉线阵探测器。

2. 间接转换方式　间接数字 X 线摄影(indirect digital radiography,IDR)是相对于直接转换方式而言,X 线投射到 X 线探测器上,先照射到某种闪烁发光晶体物质,该晶体吸收了 X 线量后,以可见荧光的形式将能量释放出来,经过空间光路传递,由光电二极管采集并转换成电信号。

用于间接转换的发光晶体物质主要有碘化铯(cesium iodide,CsI)和硫氧化钆(Gd$_2$O$_2$S:Tb 或 GOS)。已经在临床使用的 X 线探测器上主要有非晶硅(amorphous silicon,a-Si)平板探测器,电荷耦合装置(charge coupled device,CCD)探测器,互补型金属氧化物(complementary metal oxide semiconductor,CMOS)半导体探测器等。

值得注意的是,无论是直接转换方式还是间接转换方式,它们都是在 X 线探测器内进行能量转换过程。经过 X 线探测器输出的数字化信号,代表该探测器采集到的 X 线图像信息,最大限度地获取人体影像是探测器成像质量评价的基本标准。

四、图像质量比较

(一)平板探测器和影像增强器 CCD 的成像比较

20 世纪 70 年代后期开始,出现影像增强器(image Intensifier,I.I)+ CCD 摄像头 + A/D 转换技术,它推动了数字化成像的进程。20 世纪 90 年代末出现的平板探测器技术,因其高灵敏性、宽动态范围及低畸变等优点,从根本上改变了 X 线成像方式。

平板探测器技术与 I.I-CCD 技术相比,具有以下六个方面的优势。

1. **无畸变、图像均匀度好** 由于影像增强器是真空结构,其成像面为曲面,由此可以造成图像的几何畸变。由于系统中光学镜头组的像差和 CCD 成像的特性,I.I 图像的空间分辨率和密度分辨率从图像中心向边缘迅速降低。与之相比,平板探测器采用大面积平面阵列成像,不存在图像畸变,图像失真度小。FPD 图像视场均匀度高,图像边缘分辨率下降幅度很小。由于 FPD 的像素之间不会相互影响,因此光晕现象较少。相同条件下,FPD 的矩形视野比 I.I 的圆形视野更加宽阔,可观察到更多的信息。

2. **MTF 高** 成像系统的调制传递函数(modulation transfer function,MTF)是各个环节 MTF 的乘积,每个 MTF 曲线均小于 1。I.I-CCD 系统需要经过较长的信息传输过程,包括两次 X 光子-可见光-电子的转换过程,信息在这个成像链的传递中或多或少会产生噪声和畸变。I.I-CCD 系统的 MTF 由输入屏、增强器、镜头、CCD 等环节的 MTF 相乘得到,成像转换环节越多,整个成像系统的 MTF 必然会越低。

平板探测器直接将 X 线转换成数字图像,信息经过的环节越少,信息的保真度越高。避免了信号的延迟和损失,所以具有高的 MTF。因此,相同条件下 FPD 系统具有更高的细节和密度分辨率,能提供更好的图像质量。

3. **动态范围宽** 平板探测器输出的数字信号可达 14bit,固有动态范围达 2000:1,因此可以显示不同体厚背景下的影像细节,使厚的骨骼部分与薄的身体边缘部分均能清晰成像。

4. **高 DQE** 由于自动漂移校正技术的采用,FPD 系统可以在较低剂量下仍保持很好的信噪比,其 DQE 值远高于传统方式,所需 X 射线剂量更低。由于平板测器的高灵敏度、高性能管球和准直滤波装置。在相同图像质量下,FPD 系统所需的射线剂量仅为传统 I.I-CCD 系统的 60% 左右。

5. **体积小巧利于操作和与其他设备集成** 平板探测器尺寸小、重量轻的特点有利于减轻机架负荷,机架运动范围更大,运动更稳定。40cm×30cm 的平板探测器所需体积仅为 12 英寸影像增强器的 25% 或 16 英寸影像增强器的 15%,这些还没有包括 TV 系统所必需的 CCD、光学镜头等部件。平板探测器的重量也仅为增强器系统的 60%。

6. **曝光寿命长** 在相同使用条件下,平板探测器的曝光寿命比影像增强器更长。

总之,与 I.I-CCD 技术相比,平板探测器具有影像质量高、动态范围大、低畸变、体积小巧、利于集成等优势,特别采用平板探测器后,可以在较低剂量下仍保持良好的信噪比,获得高质量影像。

（二）非晶硅平板探测器与非晶硒平板探测器的成像比较

平板探测器基于薄膜晶体管阵列（thin film transistor array, TFT）可以很好的解决 CCD 不能直接用于形成实际大小影像的缺陷。TFT 采用多层真空溅射技术在玻璃基底形成半导体层阵列，即薄膜晶体管阵列，为平板探测器的像素单元。按照结构和能量转换方式的不同，基于 TFT 的平板探测器又可以分为两类：非晶硅平板探测器和非晶硒平板探测器。

非晶硒平板探测器不产生可见光，没有散射线的影响，可以获得比较高的空间分辨率，早期应用的平板探测器均属此类。由于非晶硅平板探测器系统中承担 X 射线能量转换的碘化铯晶体的有效原子序数高于非晶硒平板探测器中的硒，因此决定了前者对 X 射线具有更高的检测效率（更大的信噪比输出），使得非晶硅平板探测器的 DQE 优于非晶硒平板探测器系统。当曝光剂量较高时（高于 $76\mu Gy$），两系统成像质量并无明显差异，而当曝光剂量较低时（$40\mu Gy$ 左右），非晶硅平板探测器系统具有更好的对比度和细节检测能力。并且在获得相同的影像质量前提下，与非晶硒平板 X 射线摄影系统比较，使用非晶硅平板探测器 X 射线摄影系统可以有效降低被检者受照剂量。

随着技术的进步，将闪烁体加工成柱状结构，与探测器表面垂直排列，转换光在柱状闪烁体中形成全反射，大大降低了闪烁体对光的扩散，这样提高了非晶硅平板探测器的空间分辨率，使其完全满足临床使用要求，同时也使得较厚的闪烁体层的使用成为可能，从而进一步提高了探测器系统的 DQE。非晶硅平板探测器的种种优势，尤其是高 DQE、高对比度分辨率、高信噪比、高稳定性的特点，使得它逐渐成为市场主流。由于硫氧化钆将 X 线转换成可见光的能力不如碘化铯，因而使用碘化铯作为闪烁体的非晶硅平板探测器在临床上使用广泛。

五、平板探测器性能的评价

1. **空间分辨力与空间分辨率** 空间分辨力是指成像体系可以分辨的最小空间差异，单位是长度单位（μm）或面积单位（μm^2）。空间分辨率是指在单位长度或面积内所能分辨的成像单元的数量。由于观察空间分辨率必须在高对比的状况下，所以又称为高对比分辨率的空间分辨率。空间分辨率和空间分辨力之间可以用公式进行换算，但并不准确，因为它是在均匀采样的情况下计算的，但在实际工作中，几乎全部是不均匀采样。平板探测器的空间分辨率非常高，一般可达到 3.6 线对/毫米，极限达到 5.1 线对/毫米。

2. **图像质量** DQE 就是检测图像质量最客观的评价指标，DQE 结合空间分辨率和图像噪声，是用来测量各种频率部分的信噪比的一种测量标准，可估算图像质量的优劣。

3. **像素的尺寸及其最大尺寸** 一幅图像的最大的空间分辨率是由像素及其间距所决定的，多的像素不一定就意味着高的空间分辨率。图像模糊度的产生是由散射线和可见光在探测器内的弥散所造成的。经研究在胸部 X 线摄影系统里，$200\mu m$ 像素间距就可以符合诊断的要求。像素一般多为 $139\mu m$。对于乳腺摄影方面，要求较小的像素尺寸在 $50\sim100\mu m$ 的范围内。

4. **单块集成电路板与平板矩阵** 因 TFT 探测器板在制造工艺上具有挑战性和其相对低的产量，许多制造商试图寻找降低成本来制造由两个或更小的平板拼接而成的探测器。在这些探测器里，图像需要通过数字图像处理进行"缝合"。但很难做到天衣无缝，存在一定缺陷。

5. **采集时间** 是由电子收集器的电路结构、电子检测技术、A/D 转化率和探测器里电容充电与其曝光时间所决定的。通常情况下，不论荧光透视法或静态放射线摄影系统里，其像素值的精确性都关系到读出时间。一般来说，较长的读出时间可以获得较精确的图像质量，因为影像读出器读取的是来自于每个像素单元里电流的活性流量，所以不完整的电荷转换所获得的像素值也不准确。同样的，由于感生电子的俘获，快速的图像采集也可产生图像假象。目前采集时间在几秒内完成。

6. **动态范围** 数字平板探测器有着较广的动态范围，人们应该了解探测器的 A/D 转换器的深度、灵敏度的范围以及与对比分辨率之间的关系。一些制造商将探测器的动态范围的取数规定在数字图像灰数值数目的最大值上,如果用自动曝光控制机制,即使探测器系统的范围有限,但它仍然可以解决临床操作者因曝光条件差异而出现的图像质量问题。

第二节 CCD 探测器

CCD,英文全称为 charge-coupled device,中文全称为电荷耦合器件。可以称为 CCD 图像传感器。1969 年由贝尔实验室发明。CCD 是一种半导体器件,能够把光学影像转化为电信号。CCD 的作用就像胶片一样,但它是把光信号转换成电信号。X 线 CCD 成像系统由闪烁体或荧光体加上光学镜头再加上 CCD 构成。X 射线经过闪烁体(碘化铯)产生可见光,可见光经光学系统传输,再由 CCD 经光电转换为电荷。

一、构造与类型

CCD 是由按照一定规律紧密排列起来的金属氧化物(绝缘体)和半导体(MOS)电容阵列组成。可以将景物图像通过感光面阵上逐单元的光电信号转换、电荷存储及传输,在其输出端产生对应的视频信号。

(一)结构

1. CCD 芯片结构　CCD 器件有线阵 CCD 和面阵 CCD 两类。其中线阵 CCD 可分为单沟道 CCD 和双沟道 CCD,面阵 CCD 根据电荷转移和读出方式不同,分为帧转移型 CCD(FTCCD)和行间转移型 CCD(ILTCCD)。

典型的线阵 CCD 芯片结构如图 4-3 所示,它是由一列光敏阵列和与之平行的两个移位寄存器组成,该器件的转移栅将光敏面和存储分开,通过转移栅的控制可以将一帧图像所对应的电荷由光敏区转移到存储区。采用两列移位寄存器可以提高电荷的输出速度,进一步减小图像信息的失真。

FTCCD 是面阵 CCD 器件研制初期一类固体摄像器,它的光敏区与存储区分开,信号电荷由感光区逐帧转入存储区,然后逐行转入输出寄存区,这种结构可以克服"拖影"造成的图像模糊,并可以降低对输出寄存器转移速度的要求。ILTCCD 是把 PN 结光敏二极管作为受光器,采用埋沟工艺,具有灵敏度高、调制传递函数好,适于低光强等特点,特别对单片彩色照相机比较适用。

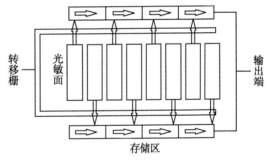

图 4-3　线阵 CCD 芯片结构示意图

2. CCD 的组成　CCD 主要由三个部分组成,即信号输入部分、信号电荷转移部分和信号输出部分。

(1)输入部分:输入部分的作用是将信号电荷引入到 CCD 的第一个转移栅下的势阱中,在滤波、延迟线和存储器应用情况下,用电注入的方法将电荷提供给 CCD,在医学摄像应用中是依靠光注入的方式引入。

(2)信号转移部分:信号转移部分的作用是存储和转移信号电荷。转移部分是由一串紧密排列的 MOS 电容器组成,是根据电荷总是要向最小位能方向移动的原理工作的,转移时,只要转移前方电极上的电压高,电极下的势阱深,电荷就会不断地向前运动。通常是将重复频率和波形相同,并且彼此之间有固定相位关系的多相时钟脉冲(数字脉冲)分组依次加在 CCD 转移部分的电极上,使电极上的电压按一定规律变化,从而在半导体表面形成一系列分布不对称的势阱。

(3)输出部分:输出部分由输出二极管、输出栅和输出耦合电路组成,其作用是将CCD最后一个转移栅下势阱中的信号电荷引出,并检测出电荷包所输出的信息。现在多采用浮置栅输出技术,它包括两个MOSFET,并兼有输出检测和前置放大的作用,具有大的信号输出幅度,以及良好的线性和较低的输出阻抗。

(二)X线成像的CCD类型

目前CCD型DR主要有多块CCD和单块CCD探测器。其各自的结构和原理分述如下:

1. **多块CCD型探测器** 多块CCD型探测器以瑞典某公司的DDR为代表,其产品1995年在北美放射年会上推出,这款CCD探测器是世界上第一台间接数字化X光探测器,获得美国和欧洲专利,并获得美国FDA许可和IS09001/EN 46001 Annex 11(CE)认证,是最早应用于临床X线摄影的DR系统。

该数字探测器系统使用4个$2cm^2$的CCD芯片作为探测器元件。基本成像过程为:①X线曝光时,透过人体的X线投射到大面积CsI平板上,立即转换为可见荧光;②4个位于不同位置上的高质量反射镜将荧光图像分割为4个等分的区域,按反射镜方向所确定的光路,分别形成4幅独立的局部图像;③4个125万像素的CCD镜头分别将采集的光信号传送到镜头后部的CCD芯片;④由CCD产生光生电子,并通过电子学处理转化为数字信号;⑤计算机重建图像,对定焦式光学镜头产生的几何光学畸变进行矫正并完成4幅图像拼接整合,还原为一幅完整的X线图像。

4个CCD芯片组合成像的难点是由于透镜缺陷引起图像变形问题和4个CCD图像的拼合问题。为了校正透镜光耦合系统产生的几何变形失真和保证计算机图像拼接位置的可靠性,4个CCD分别采集的原始图像面积都比实际拼合的图像增大10%。

2. **单块CCD型探测器** 单块CCD型探测器以某公司Xplorer产品为代表,于2003年推出,并形成系列化产品。

(1)主要结构:由X线转换平板,CCD探测器和镜头组成。平板采用大面积CsI平板;CCD探测器采用了单片CCD芯片技术。作为信息采集的主体,成像单元由单个$5cm^2$的大尺寸VHD CCD芯片;镜头由大口径组合镜头组成。因此,单芯片CCD在成像原理上没有图像的拼接过程。

(2)成像原理:Xplorer基本成像过程为:①透过人体的X线射到大面积CsI平板上被转换为可见荧光;②整块反射镜面以45°折射角将可见光导入CCD镜头;③大口径光学组合镜头采集光信号,传送到镜头后部的1700万像素的CCD芯片;④由CCD产生光生电子,通过电子学处理转化为数字信号;⑤计算机重建图像并矫正定焦式光学镜头产生的几何光学畸变,形成X线图像。

二、成 像 原 理

(一)CCD探测器的成像过程

CCD芯片将可见光信号转换成电信号,经A/D转换器转换为数字信号,送入计算机进行处理。CCD探测器数字化X线成像大致分为下面4个基本过程。①采用碘化铯或硫氧化钆等发光晶体物质做X线能量转换层,入射X线光子被晶体物质吸收后转换为可见荧光;②采用反射镜/透镜或光纤进行缩微和光传导,将光信号按确定的方向导入CCD;③光生电子产生,光生电子的数目与每个CCD吸收的光子数成正比,光生电子被检出形成电信号,迅速存入存储装置,存储装置积累的电荷量代表感光单元接受的光照射强度;④存储的电荷按像素矩阵的排列方式被移位于寄存器转移、放大,接着进行A/D转换,将模拟电信号转化为数字信号。

CCD型X线成像属间接X线摄影,它与数字平板X线摄影装置的主要区别是在X线能量转化过程中增加了光学信号传输系统。

(二)CCD探测器成像的基本原理

1. **光电子转移与储存** MOS电容器在P型Si的衬底表面用氧化的方法,生成一层厚约

100～1500埃的二氧化硅（SiO_2）,再在 SiO_2 表面蒸镀一层金属多晶硅作为电极,在衬底与金属电极间加上一个偏置电压,这样就构成了一个 MOS 电容器。当光子投射到 MOS 电容器上,光子穿过透明氧化层,进入 P 型 Si 衬底,衬底中处于价带的电子将吸收光子的能量而跃入导带。当光子进入衬底时产生电子跃迁,形成了电子-空穴对。电子-空穴对在外加电场作用下,分别向电极两端移动,形成了光生电荷。这些光生电荷将储存在由电极造成的"势阱"中,形成电荷包。势阱是电极下面的一个低势能区,势阱深浅与电压大小有关,电压越高势阱越深。光生电荷的产生决定于入射光子的能量(波长)和光子的数量(强度)。每个电荷的电量与对应像元的亮度成正比,这样一幅光的图像就转变成了对应的电荷图像。当光生电荷超过 MOS 电容的储存器量时,势阱将会发生溢出,即为"过荷开花"现象。

光敏二级管在 P 型 Si 衬底上扩散一个 N^+ 区域,形成 P-N 结二极管。通过多晶硅相对二极管反向偏置,在二极管中产生一个定向电荷区,即耗尽区。在定向电荷区内,光生电子与空穴分离,光生电子被收集在空间电荷区形成电荷包。对带负荷的电子而言,这个空间电荷区是一个势能特别低的区域,因而称之为势阱。入射光子产生的光生电荷就储存在这个势阱之中,势阱能够储存的最大电荷量称为势阱容量,它与所加偏置电压近似成正比。光敏二极管与 MOS 电容相比,具有灵敏度高,光谱响应宽,蓝光响应好,暗电流小等特点。

2. **电荷转移**　CCD 是通过变换电极电位使势阱中的电荷发生移动,在一定时序的驱动脉冲下,完成电荷包从左到右的转移,实质上是一个模拟量的位移寄存器。

3. **信号读出**　当信号电荷传到 CCD 器件的终端时,由位于器件内部输出多只场效应管组成的电路将该信号读出。图像信号读出的过程可概括为:在一个场的积分周期内,光敏区吸收从目标投射来的光信号,产生光电子。这些光电子储存在各像元对应的势阱中,积分期结束时(一场周期过后),在场消隐期外来场脉冲的作用下,所有像元势阱中的光生电荷同时转移与光敏区对应的存储区势阱中,然后开始一场光积分。与此同时,消隐期间已经转移至储存区的光生电荷在脉冲的控制下,一行行依次进入水平位移寄存器。水平位移寄存器中的像元信号在行正程期间,由水平时钟脉冲控制,逐个向输出端转移,最后在输出端转换为视频信号。以上电荷积累、转移、读出过程的完成,由驱动器产生的场、行驱动脉冲和读出脉冲控制。

（三）CCD 探测器的成像特点

1. **光学缩微技术**　由于 CCD 芯片生产工艺的限制,目前 CCD 芯片的最大有效面积仅为2.5～5cm。因此,CCD 探测器数字 X 线摄影设备必须采用光学缩微技术。

2. **CCD 芯片降温系统**　为了预防大尺寸 CCD 在连续工作时产生的热噪声,常常在 CCD 芯片的位置设置了高稳定性的冷却晶片,它可使温度保持在 -10℃而无需另加其他的冷却系统,同时整个光学套件密闭在氩气环境中,进行热交换,保证 CCD 芯片处于低温工作状态,从而有效地提高 CCD 成像系统的信噪比。

3. **恰当的光谱匹配**　CCD 所采用的大口径光学镜头具有对可见光范围的高敏感性和微光采集能力,特别是镜头的光敏感区域与碘化铯晶体的发光光谱范围(最大波长为540nm)有恰当的光谱匹配;微光采集能力有效地减少了光信号在传递过程中被丢失。

4. **被动触发技术**　有些 DR 在整个光学线路中增加了红外传输系统和 Tigger 感应器,它能被动感应所有传输来的可见光,同时向探测器发出指令进行采集和后处理,而无需另加光缆传输系统,使整个系统自动完成所有的信号采集和后处理。另外,这一功能方便医院对的常规 X 光系统进行现场升级。

5. **CCD 像素充填系数**　CCD 芯片的物理结构不同于 TFT 结构,在 CCD 芯片上的采光平面上,各像素间的均匀性高于大面积 TFT 阵列,每像素的充填系数为100%,不存在无信号区。这样保证每像素所获取光信号的完整性,从而提高了图像信噪比。

三、性能评价

下面通过一些具体的性能指标来评价一下CCD探测器在数字X线摄影方面优劣。

(一)调制传递函数(MTF)特性

CCD固态图像探测器由像素矩阵与相应转移部分组成,固态的像素尽管做得很小,且间隔也微小,但这仍是识别微小图像或再现图像细微部分的主要障碍。评价面型图像探测器识别微小光像的主要指标是其分辨率,一般用探测器的调制传递函数(MTF)表示。

MTF与电子电路的传递函数相当,这里MTF是以空间频率为参变量描述探测器输入光像与输出电信号之比。"空间频率"指是明、暗相间光线条纹在空间出现的频度,其单位是LP/mm,明暗相间两条纹线为一对,线对宽度即两条明(暗)线间的中心距离。

MTF特性曲线可以用一个灰度为正弦分布的图谱在受检测探测器上成像而测得。具体做法是:首先绘制一个黑白相间、幅度渐小的线谱,然后,使不同相间幅度处的黑白线对(即不同空间频率值)分别在探测器上成像,并测出各相应的输出电信号的振幅即可。曲线的纵坐标是电量输出,横坐标是空间频率值,如图4-4所示。

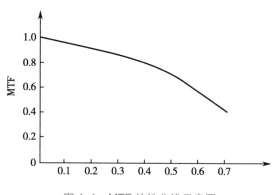

图4-4 MTF特性曲线示意图

CCD固态图像探测器的MTF特性曲线横坐标一般取归一化数值$f/f.$,f是光像的空间频率,$f.$表示像素的空间分布频率。例如,某一图像在CCD探测器上的光像的最大亮度间隔为$300\mu m$,该探测器的像素间距$30\mu m$,此时的归一化空间频率应为了0.1。实际上,MTF特性曲线的纵坐标MTF值本身也是"归一化"数值。它取归一化空间频率为零时的MTF值为100%。显然,MTF特性曲线随归一化空间频率的增加而变低。这一规律的物理意义是:光像空间频率越高而所用面型探测器像素的空间频率越低,则该图像探测器所表现的分辨能力就越差。

(二)输出饱和特性

当饱和曝光量以上的强光像照射到图像探测器时,探测器的输出电压将出现饱和,这种现象称为输出饱和特性。

当信号电荷积蓄时间(多为控制脉冲的间隔)与照度乘积,即曝光量达到某一数值时,探测器的输出呈饱和,这时的曝光量称为该探测器的饱和曝光量,这时的输出电压称为探测器的饱和输出电压。

产生输出饱和现象的根本原因是光敏二极管或MOS电容器仅能产生与积蓄一定极限的光生信号电荷所致。

CCD探测器的输出饱和特性不像MOS式那样明显,但是处于过饱和状态以上的输出电压信号往往是不可信的。

(三)转移效率

是指电荷包在进行一次转移中的效率,即电荷包从一个栅下势阱转移到下一个栅下势阱时,统计有多少电荷转移过去。

造成电荷没有转移过去的因素有界面态俘获(或体态俘获)、电荷转移速度太慢、电极间隙的影响、表面复合等。位数越多,要求转移效率越高,对于长线阵和大面阵CCD,要求电荷转移大于99.99%。

（四）暗电流

是指在既无光注入，又无电注入情况下输出的电流。暗电流主要来源于半导体衬底的产热，由于耗尽区里产生复合中心的热激发，耗尽区边缘的少子热扩散和界面上产生中心的热激发，其中耗尽区内产生复合中心的热激发是主要的。暗电流的存在对 CCD 性能有很大的影响，限制了器件的信号处理能力，即限制了动态范围。由于暗电流的不均匀性，即 CCD 各单元的暗电流大小不一致，当信号电荷转移时，暗电流每时每刻地加入到信号电荷包中引起暗电流噪声或干扰。

暗电流不仅会引起附加散粒噪声，还会不断地占据势阱容量。同时，工作时光敏区的暗电流形成一个暗信号图像，叠加到光信号图像上引起固定图像噪声。

（五）噪声

CCD 的噪声可归为散粒噪声、转移噪声和热噪声。在 CCD 中，无论是光注入、电注入还是热产生的信号电荷包的电子数总有一定的不确定性，也就是围绕平均值上下变化，形成噪声。这种噪声与电子管热电子无规则发射和空间频率所引起的散粒噪声相似，人们常把它称为散粒噪声。这种噪声与频率无关，是一种白噪声。

转移噪声主要是由转移损失及界面俘获引起的噪声，具有 CCD 噪声所独有的两个特点，即积累性和相干性。积累性是指转移噪声在转移过程中逐次积累起来的，与转移次数成正比。相关性是指相邻电荷包的转移噪声是相关的，因为电荷包在转移过程中，每当有一过量电荷转移到下一个势阱时，必然在原来势阱中留下一减量电荷，这份减量电荷叠加到下一个电荷中，所以电荷包每次转移要引进两份噪声。这两份噪声分别与前、后相邻周期的电荷包的转移噪声是相关的。

热噪声是由于固体中载流子的无规则运动引起，所有有温度的半导体，无论其中有无外加电流流过，都有热噪声。这里指的是信号电荷注入及输出时引起的噪声，它相当于电阻热噪声和电容的总宽带噪声之和。

以上三种噪声源是独立的，所以 CCD 的总噪声功率应是它们的均方和。

（六）响应度

响应度 R 是描述器件光电转换能力的物理量，其大小为光电转换器的平均输出电流 Ip 与光电转换器的平均输入功率 Po 的比值，即输出电信号电流大小与输入光信号功率大小之比。用公式表示为：R = Ip/Po，单位为 A/W。响应度与器件材料、光波长有关。CCD 的光谱响应基本上由光敏原材料决定（包括材料的均匀性），也与光敏元结构尺寸差异、电极材料和器件转移效率不均匀性等因素有关。

（七）动态范围

CCD 的动态范围的上限决定于光敏元满阱信号容量，下限决定于能分辨的最小信号，即等效噪声信号。所以，定义 CCD 器件的动态范围为光敏元满阱信号/等效噪声信号，其中等效噪声信号是指 CCD 正常工作条件下，无光信号时的总噪声。等效噪声信号可用峰值，也可用均方根，峰值为均方根值的 6 倍。通常 CCD 光敏元满阱容量约为 $10^6 \sim 10^7$ 个电子。均方根总噪声约为 10^3 个电子数量级。所以，动态范围在 $10^3 \sim 10^4$ 数量级。

第三节　非晶硒平板探测器

非晶硒平板探测器的结构主要是由非晶硒层加 TFT 阵列构成，其原理是非晶硒层经 X 射线曝光后直接产生电信号，通过 TFT 检测阵列，再经 A/D 转换最终获得数字化图像。

一、成像基础及工作原理

（一）静电放射成像的基础

静电放射成像是利用非晶硒的光电转换原理，即在黑暗的条件下非晶硒的电阻率非常大，近似于绝缘体;在光照条件下,非晶硒的电阻率又非常小,近似导体。这种物理成像方法的过程是如下:①将涂有非晶硒的导电平板,置于高压静电场中,使非晶硒膜均匀地带上"＋"电荷;②将均匀带上"＋"电荷的导电平板置于暗盒内;③将暗盒放在X射线球管下,放上铅字,进行曝光;④经X射线感光后,本来带电均匀的非晶硒膜上的静电荷发生了变化;完全感光部分,非晶硒膜上的静电荷全部消失;部分感光部分,非晶硒膜上的静电荷失去一部分,留下一部分,静电荷失散的多少与光照强度成正比;⑤在非晶硒膜上,就形成了一个肉眼看不见,但又非常完整的静电电位"潜影"图像,这个图像的每个像素都是用静电电位来表示。

(二)直接放射成像原理

如把非晶硒膜涂在布薄晶体管矩阵(TFT)上,用静电感应原理提取"潜影"图像上的电位信号,通过感应电位传感器TFT感应"潜影"图像上的电位信号,然后将电位信号经放大电路放大,直接进入计算机显示,这就是直接放射成像技术的原理和机制。

(三)非晶硒平板探测器的工作原理

非晶硒平板探测器从根本上消除了可见光的存在,从而避免了由其带来的图像分辨率下降。非晶硒平板内部结构分为非晶硒半导体材料涂层和薄膜晶体管(TFT)阵列两层。阵列板每一单元含一个存储电容和a-Se TFT。工作时,a-Se光电导层两面的电极间加有数千伏或更高电压,光电导层吸收照射的X线光量子,在外加电场的作用下,激发出电子和空穴对,并在所加电场下运动至相应的电极,到达像素电极的电荷给存储电容充电,产生相应的电位变化。信号电位通过TFT输出,经放大、处理、变换,形成对应像素的数字化图像信号。在FPD三极管阵列排列中,每一TFT对应一个像素,TFT多少决定了像素的多少。高集成度保证了相邻像素中心间距(简称像素间距)小,数据读出时,一行的所有列被同时读出,并逐行扫描,读出所有行。全部单元的信息被读出后,所有信息被处理为一幅完整的数字化图像。

非晶硒探测器的X线图像形成是在X线照射后的极短时间内(3~7s)完成,大致可分为以下4步过程:①每次曝光前,先对非晶硒层两面的偏置电极板间预先施加0~5000V正向电压,使非晶硒层内形成偏置电场,像素矩阵处于预置初始状态;②X线曝光时,非晶硒光电导层吸收X线光子并在层内激发出电子和空穴对,在外加偏置电场作用下,电子和空穴做反向运动而产生电流,电流的大小与入射X线光子的数量成正比,电流信号以垂直方向运动至电荷采集电极,给a-Se、存储电容充电,这些电荷将被存储在电容上,直至被读出;③TFT存储电容内电荷量的读出,由门控信号控制,每次同时读取一行,门控电压设高电位时,相应行内所有像素的TFT导通,各像素收集的电荷信号通过数据线同时被读出,经电荷放大器和乘法器放大输出,再经A/D转换后形成对应像素的二进制数字信号,传送到计算机,当像素阵列中所有行的信号被逐行全部读出后,由计算机进行处理,重建出数字化图像在显示器上显示出来;④在像素矩阵中的存储电荷信号全部读出后,控制电路将自动消除各像素的残留信号电荷,恢复到曝光前的初始状态。如图4-5所示。

(四)非晶硒平板成像的基本特点

调制传输函数(MTF)表示成像系统维持物体原有对比度的能力,MTF值越高,意味着系统对原始信息的还原能力强,得到的图像越接近于原始图像。硒平板探测器具有最优的MTF值,当空间分辨率增加时,非晶硅平板探测器的MTF迅速下降,而非晶硒平板探测器保持较好的MTF值。这是因为非晶硒平板探测器将入射的X光光子直接转化为电信号,不需要能量转换的中间过程。对于要求很高的图像对比度和分辨率的成像部位来说,只有高空间频率下的高MTF值才能真正有助于临床上观察细小的病变。

量子探测效率(DQE)是测量探测器对入射到探测器表面的X光光子的吸收能力。具有较高DQE的成像系统能够以更低的剂量获得更优秀的图像质量,随着空间频率的增加,DQE呈下降趋势。在空间频率较低时,非晶硅平板探测器的DQE最高;在空间频率较高时,非晶硒平板探

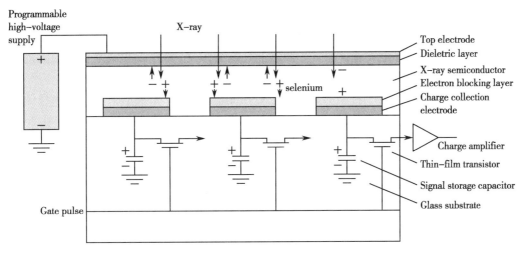

图 4-5　非晶硒平板探测器工作原理示意图

测器的 DQE 最高。

非晶硒平板探测器成像时,由于在非晶硒表面加有电场,使在转换层中产生的电荷只能沿电场方向垂直运动,没有横向偏离,电子—空穴对在漂移过程中严格沿电场线运动,从而避免了信号的扩散,保证了 DR 图像的清晰度。

a-Se 是稳定绝缘体,它的带隙能量均大于 2eV,有利于遏制热载流子及其噪声的产生。a-Se 层加有电压,进一步改善照射射线激发出的电子-空穴对在其中的输运特性,保证电子-空穴到达各自极板前不致损失,并可提高 X 射线光子的转换效率。一般加有电压 10V/μm,这时在 60kV X 射线光子照射下,转换成光子所需能量约 42eV。X 射线光子每 kV 能量可以激发出 20 多个光子,流向像素电极的电荷可以 100% 地收集到信号电容中。这样,在 A-Se 较高 X 射线吸收率和高填充系数(像素电极面积/像素面积)基础上,a-Se FPD 有着相当高的 X 射线敏感度。

二、类　型

目前,非晶硒平板探测器分静态与动态二种。

(一)动态平板探测器

常见的静态探测器有 139μm 和 100μm 两种像素矩阵。139μm 像素矩阵构成的大面积非晶硒平板探测器,目前已经广泛用于人体各部 X 线摄影;100μm 像素矩阵构成的小面积非晶硒平板器,专用于数字化乳房的 X 线摄影检查。

(二)动态平板探测器

直接数字化技术不仅应用于静态摄影检查,它已经发展到动态摄影技术,可实现实时、快速、连续的 X 线数字化图像采集、显示等,实现了 X 线平板探测器的透视摄影功能,目前这种动态平板探测器设备已用于心血管造影检查和胃肠道造影检查。

通过增加非晶硒涂层厚度和改进电路降噪方法,实现了 30f/s 的动态采集,使非晶体硒探测器开始应用于心血管成像和透视检查。例如,静态非晶硒探测器采用约 20μm 的涂层,为了提高非晶硒层对 X 线的吸收转换效率,动态非晶体硒探测器采用了 1000μm 的非晶硒涂层,从而大幅度提高转换层的转换效率。为了保证电荷信号增益水平,又将外加电压强度提高到 10000V 以上的水平。

三、基本结构

(一)非晶硒探测器的结构

非晶硒层可以通过人工合成半导体合金膜,采用涂料技术黏合在 TFT 阵列上。非晶硒是一种性能优良的光电导材料,具有较高的 X 线灵敏度和空间分辨率。非晶硒材料的物理性能稳定,介电常数低,电阻率高,暗电流小,光电吸收系数高,可制成大面积均匀的薄膜或厚膜。非晶硒导电特性是在处于暗环境或者普通日光照射下是绝缘体,在 X 线或在此波长范围附近的射线照射下会有导电现象,并且导电率随 X 线强度的增加而增加。

非晶硒 X 线探测器属于一种实时成像的固体探测器,在成像原理上采用光导半导体材料能量转换原理与大面积 TFT 阵列信号采集原理相结合的方法,构成了直接成像的数字化 X 线探测器。该材料具有对 X 线高敏感性,能在一定的能量范围内大量吸收 X 线,并将捕获到的 X 线光子直接转换成电荷。

非晶硒 X 线平板探测器由非晶硒 X 线转换层、a-Se TFT 阵列层、电解质连接层,顶部电极、玻璃底板、数模转换电路,数据通信电路等组成,其中薄膜晶体管(TFT)阵列固定在玻璃底板上,非晶硒半导体材料在薄膜晶体管(TFT)阵列上方通过真空蒸镀生成约 0.5mm 厚的薄膜,这样形成非晶硒平板内部的一块密不可分的核心部件。按照从上到下的结构顺序,顶部为整板的偏置电极板结构,下一层为非晶硒光导半导体体层,接下来是 a-Se TFT 阵列层(每个像上面为电荷采集层,即集电极,底层为 TFT 电荷读出电路,包括一个薄膜晶体管、一个信号存储电容)。

非晶硒 X 线探测器信号读出电路采用 TFT 阵列信号读出电路,信号读出由门控电路控制,信号线以阵列方式排列在 TFT 阵列各像素之间,横行是门控线(栅极控制线),纵列线是电荷输出线,每个像素在电学上等效于三个电容串联电路。整个非晶硒探测器采用板层结构,由多层薄膜叠加制成大面积平板像素阵列。整套多层电路结构连同信号传输电缆采用坚固的保护性材料进行封装。

由于非晶硒薄膜通过真空蒸镀的方式固定在玻璃基板上的薄膜晶体管(TFT)阵列上,非晶硒薄膜与玻璃基板的粘接度不高。非晶硒 DR 探测器平板在正常温度内,非晶硒层与玻璃基板稳定地粘接在一起;而在低于其正常温度下限(10℃),非晶硒层可能从边缘开始从玻璃基板上分离(俗称探测器脱膜),温度越低,脱膜的可能性越大。在 X 线摄影时,图像上出现从图像边缘开始,向图像中央突出的半圆形指甲盖形伪影,这种伪影在使用中逐渐扩大。脱膜情况不严重时,伪影位于图像边缘,通过坏点校正、图像裁减,使之图像的诊断影响较小。脱膜严重时,半圆形伪影面积较大,会影响到正常部位的摄影。脱膜是非晶硒探测器的不可逆的损害,且维修代价高昂。在环境温度变化剧烈(大于每小时 5℃)时,也有可能出现脱膜现象。

探测器在断电状态,更容易出现环境温度过低或变化过快而导致脱膜现象发生;探测器在通电状态下,由于内部电子电路工作时产生热量,探测器板内的温度比环境温度高,温度变化比环境温差小,脱膜现象较难出现。环境温度较高时(大于 35℃),如果通风不好,探测器温度会上升过高,将会给非晶硒探测器带来另一种伤害-结晶。硒在常温下有晶体态和非晶态,温度高会导致非晶态向晶体态转变,晶体态的硒薄膜会导致图像不均匀,影响图像诊断。

非晶硒平板探测器在环境湿度过大时会出现探测器的伤害,探测器电路部分温度较低时,探测器内部结露,导致电子电路短路,由于探测器内存在较高的电场,这一损害有可能伤及非晶硒薄膜和 TFT 电路,严重时将导致探测器报废。保持探测器温度高于环境温度,可以避免结露的产生。

基于非晶硒探测器这样的特点,在日常工作时,必须严格按照操作手册要求制订操作规程进行操作,应将摄影机房环境温度控制在探测器正常工作范围(10~35℃)内,同时还要防止室内过于潮湿。目前广泛使用的多数 DR 探测器都对环境有着各自的要求,这与它们各自的材料、结构有关。在使用时,应根据不同机器的特点,采取相应的一些措施,以避免因探测器故障造成不必要的巨大损失。

(二)新型硒同素异晶 PN 型双层结构膜

非晶硒探测器的关键技术是非晶硒膜的制造,由于掌控技术不到位,制造难度很大,成功率低,重复性和稳定性很差。为了克服上述缺陷,现在研制了一种全新硒同素异晶PN型双层结构的感光膜,它完全可以替代原有的单层非晶硒膜。这种新型感光膜结构合理,制膜成功率高,是一种高质量、高稳定性、高重复性、高电位、高灵敏度等物理参数平板探测器。用PN型结构的硒膜层做得较厚,该膜层特别适合TFT平板探测器。在硒膜表面结集的静电荷称表面集肤电荷。在TFT平板上配制的非晶硒膜厚度一般大于300μm,也就是说非晶硒膜表面的电位信号和感应电位信号传感器-薄膜晶体管矩阵TFT之间的距离有300μm以上,这样感应到的电位信号和集肤电荷的电位信号相比要低得多,而用同素异晶PN型双层、PNP型三层或多层结构的硒膜,就将感应的电位信号和集肤电荷电位信号之间因连锁感应,即P型膜带上"＋"电荷后,N型膜上立即感应带上"－"电,在N型膜下面的P型膜又迅速感应带上"＋"电。这样将距离缩得很小,因此可以减少失真和小信号丢失。这样获得的图像会更真实、更清晰。用这种新型结构膜,使DR技术中TFT平板探测器的质量和成功率大幅度提高。

第四节　非晶硅平板探测器

非晶态硅平板探测器由碘化铯等闪烁晶体涂层与薄膜晶体管构成,工作过程一般分两步,一是闪烁晶体涂层把X线能量转换成可见光,二是薄膜晶体管把可见光转换成电信号。

一、基　　础

(一)荧光体物质的能量转换和光传导

1. 荧光体物质的能量转换　在物理学上,能将在X线照射下激发出可见光的发光晶体物质统称为闪烁晶体或荧光晶体,普通X线摄影使用的增感屏、X线透视荧光屏,以及X线电视系统中使用的碘化钠、硫化锌镉荧光屏等都是发光晶体物质。医学影像设备中使用的发光晶体物质均为人工合成的晶体化合物,这些发光晶体在发光机理上都属于同一物理现象,即能有效地吸收外界施加的能量,并在瞬间以可见光的形式(荧光/磷光)将能量释放出来,从而起到X线能量转换的作用。闪烁晶体在X线的照射下可产生荧光现象和闪烁现象。荧光是指在X线激发停止后,荧光晶体持续发光过程$<10^{-8}$s的发光时间;闪烁是指单个高能粒子在闪烁体上瞬时激发的闪光脉冲。优良的发晶体一般有较高的原子序数和稳定的化学性能,具备对X线的高敏感性,能最大限度地吸收不同频率和不同能量的射线,并高效率地转换为可见荧光。目前非晶硅平板探测器所用的荧光晶体主要为碘化铯晶体(cesium iodide,CsI)和硫氧化钆晶体($Gd_2O_2S:Tb$)。

2. 荧光体物质的光传导　荧光晶体的光能传导效率直接关系到光信号的利用率,无论是哪种荧光体,当受到X线激发时,所产生的荧光都会无规律地释放出来,只有沿着一定方向播散的光才能被探测器感光元件捕获,成为有用光信号。为了有效地采集到荧光,提高X线利用率,现在所有X线探测器都采用了材料技术或光学传导技术,以便能够使播散的荧光沿着规定的光路传导到感光元件上。例如,反射层反射技术、高光洁度镜面反射技术、空心柱状结构传导技术、多路光纤传导技术等。

(二)碘化铯晶体的物理特性

碘化铯中的铯的原子序数为55。铯因为是高原子序数,故具有高X线接收和可视光子产量,它是X线探测器的最佳选择材料,具有较高X线吸收能力。

X线探测器上使用的碘化铯闪烁晶体都采用空心柱状结构,这是一种通过特殊工艺培育出来的类似光纤束的微晶柱结构(也称针状结构)。碘化铯闪烁晶体的单根晶体直径为6～10μm,高度为300～500μm,呈柱状紧密地排列在一起,针柱晶体外表面由重元素铊包裹,以形成可见光波导,减少漫射。

碘化铯晶体的X射线吸收系数是X射线能量的函数,随着X射线能量的增高,材料的吸收系数逐渐降低,材料厚度增加吸收系数升高;在常规诊断 X 射线能量范围内,碘化铯材料具有优于非晶硒材料及其他 X 射线荧光体材料的吸收性能。从理论上讲,增加材料的厚度可提高材料的吸收系数,但增加材料的厚度会导致图像分辨率的降低。

线性系统的空间频率响应通常采用系统的调制传递函数来(MTF)表示,在系统应用的空间频率范围内,MTF 值越高则空间频率特性越好,对于影像系统来说可以获得更好的图像对比度。要提高 MTF 应采用尽量采用薄的 X 射线转换层,但降低转换层的厚度又会带来 X 射线吸收效率的降低,这是在转换材料的选择和设计上需要平衡的一对矛盾。因此,人们通常选用稀有重元素的化合物作为制造 X 射线闪烁体的材料,另一方面人们还从改变晶体结构着手来改善空间频率响应特性。结构化碘化铯晶体正是这一指导思想下提出的一个较好的解决方案。其具体方法是:通过创造适宜的条件使碘化铯晶体沿着垂直于基底的方向生长,成为相互独立的直径仅为数 μm 的柱状晶体,晶体的长度可达毫米量级,从而形成类光纤结构。入射 X 射线激发闪烁晶体产生可见光,其中小于波导全反射角的部分将沿着波导的方向直达探测器表面;大于全反射角的部分,将通过在临近晶体表面的多次反射,最终进入全反射角而到达探测器表面。因此,与粉末状闪烁体屏相比此种结构对于层厚的依赖性大为降低,具有较好的空间频率响应特性。

当然,结构化碘化铯晶体的光波导特性并不意味着可以无限制的增加闪烁体的厚度,其他的限制性因素也需要加以考虑,如视差效应(X 射线入射角应小于由像素大小/转换层厚度决定的角度)等。在碘化铯晶体中掺入其他物质可以调整发光光谱的波长范围,碘化铯掺钠形成 CsI:Na 晶体,主要激发出蓝光(波长范围为 430～750nm,主波峰在 430nm 的可见光),多用在 X 线影像增强器或核粒子检测器中。碘化铯掺铊形成 CsI:TI 闪烁晶体,主要激发出蓝绿光,CsI:TI 因其发光谱与非晶硅接收光谱灵敏度构成良好的光谱响应匹配关系,已经被大量应用于医用 X 线平板探测器。CsI:TI 晶体具有轻微的吸湿性和易潮性,需要控制使用环境。

二、类型与结构

非晶硅平板探测器有两种基本类型,一种是以碘化铯晶体材料作为 X 线转换介质的探测器,另一是以硫氧化钆作为 X 线能量转换介质的探测器。

(一)碘化铯非晶硅平板探测器

非晶硅平板探测器其基本结构为碘化铯闪烁体层、非晶硅光电二极管阵列、行驱动电路以及图像信号读取电路四部分。如图 4-6 所示。

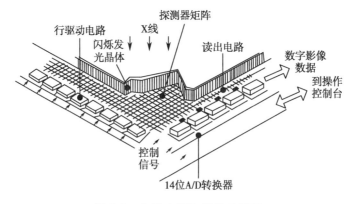

图 4-6　非晶硅 FPD 结构示意图

探测器的结构从上到下共有 6 层。

1. **保护层**　以铝板或碳板为上层面板,起到固定和保护作用。

2. **反射层**　是一层白色的反光膜,作用是保证可见光在晶体内形成全反射,以减少光能损失,提高 X 线利用率。

3. 闪烁晶体层 CsI 闪烁体层的厚度为 $400 \sim 500 \mu m$，其输出开口界面紧密地覆盖在微电极板表面。由于制造工艺的差别，闪烁晶体层有整板结构与多板拼接结构的差别，多板拼接所存在的缝隙和图像的背景均匀性由后处理软件技术弥补，CsI 闪烁体层的作用是吸收 X 线并将 X 线能量转换为荧光。

4. 探测元阵列层 根据使用需要制作成不同面积的非晶硅光电二极管像素矩阵，矩阵上的每个光电二极管与 TFT 元件作为一个像素单元。探测元阵列的作用是捕获可见荧光并转换为电信号。

5. 信号处理电路层 采集信号读出电路由放大器、多路 A/D 转换器和相应控制电路等组成。信号处理电路读出每个像素产生的电信号，并量化为数字信号，传送到计算机进行处理。

6. 支撑层 玻璃板基板为支撑层，起支撑和保护作用。

（二）硫氧化钆非晶硅平板探测器

某公司非晶硅平板探测器以 CXDI-50C 命名，用于普通 DR 摄影设备或移动 X 线摄影设备，该 X 线探测器采用硫氧化钆（GOS）作为 X 线能量转换介质，探测器的基本结构为 GOS + a-Si + TFT。硫氧化钆晶体是一种高性能感光稀土化合物，早年用于 X 线摄影增感屏和 CT 的检测器。硫氧化钆晶可达到 14LP/mm 的静态空间分辨率。CXDI-40G 平板探测器的硫氧化钆晶体结构主支架的硫和两个钆原子采用双键结合，保证了硫氧化钆荧光体的耐久性以及稳定性。钆的最高原子序数为 64，具有高 X 线吸收率。硫氧化钆掺铽（terbium, Tb）形成 $Gd_2O_2S:Tb$ 晶体，$Gd_2O_2S:Tb$ 晶体吸收 X 线后主要激发出蓝绿色荧光，波长 $350 \sim 700nm$，主波峰在 545nm。硫氧化钆晶体具有稳定的化学结构，具有宽广的温度、湿度适应范围，对环境条件要求不严格。

目前硫氧化钆探测器有两种类型，一种是固定于摄影床/台面的 CXDI-40G 探测器；另一种为便携式 CXDI-50G 探测器，这两种探测器的主要技术参数相同，仅在用途上有所区别。便携式的 DR 有两种型号，即 CXDI-50G 和 CXDI-31。CXDI-50G 的成像面积为 36cm × 43cm，具有 590 万像素（2208 × 2688），像素尺寸 $160\mu m$，分辨率为 3.1LP/mm。CXDI-31 的成像面积为 22.5cm × 27.5cm，具有 650 万像素（2256 × 2878），像素尺寸 $100\mu m$，分辨率为 5LP/mm。

（三）硫氧化钆型非晶硅 X 线平板探测器特点

CXDI-50G 平板探测器的主要特点是：探测器为非晶硅无缝拼接的整板，有效成像面积为 36cm × 43cm，探测器设计寿命为 65 万次；整体设计为一个独立的组件，具有相对独立的移动性，探测器与控制台的连接采用 7M 的信号线，可以根据临床要求可以任意摆放位置和角度，适应临床的各种需要；结构上使用高强度的镁合金骨架结构，外壳使用高强度的碳纤维，周边采用橡胶材料，防震层和抗压设计能承重 150kg，能有效吸收移动和撞击过程的能量，从而保护探测器的内部结构；硫氧化钆涂层具有非常稳定的物理、化学性能，环境温度、湿度适应范围广，从而使用环境要求较低；低能耗、低产热、高密度的集成电路简化散热设计，从而减小了平板探测器的体积，CXDI-50G 重量仅 4.8kg；具有移动性，CXDI-50G 与移动 X 线机组合构成移动 DR；完全支持 DICOM3.0 协议；CXDI-50G 可用于传统 X 线机改建为 DR。

三、成像过程

非晶硅 X 射线平板探测器是一种以非晶硅光电二极管阵列为核心的 X 射线影像探测器。在 X 射线照射下的闪烁体或荧光体层将 X 射线光子转换为可见光，而后由具有光电二极管作用的非晶硅阵列变为图像电信号，通过外围电路检出及 A/D 变换，从而获得数字化图像。如图 4-7 所示，由于其经历了 X 射线-可见光-电荷图像-数字图像的成像过程，通常也被称作间接转换型平板探测器。非晶硅平板探测器具有成像速度快，良好的空间及密度分辨率，高信噪比，直接数字输出等优点，从而被广泛的应用于各种数字化 X 射线成像装置。

非晶硅平板 X 射线探测器成像的基本过程为：位于探测器顶层的碘化铯闪烁晶体将入射的

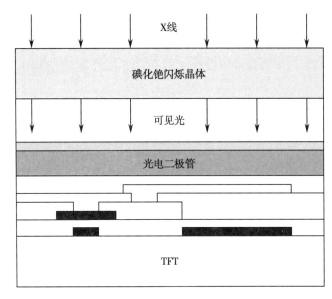

图 4-7　非晶硅 FPD 成像原理

X 射线图像转换为可见光图像；位于碘化铯层下的非晶硅光电二极管阵列将可见光图像转换为电荷图像，每一像素电荷量的变化与入射 X 射线的强弱成正比，同时该阵列还将空间上连续的 X 射线图像转换为一定数量的行和列构成的点阵式图像。点阵的密度决定了图像的空间分辨率；在中央时序控制器的统一控制下，居于行方向的行驱动电路与居于列方向的读取电路将电荷信号逐行取出，转换为串行脉冲序列并量化为数字信号。获取的数字信号经通信接口电路传送至图像处理器从而形成 X 射线数字图像。

　　TFT 的工作原理：在发光晶体层的下面紧贴着由非晶硅加 TFT 阵列组成的像素矩阵，像素矩阵以非晶硅光电二极管为基本单位，每个光电二极管就是一个像素。根据成像分辨率的要求，每个像素从 70～200μm 不等。目前非晶硅光电二极管采用 PIN 结构和 MIS 结构两种方式，PIN 结构是 P 区和 N 区之间夹一层本征半导体（或低浓度杂质的半导体）构造晶体二极管；MIS（metal insulator semiconductor）结构是用金属-绝缘体-半导体构造晶体二极管。它们共同的特点是结电容小、响应速度快、探测效率高。能通过光耦合高效地接收可见光，并将可见光信号转换为电荷信号，在光电二极管的电容上形成储存电荷。阵列中的每个像素所储存的电荷量与对应空间位置上的 X 线比例关系。

　　TFT 工作基本流程：在像素读出期间被选中的行驱动线产生一个相对与列电位的负脉冲，这时开关二极管 SD 导通将光电二极管电容充电；行驱动脉冲结束后则两只二极管均处于反偏状态，电容将维持在充电状态；当有 X 射线照射时，其产生的光电荷将电容放电；下一次行驱动脉冲到来时将再次对光电二极管电容充电，充电电荷的数量与光电荷的数量相对应，探测器通过检出每一像元的充电电荷量而获取图像信息。由于光电二极管电容不可能被完全充电的机制会导致惰性和弱信号时线性变差，因此在实际的探测器工作时增加了预置脉冲和背景可见光复位过程，以改善探测器性能。

　　探测器的外围电路由时序控制器，行驱动电路，读出电路，A/D 转换电路，通信及控制电路组成。在时序控制器的统一指挥下行驱动将像元的电荷逐行检出，读出电路由专用低功耗 CMOS 模拟集成电路构成。主电路板上包含的 A/D 转换电路将脉冲信号转换为 14bit 数字信号，并通过数字接口发送到图像处理器。

四、主 要 特 点

平板探测器从 20 世纪 90 年代末问世以来，随着临床应用的不断推广，其设计水平、制造工艺和性能指标也不断改善。尤其是目前占主导地位的非晶硅平板探测器,其产品技术水平有了突飞猛进的进步。

（一）基本结构

某公司两款摄影专用的静态探测器:Paxscan 4343R 和 Paxscan 4336R。这两款 FPD 应用了电荷势阱像素（charge well pixel,CWP）、保护环(guard ring)和双 TFT 控制等最新技术。

下面以 Paxscan 4343R 为例,重点介绍静态探测器的最新技术。Paxscan 4343R 探测器的物理结构:主要包括闪烁体(scintillator)、非晶硅阵列(a-Si array)、专用集成电路板(application specific integrated circuit,ASIC)和信号读出电路等。采用高度为 $500\mu m$ 的碘化铯作为闪烁体,将穿透成像目标物的 X 射线转化为可见光。金属-绝缘体-硅(metal-insulator-silicon,MIS)结构的非晶硅阵列将可见光信号转化为电信号。ASIC 电路通过逐行驱动的方式读出采集的电信号,经双采样、放大、模数转换等处理后,获得 14bit 的数字图像处理,再通过千兆以太网传送到图像工作站进行图像后处理、储存、显示等。

与 4 块基板拼接而成的探测器相比,Paxscan 4343R 采用非拼接整板的基板,避免了拼接伪像(Tiling Artifact)的校正和 4 块电源模块间的干扰。Paxscan 4343R 在分辨率、MTF、曝光剂量范围、重量和尺寸等方面具有明显的优势。

（二）性能特点

Paxscan 4343R 探测器在产品性能和图像质量的进步非常明显,主要得益于其采用了 FPD 设计制造的新技术,包括电荷势阱像素技术、双 TFT 控制技术、保护环技术和 Venus 5 ASIC 技术等。

1. **电荷势阱像素技术**　如图 4-8 所示,传统 FPD 的每个像素单元内,光电二极管、TFT 单元、门线和数据线等均制作在同一个平面内。FPD 的填充系数就是光电二极管面积占像素单元总面积的百分比。因此,传统 FPD 的填充系数一般仅为 60%～75%,早期 FPD 的填充系数不足50%。填充系数的大小代表了有用信息的利用率,直接影响 MTF 和 DQE 等图像质量指标。比较图 4-9 中传统像素单元和电荷势阱像素的原理图可以发现,采用 CWP 技术的像素将 TFT 电路转移到非晶硅背面,用上下布局的方式代替传统的平面布局方式,使光电二极管的感光面积布满整个像素单元,填充系数达 100%。因而 Paxscan 4343R 探测器的实际感光尺寸更大,信号转换效率更高。采用图 4-9B 所示的 CWP 不仅会带来高填充系数的优势,而且制造工艺更加简单,成品率更高。但应用 CWP 技术的 FPD 无法采集高帧率的图像,目前只能应用在 X 射线数字摄影装置,无法进行在透视、DSA 等动态图像的采集。

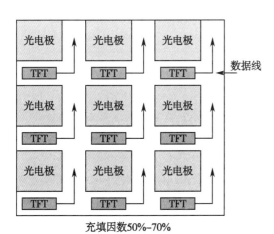

图 4-8　光电二极管充填因数示意图

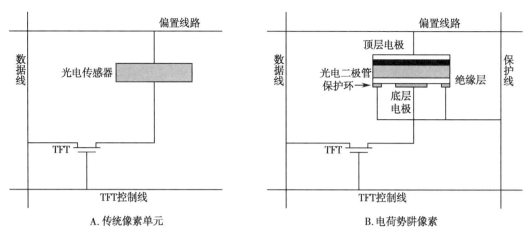

A. 传统像素单元　　　　　　B. 电荷势阱像素

图 4-9　FPD 像素单元的原理图

2. **双 TFT 控制技术**　传统 FPD 设计中,每个像素采用 1 个 TFT 读出方式,其原理类似于电容充放电过程。每次读出图像数据后,需要对 TFT 进行复位,Trixell 采用背光刷新(back flash)技术进行复位。由于电容式充放电不可能完全复位,所以背光刷新技术存在一定的限制,会降低成像的动态范围。Paxscan 4343R 采用了图 4-10 所示的双 TFT 控制技术,包括 Reset TFT 和 Readout TFT,将读出电路和复位电路分离,从而可以更加充分地对存储图像电子信号的电荷势阱单元(charge-well photosensor)进行充放电。采用双 TFT 控制技术的 Paxscan 4343R 线性曝光剂量范围更宽,动态范围也有明显的提高。同时由于节省了背光刷新的结构,制造工艺难度明显降低,也减小了探测器的厚度和重量。

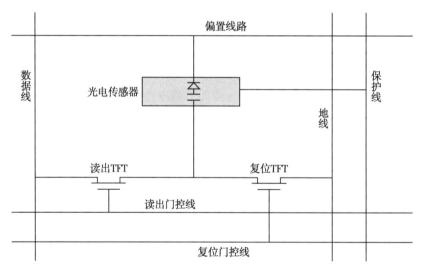

图 4-10　双 TFT 控制技术原理图

3. **保护环技术**　保护技术常用于通信 IT 电子行业等,主要用于模拟和数字电路的隔离。在 X 射线平板探测器的制造工艺中首次引入保护环技术,可以隔离信号采集噪声,避免相邻像素信号的串扰,有效地提高 X 射线图像的信噪比。

4. **Venus 5 ASIC 技术**　Paxscan 4343R 采用 Venus-5 ASIC 读出驱动技术,根据曝光剂量的大小,动态调整信号增益的变化,提供 12pf、3.5pf 和 0.5pf 三路增益控制电路。因而可以有效地提高 FPD 的动态范围。

此外,Paxscan 4343R 在图像数据的传送方式上也有改进,采用千兆以太网代替传统的光纤,大大提高了产品可靠性和易维护性。

(朱险峰　李哲旭)

复习思考题

1. 简述 DR 的基本结构。
2. 简述 DR 的工作原理。
3. 简述 DR 都有哪些特点。
4. 简述平板探测器的性能评价。
5. 简述 CCD 探测器的成像过程。
6. 简述非晶硒平板探测器的基本结构。
7. 简述碘化铯非晶硅平板探测器基本结构。

第五章

数字减影血管造影成像设备

数字减影血管造影成像设备(digital subtraction angiography,DSA),简称 DSA 设备,是具有数字减影功能的血管造影设备,是常规血管造影术、计算机及图像处理技术相结合的产品。

DSA 设备是由美国的威斯康星大学的 Mistretta 组和亚利桑纳大学的 Nadelman 组首先研制成功,于 1980 年 11 月在芝加哥召开的北美放射学会上公布于世。我国于 1984 年引进 DSA 设备,1985 年初应用于临床,其后迅即推广至全国大、中城市的许多医疗、教学及科研单位。

21 世纪以来由于 DSA 设备硬件、软件不断改进,其时间和空间分辨力以及图像质量明显提高,X 线辐射剂量明显降低;平板探测器逐步替代了影像增强器(I.I)、摄像机及电视系统组成的图像采集及处理系统(成像链);随着 DSA 设备的更新换代,成像方式也日新月异,如数字脉冲透视及存储、路径图及 3D 路径图、智能三维路图导航穿刺技术、旋转 DSA 及 3D-DSA、步进 DSA、下肢跟踪 DSA、虚拟支架植入术、自动最佳角度定位、C 臂锥形束 CT 技术以及自动分析功能等被广泛应用于临床;以 DSA-CT 或 DSA-MRI 一体机为主组成的杂交手术室正在兴起,DSA 设备正朝着一体化、程序化、自动化以及智能化等方向发展。

目前,DSA 设备主要应用于心血管、脑血管及全身各部位血管造影检查及介入治疗。本章主要讲述 80kW 及以上的大型 DSA 设备。

第一节 DSA 设备的设计

常规 DSA 设备的整体设计是以数字影像采集、处理系统为主。即从 X 线发生系统产生一束高质量的 X 线穿过被检体,到达影像增强器输入屏,经影像增强器增强、转换为高清的可见光图像显示在输出屏,通过光学镜头及摄像机扫描该图像获得模拟视频信号,经过 A/D 转换器转换成数字信号,传送给图像采集与处理系统,进行对数转换、减影等处理,再通过 D/A 转换器转换成模拟信号显示在显示屏上;同时,通过对此视频信号进行同步分离,获得同步定时信号,为 X 线高压发生系统和影像采集系统的协同工作提供同步信号。整个系统是一个计算机局域网络的设计,如图 5-1 所示。

一、DSA 设备的硬件需求分析

(一) DSA 设备硬件

1. **对 X 线源的要求** 首先是脉冲图像采样方式要求发射 X 线的 X 线管能够承受连续多次脉冲曝光的负荷量。其次要求 X 线能量必须稳定,即获得稳定的直流高压,且 X 线剂量在时间轴上是稳定可靠的,保证每幅图像感光量均匀一致。采集数字 X 线图像要求 X 线的强度高,目前大型 DSA 设备要求管电流达到 800 毫安以上。X 线剂量与图像信噪比的平方成正比,提高射线剂量可以提高各系统的信噪比。

2. **采样与曝光匹配同步** 模拟信号进行 A/D 转换过程称之为采样,对 DSA 设备来说,采样是指对模拟视频信号经过 A/D 转换,变成数字图像信号的过程。采样与曝光匹配的同步涉及几

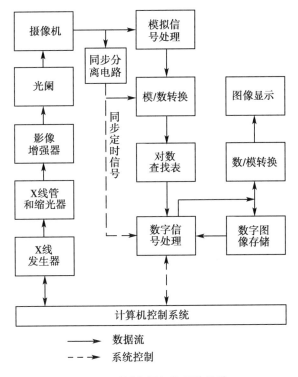

图 5-1　DSA 设备的系统设计

个方面的情况：采样时应注意视频制式的特点；曝光时应考虑何时利用光强信息；匹配同步时，应了解设备系统的反应速度以及能达到的时间精度。

（1）摄像机与电视制式：对于真空管摄像机对 DSA 设备成像的问题是它对亮度信号的建立和消除响应都有一个迟滞效应，也就是从 X 线曝光到图像的形成有一个反应过程，这种现象称为摄像管的迟滞特性。目前 DSA 设备成像链中，已用高质量的 CCD 固体摄像机取代了传统的真空管摄像机；对于 X-TV 的隔行扫描制式，如何保持两场图像取样时光强的稳定性是必须考虑的一个问题。否则，两场图像一强一弱，最后形成的图像将是一种闪烁的使人不舒适的图像。

（2）采样与曝光时序：在 DSA 设备的超脉冲和连续减影方式中，在整个血管造影期间，每一视频场 X 线照射量都是均匀的，在隔行扫描普通电视制式下的采样，所采集到的每一帧图像无疑是均匀的。对于 DSA 的脉冲减影方式，由于摄像管成像的迟滞特性，每一视频场图像的信号幅值是不相等的，所以不能在曝光脉冲一开始就进行采样，必须考虑视频信号幅值的稳定时间。等到信号幅值实现稳定时进行采样，这样所得到的图像才能保证两场之间的信号幅值一致性。对不同类型的摄像管，实现信号稳定的滞后时间是不一致的。

脉冲减影方式时的最大脉冲采样频率并不是随意设定的，是依据采样图像质量的脉宽和 X 线管的负荷容量共同确定的一个数值，对不同的设备，这个数值是不相同的。以往普通的隔行扫描电视制式的 X-TV 系统，采用真空管摄像机，脉冲图像方式对 X 线曝光的利用是低效的，大量的 X 线剂量浪费在信号稳定迟滞方面。目前采用 CCD 摄像机以及逐行电视制式，脉冲图像方式的效率大大提高了。

对于超级脉冲图像方式的采样与曝光匹配同步还要注意：X 线曝光时，脉冲宽度窄，控制的时序精度要求高，须采用可控硅控制或数字化控制的方法。

（二）DSA 设备的控制系统

DSA 设备的一体化考虑和设计，很重要的一点是信号互联。把系统的各个部分有机地结合在一起，使系统在进行血管减影时能确保各个部分都处于正确的状态，并能准确地按规定要求实现时序控制下的各项动作。因此，这就要求 DSA 设备各部分建立起一种局域网式的完备的信号

反馈控制系统。DSA 设备图像采集时,系统控制的流程框图如图 5-2 所示。整个设备的控制包括:

1. **启动开关信号** 启动开关 1 闭合使 X 线机接受计算机控制,由计算机对 X 线机发出曝光准备信号;同时,计算机发出光阑控制信号,调整光圈孔径。启动开关 2 闭合使造影过程开始,计算机启动高压注射器,并对 X 线机发出脉冲曝光启动信号。

2. **联络信号** X 线机准备完毕后,向计算机发出准备就绪信号,表示可以进行脉冲曝光。曝光开始后,向 A/D 转换电路发出采样开始信号;转换结束后,向计算机发出指令读取数字信号,再次进行脉冲曝光,采集下一帧图像。

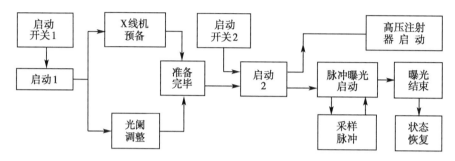

图 5-2 DSA 设备图像采集控制流程

二、DSA 设备的软件需求分析

在理想的 DSA 设备硬件基础上,如果没有正确的软件,数字减影血管造影功能仍无法实现,硬件的优点也无法充分发挥,DSA 设备的软件设计具有重要的意义。

(一)DSA 设备软件目标和模块

1. **DSA 设备软件系统设计的目标** 实现 DSA 功能的各种减影方式,处理和显示良好的血管减影图像,做好所采集的 X 线造影图像的管理,控制好计算机数字图像处理硬件同所连接的各种设备的关系。设计的软件功能好,具有容错性,实用价值高;系统易学、易掌握、操作方便;软件设计菜单化或功能键化,操作界面美观大方。

2. **DSA 设备软件系统模块** 整体设计必须明确突出数字 X 线图像这一主线,细致、合理地做好一致性规则。主要的功能模块包括:

(1)采样模块:包括各种实时采样方式和减影方式、透视监视和引导监视等;包括不同显示方式下的自动回放和手动回放,原像回放和减影回放等。

(2)管理模块:包括患者信息登记、修改、图像存取等。

(3)处理模块:具有各种处理方法,主要作用是把减影结果图像和原始图像处理成视觉效果好,有利于诊断的图像。

(4)其他模块:包括设备的系统状态调整、数据开放接口、工具软件等。

(二)DSA 设备软件设计内容

软件设计是针对每一项具体的任务和具体的硬件设备,规划出每一个具体的程序模块,软件设计不等于程序编程,首先必须弄清系统各部分间的关系。DSA 设备数字图像软件系统的设计首先必须根据所选用的计算机机型、数字图像部分硬件、计算机操作系统及程序设计语言,选择合适的软件工具。

DSA 设备数字图像软件系统在总体规划和设计上,必须处理好各功能模块与计算机图像处理硬件系统状态的关系。图像载体(帧存、硬盘)与图像病例管理、显示方式的关系,图像阵列大小与操作运行方式的关系,图像内容与图像处理的关系等,以保证软件系统本身的协调一致性。在图像的采集、存储、管理、显示、分析、处理系统的设计,还必须充分考虑到软件的操作使用者是医务人员,而不是计算机和图像处理研究人员。因此,不能把计算机和图像处理中的一些不直观的概念,较深层的概念保留在用户提示和操作界面上,使用一些简单易懂,易被医务人员接受的提法和概念,采用被医学界接受的国内外普遍采用的名称和术语。

DSA 设备设计最基本的问题是图像。DSA 设备成像过程中的图像有掩膜像(mask 像)、造影像和减影像,每一帧图像(指 512×512 阵列)都是 256K 字节的数据量。对于帧存或硬盘图像保存,都必须选择是保存原始图像,还是保存减影图像,从原理上讲,二者只需保存其一。因为减影像是 mask 像和造影像的差值图像,当保存了 mask 像后,造影像和减影像就可以从已知的任意一个计算出另一个。对于数字血管减影来说,还常常需要重选 mask 像进行减影与处理,所以保存原始图像是可取的。

几种图像阵列同时并存,在软件设计中是比较难的,有些参数希望通过程序直接设定,不需要操作人员进行选择。因为选择本身就意味着请操作者去学习概念、搞清选择理由。省去一些选择,一方面能加快软件的操作,另一方面可减少操作人员的负担。例如,采用隔行扫描制式做心血管造影,由于一帧两场的图像实际上带有时间差。因此,图像上经常出现心脏冠状动脉血管图像抖动现象,原因是心脏运动较快,造成在两场间隔的时间内心脏血管位置偏移。解决的方法是以场代帧,即把同一场的数据重复 2 次,构成一幅毫无抖动的新一帧图像。这幅图的数据实际上是 256×512 像素。所以在心血管造影系统中,除了 512×512 阵列以外,还应增加一种 256×512 阵列。程序可以隐含规定,只要连续以 25 帧/秒速度采样,则自动转换为 256×512 阵列,并且不作任何提示,也不加说明。

图像数据和受检者信息的一致性管理也是系统中一个重要的问题。通常在计算机硬盘中必须保存几十个,甚至上百个患者的图像数据资料,这些资料的保存和查找要求进行序列管理,也就是图像数据同患者登记信息一致,做到患者登记信息同图像文件两者同时增加,同时改变,同时取消。

第二节　DSA 设备的构成及主要功能

一、DSA 设备的构成

DSA 设备主要包括 X 线发生系统、图像采集及处理系统、C 臂及导管床控制系统、控制装置等子系统,它们之间通过一套计算机通信系统组成局域网。图 5-3 为 Angiostar plus 型 DSA 设备方框图,主要由高压发生系统 POLYDOROS IS、C 臂及导管床控制系统 MULTISTAR、采集控制单元(acquisition control unit, ACU)、视频采集系统 VID S(videomed S)、计算机柜 POLYTRON T. O. P 内的成像系统 imaging system 和系统控制器 system controller,通过专用通信系统(angio communication system, ACS)组成计算机网络,相互通信,协同工作。

(一)X 线发生系统

1. **主机大功率**　X 线机在心血管造影时,采集频率高,则分给每幅图像的曝光时间均很短;为了减少活动脏器在曝光期间的运动伪影,多采用脉冲曝光,曝光时间多在数毫秒。这就要求所用的 X 线机能在如此短时间内输出足够大的功率,从而获得满意的 X 线图像。X 线机的功率现多为 80kW 及以上,采用逆变高频高压发生器,输出波纹较平稳的高压。

2. **脉冲控制**　采用脉冲控制曝光,对快速活动的脏器如心脏等,可减少其活动带来的图像模糊,获得较高的图像锐利度。脉冲控制有栅控 X 线管方式和高压初级控制方式。栅控 X 线管方式高压波形陡峭,从而消除软射线,但设备较复杂,增加了成本和故障率。高压初级控制方式对于软射线的抑制不如栅控 X 线管方式,但电路简单,工作稳定,特别使用了逆变技术,控制比较容易,仍是大多用户的选择。

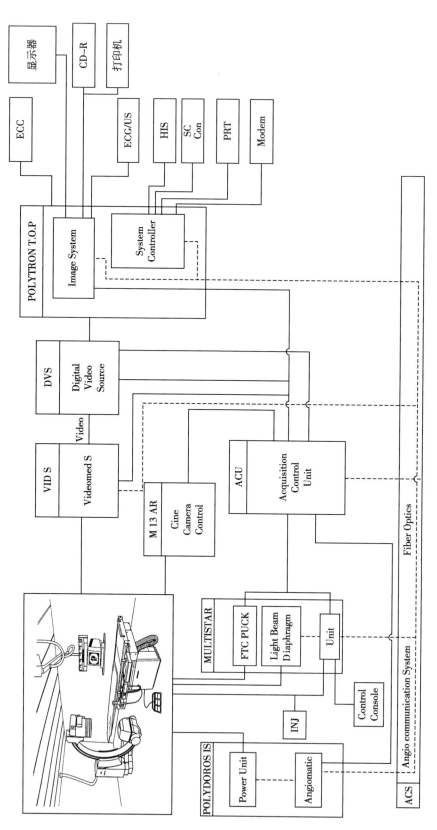

图 5-3 DSA 设备构成

3. X 线管　X 线管容量及阳极热容量高。DSA 连续透视和曝光采集,既要求 X 线管能有较大的输出功率,又要求其阳极热容量大。目前大型 DSA 设备的 X 线管热容量一般在 2.4MHU 以上,高者可达 5.2MHU。多采用金属陶瓷管壳、液态金属轴承高速旋转阳极 X 线管,转速高者可达 9000r/min 以上。金属陶瓷管壳 X 线管提高了散热率,能够吸收由于靶面气化成的粒子,提高图像质量和 X 线管的寿命。X 线管组件内的绝缘油采用外部循环散热方式或冷水进入组件内循环散热,保证 X 线管的连续使用。X 线管多采用三焦点,以适应不同的照射方式和照射部位。

4. 滤过装置　在 X 线管的窗口放置铝滤过板,以消除软射线,减少二次辐射,优化了 X 线的频谱。缩光器的附加滤过板有各种形状,可以选择使用。另外,DSA 还有补偿性滤板可使显示屏范围内影像密度基本一致,以免产生饱和性伪影。各种滤板可以自动或手动控制,调整很方便。

(二)成像链

DSA 设备的成像链基本工作原理为:造影前,利用影像增强器将透过人体的 X 线信号增强,再用高分辨率的摄像机对增强后的图像作一系列扫描。扫描本身就是把整个图像按一定的矩阵分成许多小方块,即像素。所得到的各种不同的模拟电信号经模/数(A/D)转换成不同值的数字信号存储起来(未造影的图像,即蒙片)。同理获得一组造影图像的数字信号,将它与蒙片的数字信号相减,获得不同数值的差值信号,经数/模(D/A)转换成各种不同的灰度等级,在显示器上构成图像。由此,骨骼和软组织的影像被消除,仅留下含有对比剂的血管影。图 5-4 为 DSA 设备成像链的基本工作原理示意图。

1. 影像增强器　DSA 设备图像成像链的重要构成部分,它的好坏对 DSA 设备图像成像链的性能起决定性作用。影像增强器由增强管、壳体和电源三部分构成。

(1)增强管:

1)结构:主要由①输入窗,X 线的入射窗口,由球面(或双曲面)状玻璃或对 X 线吸收较小的薄金属板等构成。②闪烁体,X 线换能器,可将 X 线图像转换成荧光图像。近代都采用碘化铯作为闪烁体,它能将 X 线转换成蓝光,蓝光强度与入射的 X 线强度成正比。③光电阴极,一层极薄的光电发射膜。光电阴极受光照射时逸出光电子,光电子密度与入射的蓝光强度成正比。④电极,管内一些特制的金属零件,最接近输出端的为阳极,中间的电极为栅极,最接近输入端为光电阴极。在阳极和光电阴极之间加直流正高压,对光电阴极逸出的光电子起定向加速作用。在栅极上加一定的直流电位,对阴极发射的电子束起聚焦作用。⑤输出荧光屏,在玻璃基板上涂敷一层荧光粉,其上敷有一层铝膜,高速电子可以通过铝膜到达荧光粉层。此时电子能量将转换成可见荧光,铝膜的作用是防止光的反向传播以及给电子提供电气通路。⑥输出窗,由玻璃或光纤面板制成,是输出荧光屏上的荧光图像输出窗口,摄像头可摄取此窗口荧光图像。⑦管壳,由输入窗、管身(金属或玻璃)、输出窗等构成,管壳它是一个大型的真空器件。如图 5-5 所示。

2)主要技术参数:①转换系数是衡量 X 线增强管转换效率高低的一个物理量。它的定义为输出屏亮度和输入屏接受的 X 线剂量率之比。转换系数越高,达到摄像亮度所需的 X 线剂量率就越低。②分辨力是衡量增强管分解图像细节能力的物理量。以每厘米能区分的线对数来表示分辨力的大小,单位为 Lp/cm。③对比度是体现增强管输出图像反差强弱的物理量。通常情况下,对比度越高,增强管输出图像所包含的层次就越多。④增强管的有效视野一般为 6″～14″,最常用的视野是 9″。

(2)壳体:由光电阴极激发出来的光电子,对电磁场极为敏感,为防止电磁场对增强管工作的干扰和 X 线泄漏,需采用金属管壳进行电磁屏蔽并吸收 X 线。壳体材料一般由铝材或铁皮加工而成,且壳体内加有铅层和铍膜合金屏蔽层。

(3)影像增强器的电源:不同型号的增强管,所使用的电源不同。其所用电源常称为小高压,要求具备:①输出的高压持续、稳定,纹波系数小,以使增强管输出屏上呈现的荧光图像的亮度稳定、噪声小;②聚焦电压稳定,且可调,以使增强管有良好的聚焦效果,并可根据不同的增强

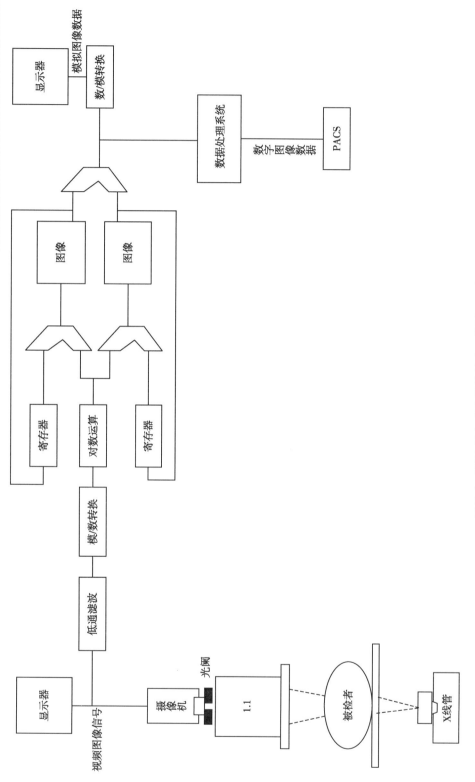

图 5-4 DSA 设备成像链的基本工作原理示意图

管,适当调整聚焦电压值。

(4)多视野影像增强器:除单视野影像增强器外,还有二视野和三视野影像增强器。与单视野影像增强器相比,多视野影像增强器所使用的增强管内部的电极结构及数目不同。通过调节辅助阳极和栅极上的电位,可改变电子透镜的放大倍率,就可改变输入图像的尺寸(输出屏大小不变),即进行增强管的视野变换。

(5)影像增强器的工作原理:如图5-6所示,X线穿过人体被检部位后,由于被检者组织的密度、厚度不同,对X线的吸收程度亦不一样,因而形成一个强度受密度、厚度调制的X线图像。输入屏将X线图像转换成亮度很低的荧光图像,该荧光图像使光电阴极激发出光电子,获得光电子数目多少不同的光电子图像。光电子在阳极和阴极之间直流高压的加速以及栅极聚焦电位的聚焦下,高速轰击到输出屏上,在输出屏上可获得缩小了几十分之一的、亮度比普通荧光屏强数千倍乃至上万倍的荧光图像。

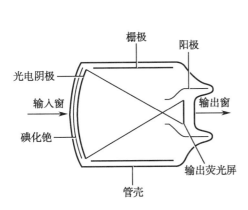

图5-5 增强管的结构示意图

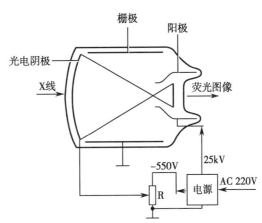

图5-6 影像增强器的工作原理示意图

2. **光学系统** 为了对影像增强器输出屏上形成的荧光图像进行电视摄像,在影像增强器输出屏和摄像机之间均安装光学镜头、光分配器及光阑等光学器件。

(1)串列式镜头:物镜对准影像增强器的输出屏,输出屏的位置在物镜的焦距上。使影像增强器的输出荧光图像经物镜后变成平行光束传送。再用像镜将平行光聚焦成像在摄像机的靶面上。

(2)光分配器:光分配器过去有单通道光分配器、直型双通道型、三通道光分配器型。目前常用单通道光分配器,分为直线通道式和弯型通道式两种,都只能安装摄像机。DSA设备多用弯型单通道式(图5-7)。

为了适应所有X线剂量范围(即输入光量变化范围)大的特点,要求使用大孔径、光圈可自动调节的镜头,有的镜头还内含电动的中性滤光片,以防止摄入强光。

(3)光阑:

1)结构:光阑是影像增强器和摄像机之间的光学结构中的一部分,位于准直透镜和聚焦透镜之间(图5-8)。

2)性能:DSA成像链中的影像增强器的动态范围很大,它能输出较暗的图像和很亮的图像。且在不同的曝光剂量下都能输出良好对比度的增强图像。但其后的摄像机则不同,当光线亮度太低时,会使产生的视频图像噪声过大;反之,当光线亮度太高时,则出现饱和现象,图像全部变亮。因此,DSA设备成像链的动态范围响应主要依靠影像增强器和摄像机之间光学结构中的光阑控制和调节。当影像增强器输出的光线很弱时,光阑打开,摄像机接受全部来自影像增强器的成像信息;反之,当影像增强器输出的光线很强时,光阑关闭到最小,摄像机仅接受从光阑的中心小孔中照射过来的光强信息。因此,光阑中心孔径大小的调整能使成像链对不同X线强度曝光信息进行成像。

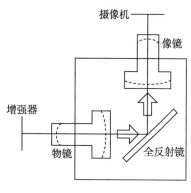

图 5-7 弯型单通道光分配器

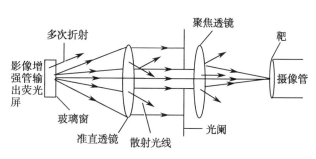

图 5-8 DSA 设备成像链的光学转换图

对 DSA 成像链来说,光阑的作用并不局限于调整光通量和平衡摄像机的照度水平,它还屏蔽一些产生图像噪声的折射光和散射光。DSA 系统图像采集分为透视和摄影采集。两者 X 线剂量差别大(信噪比差别大),要求镜头光圈能随时调节,保证摄像器件在适宜照度下工作。两种情况频繁交换使用,所以摄像机的光学系统采用大孔径、可自动调节的电动光圈镜头。

3. 摄像机

(1)真空管摄像机:

1)基本结构:DSA 设备成像链中的真空管摄像机核心部件是摄像管,种类很多,大多采用视像管(光电导摄像管)。DSA 设备常用硫化锑视像管,其外形是一个玻璃真空管,长约 15cm,最大直径 2.5 ~ 5cm。其结构由电子枪、光电导靶、管体与引脚三大部分构成。①电子枪,它的功能是产生电子束。它由下列电极构成:用来加热阴极的灯丝(H);阴极(K);用来控制电子束电流的大小控制极(G_1);用于产生一个加速电场阳极(G_2);用于电子束电聚焦的聚焦极(G_3);用于电子上靶时的减速,使靶不会产生二次电子的网电极(G_4)。②光电导靶,摄像管的玻璃窗口内壁上蒸镀一层氧化锡,形成透明导电极,称为信号板。在信号板

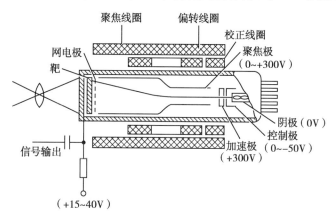

图 5-9 硫化锑光电导摄像管结构

上再均匀地镀上一层光电导材料三硫化二锑(Sb_2S_3)形成光电导靶。为防止玻璃窗口对光线的反射并提高光线的透过率,通常在光学玻璃外面加上一层防反射膜。摄像管的输出电流信号(I_s)由靶环引出,它与信号板相连通。③管体与引脚,电子枪与靶面均封装在玻璃管体内。管体内抽成高真空。靶面信号板信号由靶环引出,电子枪的各电极和灯丝由管脚引出(图 5-9)。

2)工作原理:阴极被灯丝加热,当阴极温度达到 2000K 时,便大量地激发出热电子。通过调节控制极的电位(一般约为 - 50V),可控制飞出的电子数量。加速极加约 + 300V 的电位,使飞出控制极的电子得以加速,聚焦极加 0 ~ + 300V 的电位,可以使电子束在聚焦磁场的作用下使焦点刚好落在靶面上,达到聚焦目的。网电极加 + 450V 电位,使电子上靶时的速度减低,使靶不会击出二次电子。

光电导靶面的信号板上的靶电位约为 15 ~ 40V,图像信号的产生分两步:①被摄景物的光像经过镜头成像在靶的外侧,靶上各像素光电导的变化使靶面各像素的阻抗产生变化,形成电导图像;②由电子束扫描靶内侧,从上向下逐点扫描阅读靶面上记录的图像形成电流信号,经信号板

送出,形成图像的视频信号。

由于真空摄像管迟滞特性,在脉冲影像方式和隔行扫描制式下,每一场的影像信号幅值不等,采样需等到信号幅值稳定后才能进行,因此使得曝光脉冲宽度增加,浪费了剂量,已趋于淘汰。

(2)CCD摄像机:是使用CCD摄像器件取代摄像管而制成的摄像机。CCD摄像器件是由光电转换、电荷存储、电荷转移以及信号输出等部分构成。DSA设备使用的CCD摄像机是由很多个以行列方式排列成矩阵的光敏单元组成。

1)CCD摄像机常见的光电转换器件有MOS电容器型和光敏二极管型两大类。①MOS电容器型:在P型半导体Si衬底的表面上用氧化的方法生成一层厚度约$100 \sim 150nm$的SiO_2,再在SiO_2表面蒸镀一层金属以形成多晶硅,在金属层和衬底间加一个正电压,形成了一个MOS电容器。当光线照射时,光子穿过透明金属层及氧化层,进入P型(或N型)Si衬底,部分Si原子的价电子将因吸收光子能量而脱离原子核的束缚,变成自由电子,同时形成空穴,这些电子和空穴就形成信号电荷。②光敏二极管型:在P型Si衬底上扩散一个N区域而形成的P-N结二极管。多晶硅二极管加反向偏置,形成一个定向电荷区,即耗尽区。光子穿过多晶硅二极管时,将产生光生电子-空穴对。在耗尽区内,光生电子-空穴分离,光生电子被收集到耗尽区形成电荷包,称为信号电荷。光敏二极管与MOS电容相比,具有灵敏度高、光谱响应宽、蓝光响应好、暗电流小等优点,所以在CCD摄像器件中,光敏二极管型已逐渐取代了MOS电容器型。

2)工作原理:当光线照射CCD摄像器件时,产生与光强度成正比的电子电荷量,经过光电转换器件的存储、耦合与转移形成信号电荷,在保证输出信号信噪比及带宽的情况下,将信号电荷变换为信号电压(或电流)输出,再经过一系列的信号处理,最终形成视频信号。

3)性能参数:①光谱响应范围为$400 \sim 1100nm$,包含红外线区域;②分辨力是衡量CCD摄像器件性能的重要参数,其水平方向上的分辨力是水平像素数的一半;垂直方向上的分辨力是垂直像素数的一半;③暗电流是CCD摄像器件本身的缺陷,是Si衬底价电子受热激发而产生的电子-空穴对,限制了器件的灵敏度和动态范围;④灵敏度一般用输出清晰图像所需的最低照度来衡量;⑤动态范围是指电荷成比例地收集到势阱内的能力。

4. **专用显示器** 见第九章第三节医用影像显示设备。

(三)X线管专用支架及导管床系统

1. **支架结构** 现在DSA系统的支架大都采用英文字母C形结构,故称C臂。其安装方式主要有落地式和悬吊式两种,落地式又分为固定落地式和移动落地式。如图5-10所示。这两种方式各有利弊,可根据工作特点和机房情况选择。

现以落地式C臂说明其结构。在C臂的两端分别相对安装X线管和影像增强器,并使两者的中心线始终重合在一起,即无论在任何方向进行透视,X线中心线都始终对准影像增强器的输入屏中心。C臂由其托架支持,并设有驱动电机,使C臂能在托架上绕虚拟轴心转动。托架安装在立柱(固定或活动)或字母L形支架(亦称L臂)上,通过安装轴,托架可带动C臂一起转动。这两个转动使X线管形成球面活动范围。L臂能绕活动球心垂直轴转动,则活动范围更大。

落地式C臂也称为三轴支架。C臂可围绕患者的任一水平轴(患者水平躺在导管床上)转动,托架带动C臂可围绕患者的另一水平轴转动,L臂带动C臂整体可围绕患者的垂直轴转动。围绕三轴的转动可以单独转动,也可联动,实现球面范围内对人体任意部位、角度进行透视。目前C臂旋转速度一般为$15 \sim 25°/s$,最快可达$40 \sim 60°/s$,一次最大旋转角度可达$305°$,以满足三维成像的需要。

三轴系统是旋转采集成像、计算机辅助血管最佳角度定位等功能的基础。判断机架的性能主要看L臂的旋转活动范围,C臂的转动角度范围和托架的转动角度范围;运动的速度和稳定性;影像增强器的上下运动等。设备应能自动显示C臂的位置、角度等数据。

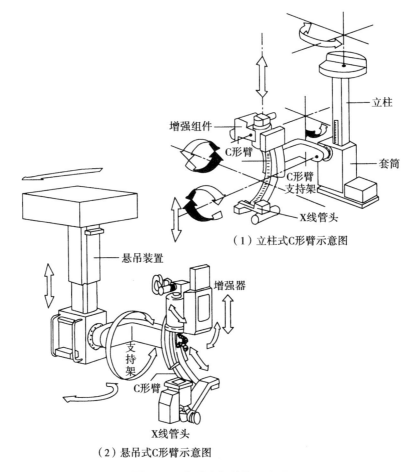

（1）立柱式C形臂示意图

（2）悬吊式C形臂示意图

图 5-10　C 臂支架结构示意图

　　为了扩大活动范围,悬吊式和部分落地立柱具有活动轨道,救护患者时可以使 C 臂完全离开导管床。还有一种四轴结构,其落地支架具有双轴。可以形成横向直线运动,在救护患者时也可以使 C 臂完全离开导管床。四轴结构头位和侧位均可做旋转采集。目前具备六轴机架结构的设备也已应用到临床。

　　C 臂的特点是:能在患者不动的情况下,完成对患者身体各部位多方向的透视和摄影检查。当肢体位于 C 臂转动中心时,在 C 臂活动过程中,受检部位一直处于照射野中心。C 臂 X 线焦点至影像增强器的距离是可调的,一般是影像增强器移动,因此,在影像增强器输入屏前设有安全罩,在支架活动和影像增强器单独活动过程中,一旦触及患者,可立即停止动作,保护患者和设备的安全。

　　2. 支架功能

　　(1)角度支持:C 臂可方便地进行各种角度的透视和摄影。

　　(2)角度记忆:当 C 臂转到需要的角度进行透视观察时,系统能自动搜索并重放该角度已有的造影像,供医生诊断或介入治疗时参考;也可根据图像自动将 C 臂转到采集该图像时的位置重新进行透视、造影。这种技术特别有利于心、脑血管的造影,尤其是冠状动脉介入治疗手术。

　　(3)体位记忆:专为手术医生设计了体位记忆装置,能存储多达 100 个体位,各种体位可事先预设,也可在造影中随时存储、调用,使造影程序化,加快了造影速度。

　　(4)快速旋转:C 臂能在托架中快速旋转运动,达到每秒 45°～60°。要求 C 臂具有精确的角度重现性,与图像处理软件配合完成。

　　(5)岁差运动:是相对于旋转 DSA 的另一种运动形式。它利用 C 臂支架两个方向的旋转,精确控制其转动方向和速度,形成了 X 线管焦点在同一平面内的圆周运动。影像增强器则在支架的另一端做相反方向的圆周运动,从而形成岁差运动。

（6）安全保护:C 臂支架还配有自动安全防撞装置。计算机能根据机架、床的位置自动预警和控制 C 臂的运动速度,利用传感器感受周围物体的距离,自动实现减速或停止(如离物体 10cm 时减速,离物体 1cm 时停止)。

3. **导管床**　导管床具有浮动床面和升降功能。新型号导管床,还具备在一定范围内头端抬起一定的角度及床面水平左右旋转的功能等。配合 C 臂使用,适应于手术和透视两种需要。导管床具备接触式或非接触式碰撞保护装置(图 5-11)。

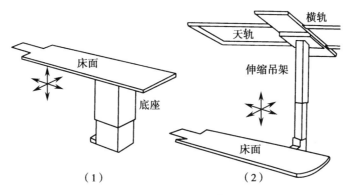

图 5-11　导管床示意图

（1）高度:高度需适应不同手术者的要求。导管床的高度调整,与 C 臂相配合,在有微焦点 X 线管的情况下可以完成不同放大倍数的放大摄影和放大血管造影。

（2）浮动床面:为了迅速改变透视部位,床面设计为在水平面内可做二维移动。特别是沿床长轴方向有较大的活动范围。配合 C 臂使用时,床面能把患者送入 X 线照射野,且床座不会影响 C 臂在反汤氏位方向倾斜时的活动。床面在两个方向都有电磁锁,以便将床面固定在指定位置。

为了适应下肢血管造影跟踪采集的需要,有些导管床附加有床面驱动装置。该装置在接到驱动信号后迅速将床面移动一定距离,或受人工控制。随着血液的流动,对比剂充盈远端血管,借床面移动可以进行跟踪采集,注入一次对比剂完成腹部血管摄影后,继续采集下肢的全部血管像。

（3）床面材料:采用高强度、低衰减系数的碳纤增强塑料,不但有较低的 X 线吸收系数,并且有较高的机械强度。床垫采用开孔聚亚安酯材料,具有黏弹性和舒适性,可随着患者重量和体温调整至适合的状态。

（4）吊床:吊床由纵横天轨和可移动的升降吊架支持,除具有落地式导管床的全部功能外,活动范围更大,地面更整洁。

（5）导管床手臂支架、床垫、输液支架、手术灯等辅助设施的配置能够满足手术需求。

（6）导管床旁边设有铅防护屏及防护帘等屏蔽装置,能够有效降低 X 线对操作者的辐射剂量。

（四）DSA 设备的控制装置

1. **DSA 设备的控制方法**　DSA 设备的控制方法有两种,第一种是所有的控制流程以数字图像结构部分的计算机为主体控制机器;第二种是控制 X 线机,计算机只作部分控制。

（1）第一种控制:包括 7 种连续信号:

1）手闸闭合信号:DSA 启动手闸直接连到计算机的控制接口电路板上,手闸闭合意味着启动 DSA 方式。手闸松开则退出 DSA 方式,恢复 X 线机原来状态。

2）电路切换信号：当接受到手闸闭合信号后，计算机对 X 线和曝光控制电路作切换，使 X 线机接受计算机控制。

3）曝光预备信号：X 线机控制电路被切换后，计算机对 X 线机发出曝光准备信号。

4）光阑控制信号：计算机对光阑状态进行切换，主要作用是关小通光孔径。

5）X 线机准备完毕信号：X 线机向计算机反馈，表示已可进行脉冲曝光。

6）高压注射器启动信号：计算机发给高压注射器，表示从此时起，可按预设程序进行运作。

7）脉冲曝光控制信号：计算机发给 X 线机指令，控制 X 线机进行脉冲曝光。

在此方式中，由于用计算机控制主机，故曝光脉冲和采样脉冲之间无需信号传递，只在计算机内部做软件调整即可。

（2）第二种控制：这种方式是手闸控制整个 X 线机的运行，包括对高压注射器的控制。实际控制信号有：手闸第一键闭合信号；光阑控制信号；电路切换信号，使 X 线机高压曝光启动置于计算机控制之下，此信号由计算机接受手闸第一键信号后发生；造影开始信号，由 X 线机对计算机发出；脉冲曝光控制信号，由计算机发给 X 线机。

上述两种控制中最关键的问题是由计算机控制的曝光脉冲必须合理、准确，并对 X 线机的 X 线管容量留有余地，实际中多采用 X 线机系统的脉冲曝光功能。在软件编程时序控制中，让计算机每次检测到 X 线机曝光开始后，延迟时间开始采样，然后再等待下一个 X 线曝光脉冲，直到手闸释放。

2. 配置影像增强器的 DSA 设备的自动剂量控制

（1）利用光电倍增管的方式：利用光电倍增管的输出量进行自动亮度控制（automatic brightness control，ABC）及自动曝光控制 AEC。如图 5-12 在增强管和摄像机的光学通道内放置一小块反射棱镜，将影像增强器的输出光反射到光电倍增管的输入窗，经光电倍增后，输出光电流，去控制 X 线机的曝光参数。光电流的大小与影像增强器的输出光强度成正比。经光电倍增管放大的光电流送到运放，在运放的输入端先经电流/电压转换后，再与基准电平相比较，运放的输出信号控制调整装置，以调整 X 线机的曝光参数。

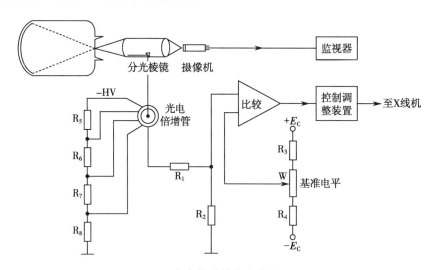

图 5-12 光电倍增管式自动剂量控制

（2）利用光电二极管矩阵的方式：DSA 设备的自动剂量控制包括自动亮度控制 ABC 和自动曝光控制 AEC。透视时，在成像链的光学系统中，通过光学镜头上安装的光电二极管矩阵，将光信号转变为成比例的剂量控制信号。这一信号传递至实时控制装置，使其与器官程序中设置的透视曲线比较，自动计算，确定透视参数决定屏幕亮度。通过透视参数来确定摄影采集的参数，实现自动曝光。光电二极管矩阵模拟电离室，同真正电离室一样并可选择不同采样区域组合，实现自动曝光控制。整个过程是自动剂量控制的过程。

（五）平板 DSA 设备

以平板探测器（FPD）取代体积庞大的影像增强器、摄像机和电视成像链的直接数字化 DSA 系统已在临床广泛应用。其优势是：C 臂结构紧凑、控制灵活，图像的空间分辨力高、成像的动态范围大、余辉小、可作快速采集、需要的射线剂量低、患者面前开阔及无压抑感等。平板探测器按材料分为直接转换（非晶硒）型和间接转换（碘化铯 + 非晶硅）型两种。按用途分为心血管专用平板和适用于心血管、脑血管及全身各部位血管介入的平板两类。

1. 平板 DSA 系统的采集系统输入的不再是视频信号，而是数字信号。采集板主要包括采集帧缓存、积分电路、积分帧缓存和 PCI 接口四部分（图 5-13）。

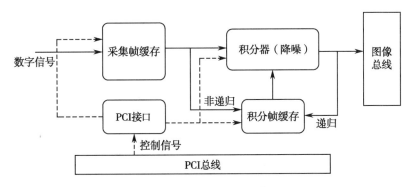

图 5-13　采集板结构示意图

（1）采集帧缓存：主要是接受来自 A/D 转换后的数字信号，将图像进行反转后输出至积分电路和积分帧缓存。采集帧缓存内包括几个小的帧缓存，这样可方便数据的进出。

（2）积分帧缓存：主要实现图像的降噪和图像的保存。实时透视和电影的图像噪声可在这通过递归和非递归的算法进行降噪，另外还有一种特殊的运动校正噪声抑制，它主要目的是降低运动物体产生的运动伪影，如心脏等。

（3）积分电路：通过对输入透视和电影图像数据进行实时积分而完成数据的平均，实现降噪。

（4）PCI 接口：将从 PCI 总线传来得控制信号传递给其他部分。

2. 平板 DSA 设备的自动剂量控制，即透视或摄影采集自动剂量控制是在平板上设定一个或几个区域，用户界面还有模拟的电离室选择区域，通过对该区域的选择，在透视或摄影采集下获得的平板探测器曝光指数（detector exposure index，DEXI）与系统中器官程序存储的 DEXI（在工厂实验室通过模体实际测得的）进行比较，自动计算，优化透视或摄影采集的 kV、mA、ms、铜滤过等相关参数，从而改变剂量，实现自动亮度控制和自动曝光控制。对设备进行保养时，设备的透视或摄影采集平板探测器 DEXI 调整时，器官程序中存储的各透视采集模式的平板探测器的 DEXI 值都随着一起调整。

（六）DSA 设备的计算机系统

在 DSA 系统中，通过计算机进行图像的采集及后处理，主要包括对数变换处理，算数或逻辑运算、移动性伪影的校正处理，改善图像信噪比的时间过滤处理和自动参数分析功能等。现在的 DSA 设备则多采用医学影像专用多芯片组并行处理服务器，机体纤小，主频高，运算速度快，完全能满足图像大数据量实时处理的要求。硬盘容量大。都具备 DICOM3.0 图像存储、传输及打印功能，能够方便连接 PACS 及 RIS 网络。

二、DSA 设备的主要功能

DSA 设备设有普通图像处理功能，并备有心血管分析软件包等各种血管造影检查的特殊功能。可作心血管、脑血管及全身各部位血管检查。

（一）透视、脉冲透视、连续透视

透视是诊断用 X 线设备的基本功能,DSA 设备的透视一般包括脉冲透视和连续透视两种。脉冲透视(pulse fluoroscopy)是指在透视影像数字化的基础上实现的,利用 X 线管栅控技术降低 X 线辐射剂量的一种透视技术。设备的数字脉冲透视技术可有 9 档(0.5,1,2,3,4,6,7.5,15,30 帧/秒)选择。脉冲率越小,脉宽越窄辐射剂量越小,介入操作者受辐射的剂量越少。但脉冲频率太低时,活动影像透视将出现动画状跳动和拖曳;脉宽太窄时透视影像质量下降。设备能对脉冲透视影像进行增强、平滑、除噪等滤波处理,从而改善影像的清晰度。

脉冲率大于 25 帧/秒以上的脉冲透视通常称为连续透视(continuous fluoroscopy)。脉冲透视较常规透视辐射剂量减少约 40%。

每次透视的最后一帧影像被暂存,并且保留在监视器上显示,称为末帧影像冻结(last image hold,LIH)。充分利用 LIH 技术,可以减少不必要的透视,明显缩短总透视时间,达到减少辐射剂量的目的。在 LIH 状态下还能调整 DSA 滤板和隔板。

自动动态透视图像存储是优于影像冻结单幅图像的一项新技术,可存数百幅图像,用低剂量的透视来替代采集,获得清晰的动态图像,方便反复调取观察和会诊,极大地减少了剂量。

（二）DR 采集、DSA 采集、单帧采集、序列采集

DSA 设备中除透视外,还有一个重要功能就是脉冲式数字化摄影,通常称为图像采集。按照采集方式不同分为 DR 采集和 DSA 采集。按照图像采集数量分为单帧采集和序列采集。按照采集过程中是否变化采集帧率分为固定帧率采集和变速采集。

DR 采集可以采用单帧采集和序列采集两种方式,主要用于采集掩膜像(蒙片)和造影像。以数字式快速短脉冲进行影像采集。根据采集矩阵的大小决定采样时钟的速率,对 512×512 矩阵,采样频率需大于 100MHz;对 768×572 矩阵和 1024×1024 矩阵,需要的采样频率分别为 15MHz 和 20MHz。按照对数字影像灰度级的要求选择 A/D 转换器的量化等级,即位(bit)数,一般为 12bits 或 14bits。目前设备的常规 DR 采集帧率选择范围为 0.5~30 帧/秒。

DSA 采集一般采用固定帧率的序列采集方式,获得一个序列的血管减影图像。目前设备的常规采集帧率选择范围为 0.5~7.5 帧/秒。

数字电影减影以快速短脉冲曝光进行数字图像采集。高速采集帧率在 1024×1024 矩阵选择范围为 7.5~30 帧/秒,选择减小空间分辨率时可达 60 帧/秒。这种采集方式多用于心脏、冠状动脉等运动部位。

（三）旋转 DSA 及 3D-DSA

1. **旋转 DSA**　是在 C 臂旋转过程中注射对比剂、进行曝光采集,达到动态观察的检查方法。它利用 C 臂的两次旋转动作,第一次旋转采集一系列蒙片像,第二次旋转时注射对比剂、曝光采集充盈像,在相同角度采集的两幅图像进行减影,以获取序列减影图像。旋转 DSA 的优点是可获得不同角度的血管造影图像,增加了图像的观察角度,能从最佳的位置观察血管的分布,有利于提高病变血管的显示率。对脑血管造影尤其适用。

2. **3D-DSA**　是近几年在旋转 DSA 技术上发展起来的新技术,是旋转血管造影技术、DSA 技术及计算机三维图像处理技术相结合的产物。其作用原理为通过旋转 DSA 采集图像,在工作站进行容积重建(volume rendering,VR)、表面图像显示等后处理,显示血管的三维立体图像,可以任意角度观察血管及病变的三维关系,在一定程度上克服了血管结构重叠的问题,比常规 DSA 能提供更丰富有益的影像学信息,在临床应用中发挥了重要作用。

（四）路径图及 3D 路径图

1. **路径图技术**　为复杂部位插管的方便及介入治疗的需求而设计,具体方法是,先注入少许对比剂后摄影采集(冒烟),使用峰值保持技术,将对比剂流经部位的最大密度形成图像,将此图像与以后透视的图像进行叠加显示。图像上即有前方血管的固定图像,也有导管的走向和前

端位置的动态图像,利于指导导管及导丝更容易地送入病变部位的血管内。也有利用同一部位刚做过的 DSA 图像,叠加在透视图像上,作为"地图"引导导管插入。

2. **3D 路径图技术** 三维路径图技术是对该部位行血管重建,形成三维血管图像后,随着对三维图像的旋转,C 臂支架自动跟踪,自动调整为该投射方向的角度,这样使三维图像和透视图像重合,可以最大程度的显示血管的立体分布,以利于引导导管和导丝顺利地进入到欲进入的血管内。另外,由于三维血管成像,则更容易选择性进入病变区的 C 臂工作位,且易显示病变形态,如颅内动脉瘤,可清晰显示瘤颈,易于确定微导管进入瘤腔内的角度和动脉瘤颈与载瘤动脉的关系;可以指导体外对微导管前端进行弯曲塑形,使之更容易进入动脉瘤内,并可在载瘤动脉内有最大的支撑力,这样在送入微弹簧圈时才不易弹出,更能较容易地完全致密填塞动脉瘤。

(五) 下肢跟踪 DSA

采用快速脉冲曝光采集影像,曝光时 X 线管和影像增强器保持静止,导管床携人体自动匀速地向前移动(有的设备在造影过程中,根据造影情况可以实时调节床的运动速度,自动选择采集参数,包括 kV、ms、注射参数等),从而获得下肢血管数字减影图像,图像显示方式又分为分段显示或自动拼接显示,主要用于四肢血管检查和介入治疗;还有一种设备的采集方式,导管床不动,C 臂可从头向足侧(或从足向头侧)移动采集图像。

(六) C 臂锥形束 CT

C 臂锥形束 CT 是平板探测器 DSA 与 CT 技术结合的产物,是利用 C 臂快速旋转采集数据重建出该处的 CT 图像。一次旋转可获得区域信息,重建出多个层面的图像。由于平板探测器每个像素的面积很小,采集数据的信噪比差。目前的水平是空间分辨力优于 CT,而对比度分辨力不及 CT。图像可与 3D 血管图像相重叠,更直观。3D 与 C 臂锥形束 CT 同步处理技术,可同时得到 3D 和 CT 重建影像,并且能够同屏显示、同步处理;不仅可观察 3D 血管,还能多角度、多断面观察血管周围软组织的 CT 影像进行综合分析和判断,制定最佳手术方案;还解决了介入治疗过程中,需对手术效果评估而进行 CT 检查的要求。

(七) 自动分析功能

在心室和血管造影后,计算机利用分析软件实时提取与定量诊断有关的功能性信息,添加在形态图像上。其功能主要包括:

1. **左心室体积计算和分析功能** 利用从 DSA 图像得到的左心室舒张末期像和收缩末期像,计算左心室的体积;根据这个结果再算出射血分数、室壁运动、心排量、心脏重量及心肌血流储备等功能参数。

2. **冠状动脉或血管分析软件** 计算机运用几何、密度法等处理方式,测量血管直径、最大狭窄系数、狭窄或斑块面积、病变范围及血流状况等。

3. **功能性图像** 是利用视频密度计对摄取的系列图像绘出时间视频密度曲线,再根据从曲线获得的参数形成的一种图像。这种图像反映功能性信息,与传统的反映形态学范畴信息的图像不同。从曲线可以提取对比剂在血管内流动的时间依赖性参数,局部血管的容量或深(厚)度参数,以及局部器官实质血流灌注参数,这些参数对心血管疾病的确诊和治疗不可缺少,可在早期发现病灶。

(八) 虚拟支架置入术

置入支架对很多疾病是很好解决方案,但要取得手术成功的关键是正确选择合适的置入支架。虚拟支架置入系统可在有待进行支架置入的病变血管部位形象地展示支架置入的效果,可清晰地模拟显示内支架置入后的情况,包括支架置入的位置、大小是否合适、支架贴壁情况、封闭部位是否合适,如不合适可再次更换支架,直至欲置入支架十分适合时,再选择同样支架置入体内,就会取得一个良好的治疗效果。

（九）智能三维路图导航穿刺技术

以 C 臂锥形束 CT 图像为基础,在专用工作站上,将 3D 图像/C 臂锥形束 CT 图像与透视图像/路径图融合并自动同步,实现在 3D 容积及 CT 断层图像上计划进针的方向、路径。同时,在实时透视显示器上显示进针的路径,引导进针过程,以实现在 DSA 设备上进行穿刺的技术。

（十）实时模糊蒙片 DSA

实时模糊蒙片(real-time smoothed mask,RSM)DSA 是 DSA 的另一种减影方式。它是利用间隔很短的两次曝光,第一次曝光时影像增强器适当散焦,获得一幅适当模糊的图像,间隔 33 毫秒再采集一幅清晰的造影图像,两者进行减影可以获得具有适当骨骼背景的血管图像。在对比剂注射后,可在一次运动中获得减影图像,避免了普通 DSA 需要两次运动采集的麻烦和两次采集间被检者移动造成减影失败的可能。由于蒙片像随时更新,且相间隔仅为 33 毫秒,因此不会产生运动伪影。

（十一）岁差运动 DSA

利用 C 臂支架的岁差运动进行 DSA 采集方式进行检查的技术,主要用于头颅、腹部、盆腔血管重叠部位的检查。

综上所述,随着 DSA 技术的不断发展,设备性能、造影方法的不断改进,DSA 设备的不足逐步得到改善。例如,运动部位成像及运动性伪影,可通过图像处理或者改进高压发生器,使用超短脉冲快速曝光加以改善等。

第三节　DSA 设备的技术参数及临床意义

一、机架和导管床的技术参数及临床意义

（一）C 臂机架的技术参数

悬吊 C 臂机架比落地固定 C 臂机架的活动范围大,更灵活方便。目前推出的落地活动 C 臂机架结构活动范围加大,灵活性也很大,非常方便手术操作;转轴数目越多使用范围越大,目前 3 轴机架为基本要求,4 轴、6 轴机架已经大量用于临床工作;C 臂深度即为 C 臂机架的半径大小,更能使 C 臂运动空间满足手术所需角度的要求;机架多位置预设,提供了存储大量摄影位置的功能,使体位操作选择更细化。

（二）缩光器与影像增强器或平板探测器的自动跟踪旋转技术

无论 C 臂机架与检查床在任何投照角度,影像增强器或平板探测器始终与 X 线管保持相对静止,实时图像始终保持正直向上且无偏转,避免产生歪曲画面而影响诊断和手术顺利进行。

（三）智能床旁控制系统的灵活性

操作者可以方便灵活地通过床旁控制系统控制机架和导管床的运动,控制缩光器照射野的大小,选择采集视野的尺寸等。目前,一些较高级的床旁控制系统还可以选择采集模式(器官程序),调阅采集序列图像,更换参考图像,存储透视图像,进行图像后处理等。智能床旁控制系统方便了操作,缩短了手术时间,提高了手术安全性。

（四）导管床相关

1. 床长尺寸适中既保证被检者检查所需的运动距离,大范围的覆盖效果,同时避免床板过长在抢救时造成折断。适中的床宽避免对 C 臂运动带来的过宽干扰;床的最大承重满足被检者体重和抢救所需的压力;床面的升降范围及其旋转要求方便被检者的上下床及术者的操作。

2. 导管床的三边可放置液晶触摸控制屏,满足操作者站位的需求。配备立体三键鼠标手柄便于操作,并且防止操作者和被检者的误碰触带来的机架运动。

3. 自动角度定位系统是从两个投影角度大于 45° 的血管图像,计算出两条平行走向的血管

在360°球体范围内的最佳展示投射角度。在临床应用中可利用正侧位 DSA 图像,测算指出某一段迂曲走行血管的最佳显示投照角度,可控制 C 臂一次调整到最佳角度来显示此段血管。

二、X 线管组件和影像检测装置的技术参数及临床意义

（一）X 线管

1. X 线管的阳极连续高速旋转,高者转速可达9000r/min 以上,阳极热容量都在 2.4MHU 以上,保证了术中采集图像的需要;X 线管采用油冷加水冷的双模式冷却,更好地达到冷却效果;X 线管采用液态金属轴承技术,减小摩擦阻力,增加 X 线管的整体性能。

2. X 线管焦点一般都大于等于三个,即大、小、微三个焦点,不同采集部位更具选择性,图像质量越好。应急使用中,如果大焦点烧断,可以修改器官程序中的设置,改为小焦点摄影采集,不至于影响手术进行。目前,有的设备小焦点采用平板灯丝技术,增大散热面积,延长灯丝寿命。

（二）机架防碰撞保护装置

C 臂支架、X 线管、平板探测器的防碰撞保护装置,用于保护被检者及设备安全。

（三）数字化平板探测器

心血管专用平板探测器尺寸目前主要为 $18cm \times 18cm$、$20cm \times 20cm$ 大小;适用于心血管、脑血管及全身各部位血管介入的平板探测器尺寸主要为 $30cm \times 38cm$、$41cm \times 41cm$ 等。平板探测器能实现多视野分档调节透视与采集。多视野的大平板探测器（全视野、多档放大）很好地满足了血管检查的全部临床应用。

目前常用的平板探测器的参数:像素尺寸为 $154\mu m$、$200\mu m$ 两种;密度分辨力为 12bits、14bits 两种;空间分辨力为 2.5lp/mm、3.25lp/mm 两种;量子转换效率 77% 以上。优质的平板探测器参数大大提高了图像质量。

（四）智能滤过技术

不同形状附加滤过板和补偿滤过板更好地减少了辐射剂量,提高了图像质量。在不发射射线的条件下能够进行照射野大小和补偿滤过板位置的调整,减少不必要的照射。新型设备实现了全智能控制插入与切换,减少了操作者和被检者无谓的软射线伤害。

（五）主动防护技术

是在保证图像质量的前提下,对不需要射线的操作过程尽量不出射线,充分利用计算机的辅助和模拟技术来实现;在只需极低射线剂量的手术操作中提供尽可能低的 X 线辐射剂量,这就是所谓的"主动防护技术"。主动防护技术也包括尽可能短的 X 线脉宽,自动的射线硬化技术等。相关技术与功能如下:

1. 无射线缩光器调整技术是在不出射线情况下,进行缩光器的设定与调整。

2. 无射线患者定位技术是 X 线中心线显示在显示器的末帧保留图像上,使操作者在射线野中进行被检者定位,从而避免了不必要的曝光。

3. 射线剂量监测功能是实时监视和显示操作者和被检者的受照射剂量数值,并能提供每一次采集所发生的剂量报告,可作为今后的参考。

第四节 DSA 设备的常规维护与典型故障分析

由于 DSA 设备多种多样,各种故障的发生几率以及复杂程度差别较大,检测、保养及维修方法也不一样。因此在此我们只介绍一些基本原则、方法和典型故障举例。

一、DSA 设备性能的检测

DSA 设备安装完毕、故障维修后及每年设备年检都要进行性能检测,除 X 线发生系统的基

本性能(kV、mA、ms、半价层等)外,主要包括空间分辨力、低对比度分辨力、对比度和空间的一致性以及对比度线性四部分。

(一) DSA 设备的空间分辨力

DSA 设备的空间分辨力是指在影像中高对比条件下所能分辨相邻两物体的能力。空间分辨力可用调制传递函数来描述,但 MTF 的测量非常复杂,实际使用线对卡来测量。影响系统分辨力的因素很多,主要有影像增强器及平板探测器的分辨力、系统几何放大倍数、X 线管焦点尺寸和电视系统分辨力等。

检测标准:在经减影和未经减影情况下,系统在垂直、水平和45°三个方向上的分辨力都不应低于设备说明书的要求。

(二) DSA 设备的低对比度分辨力

DSA 设备的低对比度分辨力是指从背景中能分离并显示低对比血管影像的能力。相对于常规 X 线透视、摄影设备来说,DSA 系统的低对比度分辨能力有很大提高。系统的低对比度分辨能力主要受几何放大倍数、像素大小、X 线线质和 X 线辐射量等因素的影响。

检测标准:记录在减影像中可分辨的最小模拟血管直径或最大线对数,检测结果应不低于设备说明书的要求。

(三) DSA 设备的对比度和空间的一致性

1. 对于常规透视、摄影设备,在不同厚度或密度的组织覆盖下的血管虽充有密度相同的对比剂,而它们的图像对比度是不同的;对于 DSA 系统,即使覆盖血管的组织的密度和厚度变化很大,也能使这些血管图像的对比度相同,此特性称为对比度一致性。

2. 空间一致性是指在影像增强器视野内系统的放大倍数是一致的。由于增强器的入射面不是理想平面,以及电视系统和增强系统的非线性的影响,要得到较好的空间一致性是困难的。如果系统空间一致性得不到满足,图像就会产生严重畸变。

检测标准:模拟血管和减影像的对比度和直径应保持不变。在显示器上测量图像中心和边缘的血管尺寸,或将图像进行拷贝后用直尺测量。它们的尺寸不应有明显差异。

(四) DSA 设备的对比度线性

指 DSA 系统能使图像的对比度与碘对比剂的浓度成正比,而不受 X 线剂量的影响。系统的对比度线性不仅与对数处理电路有关,还受影像增强器、电视系统和模数转换电路线性的影响。因此这个参数是对系统整体线性性能的综合反映。

检测标准:以碘的质量浓度(mg/cm^3)为横坐标,以平均像素值为纵坐标作图。若 DSA 对比度线性良好,此图应是一条直线。

二、DSA 设备故障检修基本原则

DSA 设备为高精度大型医疗器械,必须由具有 DSA 设备上岗证的技师和厂家工程师按照各自的职责和权限认真做好操作、维护、保养及检修。其他人员切勿擅自操作及检修以免造成事故;所有参考书籍的有关 X 线设备的故障检修基本原则基本适用于 DSA 设备;DSA 设备是由几部分子系统组成的一个局域网络,所以操作技师特别是工程师一定要了解和掌握设备的整体结构及工作原理、主要性能和操作方法,了解整个系统相互之间的关系,根据故障现象与故障错误代码,分清硬件故障还是软件故障,划定区域,逐步缩小范围,找出故障所在。软件故障很多情况只要重启设备就能够解决。

检修时,谨慎修改主机设定的相关参数,以避免事故的发生。如确实有修改的必要,请先记录原始数据(可采用拍照的方式),再进行修改设定。设备的安全升级要在规定时间内完成。

设备的启动及关闭要按照正规的流程严格执行,请勿在系统运行过程中强行关闭主机的供电设施,以免造成重要数据的丢失甚至电子元件的损毁;使用平板探测器的设备,平板需要30分钟的预热。为了能及时使用机器,不要关闭总电源,保持设备的终生通电。为避免对设备的电波动冲击和温度波动冲击引发的设备故障、损害使用寿命,除安装、维护检修或搬家时断电外,务必保持设备及其辅助设施,包括水冷、风冷、空调和除湿机的终生通电。

总之,以上方法都是为了保证整个系统正常、稳定、安全地运行,并充分发挥其功能和性能。由于系统的复杂性,在检查或治疗的过程中不能完全避免X线成像系统或其他系统出现故障,请务必设立相应的应急预案。

三、DSA 设备的常规保养与维护

DSA设备常规保养与维护要求建立三级保养及维护制度,并严格按照预留时间完成定期保养。如一级为使用科室,二级为院级医学工程处,三级为设备厂家。要求建立日维护、周维护、年维护等制度及档案。

(一)一级保养及维护

主要由使用科室每日执行,内容包括记录DSA设备使用状态,设备清洁,图像删除,记录机房温湿度,记录附属设备状态等。对DSA设备的控制台、C臂、导管床的表面,每天早上开机前或下班后要用柔软的纱布轻擦浮尘,以防止开机扫描时灰尘吸附到电路板等电元器件上。每天应用半干的湿拖把清扫DSA机房地面,最好用吸尘器先吸尘,再用拖把清扫。不能用湿拖把清扫DSA机房,以防止潮气吸入机器内部,造成机器生锈和电器短路。禁止使用带有腐蚀性、挥发性的液体(如草酸,甲醛溶液等)清洁设备及机房。勤查设备间的上下水以及污水通道,以防管道破裂漏水漏气导致设备被污染。

(二)二级保养及维护

定期检查DSA设备的控制台、C臂、导管床、高压发生器和计算机柜等。控制台表面各按键是否灵活;导管床的浮动和升降是否灵活自如,有无运动障碍情况。C臂各连接导线有无松脱、断路,各螺丝、销钉有无松动等;高压发生器上的高压电缆有无松动。高压电缆的绝缘橡胶有无破损,X线管和平板探测器的冷却系统如何等;计算机柜内有无异常的烧焦味,计算机柜内各电路板是否松动,计算机柜内的连接导线是否松脱和断开等。一旦发现异常,应及时修复和更换。

(三)三级保养及维护

设备厂家定期做设备保养,内容很多,包括备份系统设置、错误日志分析、机械部分检查、冷却装置检查、射线剂量校准、探测器校准等。

四、DSA 设备典型故障分析

(一)DSA 设备故障分类

1. 按照故障性质分类

(1)硬件故障:机械故障、电气故障、液路故障等。

(2)软件故障:系统软件、应用软件、网络故障等。

2. 按照故障原因分类 按照故障原因可分为部件老化、环境因素、人为故障等。

(二)DSA 设备产生的常见伪影

伪影(artifact)是图中明显可见的,既不体现物体结构,也不能用噪声或系统的调制传递函数来说明的纹理。DSA设备性伪影可来自多方面,如X线管、X线束、探测器、数据处理和传输、灰阶图像显示及图像密度和对比度调节等。

1. 条纹伪影和漩涡伪影 摄影系统中的X线管、探测器、摄像机等性能不稳定造成。

2. 软件伪影

(1)条纹伪影:丢失的高频信号会在低频处以条纹的形式重新出现,以锐界面或物体边缘为明显。

（2）过冲伪影：当空间频率过高，在物体的锐界面以光密度的梯度出现。如头颅 DSA 成像中，这种光密度过冲使颅骨内侧出现密度减低环。

3. X 线束的几何伪影 X 线束的密度均匀性、宽度、长度，以及 X 线束与探测器几何尺寸的偏差或失准等都会引起 X 线束的几何伪影。

4. X 线束硬化 X 线束的平均能量随物体的厚度而增加，与之相应的衰减系数则减少，由此而产生 X 线束的硬化伪影。

5. C 臂锥形束 CT 扫描伪影 具备 C 臂锥形束 CT 扫描功能的平板 DSA 设备在成像过程中也产生 CT 伪影。如果 C 臂不稳同时产生运动伪影。

（三）DSA 设备典型故障分析与检修

1. 时间的调整 DSA 设备及图像后处理工作站使用一段时间后，系统时间会出现误差，需要及时调整，保证图像采集后处理时间的准确性，涉及患者的检查时间与抢救时间的一致性。调整时间后需要重启设备。但有的厂家的图像后处理工作站的时间，目前存在如果超过 24 小时后调整，需要重装系统软件，应引起注意。

2. 死机 DSA 设备是由若干子系统组成的局域网，其中某一个系统没有准备好，整个系统就不能运行。如果其中一个子系统出现问题，都能导致死机。死机后，进入维修界面，根据故障提示及代码，检查相应的子系统，排除故障后开机正常。当然，在不能进入维修界面的情况下，重启也是经常使用的方法之一。但是，当 DSA 设备正在刻盘、传输图像、平板探测器校准等操作还未完成的情况下，重启设备可能造成应用软件丢失，需要重新安装应用软件。

3. 电源 DSA 设备一般配电箱设置为双路供电，不能不关机进行自动切换，需要关机后手动切换配电箱的电源。另外图像处理柜的弱电电源要求非常高，有些机型其供电电压稍有漂移，就导致死机。Angiostar plus DSA 设备就属于此类型。必要时在其前级增加稳压电源。

4. C 臂机架及导管床的故障 最常见的为使用中的碰撞问题。由于 C 臂的旋转和床板及防护帘之间经常发生碰撞而死机不动的情况。如果是床板与 X 线管和缩光器之间卡住，可以抬高一点床板，移动 C 臂机架即可解决问题。有时房间安装面积小，悬吊的 C 臂滑车与显示器悬吊滑车之间距离太近报警，需要增加间距。

例如：Innova 4100 型 DSA 设备，C 臂机架运动时断时续，主机报错 Positioner error，编码器（encoder）老化，更换后故障排除。导管床不能升降，主机同样报错 Positioner error，查控制柜 C2 机柜，经检测发现 230V 交流电源本身故障无输出，选用 220V 稳压电源代替，故障排除。

5. X 线管故障 灯丝烧断是其常见故障，但大、小焦点灯丝烧断后处理方法不尽相同。以 Angiostar plus 型 DSA 设备为例：透视正常，在采集过程中出现报错："X Ray aborted by again？"，怀疑高压电缆插头接触不良或者大焦点灯丝断，将器官采集程序中设置为小焦点，设备正常使用。说明 X 线管大焦点灯丝断，还可以临时使用，建议及时更换 X 线管，以防检查体厚度较大的被检者时，由于小焦点功率不足而引起采集图像质量差，影响诊断与治疗。如果是小焦点灯丝断，处理方法因设备不同而不同，有的设备自检及透视采用小焦点，设备就只能更换 X 线管了；有的新型号的设备小焦点灯丝断，可用大焦点进行透视和采集，虽不影响工作，为安全起见，也要尽快更换 X 线管。

6. 水冷机故障 设备间空调停机造成环境温度过高，使水冷机高压保护停机的故障时有发生。如 Innova 4100 型 DSA 设备，术中透视不出射线，报错："Tube cooling failure。"维护空调使其正常工作，按压水冷机高压保护复位开关，重启 DSA 设备后正常。

（王红光）

复习思考题

1. 试述摄像管的工作原理。

2. 简述影像增强器的工作原理。

3. DSA 设备的构成？有哪些功能？

4. 什么是脉冲透视，有何作用？

5. DSA 设备保养如何分级？

6. 简述平板 DSA 的自动剂量控制原理。

7. DSA 设备性能检测包括哪些内容？

第六章

CT 成像设备

计算机断层扫描(computed tomography 或 computerized tomography, CT)简称 CT,它是 X 线断层技术与计算机技术相结合的产物。CT 的出现标志着医学影像进入一个新阶段,是医学史上继 1895 年发现 X 线之后又一次革命性的突破。

第一节　CT 的发展历程

一、历史回顾

1917 年,奥地利数学家雷当(J. Radon)从数学上证明:某种物理参量的二维分布函数由该函数在其定义域内的所有线积分完全确定。该研究结果的意义在于:确定一个物理参量,寻找该物理参量的线积分,获得所有方向的线积分,就能够求得该二维分布函数。

1938 年,汉堡 C. H. F. Mubler 的弗兰克(Gabrial Frank)首次在一项专利中描述图像重建法在 X 线诊断中的应用,他设想用一种光学方法,使用一个圆柱形的透镜把已记录在胶片上的射影反投到另一胶片上,但此种"直接反投影"法并没有获得较 X 线体层摄影像更好的图像。

1956 年,布雷斯韦尔(Bracewell)第一次将一系列由不同方向测得的太阳微波发射数据运用图像重建的方法,绘制了太阳微波发射图像。

1961 年,奥顿道夫(William H. Oldendorf)采用聚焦成一束的^{131}I 放射源完成了著名的旋转位移试验,向人们揭示了获取投影数据的基本原理与方法,并获得了题为"radiant energy apparatus for investigating selected areas of interior objects obscured by dense material"的美国专利。

1963 年,美国的科马克(Allan M. Cormack)以人体组织对 X 线的线性吸收系数为物理参量,用 X 线投影作为人体组织对 X 线线性吸收系数的线积分,研究出了重建图像的数学方法。在《应用物理杂志》上详细叙述了他做的实验:采用一个铝制圆筒,周围用环装木材围上,然后对其进行扫描而获得吸收系数的剖面图像。扫描后采用傅里叶变换计算法准确地获得铝和木材的实际吸收系数。此实验基本解决了图像重建的数学问题,从而为 CT 技术的深入研究打下了基础。

二、G. N. Hounsfield 的发明

1967 年,英国的豪斯菲尔德(Godfrey Hounsfield)博士在 EMI 实验研究中心,从事图像识别和利用计算机存储手写字技术的研究。当时重建数学、计算技术和 X 线探测器等 CT 的基本组成部分已经具备。他证实了有可能采用一种与电视光栅方式不同的另一种存储方式,提出了体层成像(tomography)的具体方法。

此方法需要从单一平面获取 X 线投影的读数,每个 X 线光束通路所获得的投影都可以看作是联立方程组的方程之一,通过解这组联立方程组能获得该平面的图像。根据这个原理,采用数学模拟法加以研究,然后以同位素做射线源进行实验,用 9 天的时间产生数据,2.5 小时重建 1 幅图像,最终得出能够区分相差 4% 的衰减系数的实验结果,X 线 CT 成像终于获得成功。

1971 年,在 Hounsfield 博士及其同事们的不懈努力下,第一台 CT 在 EMI 公司诞生,并与 1971 年 9 月第一台 CT 设备安装在英国的阿特金逊-莫利医院(Atkinson-Morley's hospital)。 1971 年 10 月 4 日,在放射学家阿姆布劳斯(Jamie Ambrose)的指导下,用 CT 设备检查了第一位患者共同完成了临床试验。患者在完全清醒状态,仰卧,X 射线管在患者上方,绕检查部位旋转,在患者下方装置一计数器也同时旋转。由于人体器官、组织对射线吸收程度不同,病理组织和正常组织对 X 射线的吸收程度也不同。这些差别反映在计数器上,经电子计算机处理,便构成了身体部位的横断图像呈现在荧光屏上,得到了脑内断层分布图像。Hounsfield 和 Jamie Ambrose 共同完成了临床试验,验证了 X 线影像与相应位置人体解剖结构的一致性。

1972 年 4 月 Hounsfield 和 Ambrose 在英国放射学年会上发表正式论文,宣告了 CT 扫描机的诞生。同年 11 月,在北美放射学会(RSNA)年会上向全世界宣布了他的这一具有划时代意义的重大发明。

1974 年,美国乔治城大学(George Town University)医学中心工程师莱德利(Robert S. Ledley)设计了全身 CT 扫描机。

CT 的发明被认为是自从伦琴 1895 年发现 X 线以来,在放射医学、医学物理和相关学科领域里,没有能与之相比拟的发明。尽管许多人提出了 CT 的思想,但是由 Hounsfield 首先把这个思想发展为 CT 扫描机,Hounsfield 因为对医学诊断科学的重大贡献而受到很多奖励,1972 年获得 McRobert 奖,1974 年获得 Ziedses 工厂断层图奖章,1979 年他和 Cormack 一起获得诺贝尔生理学医学奖,他还与 Oldendorf 共同获得了拉斯克尔(Lasker)奖。

三、各代 CT 扫描机的主要特点

自 20 世纪 70 年代初期 CT 机问世以来,CT 设备发展非常迅猛,产品技术日新月异地发展。短短的 30 年间,已先后发展了从头颅 CT 到超高速 CT 等五代 CT,以及现在应用最多的螺旋 CT。

(一) 第一代 CT 扫描机

第一代 CT 扫描机多属于头部专用机,采用平移(translation) + 旋转(rotation)扫描方式(T/R 扫描方式),由 1 只 X 线管和 1 个闪烁晶体探测器组成,X 线束被准直成像铅笔芯粗细的线束,称为笔形束(pencil beam)扫描装置(图 6-1)。X 线管与探测器连成一体,X 线管产生的射线束和相对的探测器环绕人体的中心作同步直线扫描运动,转 1°后,反向做直线扫描,再转 1°,直到 180°,穿过人体头部的 X 线束被另一端的闪烁晶体探测器接收,接收到的信号作为投影数据,即完成数据的采集过程,用于图像重建的数据是在 180°内每一方位照射的集合。

在第一代 CT 扫描机扫描过程中,患者的头部被放置在一个充满水的圆形橡胶帽水袋中。用现代的观点,水袋起到了滤过器的作用,使得在水袋中产生的患者头部影像干扰比较小。成像矩阵为 160 × 160 像素。

第一代 CT 扫描机效率很低,扫描时间长,通常需要 3 ~ 5 分钟。重建 1 幅图像的时间为 5 分钟。所以在做 CT 检查时,计算机重建上 1 幅图像的同时采集下 1 幅图像的投影数据,如果患者需要扫描 6 个层面,则需要约 35 分钟的时间,仅能用于头颅的检查。由于其扫描速度慢,采集的数据少,重建的图像较差,已被淘汰。

(二) 第二代 CT 扫描机

第二代 CT 与第一代 CT 采用同样的扫描方式,即 T/R 扫描方式,只是在第一代的基础上,将其单一笔形 X 线束改为窄扇形线束,探测器数目也增加到 3 ~ 30 个。由于 X 线束为 5° ~ 20°小扇形束,所以又称为小扇束 CT 扫描机(图 6-2)。由扇形排列的多个探测器代替单一的探测器,每次平移扫描后的旋转角由 1°提高至 3° ~ 30°,这样旋转 180°时,扫描时间就缩短到 20 ~ 90 秒。但这个时间对于扫描腹部器官来说,仍然不能避免运动伪影的产生。

快速第二代 CT 具有 30 个以上的探测器,扫描时间减至 18 秒。为了提高图像质量,也可采用240°、360°直线加旋转扫描,这种扫描机比第一代CT扫描机各项指标均有提高,不但可以做头部的扫描检查,实际也已经具备了对全身进行扫描的条件。

虽然扇形线束可以照射到更大的体积范围,但同时也产生了更多的散射线。由于探测器几何尺寸较大,部分X线照射在探测器的间隔中而没有得到有效的利用。此外,第二代CT要求每个探测器的性能和灵敏度必须一致,避免由于探测器灵敏度的不一致所产生的投影数据误差。它的主要弱点是扫描过程中患者的生理运动所引起的伪影。

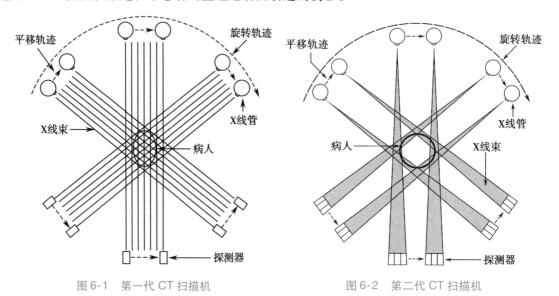

图6-1　第一代CT扫描机　　　　　　　图6-2　第二代CT扫描机

(三)第三代CT扫描机

第三代CT扫描机采用旋转+旋转扫描方式,即R/R扫描方式。使X线管和探测器作为整体只围绕患者做旋转运动来进行数据采集,X线束为30°~45°的扇形束,所以又称为广角扇束扫描机。1975年问世,称之为第三代CT扫描机。这种CT大幅度缩短了扫描时间(图6-3)。

第三代CT机有较宽的扇形角,可以包括整个被扫描体的断面,探测器的数目也极大地增加了,可达到数百个。由于采用旋转+旋转扫描方式,即X线管做360°的顺时针和反时针旋转扫描,在旋转扫描的过程中,可辐射出极短时间的X射线脉冲,因此单层面扫描时间可以缩短到3~5秒。

该扫描机优点是构造简单,使用操作方便,使人工伪影明显减少,可获得较理想的CT图像。其缺点是要对相邻的探测器灵敏度的差异进行校正,这是因为一个角度的投影内相邻测量常由不同的探测器进行,在扫描期间绝大多数探测器从不曾接收过未经衰减的射线,造成在旋转轴周围会出现一个同心环形伪影。

值得注意的是,X线管和探测器的供电及检测信号的输入输出均需要电缆连接,故而其扫描采用往复运动的方式实现交替层面的扫描,以避免电缆的过度缠绕。

(四)第四代CT扫描机

第四代CT扫描机扫描方式是探测器静止而只有X线管旋转,因此称为静止(stationarity)+旋转扫描方式,即S/R扫描方式(图6-4)。它用600个探测器紧密地排成圆周。扇形线束角度也较大,单幅图像的数据获取时间缩短至2秒。第四代CT扫描机的缺点是对散射线极其敏感,因此在每只探测器旁加1小块翼片作准直器;但这却浪费了空间,降低了探测器的几何效率,从而增加了患者所受的辐射剂量。

第四代CT扫描机探测器数量多达600~2000个,这就加大了设备的成本,并且这么多的探测器在扫描过程中只有扇形X线束照射部分能够使用,造成了浪费。与第三代CT相比,第四代

CT采用了反扇形束采集技术,将探测器作为基点来对应能够覆盖扫描范围的X线束,可以有效地避免环形伪影的发生,除此以外没有明显的优势,所以只有少数厂家生产第四代CT,并且装机数量也相对很少。

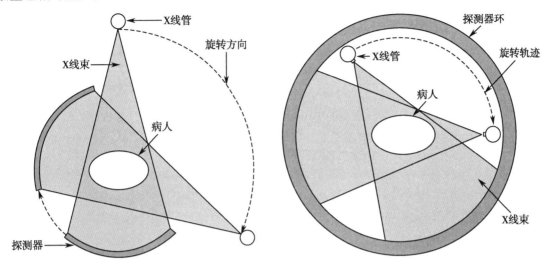

图6-3　第三代CT扫描机　　　　　　　　图6-4　第四代CT扫描机

(五)第五代CT扫描机

第五代CT扫描机的扫描方式采用静止+静止扫描方式,即S/S扫描方式,突出特点是X线管和X线探测器都是静止的。可分为两类:超高速CT和动态空间重建机。

1. **超高速CT(ultra-fast CT)**　这类扫描机又称作电子束CT(electronic beam tomography,EBT),此种CT扫描机是由美国Douglas boyd博士1983年首先开发并应用于临床的一种新的、特殊类型的成像设备,其结构与前四代CT有明显的不同,采用1个大型特制扫描电子束X线管产生高速旋转的扇形X线束,扫描速度大大加快,可达到毫秒级,动态分辨率明显提高,主要用于心血管系统疾病的检查诊断。

第五代CT扫描机是由一个大型特制扫描电子枪,一组有1732个固定探测器阵列和一个采样、整理、数据显示的计算机系统构成(图6-5)。电子枪产生的电子束经过加速,聚焦和电磁线圈的偏转射向4个紧挨着的半环状钨靶。钨靶半径为90厘米,围成210°圆周。当电子束轰击钨靶时即产生X射线,经准直器将X线限制在30°,2cm厚的扇形束内射向受检者,照射野为47厘米。与钨靶环相对有两排探测器阵列,探测器固定在两个分开的半圆环上。环的半径为67.5厘米,围成210°圆周。第一个环上有864个探测器,第二个环上有432个探测器。当电子束轰击一个钨靶环时,可以扫描两个层面,当电子束同时轰击4个钨靶环时,可以扫描8个层面,对心脏、冠状动脉及心血管的研究有特殊的作用。由于时间分辨力高,所以具有减少运动伪影、提高对比剂的利用率和进行动态研究等特点。

超高速CT对X线管性能要求比较高:管电压130kV;管电流300~800mA;热容量为9MHU;靶基质量比传统CT扫描机高100倍。该系统可储存38次连续心搏的心电起博数据,每次2层,共76层。扫描时间30ms,50ms和100ms,最大扫描速率每秒24次,重建矩阵256^2,512^2,重建时间1s,4s。

2. **动态空间重建机(dynamic spatial reconstructor,DSR)**　该机原理与常规CT的物理和数学原理相似。整机由扫描、重建和数据分析三个部分组成。扫描部分由多只X线管排列成半圆弧阵列;与X线管相对应的是X线电视系统阵列,由影像增强器和电视摄像系统组成,作为探测器。采集过程采用电子时序控制的方法控制X线管顺序产生X线,与X线管相对应的X线电视系统顺序地接收X线投影数据,形成扫描过程。由于这种CT需要多只X线管和相应的多

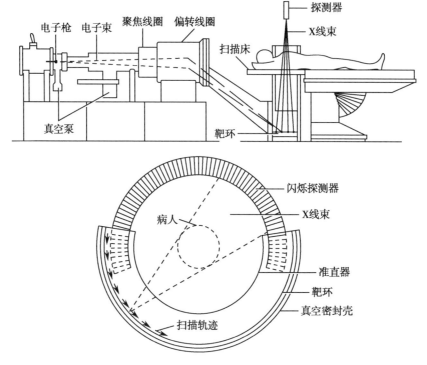

图 6-5　第五代 CT 扫描机

套 X 线电视系统,造价非常昂贵,因此装机数量极少,限于篇幅不再进行介绍。

(六) 螺旋 CT

螺旋 CT(helical/spiral CT)是近年来得到快速发展的一种 CT 扫描机,是滑环技术(slip-ring technique)和高频(high frequency)X 线发生装置应用的结果,并从单层螺旋 CT 迅速发展到了 2 层、4 层、8 层、16 层、32 层、64 层、128 层,乃至发展到平板扫描 CT。单层螺旋 CT 采用扇形 X 线束,单排探测器,而多层螺旋 CT 则用锥形 X 线束,多排探测器,大大提高了扫描速度,旋转一周的扫描时间可短至 0.5 秒,同时旋转　周可获得多层图像。

从某种意义上讲,螺旋 CT 是第三代 CT 的一种发展,将第三代 CT 的往复扫描方式利用滑环技术(图 6-6)改变成了单方向连续扫描方式,并利用患者床的同步位移,获得螺旋状的扫描轨迹,再采用特殊的重建方法建立出断面及三维图像。

相对于传统的第三代 CT 而言,螺旋 CT 在扫描速度上得到了大幅度的提高,目前已经实现了单周亚秒扫描,最快的单周扫描速度可达小于 0.35 秒。由于扫描速度的加快,使得螺旋 CT 的时间分辨力也越来越高。滑环技术结构示意图 6-6 所示。螺旋扫描的基本结构和扫描轨迹如图 6-7 所示。

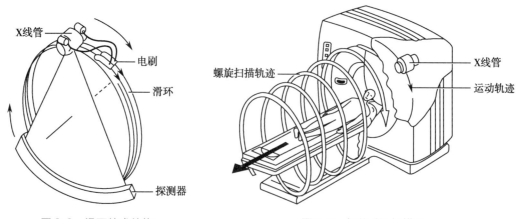

图 6-6　滑环技术结构　　　　　　　　　图 6-7　螺旋 CT 扫描机

各代 CT 扫描机的特点如表 6-1 所示。

表 6-1　各代 CT 的主要特性

	第一代	第二代	第三代	第四代	第五代	螺旋
扫描方式	T/R	T/R	R/R	S/R	S/S	R/R
探测器数	1	3～30	256～720	45～7200	1500 以上	512 以上
X 线束扇角(°)	笔形	窄扇形	扇形	广角扇形	锥形	扇形或锥形
	—	3～26	21～45	48～120	30～45	30～45
扫描时间(s)	240～300	20～210	3～10	1～5	0.03～0.1	0.35～1
每次层数	1	1	1	1	2～8	1～128

四、CT 成像设备的发展

自 1972 年 G. N. Hounsfield 推出首台 CT 扫描机至今已经历四十余年,这期间 CT 成像设备的发展可分为三个阶段,第一个阶段为传统 CT 成像设备发展阶段,该阶段特点是探测器数量不断增多,X 线扫描线束的维度越来越大,图像数据采集量不断增大,扫描成像时间不断缩短,即传统的第一代至第五代 CT 扫描机阶段。1989 年由于解决了高压发生器与 X 线球管一起旋转的难题。X 线管可以螺旋式的运动,再加上滑环结构的开发应用,把 CT 扫描机推上了一个新的水平,即螺旋 CT 扫描机的问世。螺旋 CT 投入使用开启了 CT 成像设备的第二个阶段进程。该阶段特点是设备采集的都是容积数据(即立体数据),即 CT 成像设备具有了影像重组功能。2005 年德国某公司推出双源螺旋 CT,使 CT 成像步入高档成像的第三个阶段。该阶段 CT 成像特点包括:扫描成像时间缩短至毫秒级(即时间分辨率较高),患者接收的辐射剂量进一步减低,图像质量明显提升,患者检查时间大幅缩短。而 2008 年 11 月在北美放射学年会(RSNA)上推出的高端新 CT 被业内人士称之为"后 64 排 CT"。这些特点的产生源于 CT 设备制造的进步和软件设计水平的不断提高。

CT 设备及其伴随的硬件、软件的发展主要依赖于 X 线管、探测器、图像重建算法的开发利用及 X 线束扫描方式的开发使用。

(一)CT 成像设备硬件的发展

1. X 线管的发展　随着多层 CT 设备的出现,扫描覆盖范围增大、层厚变薄,X 线管设计也逐渐走向大热容量、高散热率和高毫安输出的方向,以能进行薄层、快速、大范围扫描和保证高质量图像。

CT 的 X 线管设计有两种发展趋势:一种是以"V8"大力神球管为代表的大功率高毫安输出 X 线管,"V8"大力神 X 线管对峰值毫安的设计要求较高,具有 800mA 高峰值毫安输出。另一种是以"OM"为代表的高散热率 X 线管(即直冷式零兆瓦 X 线管),"OM"X 线管散热率可达 5M/min 是它的最大特点,可以保证长时间的扫描而无需球管冷却等待。

随着机架旋转速度的不断加快,更宽体的探测器的发展和亚毫米的扫描层厚都要求更高的毫安输出量,才能保证一定的毫安秒(mAs)以获得良好的图像质量,而且更宽体探测器大大缩短了 CT 扫描时间,10s 内即可覆盖全身检查,这些特点决定了 X 线管的发展趋势。很多设备厂家都采用了 8MUH 或 7.5MUH 大容量 X 线管,这种设计可以保证在不同胖瘦患者和扫描部位时均可以得到优质的高分辨率的图像,随着扫描时间的缩短和探测器阵列层厚变薄,将来的 X 线管对峰值毫安的设计要求会更高。

X 线管的焦点尺寸和形状也是直接影响影像质量的重要因素之一,亚毫米的探测器的采集单元及达到 0.3mm 左右的各向同性分辨率对 X 线管焦点的尺寸和形状提出了更高的要求。探测器的采集单元和X线管焦点尺寸间需匹配,同时X线管的峰值输出和焦点尺寸也是限制更薄的探测器采集单元发展的重要的因素之一。有的X线管还运用了电子束滤过技术,可滤过无效的低能量电子束。这不仅减少了无效电子对阳极靶面的冲击,减少了靶面的产热量,延长X线管的寿命,而且降低了X线散射,减少了患者的受线量,进一步提高了影像质量。

2. **探测器的发展** 目前采用的固体探测器由两种新型的闪烁晶体材料耦合光电二极管做成,它们分别是钨酸钙和高纯度的稀土氧化陶瓷。其采用光学方法使这些材料和光电二极管结合在一起。钨酸钙的转换效率和光子俘获能力是99%,动态范围是1000 000∶1;而氧化稀土陶瓷的吸收效率也是99%,闪烁晶体的发光率却是钨酸钙的3倍。现今最先进的多层螺旋CT扫描机的探测器都采用后一类超高速稀土陶瓷材料做成。

最早的层面采集CT的探测器覆盖宽度只有10mm,最薄的物理采集层厚也只能达到10mm。多排螺旋CT采取了阵列探测器,每一单列的探测器物理采集厚度可达到亚毫米,阵列探测器组合的覆盖宽度在4~16排采集的MDCT上为20mm,甚至32mm,而现在64排CT的覆盖宽度可达40mm。最薄物理采集层厚依据不同厂家可做到高分辨率的亚毫米层厚0.5mm或0.625mm。探测器发展向着宽体、薄层的方向发展。覆盖宽度越来越大,层厚越来越小,图像质量更佳,扫描速度得到很大的提升。现在64排CT在10s内即可以做完全身检查,同时所得到的图像都是高分辨率的亚毫米层厚。随着探测器技术的发展,在多层螺旋CT中,扫描进度、图像质量和覆盖范围这三者实现了有效的统一,同时实现薄层、快速、大范围的采集,拓展了临床应用范围。

探测器单元的大小是决定采集体素大小,进而也是决定图像质量的关键因素之一。在多层CT上不仅有传统的X、Y轴分辨率,还提出了Z轴分辨率的概念。在16排CT上实现了真正的"各向同性"体素采集的信息模式,即采集体系的X、Y、Z轴长度相等。各向同性体素采集的原始信息可以保证重建图像和任意方向模式的重组影像均可获得最佳分辨率且不失真,有利于观察微小解剖病变和结构。在16层CT上各厂家有0.5mm,0.625mm,0.75mm之差别,在16层以上CT包括32、40、64排CT,有的厂家采用了0.625mm或0.6mm的层厚,0.5mm的层厚。这些均受益于球管焦点、机架、探测器技术等优化的设计。随着探测器宽度从10mm、20mm发展到40mm覆盖,灌注成像技术的应用也从层面灌注发展到病灶灌注,目前已实现了器官灌注及容积灌注成像。一次扫描,一次注射对比剂,所获得的数据能同时进行动态CTA重建和组织灌注分析。

在探测器下一步发展中,由于采集的最薄物理单元已达到了亚毫米,再进一步提高的空间已经有限。相反,探测器的宽度却有着很大的发展空间。

在2007年北美放射学会(RSNA)年会上,某公司使用宝石作为探测器材料,据称是在宝石中加入稀土元素后,达到宝石的分子结构,故称为"宝石"CT,加上无缝切割技术,从而使图像质量明显提高。资料显示,其密度分辨率达到类MR软组织成像,空间分辨率可达1mm冠脉,7级肝脏血管显示。在探测器的覆盖范围方面,另一家公司推出的4D螺旋CT Definition AS,128层配置,通过数字精控摇篮床技术,使扫描床往返连续运动,可达270mm的覆盖范围。还有一家公司推出了Aquilion One 320排探测器,320层扫描仅限于非螺旋轴扫,可达160mm的覆盖范围,而螺旋扫描时只能用64层,故称320排64层螺旋CT。某公司推出的Brilliance iCT,128排探测器通过飞焦点技术实现256层,128排×0.625mm可实现80mm的覆盖范围。

3. **高压发生器** 因为多层CT(MSCT)扫描速度高,最快已达0.33s,旋转部分的离心力很大,油浸工频高压发生器很容易发生漏油而损坏,故采用固态高频高压发生器代替油浸工频高压发生器。油浸工频高压发生器的主要缺点是直流质量不高、体积大、重量重、耗材多。而高频高压发生器的优点是X线质量好、体积小、重量轻、耗材少、易安装、皮肤辐射剂量低,对于低压滑环式CT扫描机高频高压发生器可安装在机架内随X线管一起旋转,目前其功率可达50kW左右。

4. **驱动系统** 机架的驱动系统,沿用多年的皮带机械传动方式被抛弃,采用新型电磁驱动,或称直接驱动技术,提高了旋转速度,降低了机械噪声。

(二)CT 成像设备的新发展

1. 双源 CT 扫描机　2005 年北美放射学会(RSNA)年会上推出的 SOMATOM Definition 系统,是全球首台双源计算机断层成像系统(dual source computed tomography,DSCT),它改变了目前常规使用的一个 X 射线源和一套探测器的 CT 成像系统,通过两个 X 射线源和两套探测器来采集数据。无论患者的自身状况和心率如何,该系统都能提供高质量图像。另外,通过双源在不同能量下的数据采集,即两个 X 射线源以不同的能量设置来工作。DSCT 是 CT 在技术与临床应用领域的革命性创新,重新定义和诠释了 CT 的概念,极大地扩展了 CT 的临床应用。2008 年,某公司在原有 CT 机的基础上,推出了新一代的双源 CT 机,能够做到 0.25s/圈,扫描心脏只需 0.25s,心脏扫描辐射剂量低于 1mSv,能够进行全胸扫描,全胸扫描只需 0.6s。4D 动态扫描覆盖范围达 48cm,还可实现负荷心肌灌注分析。真正的实现了微量、快速大范围的扫描。

2. 大孔径 CT　Aquilion LB16 层 CT,其成像采集视野 FOV 达到 85cm,仍能保持优异的图像质量。

16 层大孔径 CT LightSpeed Xtra,孔径 80cm,承重 295kg,100kW 发生器,最大输出管电流 800mA,扫描速度 0.5s/圈。不但可用于放射治疗计划,还可用于肥胖患者及介入检查。

SOMATOM Definition AS-4D 螺旋 CT 实现了 0.30s 极限旋转速度,同时 128 层/圈的采集,0.24mm 的 Z 轴各向同性分辨率,78cm 的大孔径,100kW 的高压发生器等全新技术,为实际临床工作带来全方位的拓展。

3. 纳米板(nano-panel)技术和双能量探头技术　作为未来 CT 新技术的发展,某公司推出了两项创新的 CT 技术。即基于纳米板技术的用于容积扫描新型探头平台,其最大覆盖范围达 16cm,具有 256 列探测单元,只需一次旋转即可获得整个器官的图像,如心脏和头部等。螺旋 CT-Brilliance iCT,其核心技术为纳米探测器技术。Brilliance iCT 采用 8 厘米探测器设计,更宽的扫描范围意味着更短的时间内得到全身检查。双能量探头技术是可以同时采集高能和低能数据的双能量探头。该新型探头由多层探测器和滤线层组成,能够同时探测低能(软射线)和高能(硬射线)X 射线。两种射线同时成像可大大改进组织特征区分,可用于软组织的判别和诊断,并可简化 CT 血管造影的骨质和钙斑消除流程。

多(双)能技术主要可分为二种:一种是利用球管来进行能量的分离,另一种是利用探测器来进行能量的分离。这两种方法的区别在于,前者容易控制能量(kV),但会增加辐射剂量,而后者不会增加辐射剂量且可用于冠脉等动态物体,但需要重新对探测器设计和研发。利用球管来进行能量分离的又可分成单源探测器系统和双源双探测器系统,某公司已在 2005 年 RSNA 上推出了双源双探测器系统。在 2008 年 RSNA 年会上又推出了第二代双能量成像设备炫速双源 CT,SOMATOM Definition Flash 将双源 CT 技术推向全新高度。利用选择性能谱纯化技术(spectral selective purification technology,SPS),使组织鉴别能力增强,辐射剂量降低,可多达 10 余种双能量临床应用。而在 2006 年 Stanford 多排 CT 研讨会上推出的双能 VCT 技术利用的是单源系统,在 2009 年 10 月北京多排螺旋 CT 研讨会上推出的宝石能谱 CT,其技术原理是:利用单源系统瞬时同向双能采集和数据空间能谱解析技术,通过快速能量切换(在 0.5ms 内实现 80kVp 和 140kVp 的高速切换)获得衰减数据,并通过对原始数据的分析实现 40~140kVp 范围内任意能量点单能谱图像提取,还可同时提供水、碘、钙基物质的分析工具。从而引出了能量分辨率和化学分辨率的新概念,使能量成像进入一个崭新的领域,成为新 CT 研究的热点。

4. 移动 CT(mobile CT, MCT)　目前使用较多的 MCT 主要有三种类型:轮式机架 MCT、滑轨式机架 MCT、C 形臂术中 CT(C 形臂术中 CT 实际上不是一台传统意义上的 CT 设备,称为移动式三维影像 X 线诊断系统)。可移动的无线传输图像的头部专用 8 层 CT 机,安装在 4 个轮子上,可推到抢救患者床边进行头部 CT 检查,可用于急诊室、ICU、导管室、手术室等场所。该机没有检查床,由电池驱动,通过其设计的专利蜈蚣脚系统移动主机来扫描,扫描图像可通过网络传输到工作站。

5. **平板探测器(flat panel detector)-容积CT**　目前的平板探测器CT主要有两种几何结构:锥束系统(cone beam system)和半锥束系统(half cone beam system)。医学检查多采用锥束系统的机架式平板探测器CT,使用现有医用CT机的机械设备、X线管和控制系统,仅将原有的探测器更换为平板探测器,修改了控制软件和重建软件。2000年度RSNA上正式展示了此类CT的设计。2013年,在我国西安召开的全国放射学学术会议上推出了超高端CT-微平板[3D]Brilliance iCT。该产品采用球面化的3D微平板探测器,其在X、Y轴和Z轴上都呈现弧形排列,可有效去除锥形束及散射线伪影,提高CT的图像质量。应用微平板3D球面探测器,可提高25%密度分辨率,有效增强对小病灶的检测能力。同时,某公司还一并推出了一种全新的CT成像方式-iMR成像技术,在CT上实现了类似磁共振的低密度分辨率的显著提高。其针对人体组织的密度差异,能够更加真实的反映人体器官的结构和密度。

半锥束系统平板探测器CT用于乳腺成像检查,这是一项新兴的技术。X射线经过准直产生半锥形的射线束,不能直接使用锥束重建算法,B. Chen等人对此提出了修正的公式。

容积CT的原理是使用一定宽度的平板探测器与X线管连动,在旋转中直接采集对应的一定厚度体积的容积性(非层面)信息,经计算机处理后形成层面的或三维的影像。2007年,在RSNA学术年会上推出320排螺旋CT-Aquilion ONE。其采用动态容积扫描模式(dynamic volume CT,DVCT),实现180°/360°不移动扫描,获得全器官全信息数据,避免了螺旋扫描因患者水平位置运动带来的移动数据误差、图像构成的时间差及重复扫描带来的不必要扫描剂量。一圈扫描覆盖160mm的范围,同时获得320层0.5mm层厚的完全同期相的CT图像,完成全器官扫描仅需0.35s,所需时间仅是64排的1/12~1/30,能满足全身大部分器官的瞬间全器官同期相成像要求。

6. **组合型CT**　PET-CT是将PET和CT整合在一台仪器上,组成一个完整的显像系统,被称作PET-CT系统(integrated PET-CT system),患者在检查时经过快速的全身扫描,可以同时获得CT解剖图像和PET功能代谢图像,两种图像优势互补,使医生在了解生物代谢信息的同时获得精准的解剖定位,以便准确地完成定位和定量诊断,从而对疾病做出全面、准确的判断。还有为适应介入治疗发展的带C形臂X线机组合的CT扫描机以及打各种定位装置的CT扫描机。

7. **计算机**　微型计算机替代小型计算机,大多数CT机由键盘或鼠标输入方式改为部分触摸屏幕式输入,用以实现人机对话。下拉式菜单的操作方式与传统键盘相比方便了许多,提示清楚、操作简单、图标显示一目了然。加强了工作站的配置和功能,可以做多方面的图像后处理,并且可与其他影像设备联机,有利于诊断。现今CT采用的计算机多为速度较快的32位或64位微型计算机,运算速度大大提高。图像重建时间大幅缩短。很多机种采用了多台微型计算机并行工作,实现了扫描、重建、处理、存盘、照相同时进行,使检查时间缩短,患者流通量大幅度提高。作档案保存的30.5cm(12″)的刻录光盘存储量达5.5GB,可存放512×512图像近2万幅,这种光盘数据检索速度极快,保存性能好,保存时间至少在10年以上,大大优于常用的磁带或软盘,所占的存放空间也大大缩小,为CT新技术的开展提供了首要条件。

（曲保忠）

第二节　CT扫描机的基本结构

CT扫描机主要由硬件(hardware)结构和软件(software)结构两大部分组成。硬件结构按其所起的作用分为数据采集系统、图像处理系统和图像显示与存储三部分。按硬件框架分为扫描机架系统、检查床和控制台三部分。数据采集系统包括X线管、X线发生器、准直器和滤过器、探测器、前置放大器、对数放大器、模数转换器(analogue digital converter, ADC)、接口电路等。图像处理系统由电子计算机、磁盘机(包括硬盘机和软盘机、光盘等)、数模转换器(digital analogue converter, DAC)、接口电路、图像显示器、图像存储器等组成。整个系统由中央处理系统控制操纵,加上检查床便构成一台完整的CT机(图6-8)。CT扫描机采用三相五线供电,高压发生器需三相电源,其他部位是单向供电。CT扫描机各部外壳必须可靠接地。

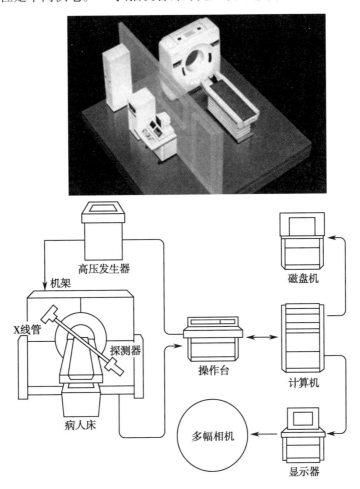

图6-8　CT扫描机的基本结构

一、扫描机架

扫描机架(图6-9)是中心设有扫描孔的机械结构。扫描孔径一般在65~75cm,现代部分CT扫描机的孔径已达85cm,可适应各类体型患者检查。其内部由固定(机架部分)和转动两大部分组成:前者有旋转控制和驱动,滑环系统的碳刷、冷却系统、机架倾斜和层面指示以及机架、检查床控制电路等;后者主要包括X线管、准直器和滤过器、探测器、前置放大器、采样控制部件、X线发生器和逆变器、低压滑环等。扫描架面板左右两侧均设有控制开关和紧急开关,以方便操作。扫描机架还可根据诊断的需要进行±20°或±30°的倾斜。

在电路设计上扫描机架与检查床联动,相互控制,连锁保护,保证在检查、移动过程中扫描机架不与检查床发生碰撞。为了防止因故障而损坏电气和机械部件,机架电路中设有保护电路和误差指示电路(图6-10),一旦某一运动部分出现故障,立即切断相应的供电电源。扫描架的运动包括机架的旋转、倾斜角度、几何放大、控制光栅开口的大小、扫描床上、下、前、后运动首先由计算机发出运动指令,由控制电路控制电机的运转,通过减速机构,完成上述各种运动。为了使

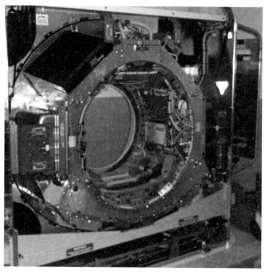

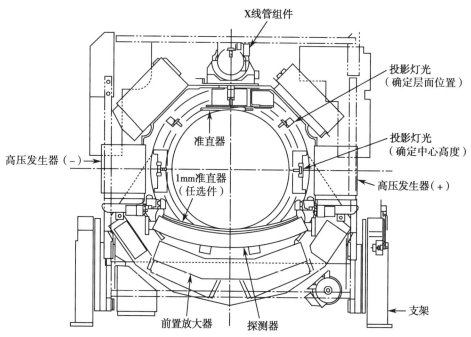

图 6-9 CT扫描机架的基本结构

运动速度稳定,电机轴装有测速发电机,输出信号反馈至控制电路。

（一）CT X线管

X线管是产生X射线的器件。CT机上使用的X线管与一般X线机上使用的X线管结构基本相同,也有固定阳极X线管和旋转阳极X线管两种(详见第二章)。安装时固定阳极管的长轴与探测器平行,旋转阳极X线管的长轴则与探测器垂直。

固定阳极X线管主要用于第一、第二代CT机中,由于第一、第二代CT机的扫描方式是直线平移加旋转,扫描时间长,产热多,须采用油冷或水冷方式强制冷却管球。X线管两端电压和管电流要求稳定,以确保采样数据准确。

旋转阳极X线管主要用在第三、第四代CT机上。由于扫描时间短,要求管电流较大,一般为 100~600mA,分连续发射和脉冲发射两种,多采用脉冲发射方式。脉冲的持续时间决定了每次投影的测量时间,而每转一周的脉冲数决定了投影数。

脉冲发射的优点:①可以使投影数与被测物体的要求相匹配,并可以通过控制射线脉冲持续

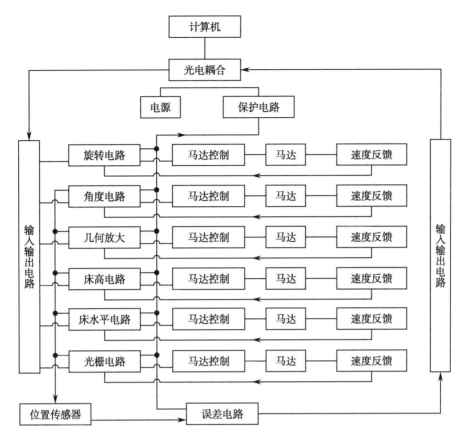

图 6-10 扫描架控制电路方框图

时间来调节对清晰度产生不良影响的测量路径;②可以在脉冲间歇时间内自动地进行每个测量通道的零点校准,因此可以避免由于测量电子元件工作点的飘移造成的信号误差;③其他条件相同的情况下,信号强度高,与连续工作方式相比,有较好的信噪比,特别是在物体直径大时能获得噪声小的图像;④可以利用适当的发生器来切换从一个脉冲到另一个脉冲的 X 线管电压,这样可以在测量系统旋转一周时绘制出两幅不同能量的图像,有效的应用双谱线法摄制出几何学上完全相同的双谱线图像;⑤可以减少球管产热量和降低患者的照射量。

CT 球管焦点大小约为 1,高速旋转阳极管焦点小,约为 0.6。阳极转速为 3600r/min 或 10000r/min 左右。

由于 CT 对 X 线管的功率要求较高,相比传统 X 线成像,CT 成像过程中 X 线发生的时间要长很多,特别是在螺旋 CT 中,长时间 X 线发生造成阳极上大量热积累,所以就要求 X 线管具有高的热容量和散热效率,因此,CT 用 X 线管多采用油循环加风冷却的双重冷却方式(图 6-11),CT X 线管的热容量较普通 X 线管高很多,目前 CT 用 X 线管的热容量可高达 8MHU,而名为"飞焦点"的电子束控金属 X 线管更号称是 0MHU 的 X 线管,实际这种 X 线管的散热率高达 4.7MHU/min,即使在最大负荷条件下,电子束控金属球管仍可以在 20 分钟以内冷却

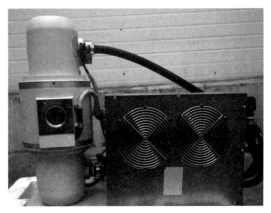

图 6-11 CT 球管及冷却装置外形

下来,以表示这种 X 线管不受热容量的制约。它采用螺纹轴承阳极靶,在自身和机架双重高速

旋转下能保持最佳的稳定性,螺纹轴承中空,冷却油进入阳极靶核心而形成"透心凉"直接油冷技术(图6-12),液态金属润滑,延长球管使用寿命。这一设计为提高球管热容量,加快扫描速度同时降低运营成本奠定了基础。

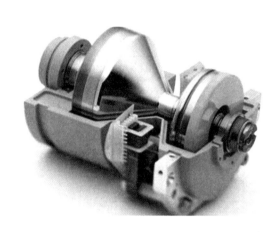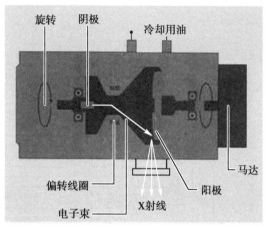

图6-12 电子束控金属球管

目前,有些公司设计应用两个X线球管和两套探测器构成双源CT,双源CT的球管和探测器系统与64层CT相同,但两套采集系统同置于扫描机架内,球管之间相隔的距离为90°。一套扫描系统的FOV为50cm,另一套扫描系统主要用于中心视野扫描FOV为26cm。两套X线发生器系统由一个一体化的高压发生器控制,并可分别调节两套系统的kV和mAs。

双源CT的两个球管既可同时工作,也可分别使用。当心脏成像、双能减影和全身大范围扫描时,可采用两个球管同时工作,而一般的扫描也可只用一组球管探测器系统工作。

双源CT的另一个性能特点是可利用两个X线球管发射不同的能量(即设置不同的千伏值,如140kV和80kV)。两种不同的能量对不同的物体其衰减不相同,如骨骼和对比剂在80kV时,骨骼的CT值为670HU,对比剂为296HU;当能量提高为140kV时,骨骼的CT值降低为450HU,而对比剂降低为144HU。利用两种不同的能量,根据目前临床实验的初步结果,它的临床意义主要表现在三个方面:①对血管和骨骼进行直接减影;②对某些组织如肿瘤组织进行特征性识别;③对人体的体液成分进行识别,故又称"能量CT"。

1. CT球管焦点的控制方法 目前对球管焦点的控制技术归纳起来有以下几种控制方法:

(1)采用动态双焦点技术设计,基本原理是X线管的阴极采用两种相同的灯丝,在曝光前进行选择,曝光时交替使用,变换速率约1.0毫秒。

(2)球管外的偏转线圈产生磁场偏转真空腔内带负电的电子流,在曝光过程中对焦点进行调整——飞焦点(flying focal spot,FFS),再由积分电路控制电子流在真空的投影方向,在曝光过程中进行控制,导致电子的瞬时偏移,使高压发生时电子的撞击分别落在阳极靶面的不同位置。

(3)某公司2004年推出的新型的EBT-球管或电子束控金属球管的阳极能够得到直接冷却,所有的旋转轴承位于金属真空部件外,配合"飞焦点"技术,号称"零兆球管",英文名称写作"straton tube"。

2. 动态双焦点与飞焦点的区别 需要指出的是,关于动态双焦点和飞焦点技术,其基本原理完全不一样,可以概括为:

(1)双焦点是指X线球管大小灯丝的选择。

(2)双焦点需要在X线曝光前选择。

(3)飞焦点是在动态双焦点的基础上研发出来的。

（4）飞焦点是利用偏转线圈对电子流进行控制。

（5）飞焦点是在曝光过程中的控制技术。

（二）高压X线发生器

在滑环技术出现之前,高压发生器独立于机架系统,发生器与X线管之间的电信号联系由高压电缆完成。当X线管绕人体旋转时,电缆也一起折曲、缠绕,使扫描速度受到限制,且容易出现电路及机械故障。采用滑环技术的螺旋CT机,克服了上述缺陷,特别是现在采用高频逆变高压发生器,输出波形平稳,体积小,重量轻,可将高压发生器安装在扫描机架内,使扫描系统更加紧凑化。

X线发生器的功率目前高档CT机一般在50~100kW,中档CT机一般在35~45kW,低档CT机一般在20~30kW,CT机的管电压一般在80~140kV可调。

CT机对高压的稳定性要求很高。因为高压值的变化直接反映X线能量的变化,而X线能量与吸收值的关系极为敏感(在光电效应区域,吸收值与能量的三次方呈正比),是决定人体组织对X线衰减系数μ的关键值。因此,在CT的高压系统中均需采用高精度的反馈稳压措施。常用中、高频高压系统(详见第二章)和高压次级调整管系统控制。

高压次级调整管控制原理如(图6-13),三相380V电源经主电源变压器调整后输入到三相高压变压器初级,初级采用星形接法。次级分2组,一组是三角形接法,一组是星形接法。三角形接法一组输出经三相桥式整流后产生+80kV;星形接法的一组输出经三相桥式整流后产生-80kV。正、负高压经四极管控制后分别加至球管正、负极上,高压可达160kV。

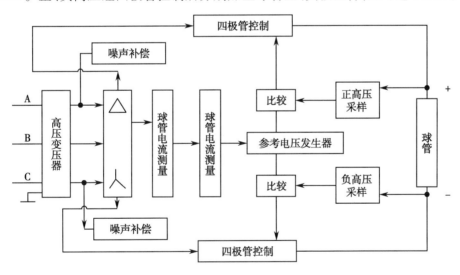

图6-13　高压次级控制方框图

高压系统设有过电压、过电流、过载、过热等稳定保护措施,以保证X线输出稳定。现代高档CT高压发生器多采用干式高压变压器。

（三）X线准直器与滤过器

1. **X线准直器（collimator）**　用于限定X线束形状的器件,X线CT中准直器的作用有三点:限定成像的空间范围(限定断层层厚)、降低患者的表面辐射剂量、减少进入探测器的散射线。准直器的结构如图6-14所示,准直器在CT中有两种:一种是X线管侧准直器,又叫前准直器,它的作用是控制X线束在人体长轴平行方向上的宽度,从而控制扫描层厚度;另一种是探测器侧准直器,又叫后准直器,它的狭缝分别对准每一个探测器,使探测器只接收垂直入射探测器的射线,尽量减少来自成像平面之外方向的散射线的干扰。为了在剂量不增加的前提下,有效的利用X线,探测器孔径宽度要略大于后准直器宽度。前后两组准直器必须精确地对准,否则会产生条形伪影。有些CT设备没有安装后准直器,利用探测器自身的厚度作为后准直器,这种应用在多层螺旋CT中最常见。

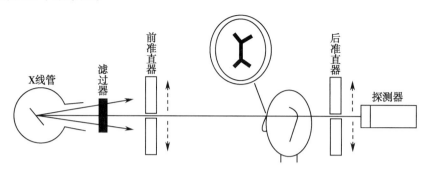

图6-14　CT准直器的结构和作用示意图

准直器是一种辐射衰减物质,用以限制到达探测器组件的X线角度分布。它的作用是空间定位,即只允许某一空间范围的射线进入探测器,而其他部分的射线则被吸收而不能进入探测器。准直器的材料要求是对X线吸收强、易加工、经济,一般采用铅或含有少量锑、铋的铅合金等。

准直器的形状为狭缝状,利用步进电机控制狭缝的宽度(图6-15)。传统X线CT的层厚是由狭缝宽度决定的,常见的层厚有1mm、2mm、5mm、8mm、10mm等。当选定成像的层厚时,步进电机带动狭缝运动到特定的宽度,使扇形X线束成为选定的厚度。多排CT的X线束为锥形。

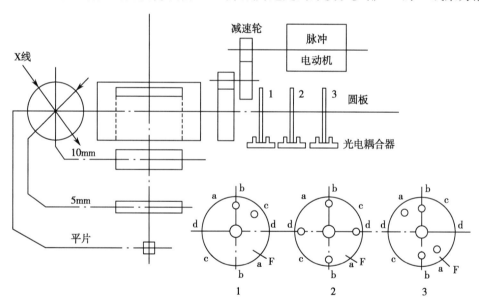

图6-15　准直器控制示意图

2. **X线滤过器(filter)**　用于吸收低能X射线,使其变为能量分布均匀的硬射线束的器件,它的作用是:①吸收低能X线(软射线),这些低能射线无益于CT图像的形成;②使X线束通过滤过器和均匀圆形成像物体(水模,water phantom)后,变成能量分布均匀的硬射线束;③从而减少患者射线受照量。缺少滤过器或滤过器不良,将易出现射线硬化束伪影,表现为在头颅扫描时出现颅骨的假皮质现象。

由于人体断面近似于椭圆形,扇形波束照射时,中心射线穿透厚度大,边缘射线穿透厚度小,中心与边缘信号强度相差较大。为了减少信号强度差,增设滤过器,形状设计为楔形或"BOW-TIE"形。早期的CT滤过器是一个方形、中间成弧形凹陷的水箱。目前的滤过器是类似于领结形(或盆状)的高密度物质,常使用聚四氟乙烯(特氟纶)为材料,该材料原子序数低,密度高而均匀。这些特制的滤过器和 X 线球管的固有滤过共同担负对 X 线的滤过作用。CT 系统中扫描野是可以改变的,此时滤过器的尺寸也要相应改变。图 6-16A 表示在第一代和第二代 CT 中所使用的滤过器,图 6-16B 代表第三代和第四代所使用的滤过器。

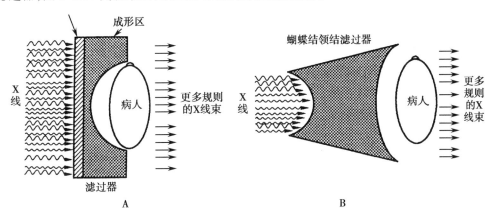

图 6-16　CT 的滤过器示意图

(四) 探测器

CT 探测器(detector)是一种将 X 线能量转换为电信号的装置,它由许多性能相同的小探测器单元排列而成,每个探测器对应着一束 X 线,如果有 N 个探测器单元,那么一次就可同时获得 N 个投影数据。就目前而言,N≥512。

1. 探测器的性能　探测器的重要性能是它们的效率、稳定性、响应性、准确性和线性、一致性、动态范围以及对 X 线硬度的依赖性。

(1)检测效率(detection efficiency):是指探测器从 X 线束吸收能量的百分数。理想情况下探测器检测效率应该尽可能接近 100%,几乎全部 X 线束将被截获并转化为重建图像的数据。影响探测器检测效率的因素有两个:几何效率和吸收效率。

1)几何效率(也称俘获效率)η_g:如图 6-17 所示,几何效率(geometrical efficiency)是指获得受检体的透射 X 线的能力,是由每个探测器的孔径和相关的探测器所占总空间的比来决定的。这个空间包括探测器本身的宽度 w、静止的准直器或一个探测器与相邻探测器之间的间隔 d。即:

$$\eta_g = w/(w + d) \qquad 公式(6-1)$$

射入间隔的辐射不能被探测器吸收,因而无助于图像的形成。理想的情况是探测器所占的范围要比间隔大很多。

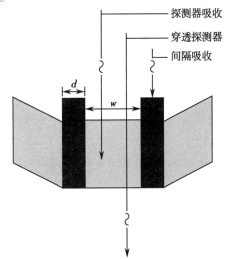

图 6-17　决定探测器效率的诸因素

2)吸收效率(absorption efficiency)η_α:吸收效率是指 X 线光子进入探测器而被吸收转换的百分率,主要与探测器的类型、探测器的表面层厚度和自身厚度、组成探测器物质的原子序数、密度有关,还与 X 线光子的能量有关。

3)总检测效率 η:探测器的总检测效率是几何效率和吸收效率的乘积。即:

$$\eta = \eta_g \times \eta_\alpha \qquad\qquad 公式(6-2)$$

实际的探测器总检测效率在 50% ~90% 之间。探测器的检测效率越高,在一定图像质量水平的前提下患者接受的 X 线剂量越少。

（2）稳定性（stabilization）：是指探测器的重复性和还原性。探测器需经常进行校准以保证其稳定性。在第一、二代扫描机中，每次平移运行结束后都要校准探测器。第三代扫描机每天仅校准一次。当第三代扫描机探测器的响应偏离正常情况时，环状的伪影将在该体层扫描图像中产生。第四代扫描机在每一次旋转期间对探测器校正两次，第一次校准是沿着运动扇形射束的前缘，第二次是沿着后缘。

（3）响应时间（response time）：是指探测器接受、记录和输出一个信号所需的时间。一个探测器应瞬时地响应一个信号，然后迅速地输出该信号并为响应下一个信号做好准备。对于闪烁探测器，信号通过以后，闪烁物质的余辉将使前一个读数的剩余存储影响后一个读数，为了避免余辉造成的畸变及假象，需要仔细选择闪烁物质并进行相应的校正。

（4）准确性（accurateness）与线性（linearity）：由于人体软组织及病理变化所致衰减系数的变化是很小的，因此，穿过人体的线束强度也只引起很小的变化。如果探测器对衰减系数的测量不够准确，测量中的小误差可能被误认为是信号的变化，造成图像上的伪影。另一方面，对于探测器，还要求其线性地转换信号，即入射 X 线与探测器的输出成正比关系，这样才能够快速准确地获得成像数据。

（5）一致性（consistency）：除第一代 CT 外，CT 均采用多探测器，为了得到可以对比的检测数据，要求每两探测器之间具有一致性，即对于相同的 X 线输入，两探测器的输出应相同，因为探测器的不一致所获得的检测数据，不能够正确地表示出 X 线与成像物体之间的对应关系，造成重建图像中的伪影。

（6）动态范围（dynamic range）：指探测器能够测量识别的最大信号与最小信号之比，通常可达 $10^6:1$ ，同时还要求探测器对 X 线硬度的依赖性要小。

2. **探测器的种类** CT 探测器类型有两种：一种是气体探测器，气体常用高压氙气，故称氙气探测器（Xe-gas detector）。另一种是荧光固体探测器，可分为两种：闪烁探测器（scintillation detector）和稀土陶瓷探测器（rare-earth ceramic detector）。

（1）气体探测器：气体探测器是利用化学性能稳定的惰性气体在 X 线电离辐射的作用下产生电离的原理进行探测，由惰性气体和气体电离室构成。通过测量电离电流的大小来测量出入射 X 线的强度。气体探测器的结构如图 6-18 所示，其中图 6-18A 表示其基本结构，图 6-18B表示其电极结构。

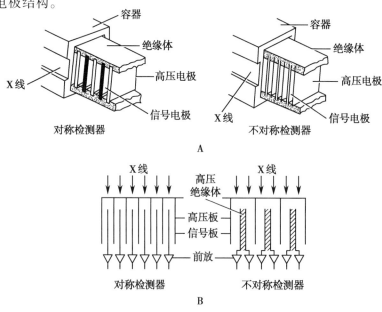

图 6-18　高压氙气探测器示意图

气体探测器的上下夹面由绝缘体构成,封装在充满气体的容器之中。电极用薄钨片构成,多组电极将气体容器分割成多个小室,每个小室成为一个电离室,电离室之间相互连通,整个容器中充满惰性气体,每一组电极上加直流加速电压。当X线入射至电离室时,X线使气体电离,电离产生的离子和自由电子在加速电压作用下形成电流,并由各个中心收集电极引线连接到相应的前置放大器,通过前置放大器放大后送入数据采集系统。电离电流会产生高温,因而隔板和收集电极均采用钨片。隔板与X线入射方向一致,起到后准直器的作用,它可防止由被测人体产生的散射线进入电离室。气体探测器的光子转换效率(即吸收效率)比固体探测器要低,采用高压氙气可以提高一些,因此气体探测器多为氙气探测器,氙气压力高达20～30个大气压。但由于钨片机械强度限制,不能采用太高的压力,这就限制了转换效率的提高。由于其几何效率高于固体探测器,因而实际上这两种探测器的总检测效率大致是相近的。气体探测器中各个探测器的电离室是相互连通的一个整体,处于同一的气压、密度、纯度、温度条件下,从而有较好的一致性。

尽管CT的高压发生器采用了稳压措施,但X线管辐射的X线强度仍有一定的变化,这将影响CT图像。因此在X线出口处装有参考探测器,用于测量入射人体前的原始X线强度的变化,以修正探测器的测量结果。

在扫描和数据采集过程中,保证探测器系统的稳定性是非常重要的。为防止探测器零位飘移,在扫描过程中需对探测器的变化进行校正,使得在每个X线脉冲到来之前所有的探测器输出皆为零。此外,定期还应对系统飘移进行校正,保证探测器在全部动态范围内保持线性和稳定性。

气体探测器从工作方式上可分为比例计数型和电离室型,两者的组成结构基本相同,但在电极两端所加的电场强弱不同,使得电离室的工作区域不同(图6-19)。

比例计数型工作在两极电压较高的比例区间(如图中的 E_2 和 E_3 之间),此时,随着电场强度的增加,输出电流基本按照线性比例增加。电离室型则工作在两电极电压相对较低的饱和区间(如图中 E_1 和 E_2 之间),此时电场强度的变化对于输出电流的影响不大。不论工作在哪个区间,输出电流都与入射X线强度成比例。在饱和区工作时受外加电场强度变化的影响较小,但是输出电流相对较小;而在比例区工作时输出电流相对加大,因而探测灵敏度得到提高,但会受到外加电场强度不稳定性的影响而产生探测失真。

气体探测器的优点是稳定性高、一致性好、响应时间短、没有余辉问题以及价格便宜;缺点是需恒温来保证气压的稳定、检测效率相对较低以及需要高mAs来获得足够强的信号,且易受外界电场、震动干扰产生伪影,有饱和现象。

(2)闪烁探测器:闪烁探测器是利用射线能使某些物质产生闪烁荧光的特性来探测射线的装置。这类物质称为闪烁晶体,其基本作用是将X线能量转换成为可见荧光能量。在闪烁晶体后面采用光电倍增管或者光电二极管等光电转换器件将此可见荧光转换成电流信号,这一电流信号即为采集到的投影数据信号。闪烁晶体与光电转换器件一起组成完整的探测器,称为闪烁探测器。由于此种探测器的探测效率高,分辨时间短,既能探测带电粒子,又能探测中性粒子,既能探测粒子的强度,又能测量它们的能量,鉴别它们的性质,所以,闪烁探测器在CT扫描机中得到了广泛应用。闪烁探测器有时也称为固体探测器。

采用光电倍增管闪烁探测器的结构(图6-20A),由图可见,在闪烁探测器前面加有反射层,它可以是涂有白色氧化镁粉末的铝盒,能使闪烁晶体产生的荧光光子大部分反射到光电阴极上。在晶体与光电倍增管间放置有机玻璃制成的光导,并涂有硅油以保证良好的光耦合。

采用光电二极管的闪烁探测器结构与光电倍增管闪烁探测器结构基本相同,只是用光电二极管替代光电倍增管(图6-20B),这样可以使整个闪烁探测器的体积有效地减小,有利于提高CT成像的空间分辨力。

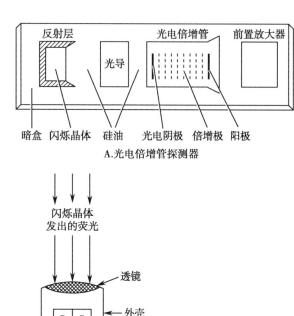

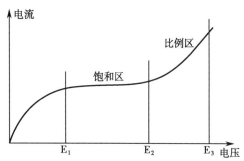

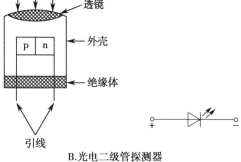

图 6-19 氙气探测器的电离特性   图 6-20 闪烁探测器的结构示意图

最早用的钨酸镉（CdWO₄）晶体是 20 世纪 70 年代使用的产品，目前在 CT 中已较少应用。这种闪烁晶体的优点是造价低、吸收率较高；缺点是余辉效应较强及不易超小分割。

使用最普遍的闪烁晶体是铊激活碘化钠晶体（NaI）（Tl）。这种晶体的密度适中，对 γ 射线和 X 线有较大的阻止本领，它的透明度和发光度都很高。但碘化钠晶体有一个致命的缺点就是极易潮解。晶体一旦潮解后，探测效率和能量分辨力均急剧下降，以致完全不能使用，碘化钠晶体被密封在一个铝制外壳内。

另一适用的闪烁晶体是铊激活碘化铯晶体 CsI(Tl) 晶体。其主要优点是在空气中不易潮解，故不需封装。但它的发光效率仅为 NaI(Tl) 的 30% ~ 40%，而且价格昂贵，因此远不及 NaI(Tl) 应用普遍。

在上述两种闪烁晶体内常加入少量的铊（Tl），因为铊受 X 线照射时发出可见光，可提高转换效率。但加铊的缺点是会产生时间较长的残光，有时会对信息的收集产生干扰。

闪烁晶体在使用和保存时，应避免强光照射，否则会严重影响其性能。若因强光照射致使晶体变色，可用长期避光的方法褪色，晶体的性能可得到恢复。

闪烁探测器的优点主要是探测效率比较高，使用光电二极管与闪烁晶体匹配时能将探测器制作得比较小，提高空间分辨力和几何效率以及所用 X 线剂量相对较低，不受外界电场干扰，无饱和现象，受温度影响相对气体较小。缺点就是余辉较大，一致性相对气体检测器而言较差。

（3）稀土（贵金属）陶瓷探测器：稀土陶瓷探测器用掺杂稀土金属的透明光学陶瓷来替代传统的闪烁晶体，与光电二极管配合来构成探测器。其特点是 X 线吸收率可达 99%、光电转换率高、与光电二极管的响应范围匹配好、更低余辉以及更高的稳定性，并且容易进行较小分割，因此容易与光电二极管配合制作成密集检测器阵列，目前多层螺旋 CT 多采用这种探测器。

3. 各类探测器的特性比较 气体探测器和闪烁探测器在现代的 CT 装置中都有选用。目前应用最普遍的是稀土陶瓷探测器。选用哪种探测器要看偏重于哪方面的特性去考虑。

（1）温度特性：惰性气体探测器的信号强度与温度的关系极大，有的系统必须用调节加热或冷却的办法来稳定探测器的温度。然而闪烁探测器的信号强度与温度的关系较小。

（2）噪声：气体探测器中有噪声和干扰源，这在闪烁探测器中是没有的，其原因在于电离室电压波动或者电离室内绝缘体产生漏电流。另外，隔板极薄又容易出现颤动噪声，也就是说 CT 装置在运行时哪怕是极小的颤动，都可能在气体探测器中产生噪声。

（3）饱和现象：闪烁探测器的线性范围较大，即在特性曲线的范围内输出信号与 X 线强度成正比，超出 CT 要求五个数量级。但是，气体探测器在这么大的信号范围里就有可能出现饱和现象。为了避免这种情况的出现，必须仔细设计探测器系统，如间隔的距离、气体压力以及工作电压等。

（4）散射线准直：闪烁探测器可以与一个散射线准直器组合在一起，气体探测器一般不用附加的散射线准直器，而是利用电离室隔板同时作为散射线准直器，但效果不如专用的准直器好。此外，气体探测器本身产生的散射线比闪烁探测器要多，散射线源主要来自很厚的输入窗铝板和窗口到电极板的气体层。

（5）剂量利用率：CT 设备中应用的闪烁晶体一般厚度为 5mm，实际吸收的 X 线可达 100%，将 X 线转变为光信号的吸收效率可达 99%。闪烁探测器中没有技术上必需的、吸收射线较多的盲层。但在气体探测器中，从输入窗口到电极板之间的气体层却吸收射线而不产生信号。此外，也因射入的一部分量子没有被利用而直接穿过了气体探测器，引起气体探测器的射线损失，但只要通过增加压强和加深电离室，可以将这种效应控制在允许的范围里。由于很小的泄露就会降低压强，导致吸收能力的减弱，所以在机械制造时要格外仔细以防止气体损失。

4. 多排探测器　多采用稀土陶瓷探测器制作成多排探测器（multi-row detector），它是多层 CT（multi-slice CT，MSCT）必须的器件，一周扫描可以同时获得多层 CT 图像。

多层螺旋 CT 探测器是由两种新型的闪烁晶体材料耦合光电二极管做成，它们分别是钨酸钙和高纯度的稀土氧化物陶瓷。稀土氧化陶瓷实际上是掺杂了一些像钇、钆之类金属元素的超快速氧化陶瓷（UFC），其采用光学方法使这些材料和光电二极管结合在一起。钨酸钙的 X 线吸收效率是 99%，动态范围为 $10^6:1$；氧化稀土陶瓷的吸收效率也是 99%，而发光能力却是钨酸钙的 3 倍。

某些公司号称的"宝石"探测器由宝石材料加稀土陶瓷组成，采用纳米技术切割成微小晶体制成多排探测器，它与光电二极管匹配性极佳，转换效率极高，与大容量 X 线球管和超高速计算机构成所谓"宝石 CT"。

多排探测器可分为等宽阵列与非等宽阵列，又称固定阵列与自适应阵列两类。目前已有的多排探测器的排数因生产厂家的不同而有很大的区别，可分别进行 2 层、4 层、8 层、16 层、32 层及 64 层成像等。多层图像与多排探测器之间不是一一对应的关系，通常来讲，检测器的排数应比产生图像的层数多，但采用先进的 X 线发生技术也可获得用较少排探测器获得较多层图像的效果，例如，飞焦点技术的应用，可以利用三十二排探测器采用特殊的采集技术实现 64 层图像的成像。

图 6-21 给出了几种典型层数的多层 CT 的探测器示意图，其中：①图为等宽 16 排 1.25mm 厚探测器阵列组成的 4 或 8 层 CT 使用的探测器；②图为非等宽 8 排探测器阵列组成的 4 层 CT 使用的探测器，其中间两排为 1mm 厚，向两侧依次厚度为 1.5mm、2.5mm 和 5mm；③图为非等宽 24 排探测器阵列组成的 16 层 CT 使用的探测器，其中间 16 排为 0.75mm 厚，两侧各 4 排为 1.5mm 厚；④图为非等宽 40 排探测器阵列组成的 32×2 层 CT 使用的探测器，其中间 32 排为 0.6mm 厚，两侧各 4 排为 1.2mm 厚，采用飞焦点技术用 32 排探测器可获得 64 层图像；⑤图为非等宽 52 排探测器阵列组成的 32 或 40 层 CT 使用的探测器，其中间 40 排为 0.625mm 厚，两侧各 6 排为 1.25mm 厚；⑥图为等宽 64 排 0.625mm 厚探测器阵列组成的 64 层 CT 使用的探测器。

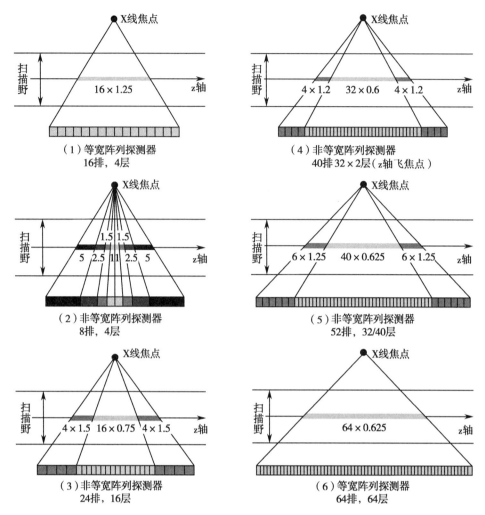

图 6-21　多排探测器示意图

根据上述设计,最薄的采集层厚依赖于每排探测器的最小宽度,最薄层厚将决定 Z 轴分辨力(Z-axis resolution)。选择尽可能薄层厚的目的在于实现"真正"的立方体素采集(如 0.33mm × 0.33mm ×0.33mm),常称其为各向同性(isotropy)采集,从而达到最佳的各类重建效果;采用略厚层的目的在于保持基本的立方体素采集的基础上,适应多层采集中的锥形线束采集与重建方式,并达到更好的曝光剂量效率(exposure dose efficiency)。资料显示,4 层采集时的曝光剂量效率为 70% ,0.75mm 层厚的 16 层采集时曝光剂量效率则为 85% 。

（五）数据处理与接口装置

数据处理主要由前置放大器、对数放大器、积分器、多路转换器、模/数转换器、接口电路等构成。其作用是将探测器输出的微弱电信号经放大后,再经模/数转换为计算机能够识别的数字信号,并经接口电路将此数字信号输入计算机。数据处理装置的设计因 X 线发生装置的工作方式(连续或脉冲)不同而不同,它与扫描的几何方式相适应。图 6-22 是数据处理装置的构成框图。

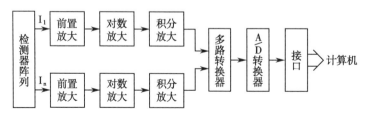

图 6-22　数据处理系统方框图

1. **前置放大器** 从探测器接收到的信号首先要经过对数压缩,以使后面的电路只需工作在一个窄的范围内。固体探测器和气体探测器的输出阻抗是很高的,输出信号又很小,必须使用高输入阻抗的前置放大器进行放大和阻抗变换。前置放大器被良好地屏蔽并置于探测器的旁边,安装在旋转机架上。

2. **对数放大器** 考虑到 X 线的吸收系数与检测到的 X 线强度之间存在对数关系,因此设置了对数放大器,使其输出信号正比于 X 线强度的对数。

3. **积分器** 在 CT 扫描过程中测量的是每个角度下的 X 线光子的总和,因此每次采集(在脉冲工作时就是每个脉冲)的信号要积分起来以计算光子的总和,一般在对数放大器后接有积分器。

在脉冲式 X 线系统中,积分器的功能是给出一个输出电压,此电压代表在脉冲期间内接收到的信号的积累。在保持期间内,积分器将此电压经过多路转换器移至 ADC。

4. **多路转换器** 各路积分器输出信号经多路转换器变成一路,使用共同的 ADC 转变为数字信号,由于 CT 信号变化动态范围很大,要求 ADC 的位数达 16bit 以上。数据处理装置除处理探测器阵列的信号外,还处理来自参考探测器的信号。

5. **ADC** 它是将连续模拟时域信号转变为离散的数字序列。ADC 有多种,最常用的有双积分式 ADC 和逐次逼近式 ADC。

(1)双积分式 ADC:它又称为斜率 ADC,它的抗干扰能力比较强,但较逐次逼近式 ADC 转换量大,速度较慢。其主要组成及原理如图 6-23 所示。

1)积分器:由集成运放和 RC 积分环组成,是转换器的核心部分,输入端 Vin 接开关,输出端接比较器的输入端。

2)比较器:在积分器之后,比较器的输出信号接至控制门的一个输入端,作为关门和开门信号。

3)计数器:担负计数任务,以便把与输入电压平均值成正比的时间间隔变成脉冲的个数保存下来,供显示用。

4)控制门:具有标准周期的时钟脉冲源,接在控制门的一个输入端,作测量时间间隔的标准时间,门的另一端接比较器的输出端,以便由比较器的输出信号控制门的打开和开关。

采样阶段:转换开始时,开关与输入点接通,Vin 在一个固定时间内对积分电容充电,积分器开始积分。

比较阶段:当时间到时,控制门把开关转到基准电压上,电容器开始放电,放电期间计数脉冲的多少反映了放电时间的长短,从而决定了 Vin 大小,输入电压大则放电时间长。当比较器判定放电完毕时,便输出信号令计数停止,此后积分进入休整状态,等待下一次测量。

(2)逐次逼近式 ADC:其原理如图 6-24 所示。

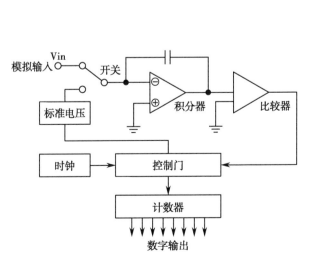

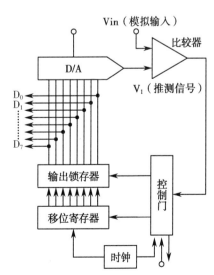

图 6-23 双积分式 ADC 工作原理图　　　　图 6-24 逐次逼近式 ADC 工作原理图

将一待转换的模拟输入信号 Vin 与一个推测信号 V_1 相比较,根据推测信号是大于还是小于输入信号来决定减小还是增大该推测信号,以便向模拟输入信号逼近。推测信号由 ADC 的输出获得,当推测信号与模拟输入信号相等时,向 ADC 输入的数字即为对应的模拟输入的数字。

其推测的算法是:它使二进制计数器中的二进制数的每一位从最高位起依次置 1。每接一位时,都要进行测试。若模拟输入信号 Vin 小于推测信号 V_1,则比较器的输出为零,并使该位置为零,否则比较器的输出为 1,并使该位保持 1。无论哪种情况,均应继续比较下一位,直到最末位为止。此时在 ADC 的数字输入即为对应于模拟输入信号的数字量,将此数字量输出,即完成其 A/D 转换过程。

(3)ADC 的主要指标:

1)转换速度:模拟信号首先要在时间上进行采样,将连续的信号用按一定时间间隔采样的离散值来表示。采样定理告诉我们,当采样的频率高于连续时间信号(模拟信号)最高频率 2 倍以上时,用采样得到的离散时间序列可以完全恢复原来的连续时间信号而不损失任何信息。当采样频率不够高时,信号频率大于二分之一采样频率的成分会折叠到低频端,而造成混淆。一般在 ADC 之前的模拟预处理设备中装有抗混淆滤波器,这是两个低通滤波器,可滤去信号中不需要的高频成分,使信号频率降低,利于采集。采样频率就是 ADC 的变换频率,频率高则转换速度快。CT 用 ADC 的转换速度已达微秒级。特高频率(输入信号 1~5GHz)ADC 在研发中。

2)变换精度和动态范围:实际上物理的接收设备由于动态范围和噪声的限制,所接收到的模拟量只有有限的动态范围。而整数数字量的变化是离散的,它的最小变化量是二进制数字,位数越多,能表示的数字量的变化范围越大。例如,一个 2 位二进制数只能表示 0~3 四种状态,而一个 10 位二进制数可表示 0~1023 共 1024 种状态,动态范围是 $2^{10} = 1024$。ADC 的精度和动态范围可用它转换成的二进制数字的位数来表示。目前最高可达 24bit。

一般来说,ADC 的精度(位数)应与所转换的模拟信号的信噪比动态范围相适应。有时为了压缩信号动态范围,减少 ADC 的位数,在模拟预处理装置中有增益控制器或对数变换器。

众所周知,计算机只能接受数字量进行运算,而运算的结果也只能以数字量输出,然而在实际系统中会大量遇到从时间到数值都连续变化的物理量。这种连续变化的物理量,我们称之为模拟量,如温度、压力、流量、位移、电压、电流等都是属于这种模拟量。显然,模拟量要输入计算机,首先要经过模拟量到数字量的转化(简称 A/D 转换)。计算机才能接受。同样,如果计算机的控制对象是模拟量,则必须把计算机输出的数字量转换成模拟量(简称 D/A 转换),才能用于控制。所以 A/D 转换器和 D/A 转换器在计算机控制系统中是联系外界和计算机的重要部件。它们都需要借助接口电路完成联系。

在 CT 扫描机中,探测器接收 X 线后输出相应的 X 线强度的模拟信息,此信息必须被转换为能被数字电路识别并进行处理的数字信号。A/D 转换器就是实现模拟信号到数字信号的转换,对探测器采集的模拟信息采样并积分,探测器接受 X 线强度不同,积分结果也不同。A/D 转换器是 CT 机数据采集系统(date acquisition system,DAS)的主要组成部分,它把数字化后的数据传送到数据总线,通过数据缓冲板(data buffer)逐一缓冲后传送至阵列处理机。同时,还把参考探测器的信号译码后送到主控计算机。

6. **接口电路(interface circuitry)** 其基本功能是实现将 ADC 得到的数据通过时序控制的方式,按照一定的规律传递到计算机和图像重建系统。由于数据量很大,而计算机系统的数据传输只能达到最高 64 位,不可能一次把全部数据都传输过去,无规律的数据传输又会造成图像重建时的数据混乱,因此,接口电器负责传输规则数据,使数据处理装置输出的数据有条不紊地传输到计算机和图像重建系统。为降低 CT 数据噪声、加快传播速度,现在 CT 数据的传输大多已由电缆传输变为光纤传输。

（六）机架冷却系统

CT 扫描机的 X 线球管和其他电器原件在运行过程产生大量热量,为保证各电器元件的正常工作,需将这些热量及时传递至外界。CT 的冷却系统一般有水冷却、空气冷却和水、气冷却三种,各个公司在各种型号的 CT 机中分别采用其中的一种,并且这三种冷却系统各有优缺点。如水冷效果好,但是装置复杂、结构庞大,需一定的安装空间和经常性地维护;气冷效果差,其他一些方面也正好与水冷相反;而水、气冷则介于两者之间。低档 CT 扫描机多采用空气冷却,中、高档 CT 机多采用水冷或水、气冷却方式。

二、检 查 床

扫描床由床面和底座构成,它的运动一般由两个电机控制:一个是床身升降电机;另一个是床面水平移动电机。为了保证扫描位置的精确,无论是垂直方向床身的升降还是水平方向床面的移动都应平稳。

扫描床升降采用"马架"结构、斜体蜗杆结构等(图 6-25),上端连接床面,下端连接底座。床面可降低到 450mm,方便各类患者上下。其最低高度、进头高度以及进体高度、最高高度的控制都是通过安装在底座上的行程开关实现的。另外,在绕线轮上有一根尼龙线,它可带动编码器用来测量扫描床的高度,并在操作面板上显示。由单相交流伺服电机(水平电机)带动同步齿型皮带驱动床面的水平移动。在水平电机旁边设有一个光电编码器,测量床面水平移动的相对位置。床面移动可由计算机控制、面板控制盒和手拖动三种方式使床面水平移

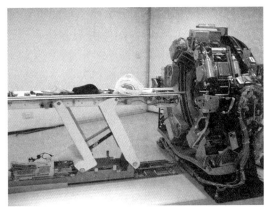

图 6-25　CT 检查床和扫描架

动。手动/自动方式的转换由扫描床尾部下面的一个手动离合器完成。

有的 CT 机在检查床上配有冠状位头托架,可对头部进行冠状位扫描,如鞍区病变的检查;坐位架,可进行胸部、腹部、肾等器官的纵向扫描;腰部扫描垫,可使腰骶椎扫描检查的定位更加准确。

1. 扫描床定位　床面移动定位的精度直接决定切片位置的准确性,定位设计精度不大于 0.1mm。

定位系统的具体工作过程是:在计算机系统设置床面位置后,发出指令,使水平电机驱动床面水平移动,到达指定位置后,光电编码器发出到位信号,使计算机系统发出指令,让单相交流伺服电机失电、停转。从而实现高精度、闭环的床面水平移动控制。

2. 床面板　床面板由碳素纤维制成。因为碳素纤维具有高强度、重量轻、且对 X 线衰减小等特点。检查床面板比较长,达 2200～2400mm,床面水平移动的最大距离为 1800mm,有的检查床设有辅助加长移动功能,床面移动可达 2000mm,床台上设有限位开关和紧急开关,以保证床面在正常的范围内移动。扫描架上方的数码显示板可显示扫描床的高度、床面的水平位置和扫描架的前后倾斜角度。在电路设计上则相互联动和保护。

床高度指示:显示范围大多 0～550mm 或 450～1000mm。

床水平运行指示和精度:0～1800mm 或 0～2000mm。显示误差 < ±2mm。自动移动精度误差 < ±0.25mm。

三、控　制　台

控制台(柜)包含数据重建系统和图像显示系统结构。包括主计算机、阵列计算机、数模转换器(D/A转换器)、接口电路、图像显示和存储器以及负责整个设备各部之间的通信、联系和控制单元。担负整个扫描过程控制、图像的重建和显示。

(一)计算机和图像重建系统

1. 计算机系统在CT中的功能

(1)控制整个CT系统的运行:当操作者选用适当的扫描参数及启动扫描之后,CT就在计算机的控制下运行。计算机协调并安排扫描期间内发生的各种事件的顺序和时间,其中包括X线管和探测器在适当时刻的开和关、传递数据以及接收初始参数,执行扫描床及机架的操作并监视这些操作,以保证使所有的数据相符合。

(2)图像重建:一幅CT图像的重建需要数百万次的数学运算,这些数学运算由计算机完成。完成图像重建功能的单元称为快速重建单元(fast reconstruction unit,FRU)。

(3)图像处理:每一幅图像由众多像素组成,每个像素具有一个数值,这些数值将转换为灰度编码。计算机必须能操纵、分析、修改这些数值,以提供更有用的可见信息。这包括:放大倍数,测量区域或距离,标识轮廓以及两个图像的比较,从CT图像中建立直方图、剖面图等。

(4)故障诊断及分析:目前,许多CT已可实现简单故障的自动诊断,并给出诊断结果,有些CT还能够实现与维修中心的远程网络故障诊断,维修中心可通过网络直接对设备故障进行诊断。

2. 计算机基本组成与特点

计算机系统和图像重建随着计算机技术的发展而快速发展,从早期的小型计算机系统,发展到了现在的快速微型计算机系统,其发展的根本是计算机的数据处理能力和速度的大幅度提高。

(1)CT计算机的基本组成(图6-26):

1)控制部分:主要完成扫描控制和数据采集控制等。

2)图像重建单元:主要完成图像的重建运算。

3)图像显示:主要完成图像数据的缓存与图像的显示。

4)数据存储:主要完成原始数据和图像数据的存储。

(2)CT计算机系统应具有的特点:

1)具有足够大的内存空间:能够满足大量原始数据处理、操作与管理程序运行的存储空间需求。

2)具有大容量运算能力:能够完成大数据量的卷积运算和反投影运算,以及图像的后处理运算。

3)运算精度要高:对采集到的投影数据的处理应有较高的精度,以保证重建图像的质量。

4)速度快:能够快速重建图像,满足图像的实时性要求。

5)控制效率高:能够高效地完成对成像过程的各个环节的控制,因此在控制中多采用并行控制方式。

6)具有一定的通用性:能够较好地与外围设备如激光相机、RIS系统、PACS系统等进行通信。

7)具有较高的性价比。

3. 图像重建单元

图像重建单元又称快速重建单元,采用专用计算机——阵列处理机(array processor,AP)来执行图像重建和处理的任务。阵列处理机与主计算机相连,其本身不能独立工作,在主计算机的控制下,进行图像重建和处理。

图像重建阵列处理机由多个微处理器组成,并按一定顺序并行工作,互不干扰,每一个微处理器都有自己的运算器、指令存储器和数据存储器等,并按照同样的工作原则,完成图像重建的一部分工作,再通过重建控制器将各部分总和在一起构成完整的重建结果,并将结果统一存入图像存储器(image RAM)中,其结构如图6-27所示。

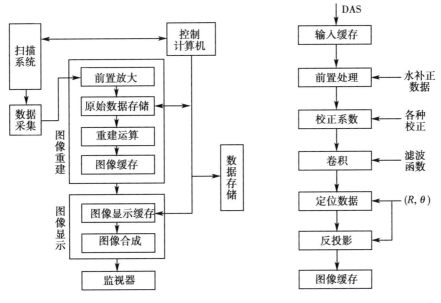

图 6-26　计算机系统框图　　　　图 6-27　图像重建系统结构框图

在 FRU 的输出端还有 D/A 转换器,它把最终得到的数字信号变为能驱动图像显示终端的模拟信号。由于显像管的荧光屏亮度变化的范围不太大,一般在 64～256 灰阶深度之间,所以 D/A 转换器一般用 6～8bit。高档机达到 12～14bit。

4. 计算机控制单元　计算机控制主要是针对扫描进行控制,由计算机分别进行扫描架、患者床、X 线发生器和数据采集系统等的控制。

现代 CT 中的计算机体系结构采用多通道处理技术,其目的是为了提高处理速度和运算能力。具体的有串行处理方式、并行处理方式和分布式处理方式。CT 扫描机最终采用何种工作方式取决于它的制造者。

(1)串行处理方式:把每条指令分为若干个顺序的操作,每个操作分别由不同的处理器实施。这样可以同时执行若干条指令,对每个处理器来说,每条指令中的同类操作像流水线一样被连续加工处理。这样可以提高计算机工作速度和提高各个处理器的使用效率,易于模块化。

(2)并行处理方式:采用此种方式多由三台多任务计算机通过系统总线耦合成一系统,分别形成了扫描处理器、显示处理器和文件处理器,易于规范化。

(3)分布式处理方式:分布式处理系统在结构上由若干台独立的处理器构成,各台处理器可分别处理同一程序的各个子程序,也可以按功能分别处理一道程序的各个阶段。每台处理器都有自己的局部存储器,因而能独立承担分配给它的任务,这些处理器在逻辑上和物理上是连在一起的,可在统一操作系统控制下工作,相互间可以通信。系统具有动态分配任务的能力,能自动进行任务调度和资源分配。其优点是:①可靠性高,其中一台处理器失效,对总系统影响不大;②灵活性高,由于系统模块化,便于扩充和更换部件;③经济性好,可以用价格便宜的微处理器,便于推广。

计算机控制中的关键一部分是对扫描过程进行控制,由计算机分别对扫描架、患者床、X 线发生器和数据采集系统的工作过程和时序进行控制。扫描控制采用分散控制方式和集中控制方式,图 6-28A 和 B 分别给出集中控制和分散控制两种形式。

集中控制方式是由系统总线来的所有控制信号用控制电缆输入给控制电路,再由控制电路分配给控制对象,这种控制方式全部由中央控制计算机操作,使控制计算机工作量大,不灵活。

若改用分散控制方式,这时控制计算机只需串行通信线与控制微处理器进行联络和给出控制命令,以下的全部工作均可由微处理器承担,这不仅减轻了中央控制计算机负担,而且控制调整方便、灵活,可在不影响控制计算机正常工作条件下,对扫描控制进行调试和参量重新设置。

控制计算机是作为微处理器的上行机进行集中管理和控制,现在 CT 成像装置普遍采用这种控制方式。

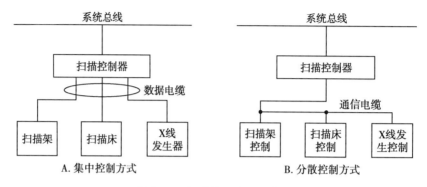

图 6-28　扫描控制方式示意图

（二）图像显示和存储装置

1. 监视器（显示器）　监视器的作用是通过键盘与计算机对话（其包括患者资料的输入、扫描过程的监控等）和扫描结果图像的显示。

监视器有黑白和彩色两种,通常显示图像都采用高分辨力的黑白显示器,文字部分的显示有时采用彩色的监视器。

监视器的性能指标主要是显示分辨力,一般以点阵和线表示。另外与显示分辨力有关的是重建后图像的显示矩阵、像素大小和灰阶位深等。数字图像以二维像素矩阵的方式存储,每个像素点将其 CT 值转换为灰阶来显示图像,CT 值与灰阶的对应由其窗宽和窗位的选择来决定。一幅典型 CT 图像像素矩阵为 512×512,灰阶深度为 $8 \sim 12\text{bit}$,如灰阶深度为 nbit,则图像灰度显示范围在 $0 \sim (2^n - 1)$ 之间,灰阶深度越大,显示的灰度范围越宽。显示器的分辨力应大于图像矩阵。

2. 存储器　CT 的存储装置由硬磁盘、软盘、光盘、PACS 系统等组成,它们的功能是存储图像与数据、保存操作系统及故障诊断软件等。

在硬件的设置上,硬盘、光盘等是分列的。通常一次扫描后,由数据采集系统采集的原始数据先存储于硬盘的缓冲区,待扫描完成后,经重建处理后的图像,再存入硬盘的图像存储区。随着网络技术的发展,也可将 CT 图像数据存储于 PACS 系统和云服务器。

大多 CT 扫描机设有工作站,早期称独立诊断台（independent viewing console）,其主要功能是进行图像的后处理,实际上它就是一台高配置的计算机,装有各种图像后处理专用软件。通常通过网络系统从主控制台获得图像数据,再进行后处理、诊断、存储、传输和拷贝。工作站硬件的档次决定其性能,软件的优劣决定其实现的功能。

（吕庆波）

第三节　CT 扫描机的软件结构

CT 扫描机必须同时利用计算机的硬件和软件,才能发挥作用。而 CT 机中软件最主要的功能就是把探测器收集到的投影资料用来进行图像重建。随着 CT 技术的不断发展和提高,CT 软件越来越丰富,自动化程度亦大大提高,操作使用也越来越简便。CT 扫描机的软件可分为基本功能软件和特殊功能软件两大类。

一、基本功能软件

基本功能软件是各型 CT 机均具备的扫描功能、图像处理功能、照相和图像储存功能、故障诊断功能、外设传送等的软件。各功能软件采用模块化设计,相对独立,它们之间的关系协调及调用由一个管理程序来完成。

(一)管理程序和各独立软件的联系方式

1. **人机对话方式**　由操作者通过控制台或终端输入信息或命令,操作者可以用键盘对话,也可以用触摸监视器屏幕来对话。管理程序接到这些指令,便调用相应的功能软件。

2. **条件联系方式**　某个程序在运行过程中发出一个命令信息,可以要求管理程序调度相应的软件进行工作。

3. **返回处理方式**　某个程序在执行过程中发生错误,则返送信息给管理程序,由其统一处理。

这些独立的软件(图 6-29)包括预校正、平片扫描、轴位扫描、图像处理、故障诊断、外设传送等。

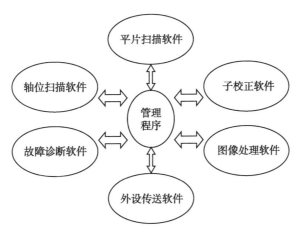

图 6-29　基本功能软件的组成

(二)常用基本软件的功能

1. **校正预热程序**　在 CT 中存有一组各项性能指标的标准值,每天开机后首先要对某些性能指标进行校正(自动),以保证 CT 机各部分能正常工作及影像质量。X 线管为高压器件,为了防止冷高压对 X 线管的损伤,以及 X 线量输出准确,当长时间未做任何扫描(一般设定 4 小时),还应对 X 线管进行预热,通常要求温度达到 10% 以上时才能正常工作。

2. **患者信息登记程序**　为了便于管理,每个患者的扫描资料均建立为一个文件,扫描前要对患者的相关资料进行登记,包括编号、姓名、年龄等项资料。

3. **CT 扫描程序**　根据解剖部位不同,扫描程序有各种不同的模式,如头、胸部、体部及脊柱等,不同模式的扫描参数及图像重建的计算方法预先已设定好,一般不需做重新设置,可直接进入相应的扫描程序即可完成扫描。现代 CT 系统具有很好的人机对话功能,可以根据需要随时修改各个部位扫描程序中的参数、扫描方式及图像重建计算方法等项内容。如有必要,操作员只需进入相应的子程序功能模块,就可以非常方便地完成修改任务。轴位扫描是 CT 扫描的常规方式。

4. **测量分析程序**　主要功能是测量感兴趣区 CT 值、病灶大小等。

5. **多层面重组程序**　在轴位图像的基础上,可进行矢状面、冠状面及斜矢状面等多平面重组,有利于观察病灶与周围解剖结构的关系。

6. **故障诊断及分析**　当 CT 设备出现错误操作或故障时给出提示。

二、特殊功能软件

特殊功能软件多种多样,而且在不断增加,其不断的改进和更新取代了扫描方式的发展,成为当今 CT 发展的重要标志。常用的特殊功能软件主要包括:

1. **动态扫描(dynamic scan)**　其功能是通过动态扫描获得组织内造影剂的时间密度曲线,用作动态研究,从而可提供更多的诊断和鉴别诊断的信息。

2. **快速连续扫描(fast continue scan)**　其功能是在选取了必要的扫描技术参数后,整个扫描过程自动逐层进行,直到全部预置的扫描结束后,再逐一处理和显示图像。由于计算机的发展,现代 CT 可达到实时重建。

3. **定位扫描(scanogram or scout)**　其功能是可准确地标定出欲扫描的区域和范围(图6-30)。

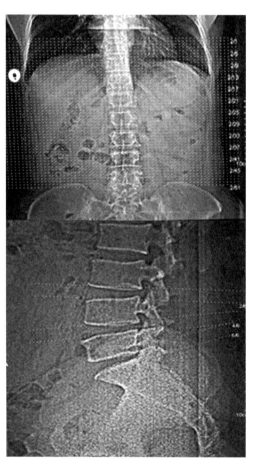

图 6-30　CT 定位扫描

4. **目标扫描(object scan)**　其功能是仅对感兴趣区的层面实施扫描,而对其他感兴趣区以外的层面,则采取较大的层厚、层距或间隔扫描。

5. **平滑过滤(smoothing filtering)**　其功能是使所有相邻的不同组织界面得到平滑过滤,产生平均的 CT 值,有效地提高相邻区域间的对比。

6. **三维图像重建(three dimensional imaging reconstruction)**　其功能是在薄层连续重叠扫描的基础上可重建出三维立体图像,常简称 3D-CT,较常规二维 CT 有更高的定位价值。常用的有六种后处理软件：

(1)多平面重建(MPR)：可得到任意平面的两维图像，多方位观察(图6-31)。

(2)最大密度投影(MIP)：显示血管造影、骨骼等高密度影像(图6-32)。

(3)最小密度投影(Min IP)：显示气管、肺、结肠等低密度图像(图6-33)。

(4)表面阴影(SSD)显示：用于颌面部、骨盆、脊柱等解剖复杂部位的表面三维整体显示，立体感强，有利于定位。

(5)容积再现(VR)：应用全部体素的CT值，通过功能转换软件，进行表面遮盖技术并与旋转相结合，加上不同的编码与不同的透明技术，使表面与深部结构同时立体显示。常用于支气管、纵隔、肋骨和血管的成像，图像清晰、逼真。

(6)仿真内镜(VE)显示：仿支气管镜、胃镜等，但易产生伪影。

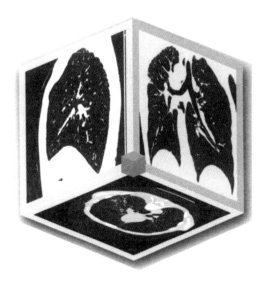

图6-31 CT多平面重建

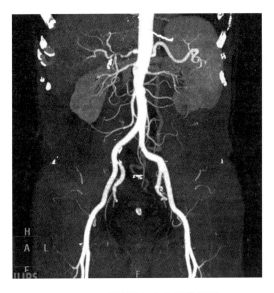

图6-32 CT最大密度投影显示

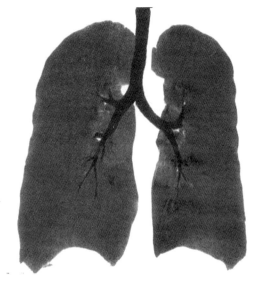

图6-33 CT最小密度投影显示

7. 高分辨CT(high resolution CT，HRCT) 其主要功能是对肺部弥漫性间质性病变以及结节病变的检查与分析。

8. 定量骨密度测定 其功能是可对骨矿物质含量进行定量测定，为老年病学的重点研究课题之一，它可定量测定身体各部分的小梁骨和皮质骨的三维单位内骨矿物含量(mg/cm^2)。其方法较多，如单光子吸收法和双光子吸收法等，单光子定量测量精度好，通常用于临床诊断及随诊；双光子定量可消除脂肪对测量值的影响，准确度高，多用于科研工作中。

9. 氙气增强CT扫描软件 其功能是用氙气作增强剂来测量脑血流量。

10. 心电门控扫描软件 用于心脏CT增强扫描。

11. 放疗立体定位软件 一般列为选配件。用于放疗精确定位。

(吕庆波)

第四节　滑环CT和螺旋CT结构

滑环(slip ring)CT是20世纪80年代后期CT技术的重大革新。螺旋CT(spiral CT or helical CT)是CT发展史上的一个里程碑,螺旋CT有单层螺旋CT(single slice CT,SSCT)和多层螺旋CT(MSCT)之分,其核心技术在探测器的排数和数据采样系统上。

一、滑环CT结构

传统CT机X线管系统供电及信号传输是通过电缆相连,扫描时球管随机架并作圆周往复运动,每次扫描都须经过启动、加速、匀速取样、减速、停止几个过程,因电缆的往复缠绕使扫描速度难以大幅度提高,而且电缆在长期往返缠绕运动中也易出现故障。

近年来,采用了滑环技术来处理旋转部分与静止部分的馈电及信息传递,在机架扫描旋转过程中去掉了电缆,用铜质的滑环和导电的碳刷取而代之。通过电刷和滑环接触得以导电而做单向连续旋转(图6-34)。其X线产生部分的滑环方式根据传递电压不同分为高压和低压滑环两种方式。前者是将放在机架外的X线发生器产生的上万伏高压通过电缆传递给滑环,再用电缆与滑环接触将高压电送给X线管。低压滑环是将数百伏的低压电传送给滑环,电刷将低压电传送给安装在机架内的高频高压X线发生器,高压X线发生器产生的高压电通过很短的一段高压电缆输送给X线管。

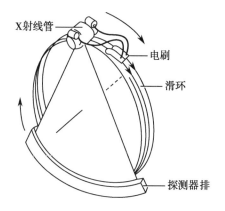

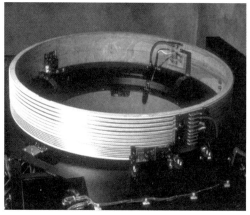
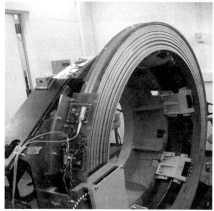

图6-34　滑环CT扫描技术及结构图

高压滑环容易发生高压放电而导致高压噪音,影响信号采集的质量,进而影响图像质量,故目前大多数 CT 机采用低压滑环技术。但低压滑环由于 X 线发生器需装入扫描架内,故必须采用体积小、功率大的高频 X 线发生器。

此类 CT 机的优点:大大缩短层间延时,扫描时间可达 1s,因而对于动态扫描,增加造影剂的利用率很有利。

信息传输系统经历了电缆、碳刷发展到射频传输方式,其传输能力已达 1GB 左右。2002年飞利浦公司又开发了光滑环数据传输系统利用高能激光作为数据载体,避免了各种电磁干扰。

二、螺旋 CT 结构

在连续旋转型滑环式 CT 扫描技术的基础上而产生的螺旋 CT 扫描技术,它是 20 世纪 90 年代初以来 CT 技术发展的又一个新的里程碑。它的最大优点是提高了扫描速度,并且采集的数据是一定范围内人体的容积数据,可进行任意的重建,提高了图像的质量和改变重建图像的方式。螺旋 CT 扫描技术是建立在滑环技术的基础上。有了滑环技术,X 线管才能围绕机架单方向旋转。螺旋扫描是在一次数据采集过程中 X 线管和探测器不停地向一个方向旋转(第四代 CT 机只是 X 线管旋转),检查床也同时向前推进,整个扫描的轨迹呈螺旋形,其结构如图 6-35。在扫描的同时探测器采集数据,当采集了足够数据后便可以重建图像,也可以把数据存储起来待扫描结束后再重建。由于在螺旋扫描时对一个特定层面来说,X 线管和探测器的旋转起始点和终止点不是在同一位置,因此对该层面会缺少一些数据,这就要用数学内插法(interpolation method)来插入数据。这对图像质量必然会有不同程度的影响,因此各公司都在这方面寻求改善的方法,开发了一些不同的算法如 180°、360°线性插入法(lineal interpolation method)和非线性插入法(nonlineal interpolation method)等。

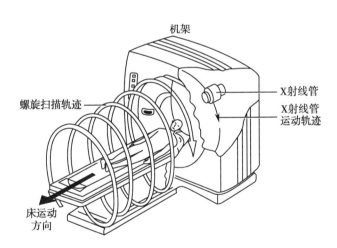

图 6-35 螺旋 CT 扫描轨迹

(一)螺距

在扫描过程中 X 线管每旋转一圈检查床推进的距离不一定要和层厚相等,检查床推进距离可以等于、大于或小于层厚。螺距(pitch)的定义是扫描旋转架旋转一周检查床运行的距离与射线束宽度的比值。它是一个无量纲的单位,可用下式表示:

$$螺柜(P) = \frac{s(mm/R)}{W(mm)} \qquad 公式(6-3)$$

式中 s 是扫描旋转架旋转一周床运动的距离,W 是射线束的宽度,R 是扫描旋转架旋转的周数。

床推进距离和层厚一致时螺距为 1:1(或简称螺距为 1),床推进距离大于层厚则螺距大于 1,反之则小于 1。螺距如大于 1 则采集的数据量必然会较少,因而图像的质量也会差一些。但是它的优点则是在同样的时间内或同样的 X 线管旋转圈数其扫描的覆盖长度会相对地长些。如用螺距为 1.5 进行扫描,其覆盖面将会比螺距为 1 的长 50%。

国际电工委员会(IEC)对于螺距的定义:

螺距(pitch) = 进床速度(扫描一周)/X 光准直器宽度(扫描层厚 X 层数)

例如:1. **单层 CT**　层厚选择 10mm(10mm X 光准直器厚度),进床速度 15mm/圈

螺距 = 15mm/10mm = 1.5:1

2. **双层 CT**　层厚选择 10mm(20mm X 光准直器厚度),进床速度 30mm/圈

螺距 = 30mm/20mm = 1.5:1

3. **四层 CT**　层厚选择 5mm(20mm X 光准直器厚度),进床速度 30mm/圈

螺距 = 30mm/20mm = 1.5:1

在多层螺旋机器中,无论螺距的定义如何,球管旋转一周,进床距离等于总的准直宽度,其含义就是两个相邻 X 线束之间首尾衔接,既无 X 线的重叠,也没有间隔,相当于单层螺旋的螺距 1 的含义。进床距离如果大于总的准直宽度,两束 X 线间存在间隔,图像质量肯定下降,不如进床距离等于或小于总准直宽度的图像。

(二)螺距的选择

在进行螺旋 CT 扫描时,可结合临床的需要,选择不同的床速和层厚的比值,以满足临床的不同需要,达到理想的应用效果。加大螺距可使辐射剂量减少,缩短扫描时间,探测器接收的信息减少,此时由于单位时间内的射线覆盖率降低,图像的质量也随之有所下降,反之,其作用正好相反。在螺旋 CT 扫描中,床运行方向(Z 轴)扫描的覆盖率或纵向分辨力与螺距有关。另外,床速和层厚的选择,还要根据机器的情况和临床诊断的需要作相应的调节,如可选择层厚 10mm、床速 10mm/s 和层厚 5mm、床速 5mm/s 以及层厚 10mm、床速 20mm/s 和层厚 5mm、床速 10mm/s,其螺距相同,结果也基本一样。临床检查中常用的螺距有:0.5、1.0、1.5、和 2.0 等。目前有的机器一次采集的覆盖长度已可达 150cm,并且可以不降低扫描条件(mAs、kV)以保证图像的质量。假如 X 线管的热容量,发生器功率不够大则随扫描时间的延长将会逐步降低扫描的毫安值,有的机器在螺旋扫描时设置的扫描条件比轴位时要低,为的也是保证有足够的螺旋扫描长度。多数螺旋扫描为了准确地采集容积数据,所以在扫描中患者均需闭气。而一般患者闭气的时间不可能很长,所以过长的一次采集时间并无多大的实际临床意义。现在一些螺旋扫描 CT 机为了适应临床的需要均具有多种螺旋扫描的模式,如往复扫描、倾斜扫描、螺旋扫描和轴位扫描混合模式等等。采用往复扫描对肝脏增强时的双期显影很有用处。还有用垂直扫描在重建时重建在倾斜面的图像,避免了机架的倾斜。螺旋扫描采集的容积数据也可以存储在硬盘上,以便根据诊断的需要改变某些参数进行后期的重建处理。由于螺旋扫描的速度很快,因而一般闭一口气便可以完成一个部位脏器的扫描。但是对于长范围扫描则需要设置两次采集间的休息和(或)几个计划间的休息,这些设置是否恰当和扫描的效果均是直接相关的。有了螺旋扫描为某些新的检查功能和方法如 CTA、CTE、SSD、容积显示重建、CT 透视、造影剂跟踪技术等提供了条件,大大地扩大了 CT 检查的内容。

螺旋 CT 扫描又可分为长螺旋和短螺旋、单螺旋和多螺旋等。在图 6-36 中,单次螺旋 CT 扫描,应用于快速 CT 检查、急诊和胸部 CT 普查很理想。多次螺旋 CT 扫描,是为在扫描中需要改变扫描条件而设计的,主要应用于头、颈部的 CT 扫描。多方向螺旋 CT 扫描,可用于获得多相位造影增强的图像。螺旋放大 CT 扫描,应用于颞骨、脊椎、肺和肢体的放大重建。

此外由于螺旋扫描采集的是某一器官的容积数据(volume data),因此在重建时可以采用任意的重建距离来进行重建而获得相应的图像幅数。重建距离越小所获得的图像数目将越多。重

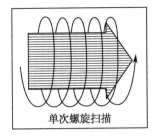

单次螺旋扫描

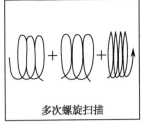

多次螺旋扫描

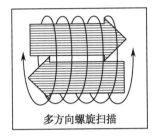

多方向螺旋扫描

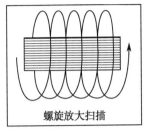

螺旋放大扫描

图 6-36　螺旋 CT 扫描轨迹

建距离如小于层厚则每幅图像之间将有重叠。这种改变重建距离的方法有利于将小的病灶重建在扫描层的中央，并且减轻了部分容积效应，从而提高了图像质量。另外由于图像数量的增加也能改善三维重组图像的效果。但是重建距离并不能改变扫描层厚，扫描层厚完全取决于安装在 X 线管前面准直器的开口大小，这在扫描前选择参数时已决定的，所以层厚在扫描后是不能再改变的。螺旋扫描时重建距离与轴位扫描时扫描间距(层距)的概念是不同的,后者是指扫描时床移动的距离。螺旋扫描除螺距和重建距离外还有一个新的概念就是采集(acquisition)。在轴位扫描时 X 线管每转一圈是一次采集,但是螺旋扫描的一次采集是指 X 线旋转一次而不是一圈,也就是从开始旋转直到停止旋转为止。一次采集能够转多少圈则取决于 X 线管的热容量、散热系数、扫描条件(kV、mAs)、X 线管基础温度等。一次采集的圈数也反映了扫描的覆盖长度,但不等于覆盖长度;覆盖长度还与螺距和层厚有关,是三者的乘积。各个公司为了延长扫描的覆盖长度,力求加大 X 线管的热容量、散热系数以及 X 线发生器的功率。目前有的机器一次采集的覆盖长度已可达 150cm,并且可以不降低扫描条件(mAs、kV)以保证图像的质量。假如 X 线管的热容量,发生器功率不够大则随扫描时间的延长将会逐步降低扫描的毫安值,有的机器在螺旋扫描时设置的扫描条件比轴位时要低,其目的也是保证有足够的螺旋扫描长度。多数螺旋扫描为了准确地采集容积数据,在扫描中患者均需闭气。而一般患者闭气的时间不可能很长,所以过长的一次采集时间并无多大的实际临床意义。

(三) 螺旋 CT 的内插法

我们知道,在进行常规 CT 全扫描时形成的是一个完整的闭合圆环,而螺旋 CT 扫描的圆形闭合环则有偏差,也就是说,X 线管和探测器的旋转起始点与终止点不是在同一位置。在螺旋 CT 扫描中,平面投影数据是通过螺旋 CT 扫描的原始数据内插合成,经滤过处理后投影重建成像,选择何种原始数据的内插方式则是螺旋 CT 扫描成像的关键问题。

螺旋 CT 有许多内插方式,因线性内插简单易用、效果好而被广泛采用。线性内插方式又分别有全扫描(full scan)法:它是 360°收集原始投影数据,在卷积和反投影前不作修正,是最简单的内插算法。不完全扫描(under scan)法和半扫描(half scan)法:分别是 360°和 180°加一个扇形角,它们的原始投影数据在靠近扫描的开始部分和结束部分采用不完全加权,通过靠近扫描中间部分的加强加权投影来补偿。内插全扫描(full scan with interpolation)法:它的 360°平面投影数据,通过临近同方向的原始投影数据线性内插获取,故重建所涉及的原始数据达 720°范围。内插半扫描(half scan with interpolation)法:它是利用多余的扇形束原始数据,在原始数据附近的相反方向内插,可将数据采集角范围减少到360°加两个扇形角。外插半扫描（half scan with extrapolation）法:它没有内插半扫描法那种投影射线的位置必须不同于重建平面的情况,若相对的射线来自于平面的相同位置,外插半扫描法估计这个相应的投影值,否则,内插则按照内插半扫描法进行。在实际应用中,内插半扫描法和外插半扫描法较好,原始数据利用率高,平面合成可靠,能获得满意的重建图像。

螺旋CT的扫描参数如层厚、床的移动速度或螺距,以及图像重建的内插方式均可影响图像质量。图像质量可以由多项标准进行衡量,如层面敏感度剖面（section sensitivity profile,SSP）、时间分辨力和空间分辨力（temporal and spatial resolution）,以及噪声（noise）等。在此简单介绍螺旋CT特有的SSP概念及其相关影响因素。

在常规CT扫描中,X线管旋转360°获得物体在不同角度的数据,然后重建成物体内部的二维分布图像。而螺旋扫描只能得到沿Z轴上（床运动的方向上）的任一点的一部分数据,因为床是不断移动的。扫描起始点是距扫描终止点最远的点,数据的中断引起了不一致性,从而产生明显的伪影。为了解决数据的不一致性,必须使用数学插值法对所有重建平面进行内插处理。

内插方式主要有两种:360°线性内插和180°线性内插。较少应用的高功能内插有单边叶法和双边叶法SSP相当于一个二维的解剖方块,在常规轴位像上近似长方形,而在螺旋扫描像上似钟形曲线,其底部较宽。

SSP可以用线形图表示,也可以用数据测量进行量化。SSP测量有两种方法:最大半峰高（FWHM）以及1/10峰高（full width at tenth maximum,FWTM）。FWTM代表剖面的基底部宽度。最为常用的是FWHM,代表剖面的层厚大小。

常规轴位扫描时床面不移动,即螺距=0。当螺旋扫描螺距=1.0时,180°线性内插的FWHM接近常规扫描,SSP增宽不明显。单边叶法和双边叶法两种内插方式属于高功能方式SSP几乎无改变,但重建时间延长,故目前一般采用不着180°线性内插法。

螺距大小对SSP的影响是:随螺距增大,SSP增宽。螺距从1.0增大到1.5时,SSP增宽较小;而当螺距增大到2.0时,SSP增宽非常明显。

轴位扫描的SSP几乎呈长方形,螺旋扫描则呈钟形,内插方式360°线性较180°线性SSP增宽明显,单边叶法和双边叶法内插方式SSP增宽不明显。当螺距从1.0增大到1.5时,SSP也增宽,但不同内插方式随螺距增大对SSP增宽的影响不一致。

常规CT扫描图像上,SSP完全取决于层厚大小,而螺旋CT扫描至少受3个因素的影响,即层厚、螺距和图像重建内插方式。

由于螺旋扫描图像是通过沿Z轴方向运动的一宽束X线作360°旋转获得的数据重建而形成的,故而图像厚度的界定十分复杂。由线束宽度、床速和螺旋内插方式决定的"最终影像厚度"称为有效层厚。床速越大,沿Z轴方向的数学内插程度加大,有效层面也就增加。

我们知道,由螺旋扫描获得的一系列数据可以在任一点重建,但一味缩小层面间隔而得到许多图像不仅浪费时间和精力,且意义不大。实际工作中和理论上都认为,床速的一半作为重建间隔可获得高清晰度的三维图像,过小的重建间隔会增加伪影（据重建条件和扫描区域而定）。在任何情况下,小间隔重建对于重建图像的厚度无影响。在床速大于层厚的高螺旋扫描中,选择重建间隔时应考虑有效层厚。

层厚对SSP影响最大。缩小层厚,可缩小SSP,提高分辨力,但穿过物体到达检测器的光子量减少,图像噪声增加。螺距是决定SSP大小的另一因素,螺旋CT机的螺距设置范围一般为1.0~2.0,螺距增加,SSP也增宽,但不影响图像噪声。180°内插重建方式是从两个180°的螺旋扫描的容积资料中综合成横断面的图像,这种方法所取资料少,SSP缩小,容积效应也相应缩小,沿Z轴方向的图像模糊度减小,故空间分辨力提高;另一方面,由于所取资料（或信息）少,光子量也少,噪声相应增加。而360°内插法是从两个360°曝光资料中综合成横断图像,SSP加大,容积效应增加,沿 Z 轴方向的图像模糊度增加,空间分辨力下降;另一方面,因光子量增加,噪声下降。

(四) 螺旋 CT 的特点

螺旋 CT 扫描技术与传统 CT 扫描不同之处:X 线管由以往的往复运动变成向一个方向旋转,同时检查床(患者)以均匀速度平移推进(前进或后退)中连续采集体积数据进行图像重建,整个扫描轨迹呈螺旋形轨迹(图 6-37)。因此,螺旋扫描技术不再是对人体某一层面采集数据,而是围绕患者螺旋式地采集数据。常规扫描与螺旋扫描技术的根本区别,前者得到的是二维信息,而后者得到的是三维信息,故螺旋扫描方式又称之为容积扫描技术。

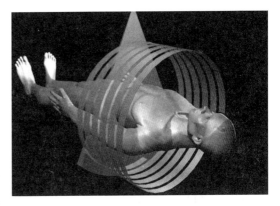

图 6-37 螺旋 CT 扫描轨迹

由于螺旋扫描,采集的是体积数据,不会有层与层之间遗漏,并可进行较薄层的扫描,获得没有重组成分的真正三维重建图像,并可视需要在所扫描的体积内,对任意剖面和位置进行重建。可根据 CT 算法的不同在重建的三维图像中把某一部分组织或器官从图像中去掉,对三维重建提供了更有利的条件,从而提高了三维重建图像质量。三维数据的采集使 CT 血管成像(CTA)成为可能,它具有没有运动、吞咽、呼吸和血流伪影,可识别钙化斑片等 MRA 所不及的特点。有的报告用 CTA 来检查肾动脉狭窄、血管瘤及内支架、移植血管等情况。

螺旋式扫描技术对 CT 设备的各部分硬件提出了更高的要求,除必须采用滑环技术外,为保证在体积扫描时连续工作,X 线管的热容量和散热量成了影响其工作的重要参数。许多厂家和公司均在这方面进行努力,如飞利浦公司采用液态金属作为润滑剂的螺旋沟纹中空阳极柄的大容量 CT 球管,其热容量高达 8MHU,使用寿命大幅度提高、GE 公司采用航天散热涂料来增加阳极的散热率、西门子公司则采用飞焦点技术以增加信息采集量,提高图像质量。类似的大容量而结构各异的 CT 球管已有多家公司拥有,最高热容量可达 8MHU 以上,其散热效率也可达 1MHU/min。这就为螺旋 CT 技术的发展提供了可靠的保证。

为了满足高速扫描,除要求 X 线管的容量大幅度提高外,为保证在 1 秒钟扫描时间获得高质量的图像,必须有高性能的探测器及 DAS 系统,以保证低对比度分辨力。

由于系统长时间连续采集数据,对计算机、AP 均提出了更高的要求。各公司推出的 CT 机不少采取了新的计算机,并多为微处理机,字长大多为 64 位以上,运算速度大大提高。很多机种采用了多台微机并行工作,实现了扫描、重建、处理、存盘、照像和传输等同时进行,使扫描周期缩短及患者流通量大幅度提高。

与常规 CT 扫描相比,螺旋 CT 扫描的主要优点有:

1. 整个器官或一个部位可在一次闭气下完成容积扫描,提高扫描速度,不会产生病灶的遗漏,提高病变发现率。

2. 可变的重建扫描层面,可任意地、回顾性重建,无层间隔大小的约束和重建次数的限制。

3. 容积扫描,可行多层面及三维重建,提高了多方位和三维重建图像的质量。

4. 因单位时间内提高了扫描速度,使造影剂的利用率大大提高,可在造影剂最高峰时成像。

螺旋 CT 扫描技术的主要缺点:层厚响应曲线增宽,使纵向分辨力下降;数据存储量增加,图像处理时间延长。

(五) 螺旋 CT 的飞焦点

CT 扫描时,射线通过患者后被探测器接受,探测器根据采样信号获得扫描数据,如果采样数不足,重建生成的图像可产生伪影。为了提高图像质量,增加采样数,采用的解决方法有:薄层扫描法,缩小探测器间距和探测器 1/4 移动法,以及飞焦点技术(图 6-38)。使用小层厚可以减少条状伪影,该方法大家都熟知。若缩小探测器间距,则同样宽度的探测器系统内可以有更多个探测器紧密排列在一起,增加每次扫描的采样量。由于探测器之间有很小的间隙,为了减少扫描测量误差,也有人设计将探测器移动 1/4 距离,产生滤线栅样作用,结果得到两组不同的采样数据。将两组数据用于图像重建,可得到较好的图像质量。

在多层螺旋 CT 扫描,为了获得更多的采样数据,利用飞焦点技术。飞焦点是指在 X 射线产生的过程中,电子束在磁偏转线圈的作用下,轰击在阳极靶面的不同位置上,从而使得焦点在两个不同的靶面部位快速变换。在扫描平面内(即 X,Y 轴上)采用飞焦点,由于 X 射线是从两个不同的角度进行投射,因而在不增加 X 射线的情况下,使探测器的采样间距提高了一倍,从而提高平面内的空间分辨力,这个技术在西门子 CT 上很早就已采用。同样原理,如果将平面内的飞焦点技术应用到 Z 轴上,即通过 X 光焦点在 Z 轴方向上周期性运动(也叫 Z 轴飞焦点,即 Z-Sharp技术),而使能同时采集的 CT 排数加倍,得到双倍于探测器数量的图像。

这个技术目前已经应用在新近推出的 Sensation 40,Sensation 64 及 Definition (双源 CT)等多排 CT 上。以 Sensation 64 为例:螺旋扫描时,利用 Z 轴飞焦点技术,探测器以 $32 \times 0.6mm$ 准直扫描,CT 系统每旋转一圈通过 64 个数据采集系统,获得了双倍于探测器排数,即 64 排 0.6mm 层厚的 CT 原始读数,同时由于在扫描中心轴向采样间距为 0.3mm,即 64 排读数交叉重叠 0.3mm,使得 Z 轴向的分辨力得以提高,而锥形角度的减小,同时降低了螺旋伪影(图 6-39)。

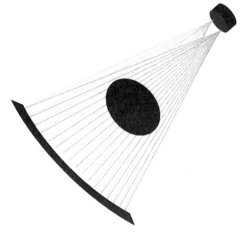

图 6-38　飞焦点技术

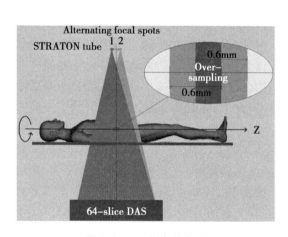

图 6-39　飞焦点的应用

探测器的一次采集称为一个读数,使用了飞焦点技术,允许在平面内以及 Z 轴方向对每个读数的偏转。这样一来,系统在通道方向和纵向的采集密度分别提高了一倍,符合香农信息理论以及南奎斯特采样定理,可以减小平面内以及 Z 方向的混叠效应。在成像时这种混叠会使具有高对比性的物质,如人体的骨质产生线状伪影,从而使螺旋重建时发生所谓的"风车"伪影。有了 Z 向的飞焦点,混叠伪影减小了将近一个量级。跟飞焦点相对应的一个提高采样频率的措施是探测器偏置 1/4,但是这种方案对多排锥形束 CT 不适用,对螺旋扫描也不适用。

三、移动式 CT 结构

常规的 CT 机都是固定安装的,无法移动。为了适应一些危重患者的检查需要,出现了移动式 CT 机。它的主要特点是扫描机架和检查床都可以移动,重量较轻。

(一)移动式 CT 机应用原理

移动式 CT 机应用原理同非螺旋 CT 扫描机,只不过体积较小、可移动,它主要由扫描机架、检查床和控制台三部分组成,每一个单元都装有滑轮可移动。其安装要求不高,值得一提的是它可采用单相交流电源,任何墙上电源足以能使CT机启动,断电后还能利用机器自带的蓄电池继续扫描约25层。

(二)移动式CT机结构特点

1. **机架**　移动式CT机的机架内安装了所有成像所需的重要部件,包括X线管、发生器和探测器等。机架的孔径60cm,倾斜角度是－25°～＋30°,最大FOV是46cm,该机架的特点是在检查床和机架固定时,机架还能纵向平移35cm,能适应不能移动患者头部检查的需要。

2. **X线管**　X线管是低功率的,阳极靶面直径102～108mm,倾斜角12°,焦点尺寸是1.3mm×0.55mm～1.7mm×0.7mm,产生的X射线光谱比较适合脑部CT成像。X线管的热容量和散热率分别是600kHU(kilo heat units)～1MHU(million heat units)和125～200kHU/min。发生器是输出功率为6kW的高频发生器,根据需要可提升到18kW。探测器是固体探测器,数量为400个,测量通道为16个,扫描数据的采用射频传送。移动式CT机基本属于第三代CT机,X线管和探测器系统同步旋转,在360°扫描范围内都能采集扫描数据,由于采用了非同步扫描方法,探测器的数量减少了约一半。

3. **检查床**　检查床下部装有滑轮,并且能和机架对接固定。床面板是用碳素纤维做成,使X射线易于穿透。床面高度的调节范围是645～1030mm,床纵向移动速度15mm/s,移动范围1300mm,床面最大承重160kg,最大承重时的床面移动速度为10mm/s,载重140kg时,床移动的精确性是±0.25mm/s。

4. **控制台**　装有滑轮的控制台,通过电缆与扫描机架相连。操作台的主机是小型计算机,操作系统是UNIX。另外,操作台还包括一个显示器、对话扩音设备、摄影机接口、网络设备和存储设备。监视器是17英寸彩显,矩阵512×512,256级灰阶。图像存储有系统硬盘和光盘,系统硬盘的容量是1GB,约可存储1200幅512^2图像,系统硬盘可扩展容量,或可选用2.3GB的8mm磁带,图像除可摄影存储外,也可通过网络传输,因为主机系统是DICOM兼容的。操作系统中预存了100个不同部位的扫描程序,可简化操作程序,还可做几种常见的图像处理如放大重建、多平面显示、镜像、直方图等。

5. **有关技术参数**　扫描的层厚选择有2mm、3mm、5mm和10mm,扫描时间分别是2秒、4秒和6秒。扫描kVp分别是120kVp或130kVp,mA有10、20、30、40、45和50六档可供选择。扫描采样频率1440帧/秒,扫描重建时间5秒。容积扫描(螺旋扫描)时,机架旋转一周时间2秒,即2秒获得一层螺旋扫描数据,最大连续扫描旋转25～35周,床速可选范围为2、3、5、10和20mm/周,重建层厚2mm、3mm、5mm、7mm、和10mm。

空间分辨力为10LP/cm,测试条件120kVp,40mA,2s,采用空间分辨力测试专用体模获得。密度分辨力在3mm测试孔径时是0.3%,测试条件120kVp,120mAs,10mm层厚,采用16cm直径密度分辨力测试体模得到。噪声水平在120mA时为0.3%。移动式CT机的CT剂量指数(CT dose index)每毫安的射线剂量在头部的中央和边缘分别为30.9mGy和38.2mGy,在体部的中央和边缘分别是10.3mGy和32.9mGy,测试条件120kVp,层厚10mm。

(三)移动式CT机的应用特点

移动式CT大大方便了一些危重和手术中患者的检查需要。如该机可搬运至手术室,无论在手术前、手术中或手术后都可以方便地使用CT扫描作病情的监测,或在CT扫描的帮助下,做神经外科方面颅脑的手术。移动式CT也可以搬运至急救中心或重症监护病房等,作危重患者的各类CT检查,对创伤性的、不宜搬动的危重患者,移动式CT尤其适用。

四、微型CT结构

微型CT扫描仪(Micro-CT)主要用于实验室的实验研究。这类扫描仪主要有两种类型,一类是标本型 Micro-CT;另一类是活体型 Micro-CT,这两类 Micro-CT 在扫描时间、空间分辨力和扫描方式上都有较大的不同。

标本型 Micro-CT 主要用于实验室标本的扫描,机械结构较为简单,扫描时不需扫描机架的旋转,只有标本在一个固定的机架上旋转,因为标本不是一个活体,不会产生眩晕。另外,标本固定后不会移动,相应扫描时间也可较长。

活体型 Micro-CT 因为需用于活体,主要用于小动物的实验需要,要求相对较高一些。除了扫描时间短一些外,在机械结构上也安装了一个小型的检查床,扫描时也产生机架的旋转。另外,出于对动物的人道主义,还限定了一次扫描剂量的限制,同时 X 线管的功率也相应大一些。两类 Micro-CT 的比较见表6-2。

与医用 CT 机比较这类扫描机的共同特点是:X 线管的焦点较小、输出功率也较小、扫描野较小、空间分辨力较高、扫描时间相对较长,另外使用平板探测器。

表6-2　标本型和活体型 Micro-CT 的主要性能比较

	标本扫描仪	活体扫描仪
焦点尺寸	$1 \sim 30 \mu m$	$50 \sim 200 \mu m$
X 线管功率	$1 \sim 30 W$	$10 \sim 300 W$
空间分辨力	$5 \sim 100 \mu m$	$50 \sim 200 \mu m$
扫描时间	$10 \sim 300 min$	$0.3 \sim 30 min$
探测器类型	数字平板	数字平板
扫描野	$1 \sim 100 mm$	$30 \sim 100 mm$
辐射剂量	较大	较小

五、CT 透视机结构

1. **CT 透视扫描机的启用与发展**　CT 透视机于 1993 年由日本保健大学保健科学学院(Fujita health University,school of health science)的 Katada 医师首先提出。并在 1994 年的北美放射年会上发表了他们临床应用的论文,同时推出了第一台 CT 透视机产品。CT 透视机自 1996 年推出以来,它的市场占有率迅速上升,临床应用的范围也迅速扩展。它除了可作常规的穿刺外,还可以作囊肿等的抽吸、疼痛治疗(脊髓腔注射镇痛药物)、关节腔造影、吞咽功能和关节活动的动态观察等。它的图像质量不亚于非螺旋 CT,但辐射剂量却有所降低。

2. **CT 透视机的结构特点**　CT 透视机是一种连续扫描成像的 CT 装置。在第三代滑环式扫描 CT 机的基础上,采用连续扫描、快速图像重建和显示,实现实时 CT 扫描成像的目的。

CT 透视机扫描数据采集部分采用了滑环结构,机架孔径是 72cm,扫描野范围是 18～40cm,高频 X 线发生器,球管的热容量为 7.0MHU。操作台和监视器设计为床边式,操作台上可作床进出、床面升降及机架倾斜等各种操作。监视器端并接了一个录像机,可在必要时作录像用。

X 线管电流(mA)的选择范围是 30～50mA,电压(kVp)的选择范围是 80～120kVp。此外在 CT 透视模式时,可加用专用的滤过器,能使患者辐射剂量减少 50%。层厚的选择范围是 1mm,2mm,3mm,5mm,7mm,和 10mm,为控制辐射剂量,最长连续透视时间设置为 100 秒,可重新复位后继续使用。

有的 CT 机是采用装配 C 形臂的方式,以方便穿刺的操作需要。如某公司的 PQ6000 CT 机可专门配有被称为 FACTS(fluoro-assisted CT system,FACTS)的 C 形臂,该 C 形臂采用球管和一个平板探测器相连,探测器被称为非晶体硅数字探测器,成像质量良好,C 形臂还可转向至侧位,能适应不同穿刺检查的需要。

3. CT透视机的应用　CT透视机主要被用于活检穿刺。常用的非螺旋CT和螺旋CT的最大缺点是无法做到实时显示,这给穿刺工作带来很大的不便,特别是胸、腹部部位的穿刺,由于受呼吸运动影响,非螺旋CT扫描方法很难准确定位。目前的CT透视机,每秒能获得5～8幅图像,基本上达到了实时显示的要求。

4. CT透视机的原理　CT透视机的基本原理有以下三个方面:快速连续扫描、高速图像重建和连续图像显示。快速连续扫描技术的基础是滑环技术和扫描机架的连续旋转,因而能够实现CT透视。在每一层CT透视图像扫描时,检查床是相对固定的,所以尽管显示器上显示的是连续的图像,但实际上它是由一连串横断面的图像组成。

透视图像成像的基本原理是,当第一次扫描机架旋转360°后,计算机随即重建产生一幅横断面图像,以后连续扫描每旋转60°的图像数据,替代前一幅图像中同一位置60°内的原扫描数据重建一幅图像,接着在下一个60°重建另一幅图像,完成360°后再开始新一轮的循环,所以在CT透视方式中,只有第一幅图像是采用一次360°扫描数据,而以后的图像只采用了60°的新扫描数据和300°旧扫描数据。

5. CT透视机的图像重建　专用图像重建处理的硬件设备主要有快速运算单元、高速存储器和反投影门控阵列处理器,这些硬件设备都安装在图像重建处理单元内,和计算机主机一起执行数据的并行处理运算。图像的显示通常采用电影显示模式,显示分辨力可以是512×512或1024×1024。

高速的图像重建采用了不同的图像重建算法和专用的重建处理硬件。螺旋CT扫描是采用了数据内插算法,该算法能去除检查床移动产生的运动伪影,而实时CT透视连续扫描不采用内插法,所以运动伪影在所难免,但因为穿刺前诊断都已明确,少量的伪影也无妨大碍。

CT透视机主要是采用60°数据替代方法重建图像。当第一幅图像1.17秒显示后,以后每隔0.17秒显示一幅新的图像,为了加快显示速度图像的重建采用256×256矩阵。

6. CT透视机的操作　CT透视机的操作,由于患者和工作人员都暴露在射线照射范围内,射线的剂量控制也是一个重要的问题。目前这类设备中,通常都采用床下X线管设置和专用的X线滤过器,此举约可减少患者皮肤射线剂量50%。同时,采用低毫安、短时间也是减少辐射必不可少的措施。

第五节　多层螺旋CT的基本结构及特点

一、探测器阵列

单层螺旋CT的Z轴方向只有一排探测器,MSCT(以四层为例)则具有四组通道的多排探测器阵列,不同厂商的探测器排数和结构各有不同,分为对称型(图6-40)和非对称型(图6-41)。

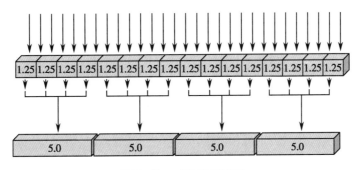

图6-40　对称型探测器

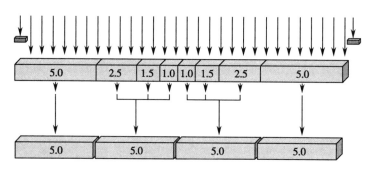

图 6-41　非对称型探测器

要获得同时四层图像,且具有不同的层厚选择,探测器在 Z 轴的单元就远远大于四排,从而形成一个二维的探测器阵列,目前各厂商解决的方法有三种:

第一种:探测器有 34 排,中间 4 排为 0.5mm,两侧 30 排为 1.0mm 宽的探测器,最大覆盖范围为 32mm。其层厚的选择有:4×0.5,4×1.0,4×2.0,4×4.0,4×8.0 共 5 种。16 层的设计为中间 0.5mm×16 列,两侧分别为 1mm×12 列,共 40 列。

第二种(图 6-42):有 16 排探测器,每排均为 1.25mm 宽,最大覆盖范围为 20mm。其层厚的选择有:4×1.25,4×2.5,4×3.75,4×5.0,2×7.5 和 2×10.0 共 6 种。

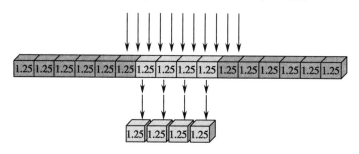

图 6-42　选择 4×1.25

第三种(图 6-43):有 8 排探测器,其厚度从 1.0mm 至 5.0mm,层厚的选择有:4×2.5(图 6-44),2×0.5(图 6-45),4×1.0(图 6-46),以及 4×5.0,2×8.0 和 2×10.0 共 6 种。而 16 层 CT 的设计为中间 0.75mm×16 列,两侧分别为 1.5mm×4 列,共 24 列。上述这些四层 MSCT 均有一个共同的特点,即探测器所采集的数据都通过 4 个采集通道输出,每个通道的数据代表同一个 Z 轴方向的相邻 4 层的采集数据,它可能是来自一个探测器排,也可能是几个探测器排的数据相加。例如:上述的第三种技术中,中间的 4 个探测器排可以产生 4 幅 1.0mm 层厚的图像(加准直器),每 360 度可扫描覆盖 4mm 的人体范围;如果选择 5mm 层厚,则每 360 度的覆盖范围为 20mm。电子电路将 1mm 和 2.5mm 三个探测器排相加,作为一个 5mm 层厚的探测器排,共产生 4 个 5mm 层厚的探测器排的数据。而上述的第一种和第二种技术,也是应用电子电路将探测器排整理成沿 Z 轴方向的 4 个通道输出。

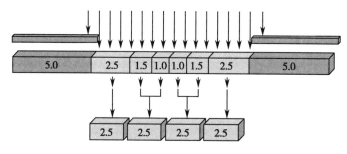

图 6-43　不对称探测器结构图

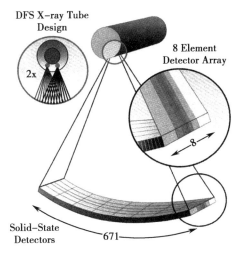

图 6-44　选择 4×2.5 的层厚

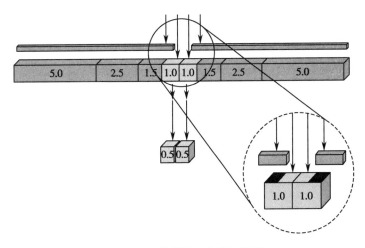

图 6-45　选择 4×0.5 的层厚

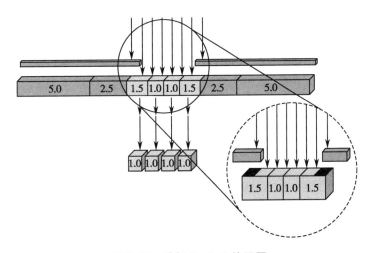

图 6-46　选择 4×1.0 的层厚

二、数据采集通道

单层螺旋 CT 仅有一组数据采集通道,而 MSCT 则根据所选层厚的不同,可将多排探测器组合成不同的多组,构成多组数据采集通道。多组采集通道在扫描过程中,同时分别对各自连接的探测器接收的 X 线所产生的电信号进行采集、输出。

同一扫描周期内获得的层数:单层螺旋 CT 一个旋转周期仅获得一幅图像,而 MSCT 在一个采样周期可获得多(2 或 64)扫描图像。

三、X 线束

在单层螺旋 CT 中,通过准直器后的 X 线束为薄扇形,因为在 Z 轴方向仅有一排探测器接收信号,故 X 线束的宽度等于层厚。在 MSCT 中,由于 Z 轴方向有多排探测器接收信号,并有四组数据采集通道,故 X 线束的宽度等于多个(2 或 4)层厚之和,为厚扇形 X 线束(或称锥形 X 线束)覆盖探测器 Z 轴方向的总宽度,最厚可达 20cm 或 32cm,使 X 线的利用率大大提高(图 6-47)。

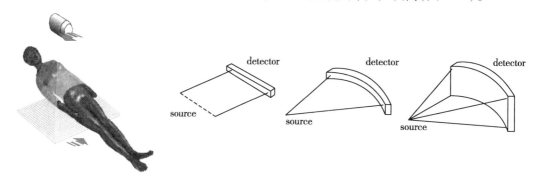

图 6-47　薄扇形和锥形 X 线束

四、层厚的选择方法

单层螺旋 CT 层厚的选择与非螺旋 CT 相同,通过改变 X 线束的宽度来完成,线束的宽度和层厚相等。而 MSCT 层厚的选择不仅取决于 X 线束的宽度,而且取决于不同探测器阵列的组合,其层厚随探测器阵列的组合不同而改变。

在常规断层扫描中,扫描时被扫描物体静止不移动,5mm 宽的 X 线束通过 5mm 宽的人体,实际层厚与准直宽度一致。螺旋扫描中,在球管旋转的同时,患者身体也在移动,X 线束通过人体时已经超过它的宽度。所以实际采集数据的层厚与准直宽度有一定差别。一般说来都大于准直宽度,称之为有效层厚。有效层厚与螺距的大小和重建算法的不同有关,螺距越大,有效层厚就越厚,360°内插法图像较 180°内插法有效层厚大。计算证明,当螺距为 1 时,5mm 的准直宽度,180°内插法,实际数据获得范围为 6.5mm,即有效层厚 6.5mm。

有些螺旋 CT,在准直 1mm、2.5mm、5.0mm 的情况下,我们能看到 1.2mm,3.2mm,6.5mm 等不同层厚的标记,代表的就是有效层厚。有的多层螺旋机无有效层厚标记,只标记准直宽度,实际应用中要注意,如果层厚标记与探测器组合尺寸吻合,多半是准直标记;如果层厚标记与探测器组合的尺寸不吻合,多半是有效层厚的标记。

五、MSCT 的主要优点

(一)提高了 X 射线的利用率

MSCT 与单层螺旋 CT 相比有很多明显的优点,球管输出 X 射线可多层同时利用,提高了效率。不论是单层或多层,扫描时球管的 X 线曝光是相同的,球管的负载和探测器的层数没有关系。因此,球管的热容量和寿命都不受探测器排数的影响。MSCT 工作中,不再需要等待球管冷却,如果扫描参数相同的话,四层 MSCT 完成一个患者的扫描仅是单层螺旋 CT 的四分之一的时间,提高了患者的检查效率。

长期来看,在球管的有效寿命期间,MSCT 要比单层螺旋 CT 扫描出多很多的图像,实际上节约了球管的寿命。如果一只球管最多可曝光 20 万秒,用于单排螺旋 CT,最多可扫描出 20 万幅图像(假设全部用 1 秒扫描,每一秒次曝光一幅图像)。同样的球管用于四层 MSCT,同样的条件下,将会扫描出 80 万幅图像。如果是每秒二圈(0.5 秒扫描),将会产生 160 万幅图像。如果是50% 叠加层厚重建,0.5s 扫描,将产生 320 万幅图像,是单层螺旋 CT 的 16 倍。

(二)减少了 X 线的散射

扫描层厚更薄:在 MSCT 中,X 线的投影效率(有用的 X 线和无用散射的 X 线投影比例)增加,对各种层厚尤其是薄层更具有意义。单排螺旋 CT 的最薄层厚为 1mm,对患者来说,比 1mm更薄的层厚扫描,其散射的 X 线放射是不能接受的;而对 MSCT 来说,0.5mm 层厚的采集没有问题。当 MSCT 进行 0.5mm 扫描时,像素的三个方向(X、Y 和 Z)的分辨力几乎是相同的,容积成像在各平面的重建也是等分辨力的,即称之为各向同性的或全对称的图像。一次数据采集,我们可进行多平面重建或三维重建,而这些重建图像的各方向的空间分辨力是一致的,对血管造影有特殊的意义。例如:Willis(威廉斯)环和手、腕、脚、踝和颞骨的成像。

(三)对于四层 MSCT 探测器的几何设计有以下几个优点

1. 如果层厚参数不变,在同样的扫描时间内,其扫描覆盖范围是单排螺旋 CT 的四倍。

2. 如果患者床移动速度相同,则 MSCT 扫描的层厚仅有单层螺旋 CT 的四分之一,Z 轴的空间分辨力提高 4 倍。

3. 如果层厚参数不变,同样的扫描范围,MSCT 的扫描时间仅为单层螺旋 CT 的四分之一。此优点对某些特定患者具有非常特殊的意义,如不能在床上躺久的少儿患者、不能憋气的患者、不能合作的患者和严重外伤的患者。

4. 如果患者床的移动速度不变,层厚参数不变,MSCT 扫描的螺距比仅有单排螺旋 CT 的四分之一,毫安秒的效率提高四倍,图像的噪声降低,图像的质量提高。

第六节　CT 的性能参数

一、临床性能参数及意义

(一)低对比度分辨力

低对比度分辨力(lower contrast resolution)又称密度分辨力(density resolution),这是影响 CT图像质量的一个重要参数。其定义是当细节与背景之间具有低对比度时,将一定大小的细节从背景中鉴别出来的能力。也就是能够分辨两种低密度差的物质(一般其 CT 值为相差 3 ~ 5HU)构成的圆孔的最小孔径大小,即可以分辨的最小密度值。低对比度分辨力与 X 线剂量有很大的关系,当剂量大时低对比度分辨力会有所提高,因此在评价低对比度分辨力时一定了解使用的剂量,并且要和测量 CT 值剂量指数(CTDI)时的值一致。一般厂商在提供这一指标时也会说明在什么剂量条件下测定的。这一参数的单位应为 mm,% ,mGy(也有用多少 mAs 来表示)。例如某一台 CT 机的低对比度分辨力标称为 2mm,0. 35% ,35mGy,即表示能看到 2mm 直径和密度差为 3.5HU 的小圆孔,所用的扫描剂量为 35mGy。

测量低对比度分辨力的测试模采用有机玻璃制成,其模体上钻有不同直径、不同深度的孔,内充低密度溶液,以密度差(%)和孔径(mm)来表示。CT 机有较高的密度分辨力,典型值为0. 5% ~1. 0% ,也就是说,X 线透射度只有 0. 5% ~1. 0% 的组织才能从影像中区分开来。

必须注意对比度的定义,因为采用两种定义会给出两种不同的结果。当 a 和 b 分别为最大值和最小值时,a 与 b 之间的对比度可定义如下:

1. 根据调制深度定义　　　$\triangle = (a - b)/(a + b) \times 100\%$

2. 根据相对对比度定义　　　$\triangle = (a - b)/a \times 100\%$

当 a 和 b 分别为 110 和 100 时,根据上述两种定义计算得到的对比度分别是 4.76% 和 9.09%,它们之间大约相差两倍。

3. 影响低对比度分辨力的因素有

(1)噪声的限制:因此,常常用噪声的标准偏差表示它。然而,固有噪声只有在没有伪像的图像中才有可能测量。噪声越大,图像中的颗粒度就越大,密度分辨力下降。当噪声减少一半时,剂量则要增加四倍;若噪声不变,像素宽度减少一半,则剂量需增加 8 倍;噪声不变,断层厚度降为一半时,计量要增加 2 倍。所以,分辨力应限制在病理学所必需的合理范围内。

(2)X 线剂量的大小:X 线剂量加大,探测器吸收的光子量增加,信噪比提高,噪声相对降低,密度分辨力上升。

(3)被照物体的大小:被照物几何尺寸越大,密度分辨力越佳。

(二) 空间分辨力

空间分辨力(spatial resolution)又称高对比度分辨力(high contrast resolution)。它也是衡量 CT 图像质量的一个很重要的参数,是测试一幅图像的量化指标。是指在高对比度(密度分辨力大于 10% 时)的情况下鉴别微细的能力,即显示最小体积病灶或结构的能力。它的定义是在两种物质 CT 值相差在 100HU 以上时,能够分辨最小的圆形孔径(图6-48D)或是黑白相间(密度差相间)的线对(LP/cm)数(图6-48B)。它可以直接用肉眼来观察孔径的大小或线对值的多少,也可以用点扩散函数方法来计算。目前一般机器采用的大多是后者,机器能自动计算并画出调制传递函数(MTF)曲线。因此可以判断当 MTF 在% 多少时的线对值。MTF 的百分值越低,线对数越高。因此一般厂商在技术参数表上给出的常常是 MTF＝0% 即截止频率的数据,以显示其较高的空间分辨力。但是截止频率的线对数是没有实际意义的,一般应采用 MTF 为 5% 或 10% 来判断该机器的空间分辨力。目前的 CT 扫描机通常为 12～16LP/cm,有的公司采用专门软件来测量空间分辨力,资料显示可达 30LP/cm。有许多种表示空间分辨力的方法,如图6-48 所示。

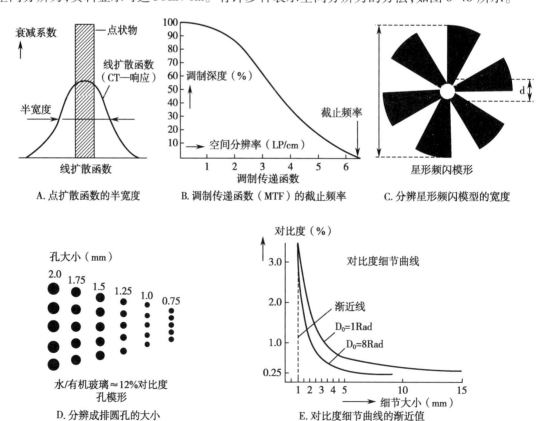

图 6-48　几种测量空间分辨力的方式

（1）点扩散函数的半宽度法如图6-48A所示。这个点扩散函数由测量垂直于扫描平面的高密度金属细丝的CT响应得到。

（2）调制传递函数（MTF）的截止频率法如图6-48B所示。此函数将图像中的对比度描述为一个空间频率的函数，而被照物中的对比度是假定为100%，所以事实上它描述了成像过程中对比度的降低，于是截止频率决定了分辨力的极限。一般可用一定的LP/cm数目来判断调制传递函数的截止频率。

（3）星形频闪模型的可分辨的辐条宽度法如图6-48C所示。即用物体直径D表示空间频率为F线对/厘米，因此，用测得的星形频闪模型截止直径d表示空间频率为DF/d（线对/厘米）。

（4）分辨成排圆孔大小法如图6-48D所示。可分辨的一组圆孔的大小，每组圆孔按彼此间的中心距离等于该组圆孔直径的两倍的方式排列。

（5）对比度-细节曲线法如图6-48E所示。该曲线描绘出对比度与细节大小之间能鉴别的极限。

代表空间分辨力的单位常用毫米（mm）或每厘米的线对数（LP/cm）来表示。

其换算关系为：$5 \div LP/cm = $ 可辨别最小物体的直径（mm）

CT的空间分辨力有一定的极限，比起X线胶片只受粒度大小一个限制参数约束，它受到下列因素的影响：

（1）探测器孔径的宽窄，孔径越窄，孔径转移函数越宽，可提高空间分辨力。

（2）焦点尺寸，因焦点小的X线管产生窄的X射线，可获得较清晰的图像细节。

（3）探测器之间的距离，它决定了采样间隔，间隔越小越好。

（4）在图像重建中选用的卷积滤波器的形式不同，空间分辨力会发生变化。

（5）矩阵、层厚、像素大小，被检物吸收系数的差别以及扫描装置噪声等对空间分辨力均有影响。层厚越薄，高空间分辨力越好，但层厚越薄，噪声增大，密度分辨力就会降低。

由于CT的空间分辨力受诸多因素的影响，尤其是探测器的孔径不可能做到像X线胶片颗粒那样微细，故它的空间分辨力不会超过普通X线检查成像。

（三）伪影

CT图像是经计算机处理的人体各部位的图像。有时由于各种因素的影响而产生被检体不存在的假象，此种假象通称为伪影（artifact）。它们是由于一些非真实的或近似的CT值所引起的。一般可分为两大类。

1.与被照体有关的伪影

（1）移动条纹伪影：在扫描过程中，扫描部位的随意和不随意的运动，使得射线显示从一次检测到另一次检测的某种突然的不一致性的结果，都要产生粗细不等的、黑白相间的条状伪影。如患者点头运动、侧向运动、屏不住气、吞咽动作、心脏跳动、肠蠕动等，均可产生局部的移动条纹伪影。缩短扫描时间是克服运动伪影的最有效方法；其次是争取患者的合作或给予固定及使用镇静剂等方法，也可减少运动伪影的产生。

（2）条状或辐射状伪影：在扫描层面内遇有被照体内外有高密度物质时，如胃肠道内有残留的钡剂、碘油、术后金属银夹、假牙或牙内填充物、引流管，以及颅骨内岩骨嵴、枕骨粗隆、前颅窝鸡冠等，体外的发夹、金属饰物、密度高的膏药等，均可产生条状或辐射状伪影。若体内组织间局部有气体存在，使得组织间的密度差别较大时，也可产生辐射状伪影。

克服此种伪影的方法，应去除被扫部位内外的异物，错开钡剂排空时间，对无法避开体内高密度结构时，可变换体位或适当增加扫描参数以减轻伪影。

2.与CT机性能有关的伪影

（1）环状伪影：扫描层面上出现高密度（白色）或低密度（黑色）环状伪影，有时两者相间同时出现，呈单环状或同心圆形的多环状。其原因大多是由于探测器的灵敏度不一致、采样系统

（DAS）故障等所造成的。这些伪影主要是出现在图像中的高对比度区域,并有可能向低对比度区域发散。在这一点,它们会遮盖正常的组织结构,降低图像的诊断价值。环形伪影常见于第三代 CT 机。

（2）条状伪影:扫描图像中出现直条状高密度或低密度影,可单条或多条、可多条平行、放射或无规则排列等。其产生的原因多是采样系统、传输电缆和处理器工作状态不稳定等所致,有时高压瞬间放电也可产生此类伪影。

（3）指纹状伪影:扫描图像中有时出现类似指纹状影,其原因多系 X 线球管极度衰老所造成。

（4）交叠混淆伪影:这是假定在照射物体中不出现高于采样频率的空间频率而产生的。

（5）杯状伪影:假定在射线通过被照物体时,有效线束能量保持不变而产生杯状伪影。

（6）角度伪影:投影曲线作等角分布时,则产生角度伪影。

（7）模糊伪影:重建图像的中心与扫描旋转的中心重合时,则产生此种伪影。

CT 图像质量的优劣与 CT 机各系统的性能有很大关系,不同的故障可产生各式各样的伪影,其原因复杂多样,应视具体情况区别对待。

（四）体素与像素

体素(voxel)是体积单位。在 CT 扫描中,根据断层设置的厚度、矩阵的大小,能被 CT 扫描的最小体积单位。体素作为体积单位,它有三个要素,即长、宽、高。通常 CT 中体素的长和宽都为 1mm,高度或深度则根据层厚可分别为 10mm、5mm、3mm、2mm、1mm 等。

像素(pixel)又称像元,是构成 CT 图像最小的单位。它与体素相对应,体素的大小在 CT 图像上的表现,即为像素。

（五）采集矩阵与显示矩阵

矩阵是像素以二维方式排列的阵列,它与重建后图像的质量有关。在相同大小的采样野中,矩阵越大像素也就越多,重建后图像质量越高。目前 CT 常用的采集矩阵大小基本为:512×512,另外还有 256×256 和 1024×1024。

CT 图像重建后用于显示的矩阵称为显示矩阵,通常为保证图像显示的质量,显示矩阵往往是等于或大于采集矩阵。通常采集矩阵为 512×512 的 CT,显示矩阵常为 1024×1024。

（六）X 线管热容量和散热率

X 线管的热容量大,表示可承受的工作电流大,连续工作的时间可以延长。所以,CT 机所用的 X 线管热容量越大越好。

与 X 线管性能指标有关的还有散热率,同样散热率越高,该 X 线管的性能越好。现代的螺旋 CT 扫描机,对 X 线管的要求更高,因为以前的扫描是逐层进行,层与层扫描之间还可用于散热,现今的螺旋扫描一般都要连续扫描几十秒,甚至更高,所以必须要求 X 线管有一个良好的热容量和散热率性能。

热容量和散热率的单位分别是 MHU 和 kHU。

（七）部分容积效应

在 CT 中,部分容积效应(partial volume effect)　主要有两种现象:部分容积均化和部分容积伪影。

CT 成像时 CT 值的形成和计算,是根据被成像组织体素的线性衰减系数计算的,如果某一体素内只包含一种物质,CT 值只对该单一物质进行计算。但是,如果一个体素内包含有三个相近组织,如血液(CT 值为 40HU)、灰质(CT 值为 43HU)、和白质(CT 值为 46HU),那么该体素 CT 值的计算是将这三种组织的 CT 值平均,最后上述测量的 CT 值被计算为 43HU。CT 中的这种现象被称为"部分容积均化"。

部分容积现象由于被成像部位组织构成的不同可产生部分容积伪影,如射线束只通过一种组织,得到的 CT 值就是该物质真实的 CT 值;射线束如同时通过衰减差较大的骨骼和软组织,CT值就要根据这两种物质平均计算,由于该两种组织的衰减差别过大,导致 CT 图像重建时计算产生误差,部分投影于扫描平面并产生伪影被称为部分容积伪影。

部分容积伪影的形状可因物体的不同而有所不同,一般在重建后横断面图像上可见条形、环形或大片干扰的伪像,部分容积伪影最常见和典型的现象是在头颅横断面扫描时颞部出现的条纹状伪影,又被称为 Houndsfield 伪影,这种现象也与射线硬化作用有关。

(八) 纵向分辨力

过去与 CT 有关的质量参数主要由空间分辨力和密度分辨力表示。笼统地说,空间分辨力主要表示 CT 扫描成像平面上的分辨能力(或称为平面内分辨力,也有称为横向分辨力,即 X、Y 方向)。

在螺旋 CT 扫描方式出现后,由于多平面和三维的成像质量提高,出现了应用上的一个新概念即纵向分辨力(Z-resolution)。

纵向分辨力的含义是扫描床移动方向或人体长轴方向的图像分辨力,它表示了 CT 机多平面和三维成像的能力。纵向分辨力的优与劣,其结果主要涉及与人体长轴方向有关的图像质量,如矢状或冠状位的多平面图像重组。

目前,4 层螺旋 CT 的纵向分辨力约 1.0mm,16 层螺旋 CT 的纵向分辨力是 0.6mm,而 64 层的纵向分辨力可达 0.4mm。

(九) 单扇区和多扇区重建

单扇区和多扇区重建是冠状动脉 CT 检查的专用术语。一般,冠状动脉 CT 图像的重建采用 180°加一个扇形角的扫描数据,称为单扇区重建;采用不同心动周期、相同相位两个 90°的扫描数据合并重建为一幅图像称为双扇区重建;采用不同心动周期、相同相位的 4 个 45°或 60°扫描数据(如 GE)合并重建为一幅图像称为多扇区重建。多扇区重建的目的主要是为了改善冠状动脉 CT 检查的时间分辨力。

(十) 准直螺距和层厚螺距

准直螺距和层厚螺距是自 4 层螺旋 CT 出现后对螺距的一些不同计算方法。准直螺距(或称螺距因子、射线束螺距)的定义是:不管是单层还是多层螺旋 CT(与每次旋转产生的层数无关),螺距的计算方法是扫描时准直器打开的宽度除以所使用探测器阵列的总宽度。如 16 层螺旋 CT 每排探测器的宽度为 0.75mm,当准直器宽度打开为 12mm 时,16 排探测器全部使用,则此时多层螺旋扫描的螺距为 1($16 \times 0.75mm = 12mm, 12/12 = 1$)。4 层螺旋 CT 时,如准直器打开宽度为 10mm,使用两排 5mm 的探测器,此时螺距同样为 1。上述螺距计算的特点是不考虑所使用探测器的排数和宽度,与单层螺旋 CT 螺距的计算基本概念相同,同样由于螺距变化对图像质量的影响也相同。层厚螺距(或称容积螺距)的定义是:准直器打开的宽度(或扫描机架旋转一周检查床移动的距离)除以扫描时所使用探测器的宽度,如 4 层螺旋 CT 使用 2 排 5mm 的探测器,检查床移动距离 10mm,则层厚螺距为 2($10/5 = 2$)。又如检查床移动距离仍为 10mm,使用 4 排 2.5mm 的探测器,则层厚螺距为 4($10/2.5 = 4$)。层厚螺距的特点是着重体现了扫描时所使用探测器的排数。

(十一) 共轭采集和飞焦点采集重建

共轭采集重建是在扫描时快速地改变探测器的位置,分别采集 180°和 360°的扫描数据,并利用两组数据重建图像。飞焦点采集重建是在扫描时使焦点在两个点之间快速变换,得到双倍的采样数据并重建图像。共轭采集和飞焦点采集都可提高扫描图像的分辨力。

(十二) 各"相"同性

"各相同性"名词的出现源于多层螺旋 CT 探测器技术的发展,主要指心脏冠状动脉的 CT 扫描。在 256 层以下(包括双源 CT)CT 的冠状动脉检查中,扫描机架旋转一周无法覆盖整个心脏,一般至少需 5~10 次旋转,由于心脏的图像是采用回顾性重建,在多扇区心脏图像重建中,需采用相同相位、不同扫描时间的 CT 扫描数据。而目前 256 层以上的心脏 CT 扫描,其探测器阵列的宽度旋转一周足以覆盖整个心脏,即扫描覆盖的所有层面都在同一心动周期相位中。因而这种一次旋转完成采集的心脏扫描方式,其获得的心脏图像被称为"各相同性",即无需相位选择的一次性采集。

二、CT 性能参数确定的原则及要求

(一) CT 设备性能参数

CT 性能参数很多,根据全国大型医用设备评审委员会初步拟定的检测项目一共有 10 项,其定义分别简述如下:

1. **定位光的精度**　这是指扫描部位激光定位线的精确度。定位光不准,势必影响扫描部位的准确性。一般可以用胶片刺孔的方法来进行测定。

2. **CT 剂量指数(CT dose index,CTDI)**　CT 扫描时的 X 线剂量很重要。它是影响图像质量的一个重要参数,也是对患者辐照剂量的评价,一般说剂量高图像质量会相对好一些。但是剂量高了会增加 X 线辐照剂量对患者不利,另外也增加了机器、球管的负担对机器不好。因之剂量的测定非常重要,在保证图像质量的基础上,机器应给出所需的剂量,如果剂量超过指标便将判为不合格。X 线剂量是由众多因素决定的,但是对同一台设备则主要是取决于 mAs 值。厂家常会在检测图像质量参数时用较大的 mAs 值,而在剂量检测时用较低的 mAs 值,这是在检测时需要注意的。剂量的检测一般要用专用的模体和笔形电离室及剂量仪,也可以用热释光片(TLD)来进行测量。

3. **水的 CT 值**　CT 值的单位 HU(hounsfield unit)是以水的 X 线吸收系统来定义的。对一台 CT 机来说水的 CT 值准不准是至关重要的,一般可以用水模来测定。但要注意的是水模内灌的水一定是新鲜的或加有符合要求的防腐剂的蒸馏水,水中不能有杂质,特别是水模中灌注的水时间久了可能会有滋生的菌类或藻类而影响测量的准确度,另外水模中的空气泡也是一定要避免的。

4. **噪声**　CT 机结构复杂,很多过程都可能产生噪声。因之有各种定义的噪声。我们一般注意的是影响图像的噪声,因之就可以测量一定范围的水,用该范围内水的 CT 值的标准差(S. D.)来表示。

5. **水模的均匀性**　也就是检测 CT 扫描野中 CT 值的均匀性。可以利用水模,测定水模周边几个点与中心点的 CT 值进行比较。

6. **层厚**　层厚是指扫描层的厚度。一般机器均有多种层厚可供扫描时选择。因之也要对不同的层厚分别进行测定,不同的层厚有不同的精度要求。

7. **空间分辨力**　空间分辨力也称高对比度分辨力,是 CT 机影响图像质量的一个很重要的参数。它的定义是在两种物质密度相差在 100HU 以上时,能够分辨最小的圆形孔或黑白相间(密度差相间)的线对(1p/cm)值。它可以直接用肉眼来观察孔径的大小或线对的多少,也可以用点扩散函数方法来计算。目前一般机器采用的大多是后者,机器能自动计算并画出调制传递函数(MTF)曲线,故可判断出当 MTF 在百分之多少时的线对值。一般厂商在技术参数表上给出的常常是截止频率的数据,即 MTF=0%,以显示其较高的空间分辨力。但是截止频率的线对值是没有实际意义的,一般采用 MTF 为 2% 或 5% 来判断该机器的空间分辨力。

8. **低对比度分辨力**　也称密度分辨力,是影响 CT 图像质量的另一个重要参数。它的定义是能够分辨两种低密度差的物质(一般相差仅为几个 HU)圆孔的孔径大小。密度分辨率与射线的剂量有很大的关系,当剂量大时密度分辨力会有所提高,在评估密度分辨力时一定要了解使用的剂量,并且要和第 2 项的剂量参数一致,一般厂商在提供这一指标时也会说明在什么剂量条件

下测定的。这一参数的单位应为 mm,% mGy(也有用多少 mAs 来表示的)。

9. **CT 值的线性**　CT 值是否准确不能单观察水的 CT 值,还要观察别的材质的 CT 值是否准确。一般在模体内还有尼龙、聚乙烯、聚苯乙烯、有机玻璃等材料的模块。可以用来分别测定这些材料的 CT 值以确定该机器 CT 值的线性是否好。

10. **检查床的移动精度**　检查床移动精度也是需要考核的一项指标。通常在检测这一指标时在床上一定要加荷载(可参考厂方给出的重量),在负荷情况下进行移动精度的测定。

以上的 10 项检测项目也是目前国际上和国内常用的,这些项目在判断机器性能的权重是不完全相等的,我们验收一台新购置的 CT 机时,原则上这些项目都应该测定。假如有某一项或多项指标达不到时,用户有权要求供应机器的一方进行调整以达到出厂提供的指标,从一般情况来看很多情况通过重新调整是能够达到标准的。出现这种情况除了机器本身的质量以及运输条件的影响等有关外,有时常常是与安装工程师的责任心、技术水平、认真细致的工作态度有关。当我们进行验收检测后,发现的问题大部分是可以通过调整或更换一些必要的部件得以解决。一般验收检测可以由供货方、用户和有关的技术检测部门共同进行。假如存在的问题最终不能解决时,则需要通过商检和(或)其他有关部门正式向供方提出索赔。

(二) CT 性能参数确定的原则及要求

CT 装备的购置是一项技术性、专业性、政策性很强的工作,涉及面广、影响面大、关系复杂,通常在购置前要进行认真的市场调研和综合评估。

所谓调研,就是广泛的收集有关准备购置的某种型号 CT 设备相关资料,然后进行分析研究。作为设备管理部门,能否抛开自我,树立为临床服务的思想,是坚持"公开、公平、公正"的原则,进行正确调研的关键。因此,在进行前期调研时,应有一个明确的指导思想。

1. **实用性**　首先要明确购买的目的,干什么用,解决什么问题,准备花多少钱,再由此为依据,去考虑品牌和配置,才能不花冤枉钱,不做糊涂事,既不人云亦云,也不会吃后悔药。因此,一切从实际出发,应当是选型的第一个原则。

2. **有效性**　强调有效,是对人民负责的具体表现。"救死扶伤,实现革命的人道主义",是卫生战线全体人员的神圣职责。因此,无论是 CT 诊断设备,检验设备、治疗设备,还是抢救设备,对施治的患者应当是有效地,合理的。否则,就违背了职业道德。

3. **先进性**　先进的 CT 医疗设备推动了医学科学的发展,为各种疾患的"早发现、早报告、早隔离、早治疗"提供了可靠手段。只有重视引进先进的技术和功能,才能有效地促进整体医疗水平的提高。因此,选型时既要兼顾技术手段的延续性,也要考虑前瞻性。

4. **可靠性**　CT 医疗设备是一种特殊商品,是否准确、可靠,关系到人民群众的身体健康和生命安危,对 CT 医疗设备的选型来说,也是一不可忽视的原则。稳定性、准确性、故障率统称为可靠性,还有可维修性等,需要综合分析,慎重考虑,认真对待。

采购调研及原则

有组织、有计划、有目的地选择合适的步骤和方法进行调研,是做好 CT 设备招标采购不可缺少的重要环节。

1. **厂商介绍法**　邀请有关厂商对拟采购的 CT 设备进行介绍,是获得第一手材料的可靠来源。但是,若欲要起到去伪存真、去粗取精的效果,则必须事先准备好调查了解的提纲,并要善于提问和追问。偏听则暗,兼听则明,CT 选型也是如此。

2. **内部协调法**　在广泛调研的基础上,由院领导、使用科室和设备管理部门等有关人员,坐下来对存在的不同看法进行认真协调,是值得提倡的。这样做的好处是,通过从不同角度对一个问题进行探讨,有利于全面的把握问题的关键,减少人为因素的干扰。

3. **客观比对法**　所谓客观比对,就是把所收集到的材料,包括主要性能指标、售后服务、报价、成交价和用户群等列出一张表,对不同厂商、型号的 CT 设备进行纵向和横向比较。只要数据真实可信,这种能体现"公开、公正、公平"原则的方法,是最具说服力的。

4. 专家评估法　邀请有关专家对拟购置的 CT 设备进行评估和把关,是很多单位习惯采用的一种论证方法,尤其是当购买大型贵重设备时,这种论证更为重要。专家评估法的好处是具有权威性,既可避免个人说了算,也能有效在化解选型过程中的矛盾。

能否保证招标后的中标产品是用户想要购买的或愿意购买的品牌,且性能质量高、售后服务好、价格合理、市场具有一定的占有率,关键在于能否正确掌握产品的技术参数确定的原则。

1. 实事求是的原则　用户应在市场调研的基础上,根据实际工作需要和预算资金,拟定产品的技术参数和要求,确定档次和价格范围,然后再有目的地进行比较,综合归纳技术参数,不要盲目的追求"最新"、"最好"、"最先进",而要强调实用性、必要性和合理性。

2. 公开公平公正的原则　在《中华人民共和国政府采购法》总则中明确规定:应当遵循公开透明原则、公平竞争原则、公正原则和诚实信用原则。有效地规范了招标采购的严肃性。因此,用户一定要把想要买什么全盘托出,尤其是技术参数和要求,不能有歧视性条款和倾向性条款。

3. 品质优先的原则　CT 医疗装备作为一种特殊商品,直接关系到人民生命安全和身体健康,对质量来不得半点马虎。因此,一定要考虑拟购买产品的可靠性、安全性和准确性。将品质优先的原则引入到招标采购的竞争中,既是为了保护用户利益,更是体现对患者负责的精神。

4. 用户至上的原则　购买的目的是为了使用,只有用户清楚自己需要什么类型的产品。因此,在审查、修改和最终确定产品技术参数和要求时,必须了解用户、尊重用户,帮助用户把好关。遇到矛盾和不明确的条款时,应站在用户的角度上进行分析研究,切记不要想当然随意更改,尤其是主要技术参数条款。

招标文件的编写原则

为了避免差错、减少纠纷,编写招标文件时应注意解决好技术条款与商务条款之间的矛盾和交叉,尤其是技术参数的前后条款必须前后呼应,互相衔接,遵循一定的格式和要求。

1. 技术条款的概念要准确,语言要精练,条理要清楚,内容要规范。不要贪多求全,不要乱拆细分,不要含含糊糊,模棱两可,更不要凭想象杜撰似是而非的条款。要让厂商看得懂、看得明白,便于提供合适的产品参与竞标。否则,意味着限制或排斥潜在投标人。

2. 要认真分析和比较各厂商相应的产品的技术参数、性能和标准配置,在独自走访有代表性的用户时,准确掌握产品质量的真实性、可靠性和售后服务保障性、综合各厂商同类产品的主要性能指标和技术参数,并适当提升编写出拟招标产品的技术参数一览表。

3. 请有关临床应用、工程技术和管理方面的专家从不同的角度对拟定的技术参数和要求进行审查和修改,虚心吸取有关方面的意见,必要时可以展开讨论。然后,综合权衡性能、价格和运行成本,再次进行补充、修正和完善,并最终确定打"＊"的条款,以防不够档次的产品参与竞标。

4. 除关键性指标和技术参数有明确的约定和限制外,一般通用指标不可要求太严,以利于调动厂商竞标的积极性。本着"先进、实用、有效"的原则,不要攀比,不要脱离实际,关键是能否用合理的价格买到性能价格比最好的产品。

为使对各种类型的 CT 机的特性参数有一个较详细的了解,收集了部分厂家四层以上 CT 机的主要技术指标,供选购 CT 机时参考。

设备选购的原则

选购机器,不仅要考虑机器的性能和价格,还有机器配件的供应及价格,机器的维修成本等事项,如基本的应用软件配置是否完整,选购件的价格等。

医院即用户在选购 CT 机中还应注意下列几点:

(1)必要性:根据平常门诊量、CT 检查量的需要程度选择不同扫描速度、不同重建速度、不同存储容量和不同 X 线管热容量的机型。还要根据临床专科和新技术开展的需要选购有相应功能或功能齐的高档单层螺旋或多层螺旋扫描 CT 机型。要选购适合于医院本身实际工作需要的设备,选好标准套,配好选配件,尽量做到功能上实用不浪费。

（2）可行性　在选购 CT 机中首先应考虑经济承受能力或投资合作方的实力,还要考虑本院相应的技术力量和临床各专业配套的整体技术力量,也要考虑病源数量和预期回收成本的可行性。

（3）优选性:选购 CT 中在进行需要性和可行性论证后就要进行优化选购。在优化选购中要对主机和配套附件进行:①性能、功能、价格比;②质量可靠性、价格比;③配套方案的优化性和适用性;④售后服务质量;⑤长期运行成本(主要配件如 X 线管的消耗成本)等诸因素进行综合评估,选取综合因素优越的生产公司和机型。

技术参数的选择原则

由于电子学及微机技术的迅速发展,CT 机不断改进与更新,特别是软件越来越丰富,性能提高,操作简便,造价逐渐降低,这就为 CT 的普及创造了优越的条件。那么,究竟购买何种机型为好,这是由很多因素来确定的,首先应根据医院的规模与需要,充分考虑价格效益比,以最经济的价格,发挥机器最好的效能,满足诊断的要求。一般应考虑以下几个方面:

1. **扫描时间**　一般来讲,扫描时间越短越好,近年来普及型 CT 机的扫描已达 1 秒以下,而大型高档机均是亚秒级扫描,但通常 1 秒的扫描时间对基层医院就可以满足要求了。

2. **探测器种类**　早期大多数 CT 机采用高压氙气作为检测器,但固体探测器近年来发展很快,并已应用于 CT 设备上取代了氙气检测器。总的来讲,探测器的数目越多,且收集的数据也越多,图像信息就越丰富,直接影响图像质量的高低。

3. **X 线管的热容量及寿命**　CT 机都采用大功率 X 线管,工作时间电流大,约 200mA 以上,连续工作时间长,一个断层约需 4~8 秒。而小功率的 X 线管常常要适当停扫休息,否则会超过球管的热容量。对于普及型 CT 机,球管易热,若适当搭配不同扫描部位,同样可充分发挥其效能。大功率的 X 线管,其购管费用也随之提高。为此,在选择 X 线管的功率大小时应以能满足本单位日常工作为原则。

4. **后处理软件（即特殊功能软件）**　在选购后处理软件时,首先应明确哪些是基本套配置和选配套配置,然后再根据医院所担负的职责配置后处理软件,切不可贪多求全,使花钱购回的后处理软件长期闲置不用,造成浪费。

5. **图像质量**　空间分辨率和密度分辨率,前者一般用线对/公分来表示,线对/公分越多越好,图像越清晰。影响图像质量的因素甚多,如检测器的多少、X 线条件、计算机软件、重建矩阵和图像处理机的性能等都有很大关系。

6. **维修和备件**　新型紧凑的 CT 机,部件少,使用微机控制,但均采用大规模集成电路,自己动手更换零件来维修电路板的可能性小,一旦发生电路板有故障,必须更换整个电路板。相反,老型号的 CT 机,分立元件较多,大部分电路板均可采用更换元件来维修。在购买 CT 机的同时,把必要的备件也考虑进去,这对今后的维修工作有利。日常运行费用和厂家的售后服务质量是充分发挥设备作用的重要环节,对医院的诊疗工作及经济效益将带来直接的影响。

7. **价格**　花较少的钱,而获得高的效益,这是很重要的。主要应根据临床、科研的需求,有目的的去选购,用有限的资金,发挥机器的最高效率。

（石明国）

第七节　CT 设备的安装调试

一、安装前的准备

CT 设备安装前的准备是一项至关重要的工作。根据医院所选购的 CT 设备,设备厂商向医院提供设备安装准备相关的工作流程、设备安装前机房准备的技术要求、远程宽带接入服务说明、场地检查等内容。当设备到达医院时,安装环境及场地的准备必须满足CT设备的严格规范,一个合格、完备的场地已经准备就绪,确保设备安装工作及时、高效、优质地完成。

1. **安装准备工作流程** 设备厂商根据订单派出工程师到医院→进行机房勘察测量→向医院提供机房平面布局图及场地技术要求→医院审核确认→医院按照委托的建筑设计单位的施工图进行场地准备→确认场地完成时间→设备厂商工程师进行场地检查确认→设备运达(图6-49)。

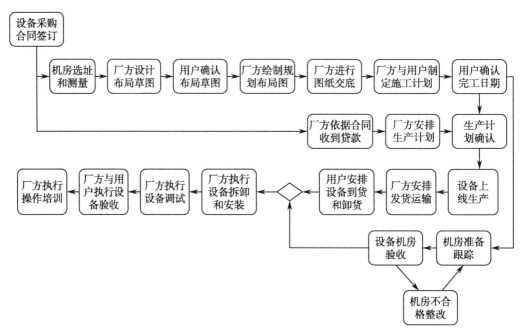

图6-49 安装准备工作流程

2. **场地技术要求** 设备厂商提供的安装前场地准备的技术要求主要包括:①机房要求:机房布局、机房尺寸、辐射防护、电磁干扰、扫描架及扫描床基础、线槽、天花板、照明、观察窗、联锁要求;②电源供应要求:系统动力电源、电源电缆、保护接地、空调电源、房间普通电源插座;③环境要求:温湿度要求、设备产热量、机房专用空调、空气质量、防尘要求;④网络要求:网络远程维修诊断、其他网络;⑤运输通道及所需间距;⑥开始安装时机房所应具备的条件。医院根据设备厂商提供的场地准备的技术要求进行施工,在设备到达医院时,安装前的各项准备工作已完成。

二、CT设备机房设计

(一)机房的选址

CT设备机房的选择应根据医院的整体布局考虑,并遵循下列基本原则:

1. **有利于患者就诊** 根据GBZ 165-2012《X射线计算机断层摄影放射防护要求》:CT机房的设置应充分考虑邻室及周围场所的人员驻留条件,一般设在建筑物一端。且尽可能在一楼底层或低楼层,使危重患者或行动不便的患者需要方便、快捷地得到CT检查,以便尽快确诊,进行紧急处理。同时要注意门诊和住院患者进行CT检查的分流,避免候诊时的拥挤。

2. **有利于医学影像设备的集中管理和信息网络的形成** 各种医学影像设备各有其长处和局限性。将各种X线机、CT设备、MRI设备、超声设备与核医学设备相对集中地安排在一起的优点是:①方便患者就诊;②便于各种影像相互验证,综合诊断,提高诊断水平;③便于教学和科研;④便于医学影像信息网络的形成和图像的传输,实现影像信息资源的共享。

3. **有利于CT设备的安装和维护** CT设备的机房应符合防潮、防尘、防震原则。CT设备较重,安装在一楼底层(无地下楼层)可不考虑楼板的承重能力,并可不考虑地面的防护,降低防护费用,同时也便于 CT 设备的安装。

(二)机房结构与辐射防护

1. **机房结构**　CT 设备重量较大,要求机房结构坚固,地面有足够的承重能力,以防机座下沉;要求机房墙壁采用混凝土浇筑或实心砖墙结构,并有足够的厚度,且用水泥灌缝。新建机房应根据需要准确设置预埋件并留好预埋孔;要求机房地面平坦、光洁、无尘,有利于 CT 设备的安装和维修保养;一般水泥或水磨石地面即可满足 CT 机房的要求,但应注意扫描架和扫描床安装处的承重能力,通常需要按设备要求浇筑混凝土 T 型基座;地面应留有电缆沟,以便布线。

2. **辐射防护**　按照《X 射线计算机断层摄影放射防护要求》,CT 设备的机房根据 CT 扫描的最大辐射剂量,设计机房顶部、地面(楼上机房)、墙壁、门、窗的防护厚度。此外,通风口、穿线孔、观察窗等都要有防护措施,机房门外设置电离辐射警告标志和工作状态指示灯,辐射防护为 2~3.5mm 铅当量。辐射防护工程验收必须通过当地卫生、环保监督部门检测验收。

(三)机房的布局设计

CT 设备机房的面积应根据《X 射线计算机断层摄影放射防护要求》和具体设备配置结构来决定,以方便工作,便于患者、推车和担架的出入为原则。通常,安装一台 CT 设备需要多个房间,如操作控制室、扫描室、设备室、计算机室、治疗室或急救室、阅片室、网络室、激光相机室、登记室、办公室、值班室、候诊区等。机房布局主要以扫描室、操作控制室、设备室为主(图 6-50),应根据实际情况合理布局,以保证 CT 检查工作顺利进行。

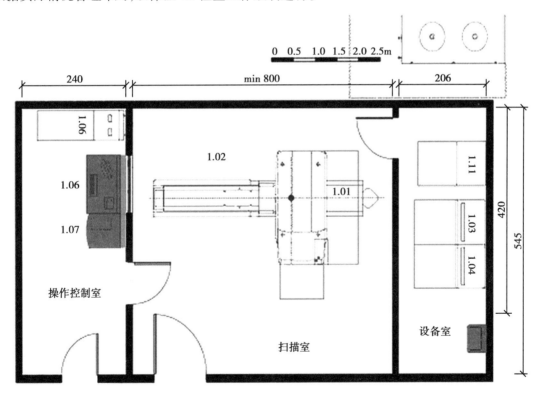

图 6-50　机房布局参考图

1. **扫描室**　安装 CT 扫描架和扫描床等设备。扫描架和扫描床周边应留出一定的活动空间(扫描架倾斜空间和扫描床面伸延空间),以便于工作人员、患者的活动,便于治疗车和高压注射器的移动,利于工作人员操作和扫描期间对患者的观察,也有利于维修(扫描架、机柜打开挡板空间和维修技术人员活动空间),更重要的是便于 CT 增强时过敏患者的抢救和危重患者的临时应急处理。CT 机房面积应根据《X 射线计算机断层摄影放射防护要求》,CT 机房应有足够的使用空间,面积一般应不小于30m²,单边长度不小于4m。扫描室门宽度为1.2~1.5m,高度大于2m,便于安装时扫描架搬入。

由于CT扫描架和扫描床的自重,应安装在具有足够承重能力及混凝土必须至少有16cm厚的地面上,并委托建筑设计单位做承重和受力分析,以防止安装后地面发生下沉,如果地面不符合上面要求,应该做混凝土T型基础,如需要铺设钢筋,钢筋要求避让扫描架和扫描床的固定孔。混凝土T型基础上表面与房间装修完成后的地面持平。如CT扫描架安装下方有房间(有地下室或者二层及二层以上),院方必须向建筑设计单位确认是否需要采取必要措施确保楼板承重要求,并满足每一固定点静荷载及动荷载要求。

2. **设备间** 安装电源柜、稳压器、系统电源控制柜、热交换器、空调、UPS等设备。面积一般为15~20m²。如果安装机房专用空调或热交换设备,需要预留上下水管路。

3. **操作控制室** 安装操作控制台、图像处理工作站、计算机、光盘或磁盘刻录机、激光相机、打印机等,面积以20~30m²为宜。

其他各功能房间的布置应以实用、整齐、美观为原则。阅片室内设置两个区:医生诊断工作区(医生相对独立)和会诊区,既方便医生的工作,又方便对CT影像分析、评判、讨论和教学,面积30~100m²(具体面积根据工作人员数量及工作量大小制定)。准备室内应配备患者检查时的各种物品,如枕头、床单等,并便于患者更衣。治疗室内应放置治疗床、药品柜和器械柜,配备听诊器、血压表、氧气袋(瓶)、除颤器等,配备各种抢救药品,以备CT检查前准备、CT强化、意外抢救治疗。

(四) 机房的环境

CT设备的运行对温度、湿度、尘埃、电源等均有一定的要求。

1. **温度** CT设备通电工作时,设备产生热量,元器件的温度要比周围环境的温度高,为便于设备元器件热量的及时散发,以免超过其最高热容量,CT设备机房内应配备空调,特别是计算机室。空调的制冷量要考虑CT设备的产热量与室内空间的所需降温量,室内温度应控制在18~22℃。在机房内配温、湿度计监控,空调机组需严防冷凝滴水现象,空调机组或空调出风口严禁安装在任何设备部件的顶部。以利于设备的长期稳定工作。

2. **湿度** CT设备的机房要保持一定的相对湿度。湿度过小会使某些元件和材料的结构发生几何变形,如扭曲、断裂等,造成设备故障,并易产生静电,从而影响CT设备的正常工作。机房相对湿度应保持在40%~65%。我国北方干燥地区冬季应安装加湿机,以保持湿度相对稳定。湿度过高会使元器件性能变坏、精密机械部件生锈致使其精度降低、使用寿命缩短。我国南方潮湿地区夏季应安装除湿机,以保持湿度相对稳定。CT设备机房应特别注意室内温度的突然变化,室温突然变热会使水蒸气凝聚到元器件的表面,影响CT设备的正常工作。此时必须进行一定时间的通风,以使元器件表面的水分蒸发后才能通电工作。

3. **防尘** 防尘是电气设备的共同要求。静电感应可使灰尘附着在元器件表面,既影响元器件的散热,又影响元器件的电气性能,甚至影响元器件的寿命。一般CT设备机房和计算机室做成封闭式,通过排风扇或空调设备(建议使用机房专用空调)与室外新鲜空气保持交换。机房通风口安装空气过滤器,以避免灰尘颗粒从外面进入机房。患者、患者家属和工作人员进出应换干净的鞋,以免带入灰尘和泥土。

4. **电源** CT设备的电源不仅要求电源提供足够大的功率,而且要求电源工作频率稳定。电源变压器功率要求不能小于设备要求,电源内阻应<0.3Ω,电源波动范围应<±10%。若电源电压和电源频率的波动超过允许范围,会影响CT设备的正常工作,甚至造成故障。为确保CT设备的正常运行,供电系统应采用专用变压器、专用电源和电缆线。建议安装一台自动调节电压的交流稳压电源及过压保护装置,以保证CT设备免受外界突变电压的影响。如果采用与其他设备共用电源变压器的方式,变压器分配给CT的容量应大于设备的最大功率。不要在电缆上接入大功率电感性负载,如空调,水冷机,激光相机等,以避免对设备产生干扰。为保证电源内阻要

求,变压器内阻要低于所要求的总内阻的一半,电缆线径须足够粗,其截面积视总长度而定,如变压器内阻不符合要求,为了满足内阻要求,电缆线径要做相应的放大。机房电源配电柜紧急断电按钮需安装在操作室中操作台旁的墙上,便于操作人员在发生紧急情况时切断系统电源。水冷机、激光相机、照明及电源插座需单独供电。

5. **地线** CT设备要求设置专用保护接地线,接地电阻要求通常<4Ω,为更好保护患者生命安全,接地电阻<2Ω,部分CT设备要求达到1Ω以下。接地干线应选用线径≥16mm² 以上的铜线。接地电阻的制作方法和X线机接地电阻的制作方法相同,但要求更高一些。如采用与其他设备联合接地(公共地线),接地电阻值<1Ω,同时直接与接地体相连。在接地电阻符合要求的前提下,做好CT设备等电位联结,例如:激光相机、工作站等与CT设备有线缆连接的设备以及插座的保护地线,必须与CT设备的保护地线做等电位联结。

6. **电磁干扰** CT扫描室和操作室必须处于静磁场1高斯、交变磁场0.01高斯以外的地方;扫描架和操作控制台距离电源分配柜大于1m;不要将CT设备布局于变压器、大容量配电房、高压线、大功率电机等附近,以避免产生的强交流磁场影响设备的工作性能。

7. **网络准备** CT设备支持TCP/IP网络协议具有DICOM接口,采用10~100Mbit自适应功能,可与高速以太网相连,采用RJ45的网线连接。如果接入到医院的PACS局域网中,或连接DICOM激光相机网络,则需预先铺设好网络线,提供网络端口插座(RJ45)在计算机柜附近。

(五) 机房准备检查

CT设备安装前,需对机房准备进行检查,确认安装前准备工作及机房是否符合标准和技术要求(表6-3)。

表6-3 CT设备机房准备检查表

检查项目
1. 机房土建与内装修是否完成(隔断墙,室内地面,辐射防护,表面装饰,天花吊顶,门窗等)?
2. 设备的混凝土基础(T型基础)是否完成? 尺寸位置,平整度与《机房准备要求》是否一致? 上面没有任何装饰层?
3. 设备的电缆沟,线槽及穿墙的孔洞是否已完成? 位置尺寸是否与《机房准备要求》一致? 上面是否已加盖?
4. 放射防护铅玻璃窗,防护门是否已安装好? X线警示灯是否已安装好? 接线留出位置是否与《机房准备要求》一致?
5. 设备专用配电箱是否已按《机房准备要求》的要求安装好? 零线排和地线排是否安装好? 正常动力电源是否已接入?
6. 如配备全机不间断电源,是否已到货并安装就位。
7. 电源参数是否符合《机房准备要求》标注的要求?
8. 保护地是否已检测? 电阻值否符合《机房准备要求》上标注的要求? 电阻值为欧姆。
9. 机房内空调是否已安装好并可投入正常使用? 室内温湿度是否符合《机房准备要求》标注的要求? 设备安装前两天提前开动空调抽湿。
10. 机房内照明灯具是否已安装好并可投入正常使用? 电源墙插座是否已安装好并有电供应?
11. 房间是否可以锁闭? 房间是否已清洁(包括电缆沟,槽内)?
12. 用户的附属设备(如激光相机等)是否已到货?
13. 设备搬运通道的尺寸和承重是否满足要求(包括门洞,电梯,走廊,卸货平台等)? 通道是否已清理通畅?
14. 如设备到达医院后因故不能立即安装,需储藏一段时间,是否有封闭库房存储货物?

三、CT 设备的安装

（一）开箱检查

一台 CT 设备的组成部件很多，缺少任何一件都会给安装工作带来一定的困难。CT 设备到货后，必须认真细致地及时开箱检查，以确保各部件完好无损。开箱时应确认箱体是否按照标志正确放置，箱体本身有无破损及明显雨淋痕迹，倾斜标记有无颜色变化（有的包装箱侧面有"倾斜倒置记录标记"，只要该箱曾经被倒置或大幅度倾斜，标记就会发生颜色变化），箱体上的标名是否与购货合同相符等，只有确认无误后，才可开箱。否则应立即组织有关方面的人员一起开箱，以便分清责任，及时处理。如有必要，进口 CT 设备开箱检查时，还须请海关人员到场。

开箱时，箱体不能倒置，切忌用撬棍或锤子冲击箱体，以防震坏相关部件。开箱后取出装箱单，以备检验。

开箱一般在室内进行，可减少搬运工作量，并防止 CT 设备各部件的碰损和丢失，大型包装箱可在室外拆箱。开箱后应根据装箱单逐箱逐件核对，细心观察各部件是否存在明显的损坏、变形或生锈，是否缺少零件。有些部件，外观并无明显区别，但必须核对其编号，以防漏装、错装或重复装箱。应重点检查精密易碎的部件，如 X 线管、探测器、显示器等，观察它们是否有破损、污染及霉斑等现象。在开箱过程中，如发现问题，应及时拍照，搜集整理相关文档和标签，利于索赔和更换。

（二）部件的放置定位

CT 设备的各部件较大，安装前应按照机房的安排布局就位，不宜来回搬动，以免碰坏，造成损失。搬运与放置定位前，首先应根据 CT 设备的机械安装图和机房平面布局图，或设备厂商提供的扫描架和扫描床的底座模板，在扫描室地面上画出机架和床的位置，标明各部件的尺寸和相互关系以及固定螺孔的位置，将 CT 设备的各部件尽量一次搬运、放置到位。CT 设备的扫描架备有可拆卸的带轮子的移动托架，开箱后应先为扫描架安装移动托架，将其托起后，移动到预定的安装位置，再将移动托架拆除。部分 CT 设备的扫描床也备有移动托架，可方便地将扫描床移动到安装位置。

（三）扫描架、扫描床及控制台的安装

将扫描架平稳地移到已画出的安装位置，调整扫描架两端的底座使其水平，并用膨胀螺丝固定。安装扫描床时，应先细心调准机架采样孔旋转轴、床面移动中心轴和床面水平，（需通电调整扫描床完成后）再用膨胀螺丝固定。

控制台安装在控制室内，其位置应便于操作人员通过观察窗口观察扫描架的面板显示屏、倾斜运动和扫描床升降、水平运动，以便随时观察患者和设备的运行状况。

安装扫描架、扫描床及控制台时，拆除各部件（运输时防止移动损伤）的固定挡块和支架（多为红色或黄色）。

（四）接线

CT 设备各部件定位后，根据设备接线图（必要时可参见电路原理图）和设备各部件的具体位置，确定最佳布线方案，并核实各连接电缆线的编号和标记。将电源线、信号线、地线分类布线捆扎。

CT 设备各部件机械安装结束后，再按接线图，将各部件之间的电缆线连接好，如控制台至各相关部件之间的接线、扫描架内部之间的接线以及图像处理系统与相关部件的连接等。连接设备内部电缆线时注意防止螺丝掉落，一定要紧固、正确。同时并做下列检查：①电源线和电源柜是否符合设备要求；②接地电阻是否符合设备要求；③电源的电压、频率、功率是否符合设备要求；④电缆沟是否合理，各电缆线的布线是否正确、合理；⑤各部件的接地线应连接到总接地线

处,并防止接地电流引起的干扰;⑥电源零线(中线)不能当地线用。由于磁光盘、监视器和打印机的三地(逻辑地、电源地和外壳保护地)都是连接在一起的,无法分开,为提高系统的抗干扰性能,接地线应分路敷设。

四、CT 设备的调试和验收

(一)调试

CT 设备机械安装和电气连接完毕后,通电调试前应详细阅读技术说明书,掌握电路原理图和接线图,熟悉操作,掌握调试工作程序,核实各部件连接线的编号和标记,检查接线是否准确无误,各接插件有无松动,接触是否良好。再次检查确认电源和地线是否符合要求。仔细观察电路元器件有无松动、脱落、变形、受潮及损坏,各接线是否松脱。在确认无短路、断路后方可进行通电调试。

1. 通电调试的原则 是先附件后主机、先低压后高压、先单元电路后整机。在未完成低压调试前不要接上高压,以防高压电击或因控制电路不正常而损坏设备。

2. 单元电路的通电调试 宜逐个进行,以防通电时一个电路的故障会造成其他电路的元器件损坏,也有利于故障的排查和检修。通电后观察有无异常现象,确认各部分交、直流电压。

3. 机械运动的通电调试 对机械运动进行调试前,应先将扫描架、扫描床、控制台及激光相机等可移动部分的固定销拆除(固定销的颜色多为红色)。通电后,首先要进行外壳漏电和扫描架底盘漏电测试,检查确认各面板指示是否正常。完成计算机系统集成,所有系统软件和测试软件已装载。

机械运动的通电调试主要包括:①扫描床升降和平移运动的调试,平移运动的精度不够可导致扫描时出现漏层;②扫描架倾斜角度的检查与调整;③定位灯准确性的检查与调整;④扫描架的旋转调试,特别是旋转的均匀性调试,不均匀的旋转图像会出现伪影;⑤视野选择的检查与调整(部分机型);⑥准直器的检查与调整。

4. 整机调试 机械性能调试完毕后,必须进行整机调试,才能投入使用。调试前检查确认所有部件安装完成情况,主要包括:①所有系统软件和客户软件;②图像处理工作站;③网络连接;④UPS 不间断电源;⑤空调系统;⑥X 线指示灯(控制台、扫描架前后和机房门的 X 线指示灯,以及机房门联锁装置)。

CT 设备的调试工作基本上是通过运行测试软件来完成的。调试的主要内容包括:①X 线的产生(包括 X 线管电压、电流、灯丝电压、X 线管中心调整、X 线管紧固等);②探测器的信号输出;③准直器校准;④扫描床运行;⑤图像显示系统;⑥激光相机。

注意在 X 线曝光前,首先要进行 X 线管预热或 X 线管训练(从低 kV 到高 kV,每档 kV 从低 mA 到高 mA,逐步进行,使 X 线管逐步加温到工作状态的)。

上述调试完成后可利用 CT 设备附带的模体进行模体测试。模体测试前,要求进行空气校准,以保证模体测试数据的精准。模体测试主要是测试 CT 值的均匀性和准确性,测试是否有伪影。测试时要求在水模图像中间和四周(中心及偏离水模边缘 1 厘米的 12 点、3 点、6 点和 9 点位置)各设置一个感兴趣(ROI)区,其 CT 值差异应≤4HU。CT 值校正一般可通过 CT 设备的随机软件来校正。

整机调试完成后,安装调试的各项检查(表 6-4)正常,再对 CT 设备的各种功能,用相应的程序逐一扫描测试,若发现问题应及时调试。当全部功能都达到技术标准时,方可对患者进行 CT 扫描检查。

5. 各种软件功能的测试验证 根据选购所配置的要求进行验证,如三维重建、血管成像、CT 灌注、肺功能分析、肺内结节分析、仿真内镜、心脏后处理、骨密度测量、齿科等。建议采用对预约患者或志愿者进行扫描检查,并做图像后处理。

表 6-4 CT 设备安装调试检查表

项目	要求	检查结果
旋转时的外观检查	无漏油	OK(是/否)
	无异常噪声	OK(是/否)
风扇检查	工作正常	OK(是/否)
定位灯检查	最大偏差为 1mm	OK(是/否)
操作台系统运行状态检查	工作正常	OK(是/否)
显示器运行检查	工作正常	OK(是/否)
应急开关检查	工作正常	OK(是/否)
扫描床水平检查	工作正常	OK(是/否)
扫描床与机架的对准检查	偏差小于 1mm	OK(是/否)
扫描床高度检查	工作正常	OK(是/否)
扫描架倾斜检查	工作正常	OK(是/否)
扫描架倾斜时电缆检查	无刮碰和缠绕	OK(是/否)
扫描架旋转时电缆检查	无刮碰和缠绕	OK(是/否)
扫描水模检查(各层厚)	无伪影	OK(是/否)
	CT 值	OK(是/否)
	均匀性	OK(是/否)
	噪声	OK(是/否)
定位像扫描检查　正位	图像正常	OK(是/否)
侧位	图像正常	OK(是/否)
断层扫描检查	图像无伪影	OK(是/否)
螺旋扫描检查	图像无伪影	OK(是/否)
图像重建检查	图像无伪影	OK(是/否)

6. **各种性能指标的测试验证** CT 设备安装调试完成后,需要进行质量检测验证。因为一是新安装的 CT 设备需要国家卫生监督部门进行验收检测合格后方能投入使用;二是所有检测数据作为今后状态检测的参考数据。检测验证项目和标准按照国家颁布的《X 线计算机断层摄影装置质量保证检测规范》,内容包括:①诊断床定位精度;②定位光精度;③扫描架倾角精度;④重建层厚偏差;⑤$CTDI_W$;⑥CT 值(水);⑦均匀性;⑧噪声;⑨高对比分辨力;⑩低对比可探测能力;⑪CT 值线性。

7. **数据备份** 将通电调试过程中所测得的所有校准数据和测试图像进行硬拷贝备份,存档备查。

(二)验收

CT 设备验收应在安装后进行,通常是按照具体 CT 型号由设备厂商提供给用户的技术参数来进行验收,同时参照国家颁布的《X 线计算机断层摄影装置质量保证检测规范》的验收检测项目和评价标准。

1. **机械性能验收** CT 设备的机械性能验收包括:扫描架、扫描床、准直器、探测器等,需验收的物理参数有:定位光精度、床位移精度,扫描架倾角精度、稳定性、CT 值、均匀性、噪声、线性、层厚、分辨力等。

（1）扫描架：验收时要注意扫描架固定是否牢靠，是否保持水平。扫描时，无震动且无异常声响，同时要进行所有旋转速度测试。扫描架倾角应在15°～30°，扫描架倾角精度一般≤±2°。

（2）扫描床：检测床上升下降和前进后退是否灵活，有无异常声响。扫描床的定位精度要求≤±2mm，归位精度要求≤±2mm。

（3）准直器：位于X线管前方，它可大幅度减少散射线的干扰，并决定层厚或准直探测器的宽度。在多层CT中准直器的作用是限制到达探测器外面的射线，以降低对患者的辐射剂量，如果准直器不精准开口偏大，会导致辐射剂量偏大，剂量检测中CTDI$_{VOL}$会超标。

（4）定位光精度：可通过测试模体来检测，对其扫描后利用模体表面标记与内嵌的高对比物体的空间几何关系测出定位光标对实际扫描层面位置的偏差。定位光精度要求≤±2mm。

（5）CT值的准确度：利用常规的操作参数和重建算法对测试体模的扫描来验证。CT值受kV、线束滤过和物体厚度的影响。水的CT值定义为0HU，所测水的CT值应在±4HU范围内。

（6）CT值的线性：CT值是否准确不能仅观察水的CT值，还要观察其他材质的CT值是否准确。一般在模体内嵌有4种以上不同CT值模块，且模块CT值之差均应大于100HU。各CT值模块标称CT值与测量所得到该模块的平均CT值之差，差值最大的为CT值线性的评价参数。验收检测要求最大偏差在50HU范围内。

（7）均匀性：整个扫描野中，均匀物质图像CT值的一致性。一致性是指要求同类物体图像中每个像素的CT值在物体各区域的狭窄界限内保持相同。同类测试物体外围和中心区域间CT值的差异在很大程度上归因于硬化效应。利用水模测定水模周边几个点与中心点的CT值进行比较，其偏差不应超过±5HU。

（8）噪声：是指在均匀物质的图像中，给定区域的CT值与平均CT值的偏差，它对低对比度分辨力和高对比度分辨力具有显著影响。利用水模测定水模周边几个点与中心点的CT值、标准偏差，扫描模体中心位置处的辐射剂量不应大于50mGy。噪声应在测试体模横断面大约10%的区域内测量，平均CT值作为水CT值的测量值，标准偏差除以对比度标尺作为噪声的测量值，噪声要求<0.35%。

（9）分辨力：分为高对比度分辨力和低对比度分辨力，这两个参数相互依存，对重要组织的优质成像和图像质量评价具有十分重要的意义。

1）高对比度分辨力（空间分辨力）：它的定义是在两种物质密度相差在100HU以上时，能够分辨最小的圆形孔或黑白相间（密度差相间）的线对（LP/cm）值。可通过直接观察图像进行评价的模体或使用通过计算调制传递函数（modulated transfer function，MTF）评价高对比空间分辨力的模体。目前一般CT设备采用的大多是后者，设备能自动计算并画出调制传递函数（MTF）曲线，故可判断出当MTF在百分之多少时的线对值。一般厂商在技术参数表上给出的常常是截止频率的数据，即MTF＝0%，以显示其较高的空间分辨率。但是截止频率的线对值是没有实际意义的，一般采用MTF为2%或5%来判断该设备的空间分辨率。验收检测要求，CTDIw<50mGy，MTF＝10%，常规算法，线对数>5LP/cm；高对比算法，线对数>11LP/cm。

2）低对比度分辨力：是指相对于周围区域密度有较小差异时，可以观察的可视细节的尺寸。它受X线辐射剂量和图像噪声的严重影响。检测模体采用细节直径大小通常在0.5～4mm之间，与背景所成对比度在0.3%～20%之间，且最小直径不得大于0.8mm，最小对比度不得大于0.5%。调整图像观察条件或达到观察者所认为的细节最清晰状态。记录每种对比度的细节所能观察到的最小直径，并作噪声水平修正，归一到噪声水平为0.5%背景条件下的细节直径，然后与对比度相乘，不同对比度细节的乘积的平均值作为低对比可探测能力的检测值。在评估低对比度分辨力时一定要了解使用的剂量，厂商在提供这一指标时也会说明在什么剂量条件下测定的。这一参数的单位应为mm，% mGy（也有用mAs来表示）。低对比度分辨力验收检测一般要求＜2.5mm。

2. **电气性能验收** 电气性能验收的目的是按照设计要求,对 CT 设备的接线、X 线管的质量、高压发生器的工作性能和工作时序等做全面的检查,并为以后主要参数的检测和调整排除障碍。电气性能验收的顺序应该和通电调试的顺序相同,即先进行低压试验,后进行高压试验。低压试验包括电源电路、控制电路、X 线管灯丝电路、辅助装置电路的试验。

(1)高压试验:包括高压电路的空载和负载试验、kV 的检测、mA 的检测、曝光时间的检测等。

(2)电源电路的验收:是指 CT 设备高压发生器前的供电线路,电源输入电压应符合说明书中规定的电压。

(3)控制电路:电路元器件繁多,工作程序分明,电路结构复杂多样,通电验收时应循序渐进,慎重地按 CT 设备的具体工作程序逐一完成。

3. **图像质量验收** CT 图像的质量主要依赖于两种扫描参数:一是与辐射剂量相关的参数;二是与图像处理和图像观察条件相关的参数。

与辐射剂量相关的参数有:①kV、mA;②层厚;③层数;④扫描时间;⑤层间距;⑥螺距。与图像处理相关的参数有:①视野;②扫描次数;③重建矩阵;④重建算法;⑤重建层间距。与图像观察相关的参数由窗口技术设定。这些参数对图像质量的影响,可通过测试模体进行测量,量化评估。

(1)层厚的标称值:可由操作人员根据临床需要进行选择,通常在 0.5～10mm 范围内。一般来讲,层厚越大,对比度分辨力越大;层厚越小,空间分辨力越大。如果层厚较大,则图像会因部分容积效应而产生伪影;如果层厚较小(0.5～2mm),图像可能会受到噪声的显著影响(噪声主要来自 X 线的量子噪声)。

(2)重建层厚偏差:可通过测试模体来检测,用于轴向扫描层厚偏差测量的模体采用内嵌有与均质背景成高对比的标记物,标记物具有确定的几何位置,通过其几何位置能够反映成像重建层厚;用于测量螺旋 CT 层厚偏差的标记物为薄片或小珠,标记物材料的衰减系数不应小于铅,以保证高的信噪比。调整影像窗宽窗位,并记录,获得重建层厚的测量值。验收检测层厚标准和允差要求:层厚≥8mm 时,允差为 ±10%;2mm＜层厚＜8mm 时,允差为 ±25%;层厚≤2mm 时,允差为 ±40%。

(3)层间距:是连续层面相邻标称边缘间的距离。一般来讲,对于给定的检查容积,层间距越小,患者的局部剂量和整体剂量越高。层间距应根据检查部位和临床要求进行选择,避免患者的被检查层面从层间隔中漏掉,层间隔不应超过预测病变直径的一半。在需要进行冠状面、矢状面或斜面图像的三维(3D)重建时,减小层间距是十分必要的,通常将其减为零。

(4)视野(FOV):定义为重建图像的最大直径,其值可由操作人员选择,通常在 12～50cm 的范围内。选择较小的 FOV 可增加图像的空间分辨力,其原因是整个重建矩阵用于较大 FOV 下的较小区域内,导致像素尺寸减小。在任何情况下,FOV 的选择不仅应考虑增加空间分辨力的可能性,而且需要能检查所有可能的病变区域。如果 FOV 太小,相关区域的病灶可能会从可视图像中消失。

(5)kV、mA:一般来讲,管电压可选择 1～3 种数值(80～140kV 范围)。给定 kV 值和层厚以后,图像质量依赖于管电流和扫描时间的乘积(mAs)。为获取临床信息,在需要较高信噪比的情况下,应选择较高的 mAs。但是 mAs 的增加会伴随着患者辐射剂量的增加。因此与临床目的相关的图像质量应在患者辐射剂量尽可能低的情况下获得。

(6)窗宽窗位:定义为显示器上显示 CT 值的范围。窗宽由操作人员根据临床需要进行选择,以产生易于获取临床信息的图像。一般来讲,大的窗宽(如 400HU)比较适合于较宽范围组织的显示,较窄的窗宽有助于在可取的精确度情况下显示特定的组织。窗位定义为图像显示过程中代表图像灰阶的中心位置。窗宽、窗位由观察者根据被检部位结构的衰减特性进行选择。

4. 各种功能软件的验收 软件功能分为通用临床应用和高级临床应用。

通用临床应用主要有：多平面重建、最大和最小密度投影、三维重建软件、容积三维重建、三维血管CTA、容积仿真内镜、小结节分析、组合图像、造影剂自动注射智能跟踪、去金属伪影技术、低剂量肺扫描、螺旋扫描降噪、肺纹理增强、运动伪影校正、条状伪影消除、后颅窝伪影校正等。

高级临床应用主要有：心脏成像、冠状动脉钙化评估分析、心脏评估、CT灌注、仿真血管内超声显示、超高分辨率成像、多功能诊断、智能血管狭窄测量分析和评估、全脑轴扫灌注功能、全脑功能成像、螺旋灌注功能、肺结节分析、结肠平铺分析、骨密度测量、齿科等。另外，需要对维修软件的检测验收，维修软件用于系统和程序的调整、检查和诊断，特别要掌握维修密码的设置。根据具体CT说明书给出的各种功能一一验收，有些功能目前还没有验收标准，只能由验收单位酌情处理。同时，验收的过程也是一个学习的过程。

CT设备验收时，如有某一项或多项指标达不到时，用户有权要求厂方进行调整以达到出厂提供的指标，从一般情况来看，很多情况通过重新调整是能够达到标准的。出现这种情况除了设备本身的质量以及运输条件的影响等有关外，有时与安装工程师的责任心、技术水平、认真细致的工作态度有关。当用户进行验收检测后，发现的问题大部分是可以通过调整或更换一些必要的部件得以解决。一般验收检测可以由厂方、用户和有关的技术检测部门共同进行。如存在的问题最终不能解决的，则需要通过商检和（或）其他有关部门正式向厂方提出索赔。验收检测的结果以及有关的数据和图像等资料应该及时保存，因为它一方面代表了设备安装以后的状态以作为验收的依据，而更重要的是作为一种基准值，以便日后进行定期的稳定性检测时的参考，从而了解设备的运行情况和状态。当设备的一些重要部件进行更换或修理后应该进行一次状态检测，而且国家卫生监督部门每年对使用的CT设备进行状态检测。状态检测的结果将成为设备的基准值以作今后稳定性检测的参考。

当CT设备通过了验收检测，说明设备的性能已满足用户购买CT设备时的要求，为今后正常工作奠定了基础。但不能满足于此，还应该做好CT设备的质量控制，以期设备始终处于良好的性能状态，能够获得最佳图像质量和延长设备的使用寿命。这就要求用户进行定期的稳定性检测和实施厂方对设备要求的维修保养计划。CT的稳定性检测是在验收检测的基础上实施的。检测所得的数据要和基准值进行比较，观察测定的数据是否偏离基准值或超过允许的偏离值，以判断设备的状态。

五、维护保养

CT的维护保养工作是保证设备处于良好工作状态，减少故障的重要手段。CT设备经过一段时间的运转，机械部件需要润滑和再调整，电气性能漂移需要检查及再调整，损耗件需要及时更换。CT属于精密设备，正确的维护方法和保养措施，对于充分发挥它的性能，减少故障的发生，最大限度地保证使用，是不可或缺的。

（一）保养内容

1. 工作环境 要使CT设备正常工作，首先要保证其必要的工作环境。即保持扫描室、操作室、计算机室和设备间的干净卫生，避免有害气体侵袭。保持CT设备机房的规定温度和湿度，避免周边震动等，要定期检查CT设备各房间的空调使用情况，定期清洁空调、计算机（或热交换器）的过滤网，保证其正常工作状态，使机房温度控制在18~22℃。CT设备在较高的湿度环境中运行，会频繁出现故障，显示错误信息。CT设备机房特别是计算机房间要安装空调或专用除湿机去湿，确保湿度控制在40%~65%。

CT 设备要求供电稳定,电压波动小,不得在 CT 设备运行过程中停电拉闸。当电网电压波动较大时,稳压电路不可能完全有效地稳定输出,此时极易产生瞬间过高压,使 X 线管瞬间超负荷,危及 X 线管的安全。为使 CT 设备供电电压稳定,室内的空调和除湿机,不要与 CT 设备同时接在同一稳压电源上。

2. **使用操作**　CT 设备必须正确使用,错误的操作,轻者达不到目的,重者造成设备损坏。

(1)使用原则:CT 设备的使用应遵循下列原则:①CT 设备操作人员必须具备相应的专业知识和操作技能,熟悉 CT 设备的结构、工作原理以及扫描技术参数选择等。应按国家的相关规定,经过专门的 CT 设备上岗培训并获得合格证书;②根据 CT 设备的特点,严格遵守使用说明书中所规定的操作规程,谨慎、熟练、正确地操作 CT 设备;③每日 CT 设备开机后,应按要求正确进行 X 线管预热和空气校正,避免冷 X 线管突然加上高压后因快速升温而造成阳极靶面损伤,缩短 X 线管的使用寿命,保证采集数据的精准;④扫描过程中要注意操作台和显示器上各参数的变化,以便及时发现异常;⑤扫描过程中严禁更改成像参数和 CT 设备条件;⑥注意扫描的间隔时间,禁止超热容量使用。

CT 使用的扫描条件过小会影响图像质量,过大会增加 X 线管负荷。扫描间隔时间太短会造成 X 线管温度上升加快,冷却时间缩短,间隔时间太长又会增加旋转阳极的启动次数,对旋转阳极也不利。工作中应选用适当的扫描条件,在不影响图像质量的前提下,尽可能减小扫描条件,降低辐射剂量。

(2)操作规程:不同厂家和型号的 CT 设备各有自己的使用特点和相应的操作规程。但其共同特点是:①开机前检查操作室、扫描室和计算机室的温度和湿度,使之达到规定的要求后方可开机;②严格按照顺序启动 CT 设备,开机后观察各项技术条件选择是否在正常位置,并按要求进行 X 线管预热和空气校正;③合理摆放患者体位,按医嘱和病变部位选择相应的技术参数进行扫描;④按要求进行 CT 图像后处理,同时进行图像传输和胶片打印;⑤每天下班时,严格按顺序关闭 CT 设备和总电源。

CT 设备的 X 线管预热程序是从低 kV 到高 kV,每档 kV 从低 mA 到高 mA,逐步进行,使 X 线管逐步加温到工作状态的。突然的高 kV、高 mA、长时间曝光会使处于冷却状态的 X 线管靶面突然升温,有可能造成球管靶面龟裂,或产生游离气体,降低 X 线管耐压;同时还可能造成冷却油炭化,绝缘性能下降而引起管套内高压放电,缩短 X 线管的使用寿命。当更换新的 X 线管或设备长期停用(超过一周)重新使用时,均应按设备说明书的要求手动进行 X 线管的预热训练和空气校正。

CT 设备的空气校正通常是由 CT 设备自动按校正程序完成的,按照每档 kV、每个准直层厚、每个旋转时间进行空气校正,确保采集数据的精准。空气校正一般在 X 线未曝光时间超过 3～4 小时后或扫描室内温度发生变化时,系统会提示需要进行空气校正。

3. **日常保养**　CT 设备的日常保养应按天、周、月、季度和年度计划进行,并做好日常保养工作的记录。

(1)保持机房恒定的温湿度和清洁:这是对设备工作环境的基本要求,注意在清扫机房时,尽量不用水或少用水(北方地区的冬季除外),在断电情况下,擦拭 CT 设备,尽量不用湿抹布。不要使用有腐蚀性的清洁剂擦拭设备,腐蚀性的清洁剂会损坏表面或引起毛细裂纹,进入设备,会损坏电子组件。若发现 CT 设备有受潮现象,应首先做干燥处理后,方可开机。阴雨天气应关闭门窗。

(2)保持机房和 CT 设备内部清洁:由于静电感应可使灰尘附着于元器件表面,影响元器件的散热和电气性能,因此 CT 设备机房应该是封闭房间,通过换气扇或空调与外界通风换气,其他的功能房间应该有纱窗。工作人员、患者及其家属进 CT 机房都需换专用拖鞋或一次性鞋套,防止灰尘和沙土落入 CT 设备机房。这是保证 CT 设备正常运转的重要措施。

（3）CT 设备定期性能检测：为使 CT 设备提供优质的诊断图像,必须对影响图像质量的 CT 设备各部件的性能参数进行经常的检测。定期对 CT 图像进行质量检查,使用随机附带的模体进行 CT 值、CT 平均值、标准差、均匀性及像素噪声等的检测,并进行高对比度分辨力和低对比度分辨力的测定。全面质量控制检测的内容包括:扫描层厚、床位置精确度、床位指示精确度、X 线管输出量、噪声水平、高对比度分辨力、低对比度分辨力和 CT 值的线性等。

（4）注意安全检查：CT 设备在使用过程中,由于机械的磨损和电器元件的老化等原因,总会产生一些不安全的隐患,因此只有随时留心观察,仔细检查,才能防患于未然,避免一些故障或事故的发生。日常检查包括:扫描床的升降和进退、扫描架的前倾后仰角度、探测器和 X 线管的运行声音是否正常、接地线是否牢固、计算机是否显示 X 线管温升过快、各种连线有无被老鼠咬断或绝缘橡胶被咬破等。同时还要注意对安全防护的检查,如扫描架和控制台上的紧急停止键,扫描室内的电源紧急停止按钮,机房辐射警告灯,扫描附件等,一旦发现异常,应及时修复或更换。

4. 机械部分保养

（1）经常检查 CT 扫描床的活动度,观察有无摩擦现象,经常对扫描床的升降和进退轨道涂抹润滑油,以减少摩擦和磨损。

（2）为防止部件的电镀部分生锈,应经常用油布擦拭。避免碰撞喷漆或烤漆部位,以免漆皮脱落生锈。

（3）应经常检查扫描架的运行情况,正负倾斜运动时是否匀速,有无卡壳现象,正负倾斜运动的限位开关是否良好。对扫描架的倾斜运动轴应经常涂抹润滑油,防止磨损,增加灵活度。

（4）对扫描架内 X 线管和探测器运行的旋转轴、视野调节轨道应经常检查,看有无磨损、断裂,并经常涂抹润滑油。应经常检查扫描架的旋转运动情况,观察旋转是否平稳、有无噪声,并做相应的处理。

（5）经常检查 CT 设备各部件的紧固件,如螺丝、螺母、销钉等是否有松动或脱落现象,如有应及时加以紧固,并重点检查扫描架内影响 CT 设备安全稳定的螺丝等紧固件是否有松动或脱落现象。

（6）检查所有的滑轮、轴承、齿轮变速装置、传动装置和各种导轨,更换已损坏或即将损坏的部件,并重新加注润滑油,使其传动平稳、机械噪声小。

（7）检查各种平衡用及传动用的链条、钢丝绳,发现有断股或严重折痕时,应用同规格的链条、钢丝绳加以更换并调节,使之松紧适度。清除锈斑,并用机油润滑。

对 CT 设备运动频繁的轴承、轨道、滑轮等要重点检查。这些部分的故障往往是逐渐形成的,从局部的损伤发展到整件的损坏,以致 CT 设备停止运行。在检查中不仅要查出有明显损伤的部件,更重要的是把那些有隐伤的部件查出来,防患于未然。

5. 电气部分保养

（1）检查电源线的绝缘层有无老化、破损或过负荷烧焦等现象,若有上述情况应立即更换电源线。

（2）检查接地装置是否完好,若发现接地导线有局部折断应更换新线,若测得接地电阻明显增大或超过规定数值,应进一步检查各导线的连接点,必要时应直接检查接地电极。

（3）检查控制台、扫描架、扫描床等电路接线是否完好,有无破损、断路和短路现象,如有应及时更换,以防故障扩大。

CT 设备运行一段时间后,各元器件的性能会发生一些改变。在电路检查中要注意测量各关键测试点的电压数值及纹波系数。定期检查、校正重要的单元电路,如探测器电源、数据采集系统各通道的增益和线性、扫描架旋转速度的控制电路等。要经常检测电源状态,调整稳压电源的工作状态,确保 CT 设备所需的稳定工作频率和工作电压,免受外界突变电压的影响。

6. X线管的保养

（1）X线管是CT设备的核心部件,既昂贵又易碎,在运输和使用中要尽量防止震动和碰撞。备用X线管存放时应使阳极端(重量大)朝下,并包装完好,且固定牢靠。存放环境不能阴暗潮湿,存放时间不宜太久,一般一年内要使用一段时间,以便排除X线管内部的气体。

（2）CT设备连续扫描时,应注意给X线管留有一定的间歇冷却时间,不能让管套表面的温度超过50~60℃,并随时注意X线管的热容量显示和报警。

（3）扫描时,应注意听X线管内是否有放电等异常声音。若有异常声音应立即停止使用。

（4）经常检查X线管的油路冷却系统:循环油虽然是耐高压耐高温的,但随着使用时间的延长,在高温及辐射下会被炭化,造成油路过滤器内沉积大量微细杂质,油路循环不畅,引起阻塞、漏油、进气等。当冷却风扇不正常时,油温不能及时冷却,使X线管长期处于高温下,也可影响X线管的使用寿命,应经常观察风扇是否正常运转。扫描曝光时,注意有无高压放电现象,若经常出现放电现象,说明绝缘油内存在较多杂质,绝缘性能变差,此时应进行换油处理。若放电是由X线管内气体造成的,应及时更换X线管,以防故障扩大。另外,扫描过程中要留有足够的时间使X线管冷却,并尽可能使旋转阳极低速旋转。

（5）测量X线管的输出量:X线管在长期工作中,阳极不断蒸发的金属附着在X线管内壁上,阴极灯丝因点燃而逐渐变细,内阻增大,使其发射电子的能力减弱,造成X线管老化,导致X线辐射剂量输出不足,从而影响CT图像质量。这属于正常性损坏,无法修理,只有更新X线管。

7. 滑环的保养

（1）滑环的处理:设置手动旋转滑环,让滑环低速连续转动,然后用纱布逐道擦拭滑环直至手感平顺、目视无明显脏污处;若有些脏污处不易擦掉,可以用橡皮擦拭;滑轨式滑环的保养需要使用专用工具进行清洁。

（2）碳刷(或电刷)的处理:取下的碳刷模块按信号类别分组,每组负责相同的信号传输,增加数量是为了信号的可靠性。先清除每支碳刷上的异物,然后擦拭清洁。观察每组碳刷的高度是否一致,若有相对低的,可调整碳刷后部弹簧。将碳刷模块固定后需让机架旋转以使滑环和碳刷充分磨合,分别进行机架慢速、中速、高速旋转,这样磨合后可充分保证扫描初期不会出错;滑轨式滑环采用电刷,用两根棉棒蘸上无水酒精后加紧电刷清洗,如遇磨损严重的电刷用镊子夹起后从根部剪掉,如需剪掉的太多,则更换新的电刷,将电刷装回滑环时要使电刷和滑环压紧,要注意电刷间不要相互交叉,以免引起故障。

（二）定期保养计划

CT设备在使用过程中,要定期检查和保养机械部分和电气部分,以便及时发现故障和隐患,防止故障扩大和重大事故的发生,延长CT设备的使用寿命。为保持CT设备良好的运行状态,应制定相应的保养制度。

1. 日清洁　对CT控制台、扫描架、扫描床的表面,每天早上开机前或下班时要用柔软的纱布清除灰尘,以防开机扫描时灰尘吸附到电器元件上。控制台、扫描架上绝不允许放置水杯,以防水杯翻倒将水撒进CT设备内,造成重大故障或事故。每天应用半干的湿拖把清扫CT设备机房地面,最好先用吸尘器吸尘,再用拖把清扫,绝对不能用湿拖把清扫CT设备机房,以防潮气吸入设备内部,造成设备生锈和电器短路。

2. 周检查　每周应对CT设备的控制台、扫描架、扫描床、高压发生器和计算机柜等进行一次检查。用SMPTE图形调整显示器的亮度、对比,使其保持最佳状态;检查控制台表面各技术选择键是否灵活;扫描床上升下降和前进后退是否灵活自如,有无运行障碍;扫描架表面上的各操作键、功能键是否灵敏有效;观察排风扇是否运转;检查CT设备的供电是否良好;检查空调是否运行良好。

3. 月保养　主要内容包括:①对控制台、计算机柜、扫描架和扫描床内部的灰尘,可用带毛刷的吸尘器抽吸。对控制台和计算机柜内的集成电路板,在清除灰尘后,需再次插紧,以防止电路接触不良;清洁通风口滤过网,必要时更换。②对扫描架、扫描床和控制台内的机械触点生锈,需要用去锈纸除去,检查各接触点有无氧化、烧熔,各连线有无松动、移位或断开,各部件有无烧焦、熔化,各紧固件是否松脱等;检查滑轮、轴承和轨道是否光滑,有无破裂、伤痕,各螺丝和销钉是否紧固,传动用的钢丝绳有无断股或严重折痕等;检查X线管与探测器运行的轨道轴承是否正常,有无裂痕。③检查扫描架内的X线管是否漏油或渗油,若高压发生器和X线管内的冷却循环系统的油量减少,影响散热,应及时进行补充。检查高压插座的固定螺圈有无松动,高压发生器上的高压电缆有无松动,高压电缆的绝缘橡胶有无破损等。清理滑环碳刷和周围散落的碳粉,必要时需更换碳刷。④检查计算机柜内有无异常的烧焦味,各电路板是否松动,各连接导线是否松脱和断开等。

4. 半年保养　主要工作任务:①对各系统进风口过滤网的清洁和调换;②对扫描架内、扫描床和控制台内的机械状况、部件的运动状况进行检查;③根据CT图像质量作一些数据测试,相应作一些必要的校正和调整;④要进行接地电阻测量;⑤调整、紧固运动和传输部件的相对位置,更换有损伤和易损的零部件;⑥检查接触器触点有无损坏的痕迹,测量各档电源电压是否在标准范围,保险丝是否氧化等;⑦电路板引脚清洁并重新插紧,进行各机(箱)柜内吸尘除灰。

5. 年检测　CT设备运行一定时间后,某些机械部件和电器元件,特别是X线管、探测器等的性能将发生变化,其主要参数可能出现不准确或不稳定,必须进行校正。CT设备最好一年进行一次定期的全面检修,以保障其运行状态良好。

(1)X线管的检测包括:①观察管套有无漏油或渗油;②通过放大镜观察阳极靶面有无龟裂、裂纹及熔化现象;③用万用表检测X线管阴极端X、Y、Z端子的电压是否稳定正常;④通过扫描曝光,观察mA的变化,来估测X线管的真空度;⑤测量mA、kV和X线的输出量。

(2)探测器的检测包括:①探测器的吸收能力是否正常;②探测器吸收X线的均匀度如何;③探测器有无残光现象;④探测器的工作性能是否稳定;⑤各探测器之间的空隙是否扩大。

(3)检查CT设备的机械部分精度是否改变,机械与机械结合处是否松动,各部分的紧固件是否牢靠,机械运动部分是否平稳灵活。对CT设备的整个机械运动部分均加以检查。

(4)清理高压插头,更换硅脂和绝缘垫。

(5)检查扫描床水平运动轴、垂直运动轴、水平运动的导向轴承是否磨损,并加润滑剂;检查枕部锁定装置与强度。

(6)检查扫描架主旋转轴承是否有过热、磨损现象,并加润滑剂;检测滑环和碳刷磨损,更换碳刷。

全面认真地检查计算机柜和控制台内的电路板,进行全面的灰尘清除,并且插紧各类电路板。检查准直器位置是否正常,准直器与探测器侧是否精确对准。补偿器的位置是否正确等,都要一一校正。检测接地电阻是否符合要求(雨季前)。北方地区在冬季之前检测。CT设备稳定性检测时间如表6-5所示。

表6-5　CT设备稳定性检测时间表

测试内容	周期	体模	测量参数	备注
水模测试	1次/月	水模	CT值、均匀性、噪声	在所有可用kV值条件下,测试CT值的一致性,CT值的均匀性,噪声用标准差。
伪影检测	1次/月	质控模体	常用各项层厚	如有变化可能是设备系统或重建算法有问题

续表

测试内容	周期	体模	测量参数	备注
定位灯测试	1次/季	层厚模体	定位灯精度	通过定位灯测试,可确定内部定位灯位置与当前断层平面的偏差。
断层厚度测试	1次/季	层厚模体	断层厚度	对于所有可用层厚进行测试,计算实际层厚,测试层厚是否在允许偏差之内。
扫描床位置测试	1次/季	标尺	扫描床移位精度	测试实际床位是否与显示床位相符,测出定位误差和归位误差。
CT值线性测试	1次/半年	内有不同密度的材料模体	不同材料的CT值	模体各材料标称CT值与测量的平均CT值的偏差是否在允许偏差之内。差值最大的CT值线性的评价参数。
高对比度分辨力	1次/半年	高对比度孔形模体星形模体MTF测试模体	模体中可见孔、线对的数目或MTF值	孔或星形体模测试的敏感性较差,最好采用MTF测量,但需要测试软件。
低对比度分辨力	1次/半年	低对比度测试模体	可见的孔数	低对比度评估采用多少有点主观性的目测检验方法。注意调整窗宽和窗位来改善图像的显示。
CT剂量指数测试	1次/年	16cm CTDI头部模体32cm CTDI体部模体剂量计与电离室	头部CTDI体部CTDI	在所有可用kV值条件下,分别测试头部CTDI和体部CTDI实际值与偏差。
图像畸变	1次/年	质控模体	测垂直、水平方向距离	体模中相邻两个孔的距离应相等,否则图像畸变。
kV和mA波形	1次/年或必要时	高压分配器示波器	kV的形状和幅度及mA的波形	与前记录比较,必要时重新校正。

（韩闽生）

第八节　ＣＴ的主要性能参数检测和控制

CT的应用中,必须考虑两方面的因素:为疾病的准确诊断服务,能够获得优异的图像质量以获得尽可能多的诊断信息;为满足电离辐射防护的要求,能够在获得尽可能多诊断信息的基础上,尽量减少患者所接受的辐射剂量,以最大限度地满足《中华人民共和国职业病防治法》和国家标准《电离辐射防护与辐射源安全基本标准》GB 18871-2002 的要求。

为了得到良好的CT影像和良好的辐射防护效果,国家制定了相关的国家标准,《X射线计算机断层摄影装置质量保证检测规范》GB 17589-2011 和《X射线计算机断层摄影放射防护要求》GBZ 165-2012、《医用X射线CT机房的辐射屏蔽规范》GBZ/T 180-2006,对CT的设备性能和辐射防护两方面进行了相应的要求。本节中,我们依据相关的国家标准对 CT 的性能参数进行定义,并对 CT 主要性能参数的检测方法进行介绍,并介绍国家标准对 CT 性能参数的控制要求。

一、CT 的主要性能参数的检测

CT 性能参数的检测与控制是为了对 CT 的应用进行质量保证(quality assurance,QA),使 CT 设备达到最佳的性能状态,获取最高质量的图像用以进行诊断,以及减少对患者的辐射到最小。CT 质量保证通过对 CT 系统的各项性能指标的检测评价、对于检测的周期性实施以控制性能参数长期处于良好状态来实现。从 CT 应用于临床开始,QA 的重要性就逐渐显现出来,一些国家和相关组织陆续制定了 CT 质量保证的规范,主要发展过程如表 6-6。

表 6-6　QA 主要发展过程

时间	内容
1977 年	美国医学物理学家协会(AAPM)发布第 1 号报告《用于 CT 机性能评价的体模及 CT 机质量保证》,首次系统地阐述了 CT 设备质量保证的内容、方法、工具等。
1982 年	世界卫生组织(WHO)公布了《诊断放射学中的质量保证》,对 CT 机主要性能参数制定了一些规范。
1993 年	AAPM 发表了第 39 号报告《计算机断层扫描设备验收测试过程详述》,作为对第一号报告的补充和更新。
1994 年	国际电工委员会(IEC)公布了《关于 X 射线计算机断层成像设备的稳定性测试》(IEC1223-2.6),这是对 CT 机稳定性测试较为科学、权威的新规定,是目前国际通用标准。
1999 年	国家标准《X 射线计算机断层摄影装置影像质量保证检测规范》GB/T 17589-1998 实施。
2006 年	国家标准《X 射线计算机断层摄影放射防护要求》GBZ 165-2005 实施,《医用 X 射线 CT 机房的辐射屏蔽规范》GBZ/T 180-2006 发布。
2012 年	国家标准《X 射线计算机断层摄影装置质量保证检测规范》GB 17589-2011 实施。
2013 年	国家标准《X 射线计算机断层摄影放射防护要求》GBZ 165-2012 实施。

根据我国现行的国家标准《X 射线计算机断层摄影装置质量保证检测规范》GB 17589-2011 和《X 射线计算机断层摄影放射防护要求》GBZ 165-2012,参考《医用 X 射线 CT 机房的辐射屏蔽规范》GBZ/T 180-2006,我们给出了与 X 线 CT 的性能参数和防护相关的性能参数及其相应的检测手段和方法。

(一)CT 的主要性能参数

1. **CT 剂量指数**(CT dose index,CTDI)　　CT 剂量指数是评价 CT 成像对患者、陪护人员、操作人员的辐射影响,以及 CT 成像对环境影响的重要指标。

(1)CT 剂量指数定义:沿着标准横断面中心轴线从 −50mm 到 +50mm 对剂量剖面曲线的积分,除以标称层厚与单次扫描产生断层数 N 的乘积:

$$CTDI_{100} = \int_{-50}^{+50} \frac{D(z)}{NT} dz \qquad \text{公式(6-4)}$$

式中:

T:标称层厚;

N:单次扫描所产生的断层数;

D(z):沿着标准横断面中心轴线的剂量剖面曲线。

(2)加权 CT 剂量指数:将模体中心点采集的 $CTDI_{100}$ 与外围各点采集的 $CTDI_{100}$ 的平均值进

行加权求和：

$$CTDI_w = \frac{1}{3}CTDI_{100,c} + \frac{2}{3}CTDI_{100,p} \qquad 公式(6-5)$$

式中：

$CTDI_{100,c}$：模体中心点采集的 $CTDI_{100}$；

$CTDI_{100,p}$：模体外围点采集的 $CTDI_{100}$ 的平均值。

（3）容积 CT 剂量指数（volume computed tomography dose index，$CTDI_{vol}$）：代表多排探测器螺旋 CT 扫描整个扫描容积中的平均剂量：

$$CTDI_{vol} = CTDI_w / P \qquad 公式(6-6)$$

式中：

p：螺距，详见螺距的定义

（4）剂量长度积（dose length product，DLP）：容积剂量指数与沿 Z 轴扫描长度 L 的乘积：

$$DLP = CTDI_{vol} \times L \qquad 公式(6-7)$$

式中：

L：指沿 Z 轴的扫描长度

2. **CT 值（CT number）**　CT 值作为 CT 的基本概念，是对影像信息的基本度量，要求其值准确，同时还需考虑到完整影像上 CT 值的均匀性和线性要好。

（1）CT 值定义：CT 影像中每个像素对应体素的 X 射线衰减平均值（CT 值通常用 Hounsfield Unit 作为单位，简称 HU。利用下式将测得的衰减值按照国际统一的 Hounsfield Unit 标度转换为 CT 值）：

$$CT\,值_{物质} = \frac{\mu_{物质} - \mu_水}{\mu_水} \times 1000 \qquad 公式(6-8)$$

式中：

$\mu_{物质}$：感兴趣区域物质的线性衰减系数；

$\mu_水$：水的线性衰减系数。

水的 CT 值：0HU；空气的 CT 值：−1000HU。

常用在特定感兴趣区中所有像素的平均 CT 值来对 CT 值进行描述。

（2）CT 值均匀性（uniformity of CT number）：整个扫描野中，均匀物质（一般选择水或等效水均匀模体）影像 CT 值的一致性。

（3）CT 值线性（linearity of CT number）：不同吸收系数物质影像 CT 值的线性关系。

（4）噪声（noise）：在均匀物质影像中，给定区域 CT 值对其平均值的变异。其大小可用感兴趣区中均匀物质的 CT 值的标准差除以对比度标尺表示。

3. **螺距（pitch）**　螺距作为螺旋 CT 成像的重要指标，不仅对成像质量有较大的影响，而且还对 CT 成像的速度有较大的影响。

球管每旋转 360° 诊断床的移动距离与总的成像探测器宽度之比。

$$P = \frac{d}{MS} \qquad 公式(6-9)$$

式中：

d：球管每旋转 360° 诊断床的移动距离；

M：球管每旋转 360° 所成断层图像的数目；

S：每幅断层图像的标称厚度。

4. **分辨力**　是指 CT 图像中分辨物体的能力，分为高对比度分辨力和低对比度分辨力。

（1）高对比度分辨力（high contrast resolution）：即空间分辨力，在物体与背景在衰减程度上的差异与噪声相比足够大的情况下,CT 成像时分辨不同大小物体的能力。

(2)低对比度分辨力(low contrast resolution):CT 机图像中能识别低对比的细节的最小尺寸。

5. **几何参数**　对扫描断面影像的准确性有很大的影响。如果扫描断面和需要诊断的断面存在偏差,将会对诊断造成不利的影响。

(1)诊断床定位精度:确定诊断床径向运动的准确性和稳定性。

(2)定位光精度:确定扫描定位灯与扫描断面的一致性。

(3)扫描架倾角精度:确定扫描架倾斜角度的准确性。

6. **层厚(slice thickness)**　指获取的影像对应人体组织层面的厚度,在 CT 的应用中,分为标称层厚和重建层厚。

(1)标称层厚(nominal tomography slice thickness):CT 机控制面板上选定并指示的层厚。

(2)重建层厚(reconstructed slice thickness):扫描野中心处成像灵敏度剖面曲线的半值全宽。

(二)性能检测模体的选择

CT 性能参数的检测需要采用专用模体的方法进行。由于 CT 性能参数的检测结果依赖于检测模体和检测方法,因此检测模体和方法研究受到各生产厂家、医疗单位和监督检测部门的普遍重视。在我国应用的性能检测模体主要有四种:一种是 AAPM 模体,这种模体是 1977 年 AAPM 第 1 号报告定义了 CT 机的性能指标,并给出了使用特定模体进行检测的方法所描述的模体,同时 AAPM 又设计了一种测试低对比度分辨力的 ATS 模体,这两个模体通常被称为 AAPM 模体;另一种是美国 RMI 公司生产的 461A 型插件式模体;第三种是由美国模体实验室生产的 CAT-PHAN 模体,有 500 型和 600 型两种,由于这种模体携带方便,又不需要注水使用,因此这种模体的使用频度较高;第四种是 1996 年北京市放射卫生防护所和中国计量科学研究院联合研制的 YCTM 型 CT 检测模体。CT 性能检测模体中通常包含水或水等效材料均匀模块,用以检测 CT 值和 CT 值均匀性;空间分辨力检测模块;低对比度分辨力检测模块;层厚及 CT 值线性检测模块等。四种模体的总体情况如表 6-7。

表 6-7　四种模体的总体情况表

模体类型	AAPM	RMI461	CATPHAN	YCTM
推出年代	1976	1985	1990	1997
均匀介质	水	水等效材料	水等效材料	水
结构特点	整体结构	插件式	整体结构	整体结构
	分层模块		分层模块	分层模块
头模直径	165mm/216mm	190mm	200mm	164mm
模体直径	320mm	330mm	多种尺寸体环	320mm
模体放置方法	用支架	用支架	挂在储运箱上	挂在储运箱上

做好 CT 检测工作首先要选择一个性能良好、使用方便的模体,四中模体中,RMI461 和 YCTM(TM164A 型)模体使用很少,较常见使用的模体是 AAPM 模体和 CATPHAN 模体,分别如图 6-51A 和图 6-51B 所示。两种模体各有优缺点,下面对其进行简单的比较。

AAPM 模体于 1976 年开创了 CT 检测的规范方法,在很长一段时间内各 CT 生产厂家所给的性能指标都是用 AAPM 模体检测的结果,这种模体如图 6-51A 所示。但是这种模体有主要有以下几方面的不足之处:① AAPM 模体中低对比度分辨力检测模块配制合适的溶液极为困难,一次配制后又不能稳定搁置,ATS 模体中被检物体与背景的对比度随 X 射线束的线质的变化比较大,检测不同 CT 机时实测对比度相差较大;由于这种模体只有一种对比度,当对比度远离标称值时,难以对该机的低对比度分辨力做出确切的评价。②空间分辨力检测模块中孔的分级较粗,特

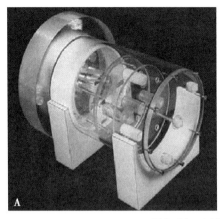
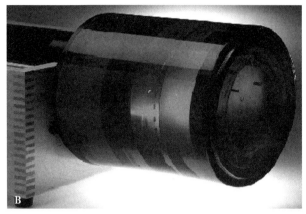

图 6-51　AAPM 模体 A 和 CATPHAN 模体 B

别一些低档机机能分辨 0.8mm 的孔却不能分辨 0.75mm 的孔,这对于 CT 机的验收检测评价造成一定困难。③AAPM 模体庞大笨重,没有防止由于热胀冷缩引起的漏水、进气的措施,监督监测部门使用这种模体感到不方便。④AAPM 模体中虽有检测 MTF 的金属丝和检测边缘扩散函数的高对比度界面模块,但这种检测方法比较复杂,无论对于 CT 机还是对于检测人员的技术要求都比较高,且不直观;孔模可进行直观的检测,密封的空气孔由于经常搬动可能进水而失效。

CATPHAN 性能检测模体采用等效水固体材料代替水作为基础制作,克服了 AAPM 模体存在的问题:①低对比度分辨力检测模块采用相同物质不同密度的材料制作背景,克服了 X 射线线束线质对对比度的影响,且设置了几种对比度,即使对比度与标称值不符,由于有几种对比度模块区的检测结果,使得检测可进行内插和分析;②空间分辨力采用了线对卡,不但分级较细且在高分辨力方向扩展到 20LP/cm,可用来测量调制值并作为检测 MTF 的简易方法;③固体材料使用克服了漏水、进气的问题;④CATPHAN 模体还优化了层厚的检测方法,层厚检测模块采用了23 度丝状斜面,以其影像分布曲线的半高宽为基础来计算检测层厚,提高了检测精度,对于薄层扫描的层厚检测更为有利。此外 CATPHAN 模体比较小巧,便于携带且没有漏水问题,因此许多厂家已改用 CATPHAN 模体检测性能指标,它也是监督监测部门较好的选择。

下面就以 CATPHAN 模体为例来介绍 CT 性能参数的检测方法。

常用的 CATPHAN 模体有 500 型和 600 型两种,如图 6-52A 和图 6-52B 所示,各检测组件的定位如表 6-8 所示,目前应用较广泛、性价比较高并能够较充分满足性能检测要求的是 CAT-PHAN 500 型模体。

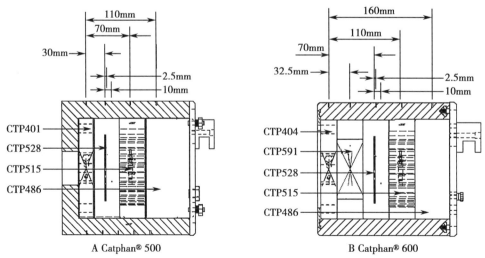

图 6-52　CATPHAN 500 型模体 A 和 CATPHAN 600 型 B 模体

表 6-8A　CATPHAN 500 型模体检测组件定位

CATPHAN ® 500 组件名称：	距首个检测组件中心的距离（mm）
CTP401 层面几何学组件	
CTP528 21 个线对高分辨力组件	30mm
CTP528 点源	40mm
CTP515 亚层面和超层面低对比度组件	70mm
CTP486 固体等效水影像均匀性组件	110mm

表 6-8B　CATPHAN 600 型模体检测组件定位

CATPHAN ® 600 组件名称：	距首个检测组件中心的距离（mm）
CTP404 层面几何学组件	
CTP591 圆珠几何学组件	32.5mm
CTP528 21 个线对高分辨力组件	70mm
CTP528 点源	80mm
CTP515 亚层面和超层面低对比度组件	110mm
CTP486 固体等效水影像均匀性组件	150mm

（三）CT 主要性能参数检测的基本要求

1. 模体的安装及摆放定位

（1）将箱盖打开到 180 度位置；

（2）取出模体，并按下图 6-53 将模体悬挂在箱子一侧，并放置在患者床上；

（3）需要时可在箱盖内加入适当重物以保持平衡，也可用患者绑带将带有模体和配重的箱子固定；

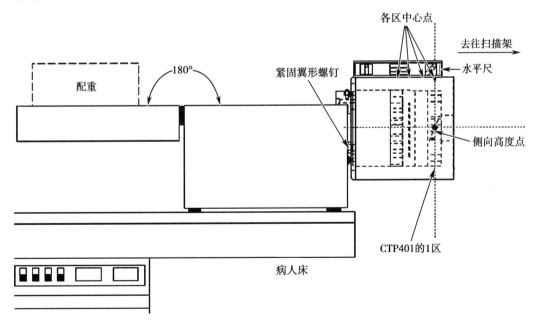

图 6-53　CATPHAN 性能检测模体的安装与摆放

（4）调整患者床高度和模体的左右位置，使第一截面（CTP401 或 CTP404 层面几何学组件）中心（模体上侧面红点和顶面红点）与 CT 机的定位光相互对准；

（5）用随模体附带的水平仪在对应床体平面的横向和纵向调整模体的水平度；

（6）可从定位扫描（扫平片），如图 6-54 所示，选择轴扫对准交叉丝状影像中心层面位置，或者通过床体自动定位到 CTP401 或 CTP404 中心点层面。

2. **模体定位检测**

（1）为评价第一断面扫描影像（CTP401），应检测模体位置和对准；

（2）这一断面会有 4 个斜面，斜面与这个组件基底到顶面呈 23 度角；

（3）图 6-55 给出当这个检测组件的扫描中心与工轴中心对准及非对准时，斜面的影像是如何变化的；

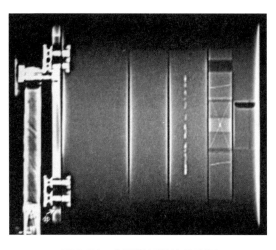

图 6-54　CATPHAN 性能检测
模体的定位扫描图像

（4）使用扫描机栅形影像功能可以评价模体位置；

（5）如果扫描影像表示出非对准，应对模体重新定位，并重新扫描；直到确定正确对准后，方可继续进行下一个检测。

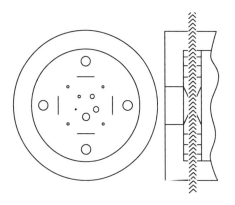

图A 正确对准在这个影像中，中心斜面影像的X,Y是对称的，表明模体正确对准。

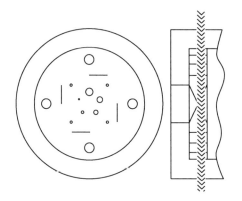

图B 斜面呈顺时针方向歪斜，当斜面从中心向顺时针方向偏转时，模体需远离机架

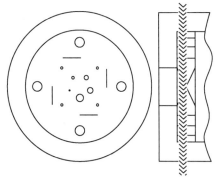

图C 斜面反时针方向歪斜，当斜面从中心向逆时针方向偏转时，模体必须移向机架。

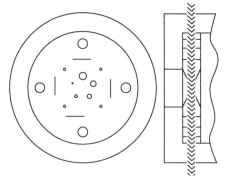

图D 斜面影像是非对称性　当斜面在长度和旋转呈非对称性表明与工轴有差的对准。

图 6-55　CTP401 检测组件的扫描中心在工轴中心对准及非对准时影像示意图

2. **选择合适的扫描条件**　应从以下几方面出发选择检测的扫描条件:

(1)根据检测目的选择扫描条件:CT性能检测方式分验收检测、状态检测和稳定性检测三种。验收检测要特别注意厂方所给性能指标的测量条件、临床实用扫描条件及设备性能极限的扫描条件;稳定性检测则要在验收检测后确定一组或少数几组临床上实用的扫描条件,在整个临床使用的过程中定期按固定的条件进行扫描以观察系统各性能参数的变化情况;状态检测介于两者之间根据实际临床应用及评价机器状态选择扫描条件。

(2)根据各种扫描条件对CT性能指标的影响来选择扫描条件:例如CT剂量指数(CTDI)的高低影响噪声大小及低对比度分辨力,有时厂家给出低对比度分辨力指标时既规定了CTDI为40mGy,检测规范中又规定了测量时的扫描条件(kV,mAs),但有时两者是矛盾的,CTDI可能因设备中所用的X射线管的发射效率而异,两者有矛盾时应以CTDI值为准,修改mAs值。由于国际辐射防护及辐射源安全基本标准给出的CT头部扫描的多层扫描平均剂量指导水平为50mGy,我国制定的X射线计算机断层投影质量控制检测规范要求空间分辨力及低对比度分辨力要在CTDI为50mGy的条件下检测。影响空间分辨力的因素较多,例如X射线管的焦点探测器及准直器的尺寸、数据采集方式、扫描野尺寸(FOV)、矩阵大小及卷积过滤函数等,检测前应向维修工程师了解清楚这些因素中哪些可以自选、选择原则及范围,然后根据检测目的选择测试的扫描条件。

3. **正确选择分析图像及测量参数的条件**　通过扫描得到一幅模体的检测图像后必须在正确的条件下进行分析和测量。

(1)正确选择分析图像的窗宽和窗位:正确选择窗宽窗位是分析空间分辨力、低对比度分辨力及测量层厚的关键,分析空间分辨力时窗宽设在10HU以下最窄处,但窗位不得大于细节CT值和背景CT值之差,同时,还要在常规算法和高对比算法两种重建算法下分别进行测量;分析低对比度分辨力测试图像时,应将窗宽设置为5倍CT值标准偏差(SD)加两对比部分(孔内、外)CT值之差,窗位应设置为孔内、外的CT值平均值;测量层厚时,将窗宽设置为最小值,窗位设置为斜面影像CT值分布曲线的半高度,这时,测得的距离才能和层厚的定义(灵敏度曲线的半高宽)相对应。

(2)选择测量CT值及噪声的感兴趣区(region of interest,ROI)的合适尺寸:测量CT值的线性时要注意不同材料间的边缘效应,因此ROI的直径不可过大,应选在线性检测模块之内;测量噪声时ROI的面积既要包括100个以上的像素又不可太大,太大会包含了CT值的不均匀性,因此在国家标准中建议采用1cm² 的ROI面积测量CT值及噪声大小。

(四) CT主要性能参数的检测

根据GB 17589-2011的要求,下面对要求的检测项目给出检测的方法。

1. **诊断床定位精度**

(1)目的:由于诊断床能否准确、可重复地移动至指定位置,对确定图像的相对位置十分重要,因此需要确定诊断床径向运动的准确性和稳定性。

(2)将最小刻度为1mm,有效长度为500mm的直尺在靠近诊断床移动床面外的位置固定,并保证直尺与床面运动方向平行,然后在床面上做一个能够指示直尺刻度的标记指针。

(3)保证床面负重70kg左右(可用请中等体型成年人躺在床面上的方法)。

(4)请CT机的操作人员或陪检人员分别对诊断床给出定位"进300mm"和归位"退300mm"的指令。

(5)记录进、退起始点和终止点在直尺上的示值,测出定位误差和归位误差。

2. **定位光精度**

(1)目的:检查扫描定位灯与扫描断面的一致性。

(2)将CATPHAN 500中的CTP401检测模体放置在射野中心线上固定,模体轴线垂直于扫描横断面,依据《CATPHAN 500 模体操作规程》的对中方法,首先调整轴线对中。

(3)微调模体使其所有表面标记与定位光重合。

(4)采用自动模式使模体进入扫描区域,采用临床常用的头部曝光条件、总成像准直厚度小于 3mm 的模式进行轴向扫描,获得定位光标记层的图像。

(5)方法一:根据获得的图像,比较图像中 23 度斜面的形状和位置关系与标准层面是否一致,如果不一致,则说明定位光不准确,如图 6-56 所示:

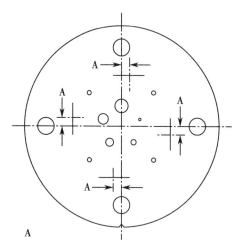 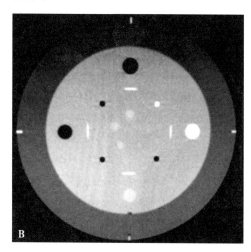

图 6-56　定位光精度检测的示意图及影像

图中的定位光中心偏离 = A × tan23° ≈ A × 0.424,A 可用工作站中的测距确定。

(6)方法二:根据获取的图像,在轴线上前后微调模体,按照 2.(4)中的扫描条件,最终获得与标称层面一致的图像,根据模体沿轴线调整的距离,确定定位光偏离的程度。

3. 扫描架倾角精度

(1)采用中心具有明确标记的长方体模体,使其中心与断层扫描野中心重合,并水平固定,或者根据标准描述的测量基本原理,采用 X 线 CT 剂量模体,将模体中心点与断层野中心点重合,并水平固定,根据定位光精度的检测结果,调整模体位置,确定扫描层面,使得扫描层面经过模体中心点。

(2)如果采用 CT 剂量模体,将剂量模体的周边四个电离室插孔中的对称中心的两个成垂直放置,并抽出其中的固体棒。

(3)采用临床常用的头部扫描条件进行扫描。

(4)模体固定不动,机架倾斜一定角度,按常用头部扫描条件再次扫描。

(5)使用工作站中的测距软件,测量长方体模体两幅断面图像的上下边缘的距离,或者对剂量模体两幅横断面影像中上孔的下边沿与下孔的上边沿之间的距离,分别记为 L_1 和 L_2。

(6)利用以下公式计算得到扫描架倾角的实际值,与设定值比较,确定扫描架倾角精度:

$$\alpha = \arccos \frac{L_1}{L_2} \qquad\qquad 公式(6\text{-}10)$$

式中:

α:扫描架倾角大小;

L_1:垂直扫描时模体横断面影像中上下边沿之间的距离;

L_2:机架倾斜 α 角度后模体横断面影像中上下边沿之间的距离。

4. 重建层厚偏差

(1)轴向扫描重建层厚偏差:

1）依据 CATPHAN 500 型性能模体进行模体对中,并定位于 CTP401 模体;如图 6-57 所示；

2）采用头部曝光条件,设定影像的标称重建层厚,进行轴向或螺旋扫描,获取模体 CTP401 的图像；

3）如上图所示,利用 23°丝状斜面影像,按照下一步的方法测量层厚；

4）对影像的调整与进行测量的方法:①调整窗宽至最小,改变窗位,直到丝形斜面影像恰好完全消失,记录此时的 CT 值,即 CT_{max};②在该窗宽窗位条件下,测量标记物附近背景的 CT 值,即为 $CT_{background}$;③CT 值半高为上述两个 CT 值之和的一半,记为 CT_{hm};④然后再重新调整窗位至 CT_{hm},测量此时标记物的长度,即上图中标记的半值全宽(FWHM);⑤再计算得到重建层厚 Z 的测量值。

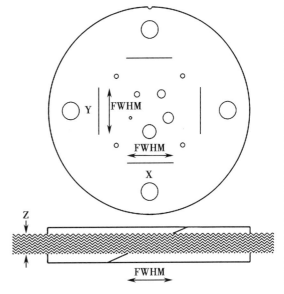

图 6-57　重建层厚偏差检测影像示意图

$$\frac{Z}{FWHM} = \tan 23° \approx 0.424 \qquad 公式(6\text{-}11)$$

(2)螺旋扫描重建层厚偏差:

1）用螺旋扫描方式扫描标记物,并以 1/10 标称层厚的间隔重建图像,且 Z 轴方向图像重建的总宽度至少为 3 倍的标称层厚；

2）用适当的 ROI(如标记物为薄片,则 ROI 设定为该薄片直径的 2 倍,若为微米级小珠,则将 ROI 设定为点。)测量获取的系列螺旋扫描图像中薄片或小珠材料的平均 CT 值；

3）记录这些平均 CT 值作以 Z 轴为横坐标的函数曲线,并确定该函数曲线的 FWHM,该 FWHM 即作为重建层厚的测量值。

注 1:本项中所指的重建层厚是 CT 机默认的图像重建层厚；

注 2:对于比较陈旧的螺旋 CT 机,很难实现 1/10 标称层厚重建图像,可以微调起始扫描点,获取多组重建图像,测量这些图像中心的平均 CT 值并作曲线,确定 FWHM；

注 3:对于多排 CT 机,目前仅限于对多层轴向扫描重建层厚的检测,检测模体中的具有确定几何位置的标记物在 Z 轴方向应该足够长,如果长度不能满足多层扫描的需要,可以按照探测器阵列的布局划分开来,分别检测,并保证模体中标记物的 Z 轴中心尽可能的与检测部分阵列在同一扫描层面；

注 4:对使用的具有确定几何位置的高对比标记物模体,应明确可以检测的最小层厚 d,该最小层厚可按下式计算得到:

$$d = \frac{T}{\cos\theta} \qquad 公式(6\text{-}12)$$

式中:

T:标记物的厚度;θ:标记物与扫描层面所成的角度。

5. CT 剂量指数

(1)采用 X 线 CT 剂量模体,头模直径为 160mm,模体直径为 320mm,分别在中心和距圆柱体表面 10mm 处有可放置 CT 剂量电离室探头的孔,采用 X 线剂量检测仪与 CT 剂量电离室配合检测,如图 6-58 所示；

(2)将头模置于扫描野中心,模体轴线与扫描层面垂直,周边剂量探头孔分别对应相当于时

钟时针的 12、3、6、9 点位置,探头有效探测中心位于扫描层面厚度的中心位置;

(3)按照 X 线计量检测仪操作规程连接仪器与电离室,并使仪器和笔记本电脑有效连接;

(4)拔出模体中心圆柱,并插入 CT 剂量电离室;

(5)根据使用模体,按照临床常用头部条件进行轴向扫描;记录剂量读数,得到 $CTDI_{100,c}$;

(6)将 CT 剂量电离室依次切换插至周边的四个电离室插孔中,并根据使用模体,按照临床常用头部条件进行轴向扫描;记录剂量读数,得到四个 $CTDI_{100,p}$(分别是 $CTDI_{100,p}1$,$CTDI_{100,p}2$,$CTDI_{100,p}3$,$CTDI_{100,p}4$),周边的四个插孔位置无顺序要求;

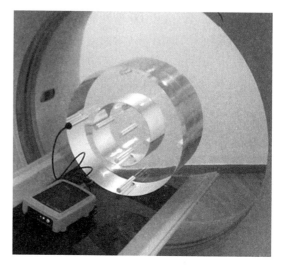

图 6-58　CT 剂量模体

(7)将模体切换至体部模体,并采用临床常用体部条件进行轴向扫描,重复类似于(2)至(6)的步骤,以获得体部剂量读数;

(8)根据以下公式分别计算得到头部和体部的 $CTDI_{100}$ 和 $CTDI_w$:

$$CTDI_{100} = \int_{-50}^{+50} \frac{D(z)}{NT}dz \qquad\qquad 公式(6-13)$$

$$CTDI_w = \frac{1}{3}CTDI_{100,c} + \frac{2}{3}CTDI_{100,p} \qquad\qquad 公式(6-14)$$

$$CTDI_{100,p} = (CTDI_{100,p}1 + CTDI_{100,p}2 + CTDI_{100,p}3 + CTDI_{100,p}4)/4 \qquad 公式(6-15)$$

(9)对螺旋扫描,采用 CT 长杆电离室进行 CTDI 的测量,并根据公式计算出 $CTDI_w$、$CTDI_{vol}$ 和 DLP。

由于剂量指数是 CT 性能和放射防护的共同的重要指标,这项检测除了应符合国家标准《X 射线计算机断层摄影装置质量保证检测规范》GB 17589-2011 的要求外,还应符合国家标准《X 射线计算机断层摄影放射防护要求》GBZ 165-2012 的相关要求。

6. CT 值(水)、噪声和均匀性

(1)采用均质水圆柱形模体,将模体对中(尽量不采用 CATPHAN 模体中的 CTP486 模体,因这一模块中的材质有可能引起因使用 X 线能量的不同而带来的 CT 值测量误差);

(2)采用头部扫描条件进行扫描,且每次扫描模体中心位置处的辐射剂量应不大于 50mGy;获取 CTP486 模体;

(3)CT 值的测量:在图像中心用大约 500 像素的 ROI 测 CT 值并记录;

(4)噪声的测量:在中心用大约 500 像素的 ROI 测 CT 值的标准偏差 $\sigma_水$,并按照下式计算得到噪声 n 的值:

$$n = \frac{\sigma_水}{CT_水 - CT_{空气}} \times 100\% \qquad\qquad 公式(6-16)$$

式中:

$\sigma_水$:水模体 ROI 中测量的标准偏差;

$CT_水$:水 CT 值得测量值;

$CT_{空气}$:空气 CT 值得测量值;

$CT_水 - CT_{空气}$:对比度标尺。

(5)均匀性的测量

1）在中心用大约 500 像素的 ROI 测 CT 值；

2）用相同 ROI 在图像圆周相当于时钟时针 3、6、9、12 点的方向，在距图像边缘 1cm 处取四个 ROI，测量其平均 CT 值；

3）边缘对中心 CT 值的最大偏差为场均匀性，如图 6-59 所示。

7. 高对比分辨力

（1）将 CATPHAN 模体对中，并定位于 CTP528 组件，这个断面组件含有从 1LP/cm 到 21LP/cm 线对高分辨力的检测卡；

（2）分别按照临床常用头部条件和体部条件进行轴向扫描；

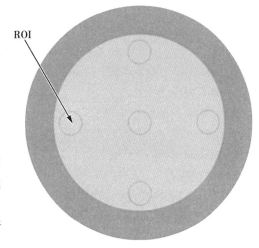

图 6-59　CT 值、噪声和均匀性的
测量示意图

（3）周期性细节的有效衰减系数与均质背景的有效衰减系数差异导致的 CT 值之差应大于 100HU，调整图像观察条件或达到观察者认为的细节最清晰状态，但窗位不大于细节 CT 值和背景 CT 值之差；

（4）计数能分辨的最小周期性细节的尺寸（或记录 MTF 曲线上 10% 对应的空间频率值）作为空间分辨力的测量值。如图 6-60 所示。

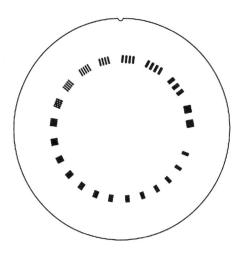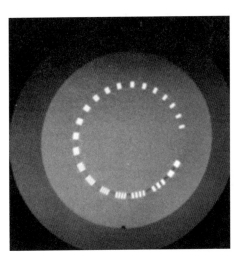

图 6-60　高对比分辨力模体和检测图像

8. 低对比可探测能力

（1）模体采用细节直径大小通常在 0.5 ~ 4mm 之间，与背景所成对比度在 0.3% ~ 20% 之间；

（2）将模体置于扫描野中心，并使圆柱轴线垂直于扫描层面；

（3）按照临床常用头部和体部条件进行轴向扫描；

（4）由模体说明书调整图像观察条件或达到观察者认为的细节最清晰状态；

（5）记录每种对比度的细节所能观察到的最小直径，并作噪声水平修正，归一到噪声水平为 0.5% 背景条件下的细节直径，然后与对比度相乘，不同对比度细节的乘积的平均值作为低对比可探测能力测值，如图 6-61 所示。

（6）对噪声水平的修正可按下式计算得到：

$$T\sigma^2 R^3 = k\frac{1}{D}$$ 公式(6-17)

式中：

T:标称层厚,单位为毫米(mm);

σ:噪声大小,%;

R:可观察到的最小细节直径,单位为毫米(mm);

k:比例系数,为一常数,不用考虑其具体数值;

D:扫描剂量,单位为毫戈瑞(mGy)。

9. CT值线性

(1)将 CATPHAN 模体对中,并定位于 CTP401 模体,内嵌四个分别为 Acrylic、Air、Teflon 和 LDPE 小圆柱体的样本模块;如表 6-9。

表6-9 CT值线性检测的四种样本材料的标准CT值

材料	Acrylic	Air	Teflon	LDPE
标准 CT 值 *	120	-1000	990	-100

* :标准 CT 值随使用 X 线平均能量的差异而有较小的差异。

(2)用临床常用头部和体部扫描条件分别扫描并获取图像,如图 6-62 所示;

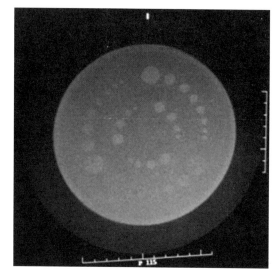

图 6-61 低对比探测能力的检测图像

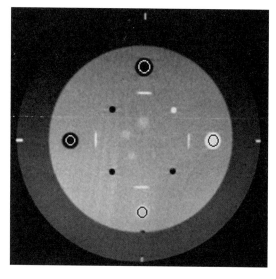

图 6-62 CT值线性测量图像

(3)在图像中对应不同模块中心选取大约 100 个像素大小的 ROI,测量其平均 CT 值;

(4)按照模体说明书中标注的各种衰减模块在相应射线线质条件下的衰减系数,计算得到各种模块在该射线线质条件下的标称 CT 值;然后计算各 CT 值模块中,标称 CT 值与测量值所得该模块的平均 CT 值之差,差值最大者记为 CT 值线性的评价参数。

以上各项性能参数检测的评价标准依据国家标准《X 射线计算机断层摄影装置质量保证检测规范》GB 17589-2011 列于表 6-10 中。

二、CT 机的验收和质量控制

CT 的验收和质量控制除了通过影像的评价进行成像的评价之外,还应该通过适当的性能检测方式来评价,性能检测方式可以分为以下几个方面。

1. 验收检测（acceptance test）

设备安装完毕或重大维修后,为鉴定其性能指标是否符合约定值而进行的质量控制检测。新装机的设备通常由监督监测部门或有相关资质的第三方检验检测机构来实施,能够很好地完成验收检测,但是重大维修后的设备常常忽视验收检测而继续使用,这是需要引起足够重视的现象。

2. **状态检测(status test)**　对运行中的设备,为评价其性能指标是否符合要求而定期进行的质量控制检测,通常一年进行一次状态检测。这一检测通常由监督监测部门或有相关资质的第三方检验检测机构来实施,一般情况下能够较好地完成。

3. **稳定性检测(constancy test)**　为确定设备在给定条件下获得的数值相对于一个初始状态的变化是否符合控制标准而进行的质量控制检测。这一检测通常是由设备的使用方来完成的检测,但是由于设备使用方不具备检测仪器和相应的性能检测模体,因此目前这一检测实际上是没有完成的检测任务,也是需要引起足够重视的现象。

表6-10中给出了根据国家标准《X射线计算机断层摄影装置质量保证检测规范》GB 17589-2011中规定的质量控制检测的项目和检测要求及检测周期。

表6-10　GB 17589-2011中规定的CT质量控制检测要求及检测周期

序号	检测项目	检测要求	验收检测 评价标准	状态检测 评价标准	稳定性检测 评价标准	周期
1	诊断床定位精度 mm	定位	±2	±2	±2	每月
		归位	±2	±2	±2	
2	定位光精度 mm	—	±2	±3	—	—
3	扫描架倾角精度(°)	—	±2	—	—	—
4	重建层厚偏差(s)mm	s≥8	±10%	±15%	与基线值相差±20%或±1mm,以较大者控制	每年
		2<s<8	±25%	±30%		
		s≤2	±40%	±50%		
5	CTDIw mGy	头部模体	与厂家说明书指标相差±10%以内	与厂家说明书指标相差±15%以内,若无说明书技术指标参考,应<50	与基线值相差±15%以内	每年
		体部模体		与厂家说明书指标相差±15%以内,若无说明书技术指标参考,应<30		
6	CT值(水)HU	水模体	±4	±6	与基线值相差±4以内	每月
7	均匀性 HU	水或等效水均匀模体	±5	±6	与基线值相差±2以内	每月
8	噪声%	头部模体 CTDIw<50mGy	<0.35	<0.45	与基线值相差±10%以内	半年

续表

序号	检测项目	检测要求	验收检测		状态检测		稳定性检测	
			评价标准		评价标准		评价标准	周期
9	高对比分辨力 lp/cm	常规算法 $CTDI_w < 50mGy$	线对数 MTF_{10}	>6.0	线对数 MTF_{10}	>5.0	与基线值相差 ±15%以内	半年
		高对比算法 $CTDI_w < 50mGy$	线对数 MTF_{10}	>11	线对数 MTF_{10}	>10		
10	低对比可探测能力	—	<2.5		<3.0		—	—
11	CT值线性 HU	—	50		60		—	—

为了满足 CT 防护性能的要求,依据 GBZ 165-2012 的要求,对 $CTDI_w$ 的验收检测,对成年患者,还应增加如表6-11 的检测要求。

表6-11　典型成年患者 X 射线 CT 检查的诊断参考水平

检查部位	$CTDI_w$ * (mGy)
头部	50
腰部	35
腹部	25

*:表列值是由水模体中旋转轴上的测量值推导的,模体长15cm,直径16cm(头部)和30cm(腰椎和腹部)。

验收检测时,如果该医院有儿童患者需要做 CT 扫描,则需按照 GBZ 165-2012 规定进行如表6-12 的检测(对于儿童医院和综合医院中有儿科时的要求)。

表6-12　儿童患者诊断参考水平(Shrimpton 等,2005)

检查部位及年龄(岁)	$CTDI_w^a$(mGy)	$CTDI_{vol}^a$(mGy)	DLP(mGy·cm)
胸部:0~1	23	12	204
胸部:5	20	13	228
胸部:10	26	17	368
头部:0~1	28	28	270
头部:5	43	43	465
头部:10	52	51	619

注:$CTDI_w^a$ 和 $CTDI_{vol}^a$ 是利用直径为 16cm 的剂量模体和计算得到的,本表所列数据为调查平均值的第三个四分位(75%)值。

(李林枫)

第九节　CT 设备常见故障及检修方法

CT 设备属于大型医疗设备,是精密设备,集成了机械、电子、光学、X 线、计算机、图像处理等先进技术,有着很复杂的电路结构及机械结构。不仅包含低压电路也包含高压电路;不仅有复杂的计算机系统,也有着许多外围电路和外围设备;不仅有静止的机械部分也有高精度的高速度的运动部件;不仅有系统的主设备也还有许多辅助设备等。CT 设备由许多部件组成,每一个部件都存在一定的故障率。不同的部件故障率不同。问题的核心是出现故障后如何进行分析,如何尽快地将故障定位并加以排除。维修时，既涉及硬件的测试与更换，又需对软件进行检查和参数校正。保养和维修工作较复杂。通常可分为日常定期维修和故障检查修理两种。出现故障时，要谨慎地进行检查和修理，切忌盲目乱拆乱卸，以免使故障扩大。

随着 CT 技术的发展，各代 CT 设备结构有所不同，首先应针对具体机型，掌握说明书上所指出的项目和规定，进行定期检查和维修，以便及时发现问题，解决问题，避免一些故障。CT 设备在日常使用过程中，由于各种不同的原因而造成某些元器件及机器产生故障，使其性能下降或停机，故障原因很多，各型各色，故障有时变化也很大，有的故障现象相同，但发生的部位、部件不同；有时还可能出现同一个部件产生不同的故障现象。

CT 设备的故障可以分为硬件故障和软件故障。硬件故障基本上是由于硬件的某一部件损坏或工作状态不佳引起。硬件故障又可分为：机械故障和电路故障两类。①机械故障常见的有转动部件失灵或卡死以及长期使用后磨损造成机械精度改变、弯曲、断裂、固定件松动或拔出，如螺钉、螺母、铆钉、键等；②电路故障就其性质而言，基本分为三种：开路故障、短路故障、漏电故障。辅助设备是扫描系统主设备以外的配套设备。例如，稳压器、高压注射器、空调设备（某些型号的机器直接与主设备相连接）配电柜等。辅助设备的稳定性与可靠性也直接关系整个系统的可靠运行，因此不可忽视。

CT 设备的软件通常包括：操作系统、数据库、扫描程序、调试维修程序、检查程序及应用程序等。软件故障最常见的是软件被破坏，致使 CT 设备不能正常工作或停机；部分软件参数改变，出现异常图像，这需要对软件中的有关参数进行校正。

一、产生故障的原因

CT 设备在使用过程中发生故障，一般可分为三个阶段，①早期故障期：设备使用初期，元器件本身存在材料、工艺、设计等方面的问题，使用初期经过连续运行的考验，大部分会暴露出来；②偶然故障期：这个时期故障率低，设备故障率高低，与外界因素如温度、湿度、电源供电情况有关，与日常维护保养关系很大，采用预防维护可保证设备处于良好运行状态，减少这个阶段的故障率；③耗损故障期：这一阶段，故障率快速增加，这是设备及元器件老化、磨损等原因造成，耗损期设备故障率日趋频繁。日常工作中，造成 CT 设备故障的原因常表现为：

（一）正常性损耗

任何设备、任何部件都有一定的寿命，随着使用时间和使用频率的增加，故障率也在不断增多。如 X 线管，在长期工作中，因阳极不断蒸发的金属附着在管壁上，或阴极灯丝逐渐因加热而变细，内阻增大，使其发射电子的能力减低，造成 X 线管老化，故 CT 的 X 线管受曝光次数的限制，射线量降低，因而导致伪影出现。此种情形便是正常性损坏，无法修理，只有更新。此外，如接触器、滑动电位器等元件也随使用年限的增长而逐渐老化；还有继电器触点的损坏；轴承的破裂；滑环与碳刷使用时间过长就会出现接触不良的情况等，很难用某一规定的使用时间来衡量，但可通过正确地使用和维护，延缓其老化过程，延长使用年限。

（二）性能参数调整欠佳

CT 设备是高精密医疗设备，在安装和检修调整过程中，必须按照说明书中的技术要求逐步调试和校准。如 X 线管中心、旋转速度、扫描床的进出速度、图像对比度、低对比度分辨力、CT 值校准、模体校准、编码器的调整、准直器的调整、X 线管的参考电压调整、灯丝电流调整、高压波形的测试调整等，都应细致认真对待，若调整不当，轻则工作状态不稳定，重则使元器件寿命缩短，甚至无法正常扫描工作。若电流过大或电压过高，均易导致元器件的损坏。

（三）人为地损坏

这是由不正当的操作造成 CT 设备的损坏，如操作者对 CT 不熟练，对使用者要求不严，不按操作规程使用所致。如在不预热 X 线管的情况下，便接通高压扫描，这样会迅速降低 X 线管的使用寿命,使其突然高温而造成 X 线管阳极靶面烧伤,轻则使 CT 图像质量欠佳,重则造成 X 线管报废;不进行空气校正或空气校正失败,造成伪影;开机不开空调室内温度升高;关机没有按规程退出程序等。另外,有的操作员工作时将喝水杯或饮品放置在操作台上,不小心碰倒会造成操作台键盘进水,轻则停机,重则造成设备进水短路而损坏。

(四)设备质量欠佳

造成设备质量欠佳问题的原因很多,其中有:①设计的原因:设备在设计时留的余地太小,例如:电源的容量不足而负载又太重;系统抗干扰能力弱;信号传递的匹配不佳;机械传动配合过于紧张;元件耐压不够;元器件选择不当等;②制造加工安装调试的原因:生产过程中的质量检查与监督不严,造成不合格的产品出厂,例如:应当拧紧的螺丝没有拧紧;应当紧固的部件没有紧固;X 线管安装的位置不佳等;③元器件的质量不好:例如:旋转部件耐磨性能差(如轴承);元器件的耐压不够;元器件的热稳定性差等。

(五)环境的影响

CT 设备对环境条件要求十分严格,①电源对于 CT 设备的正常运行至关重要,由于电源电压的不稳定,忽高忽低,除影响设备的正常使用外,同时还影响设备的使用寿命。如磁盘机、磁带机正在高速旋转,磁头正在读取数据,浮在盘面上,CT 正在扫描中,此时突然停电或切换电源(瞬时停电),就有划坏磁盘,可能破坏系统软件和应用软件,也会造成设备多处损坏,给修复带来极大困难。②CT 设备的地线非常重要,接地不好往往引起机器的不稳定,有时也会产生故障。③CT 室内的温度与湿度也很重要,温度过高或相对湿度过大或过小都会引起机器的故障。如常见的因室内温度过高,导致 X 线管过热、扫描架过热、计算机过热保护,CT 无法扫描,需等待温度降低后使用。

(六)平时维护保养不足

CT 设备的日常定期保养十分重要,需经专门培训,固定专人负责。如继电器触点不清洁,设备内部的灰尘没及时清除,高压电缆插头硅脂或变压器油没及时添加或更新,机械部分的润滑欠佳,计算机柜内的空气过滤网不勤清洁,会造成通风不畅;滑环与碳刷不定期清洁保养,会出现接触不良;高压电缆过度弯曲或受潮,会使其绝缘强度降低,造成高压击穿故障等。

适当的适时的维修保养对于延长机器的使用寿命至关重要。例如,机器内部的空气过滤网必须经常进行除尘,以便机器有良好的通风散热;经常地检查图像质量也是保养的重要工作,因为进行图像质量检查不仅是为了确保图像质量而且可以预先防止故障的发生;对于螺旋 CT 必须经常清理滑环由于磨损所造成的碳粉附着,同时检查碳刷磨损的情况必要时及时进行更换,此项工作对于减少故障非常重要;对于一些运动的部件必要时要经常加润滑油以减少磨损;经常检查运动部件的紧固情况等。

二、故障检修原则与方法

(一)检修原则

1. **专业人员检修**　检修时必须由具有 CT 专业知识和一定实践经验的工程技术(或影像技术)人员负责,要有严肃、认真的工作态度。

2. **先调查后动手**　即当发生故障时,首先查看操作台显示屏上的错误代码和错误信息,通过故障代码可大致判断故障所在。各 CT 设备的故障代码不相同,有的设备可能不提供代码的解释,需要在工作中不断了解、摸索、总结故障代码的含义。向操作者了解发生故障的前后情况,然后再结合故障现象动手检查。

3. **先外后内**　即先检查电源是否正常,机器外部元器件及各开关旋钮的位置是否正确,然后再打开机器内部进行检查。

4. **先静后动**　即先在不通电的情况下,用眼观、鼻闻、耳听及万用电表测等,静态观察有无响声和气味。然后再接通电源,逐步认真分析和测量,找出故障发生的位置和原因。

5. **先读图后动手**　检修者一定要对所检修的CT说明书以及有关资料数据认真地阅读和掌握,掌握各种软件操作程序,并弄清机械的结构原理,电路的工作原理。CT设备发生故障时,先读懂故障部位的电路原理图,最好以流程图的形式逐步列出,特别是对继电器的工作状态分析,一环扣一环,以流程图的形式可省时省力,加快找到发生故障的原因,然后再动手找出排除故障的方法。

6. **充分发挥故障诊断软件的作用**　CT的软件中,一般都设置了各种校验程序,其中也包括故障诊断软件(维修软件)。不同CT设备的维修软件的使用方法也不同,有些CT设备还需输入密码才能使用维修软件。CT发生故障时,运行这些故障诊断程序,可提示故障部位,性质及其相关信息,结合故障现象,参考这些信息,追根求源,便可找出故障所在。

7. **综合分析,制定检修计划**　切忌无计划的"盲动"检修。检修完毕,应对CT设备进行综合校验和必要的调整,并填写检修记录。遵循上述原则,可少走弯路,加快检查和排除故障的速度,提高检修工作的效率。

(二)检修注意事项

1. **安全保护**　尽量避免在带电的情况下检修;在带电情况下进行检修时,所用检修工具,如仪表测试笔、接线夹、螺丝刀等,其金属暴露部分尽量少,以免造成短路。如无专用工具,可在普通工具上加装绝缘套管。要特别注意人身安全,检修扫描架内部的部件时,一定要将安全开关关闭,以免有人误操作时造成人身伤害;在维修过程中有时需要辐射曝光,此时应注意防护辐射;在维修高压系统时,需要操作高压部件时必须注意将高压部件对地进行放电,以释放掉残余的电荷,避免高压伤人。

2. **按制定的检修计划进行**　检修用仪表要保证一定的精度,避免测量误差过大,影响检修工作。

3. **零部件安装复位**　凡拆下的导线均应做好记录并加以标记,以免复原时出现错线错位,造成新的故障,对需要调节的元器件,调节前后都应做好测量记录,以免错乱。对拆下的零件、螺母、螺钉等要分别放置,不可乱丢,检修后应及时装回原处。

4. **试验要慎重**　当遇到短路故障时,例如:CT设备高压击穿、机器漏电、电流过大等情况,应尽量避免过多的重复试验,非试验不可时,应选择低条件,谨慎从事,防止将故障扩大。

5. **注意防止静电**　CT设备采用大规模集成电路或超大规模集成电路,在维修时必须注意防止静电,尤其是在操作带有大规模集成电路板时必须佩戴静电防护手环,以免造成集成电路的损坏,这也是必须注意的操作规程。

(三)检修顺序

1. **了解故障情况**　配置有无改动;
2. **观察故障现象**　观察指示灯、开关等情况;
3. **工作原理分析**　分析故障产生的可能原因;
4. **拟定检测方案**　拟定出检测步骤和测试工具;
5. **分析检测结果和分析故障的原因和部位**　是检修CT最关键而且最费时的环节;
6. **故障修复**　进行更新、替换等整修工作;
7. **修复后功能检测**　必要时应作某些调整;
8. **检修记录**　填写内容有故障现象、出错代码、故障分析、检测方案和结果。

(四)检修方法

在日常检修CT设备中,会碰到性质、现象不同的故障,也有繁简、大小、隐蔽和明显的故障,这就应根据不同情况,对症下药,采取有效的检测手段,才能"准而快"地查出故障所在。在检修CT时常用的查找故障方法有以下几种:

1. **控制台面板法** 利用 CT 操作台上设置的开关、按键、插孔、旋钮和各种指示器等来缩小故障的查找范围。

2. **直接观察感触法** 利用人的眼、耳、鼻、手等感官,通过①看指示灯;②听声音;③闻气味;④摸温度,来发现较明显的故障。如接线松动或脱离,电子管灯丝是否点燃,电阻烧坏断裂,电解电容电解液外溢,变压器烧焦,高压电缆击穿,漏油,速度不匀,mA 表上冲,kV 表不稳等明显故障适用此法。但也要注意,用此法找到的故障,有时可能是发生故障的表面现象,不是原因所在,因而不应急于更换零件,应认真分析引起故障的真正原因,否则故障非但不能排除,反而会加重。

3. **信号注入法** 即利用逻辑测试笔或信号发生器输出各种不同频率的信号,加到待修部件的输入端,在输出端用示波器观测其波形的变化,此法对因放大器引起的故障帮助很大。

4. **对比代替法** 即用新的元器件或电路板替换怀疑有问题的元器件或电路板,观察故障能否排除。此法需有大批的零备件,或在同型号 CT 设备上测试,既快又省事,对因元器件变质、虚焊等隐蔽的故障甚有效。

5. **切割法** 即有时一个故障现象牵涉面很广,会有好多个故障引起的可能,必须将这些可能性一个一个地排除,最后只剩下一种可能性。或者对于难以判断故障所在或现象相同而部位不同的故障采用此法很有效,如 X 线部分的 mA 表上冲,可先将高压发生器端电缆拔出进行高压通电试验,而后将 X 线管侧电缆拔出,这样很快便可得出结论。对于计算机系统的故障,可利用终端板来分段查找,逐段排除,这样可逐步缩小故障的搜寻范围。

6. **软件法** 即充分利用故障诊断软件(维修软件)来查找故障,有的 CT 设备维修软件,提供错误代码,故障可能原因,检测步骤和方法,根据提示逐步检测判断,加快排除故障的速度。

7. **测量法** 即用万用表、计时器、示波器等仪表进行测量或使用体模检测,将所测数据与原资料进行对比,以便迅速准确地判断故障所在。在使用中,不同的故障,不同的部位,不同的技术要求,要选择不同的仪表。总之,测量法是检查故障常用和可靠的方法,而各类仪表又是检修的重要工具,是检修工作者的耳目,应熟练掌握并倍加爱护。

在 CT 机的检修工作中,方法是多种多样的,实践多了还会有很多小技巧,积累许多小经验。希望 CT 维修技术人员结合发生故障的现象、部位,从实际出发灵活掌握和运用。

三、典型故障分析

CT 设备的故障种类和故障现象与其结构特点有直接关系,下面针对各 CT 设备共性故障进行分析,掌握和了解一些典型故障的现象、产生的主要原因和检修方法。

(一)伪影

CT 伪影是在所有故障中最为复杂的问题,伪影的出现往往涉及设备的高压、重建、数据采集、探测器、X 线管以及软件、校准程序等。

1. 环状伪影

(1)产生环状伪影的原因:①探测器损坏:探测器的某一个或某些损坏或探测效率降低;②积分电路损坏:某个或某些通道的积分电路损坏;③X 线管辐射输出降低:射线量不足导致剂量降低;④X 线管位置或准直器的调整不佳:也会造成剂量的不足;⑤探测器受潮:导致探测器的性能差异变大;⑥探测器温度低:探测器通电时间不足,未达到温度要求,温度太低,可能产生伪影;⑦软件损坏:校正参数被破坏;⑧未空气校准或校准不正确,造成伪影;⑨电网电压不稳或内阻过大导致剂量不稳,极可能产生环状伪影。图 6-63 环状伪影。

(2)检测及分析处理:①判断 X 线管:X 线管辐射能力的降低是产生环状伪影的重要原因之一。此时 X 线管的辐射性能不稳定,时高时低。因此应当判断环状伪影是否由 X 线管引起。但是 X 线管一般来说不会发生突变,这一点是应当注意的。②判断探测器:某个探测器损坏会引起一个圆圈状的伪影。早期的CT采用的闪烁晶体容易受潮。当探测器受潮后也会引起环状伪影。但是和单个探测器损坏相比它们产生的伪影是不同的。探测器受潮引起的环状伪影不会是单个圆圈。③判断积分电路:积分电路的损坏可能是单一的也可能是一组。积分电路最容易损坏的是电路板上的滤波电容。但是滤波电容的损坏常常不只影响一组通道。④调整问题:X线管和准值器的调整不佳导致球管发出来的X线不能全部穿透人体到达探测器,这种情况下表现的是辐射剂量不足。在检查探测器和积分板没有明显的损坏的情况下,有可能是球管和准直器调整不佳产生的伪影。需要重新进行调整。⑤检查定位像:通过定位像可以判断通道和探测器的损坏,此时会出现平行于轴向的竖线。⑥高压不稳会引起剂量脉冲的不稳也会导致环状伪影的产生。应当检查电网电压,特别是在曝光的过程中应当监视电网波动情况。⑦环状伪影一般机器不会报错。

2. 条状伪影

(1)条状伪影产生的原因:①同步脉冲短缺:条状伪影往往是缺少同步脉冲引起的;②滑环接触不良会导致信息的丢失;③数据传输时发送与接受不可靠引起数据丢失;④电网电压不稳引起高压脉冲的不稳导致剂量脉冲不稳。图6-64 条状伪影。

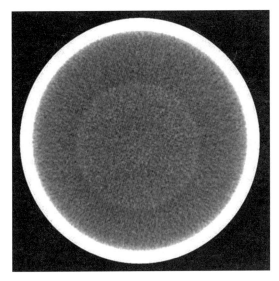

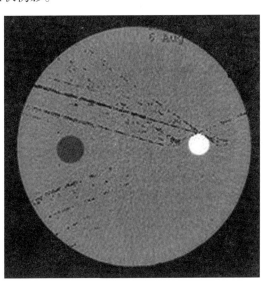

图6-63 环状伪影　　　　　　　　　　图6-64 条状伪影

(2)检测与分析处理:①检查AP脉冲;②利用软件测试旋转稳定性;③检查同步信号传送通路及信号状态;④检查滑环并清理积存的碳粉;⑤检查数据传送通路;⑥检查电网电压。

3. 网格状伪影

(1)网格状伪影产生的原因:探测器与积分电路的连接不良。

(2)检测与分析处理:①检查探测器与积分电路的连接状况;②进行DAS的偏置与噪声测试。

4. 伪影分析

(1)图像中心部位出现伪影,造成该伪影的原因有:①校准文件损坏,需要重新运行校准程序;②射线滤线器中心部件有裂纹;③数据采集板采集的数据异常或丢失;④探测器采集模块损坏;⑤数据采集单元中模数转换板损坏;⑥球管旋转阳极靶面有缺损;⑦探测器表面及射线透视环上有异物。图6-65 中心伪影,图6-66 中心点状伪影。

(2)图像出现单道灰色环形伪影,原因有:①校准文件损坏;②滤线器有细小裂纹或杂质;③数据采集板相应采集通道损坏;④探测器采集模块和采集板连接线接触不良;⑤层厚控制器导轨表面有异物。图6-67 环状伪影,图6-68 部分环状伪影。

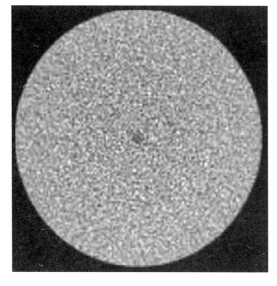

图 6-65　中心伪影

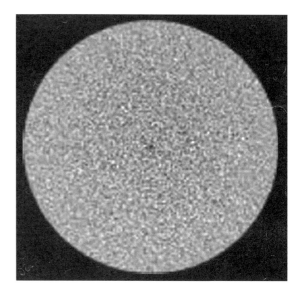

图 6-66　中心点状伪影

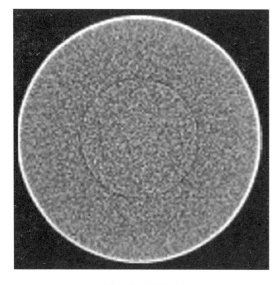

图 6-67　环状伪影

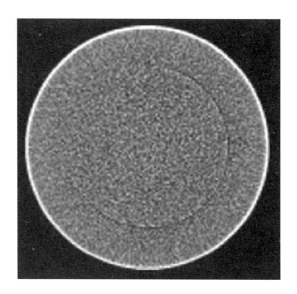

图 6-68　部分环状伪影

（3）图像出现环形带状伪影，原因有：①数据采集板采集通道损坏；②滤线器有较大裂纹；③校准文件损坏；④数据采集单元中模块转换板转换通道损坏；⑤探测器采集通道相邻几个模块损坏。

（4）图像出现多环形带状伪影，原因有：①校准文件损坏；②数据采集单元中模数转换板多个转换通道损坏或基准电压偏离；③数据采集板多个采集通道损坏或数据采集控制电路损坏；④探测器采集模块损坏；⑤滤线器或层厚控制器上有异物或损坏。图 6-69 带状伪影。

（5）图像出现多环形细环伪影，原因有：①校准文件损坏；②数据采集控制板损坏；③数据采集板损坏；④探测器采集模块和数据采集板连接排线接触不良。图 6-70 多环伪影。

（6）图像出现晶格状伪影，但有扫描图像，原因有：①球管旋转阳极异常；②数据采集控制板故障；③探测器偏值电压异常；④球管打火。

（7）图像出现晶格状伪影，无扫描图像，原因有：①高压系统无射线输出；②数据重建单元故障；③数据采集控制板故障；④校准文件损坏；⑤探测器损坏。

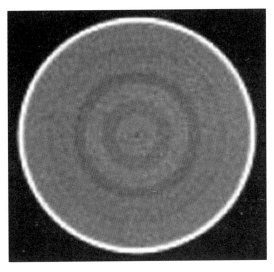

图 6-69　带状伪影

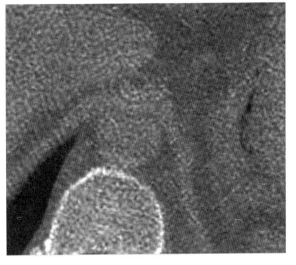

图 6-70　多环伪影

（8）图像出现麻饼状伪影，原因有：①探测器损坏；②高压系统故障；③数据采集控制板损坏；④数据采集单元模数转换板损坏；⑤探测器偏值电压异常；⑥最后诊断：数据采集单元模数转换板损坏。

（9）图像出现转向颠倒偏移，原因有：①数据采集时序控制电路故障；②数据采集触发信号异常；③重建单元故障。

（10）图像出现分离及偏移，原因有：①系统硬盘有坏扇区；②重建单元故障；③原始数据存储接口板故障。

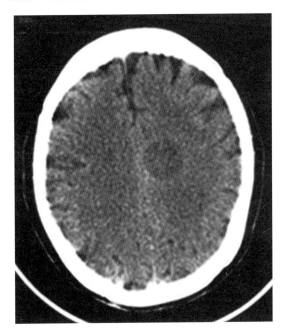

图 6-71　头部图像伪影

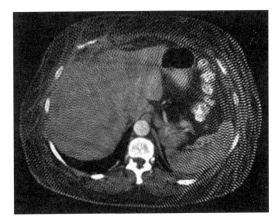

图 6-72　体部图像伪影

（二）数据采集系统（DAS）故障

数据采集系统（DAS）的功能是将穿过人体的不均匀 X 线信号转变成电信号，并将其数字化后送给计算机。判定是否是 DAS 的故障时，可以用硬盘内正常的原始数据重建图像：如果重建的图像好，说明重建系统（阵列处理器）及显示系统均正常，基本上就是 DAS 故障。检测 DAS 故障时要充分利用数据采集系统的测量软件,获得大量的数据。这些数据可以帮助分析具体的故障部位。

DAS的故障最常见的是环状伪影。环状伪影可由探测器至中央计算机的通信故障、探测器漂移、光谱改变、数据采集系统的电压超差或波纹过大、X线输出量不足、X线管和探测器的匹配位置调整不当,准直器内有异物进入或内部的滤波片损坏、体模校准数据不准,阵列处理器中电路板或电源不正常等原因引起。环状伪影可以是单环状也可以是多环状。

常见的故障原因有:①体模校准数据不准时,环状伪影大多出现在图像的中心位置附近;②单环伪影多由通道放大板或探测器产生,每道环形等间距,多由A/D板引起;③多环伪影集中在图像的中心部分,表明X线管输出量不足;整个图像上都有环状伪影,特别是10mm层厚扫描时更严重,多为X线管位置偏移所致;④探测器某个单元或某几个单元损坏,或者连接探测器与滤波放大板的软电缆故障,也可出现环状伪影;⑤准直器划伤或污染时,可出现黑白成对的环状伪影;⑥补偿器出现裂纹时,可出现环形内外密度稍高的伪影;当某些电路板有问题时,也可出现环状伪影;⑦准直器位置不正常,挡住部分X线时,图像分辨力降低,外围出现高亮度圆环形伪影;⑧探测器一端地线接触不良时,可引起探测器左、右两边的氙气电离室内形成不同的电压差,致使探测器电离室达不到稳定的工作状态,数据收集不准确,出现多个同心圆的环状伪影,如探测器的直流电源故障时,可在扫描图像中出现多个同心的环状伪影或间距不等的粗细黑条影;⑨扫描架内通风散热条件不好,温度过高时,可出现粗细不等的高密度同心圆环状伪影。

(三)X线管故障

1. X线管的典型故障　在CT设备各种故障中,X线管是最容易发生故障的部件,因为X线管是真空部件,属于CT设备的耗材,随着扫描曝光次数的增长,故障发生的可能性增大。常见的故障现象有:①打火:X线管使用时间长了管内的高压油绝缘性能会有所降低;油冷却系统密封不好会导致空气进入形成气泡容易打火;更换新的X线管时,高压插头没有完全紧固或涂抹绝缘硅脂不均匀,空气没有完全排除容易打火;有时打火也会表现为电流过载。②旋转阳极不启动:在规定的时间内阳极旋转速度达不到要求的转速。这种情况大部分是由于轴承过热变形,使转速下降,甚至卡死。特别是扫描速度越来越快,X线管积累的热量不能迅速散发出去时这种故障是很容易发生。这时只有更换X线管才能使故障排除。③电流过载:也是X线管经常发生的故障之一。电流过载常常由金属蒸发导致真空度下降引起,严重时只能更换X线管。④灯丝烧断:此种情况有时也会发生(双灯丝可以换用),这时只有更换X线管才能解决问题。⑤过热过压保护:在X线管内的温度过高、绝缘油的压力过大时,过热过压保护开关对X线管起保护作用。此故障在停止扫描使得X线管慢慢冷却下来即可恢复。但是在任何情况下决不可将压力开关摘除,这样做是很危险的,可能会导致X线管的真正损坏。⑥油循环故障:可出现油循环泵损坏,油循环油路堵塞,风扇损坏,供电电缆断,旋转停止,供电电源损坏等。

2. X线管损坏的判断方法　判断方法主要有:①噪声跟踪测量法:由于X线管使用时间过长阳极靶面变得粗糙,灯丝老化变细导致射线量降低,因而使得图像噪声加大。通过测量图像CT平均值和标准偏差可以判断X线管的寿命。②灯丝电流比较法:测量灯丝电流与曝光次数的关系,可以判断X线管的寿命。③射线输出量测量法:通过测量X线的输出量与曝光次数的关系来判断X线管的使用寿命。④有些型号的CT提供校正测量值也可以初步判断X线管的寿命。

3. 区别高压发生器故障　为了准确地判断X线管损坏,必须排除高压发生器及其控制电路故障和高压电缆及插头击穿故障。因为高压发生器故障和高压电缆击穿有时也表现为电流过载,容易与X线管故障混淆。判断方法:①摘除高压发生器的高压电缆;②摘除X线管的高压电缆(注意高压)。

4. 延长X线管的使用寿命　X线管属于易损部件而且价格昂贵,因此应当尽量地延长使用寿命。延长使用寿命大致有以下几种方法：①扫描之前必须对 X 线管进行充分的预热，以延长灯丝的寿命；②做好维护保养工作，定期对 X 线管散热系统清理灰尘；③经常检查高压插头，保持紧固的连接，以避免打火伤害到 X 线管；④适当地降低扫描条件使用，缩短灯丝加热时间，避免扩大扫描范围，在不影响图像质量的前提下，降低扫描条件。

（四）X 线控制及高压发生器故障

1. X 线部件故障　常见故障有：①CT 内部和计算机接口部分故障：特点是手动曝光正常，计算机控制曝光不正常；②控制部分故障：不曝光，无 X 线；③高压初级直流电源及电容故障：因电压高易击穿短路不曝光；④高压逆变器故障：不曝光，逆变器损坏时四个大功率管要一起更换，需要参数匹配；⑤高压发生器故障：不曝光，无 X 线；⑥旋转阳极控制部分故障：引起 X 线管旋转阳极不转或转速不对，如阳极旋转过快，其控制刹车的继电器接点接触不良，阳极不能刹车；⑦灯丝加热控制部分故障：加热异常也不曝光。如灯丝电流产生漂移，特别对低 mA 造成影响。

2. 外围设备控制故障　常见故障有：①扫描架旋转编码器（斑马尺）故障：灰尘污染时曝光脉冲少，瞬间无 mA，kV 相对高（空载），可以引起 X 线机报错 kV 高。②DAS 接口板故障：X 线曝光信号是从 DAS 接口板传输给主机的。其故障可引起 X 线系统的异常。如接口板损坏，当实际数据已采集结束时，接口板不发出采集后的信号，而 X 线管旋转阳极仍转。所以有些看似 X 线的故障，其实是其他系统引起的。③其他外围设备故障：也可引起 X 线系统不曝光。如阵列处理器或计算机本身故障未向 X 光发出指令，可引起不曝光（但这时往往不能旋转）。扫描旋转起始位置错误，也不能启动 X 线系统曝光。

（五）螺旋 CT 常见故障

1. 碳刷与滑环引起的故障　在螺旋 CT 设备中有静止与旋转两大部分。它们的连接靠的是滑环与碳刷接触。这其中包括：电源供电、控制信号传送和数据的传输。接触不良导致接触电阻增大，导电性能降低因而引起故障。常见故障有：①碳刷周围堆积的碳粉会产生打火引起断层扫描过程中曝光中断，而且此故障与空气的相对湿度有关。相对湿度过大或过小都会使故障增多；②碳刷周围的碳粉堆积会导致扫描过程中信号传输不稳因而数据丢失，严重时还可能引起机器掉电。

2. 碳刷与滑环的维护保养　碳刷与滑环的接触将直接影响到整个系统的工作稳定性与可靠性。因此应当充分重视滑环与碳刷保养与维护：①要经常检查碳刷的长度，当碳刷磨损到一定程度，剩余的长度到达极限时，就要及时更换，以保证系统工作的正常；②要定期清理碳粉：机器运行当中为了减少滑环和碳刷的无效磨损，应当尽量减少不扫描患者时扫描架的旋转。

3. 其他经常引起的故障　常见故障有：①通信故障：X 线不能得到信号曝光。指扫描架的固定部分和旋转部分的通信故障。根据通信方式的不同，原因可有碳刷的、光电的、射频的等故障。②扫描架内灰尘大有可能堵塞某些光耦和电路的光通路，导致系统故障。清除扫描架内的灰尘特别是光耦元件的灰尘一般系统能恢复正常工作。③系统中的继电器经常有触点接触不良而使机器不能正常工作的情况。改善继电器的触电接触状况或更换继电器可使机器恢复正常工作。④机架内的多发故障是旋转故障，它致使扫描中断。最为常见的原因是伺服驱动系统故障导致的过载，位置反馈或速度反馈电位器、光耦、编码器损坏导致的速度控制失效，当然对于运行较久的设备还要考虑机械传动，皮带的老化等原因。另外由于常年累月的旋转震动会导致某些接插件松动（如电路板插座、电缆插头等）造成接触不良，影响系统工作的。这类故障一般与旋转有关。因此应当经常检查扫描架内的接插件的接触问题。进行定期的维护与保养。⑤高压系统也是故障多发的部件，主要是 X 线管、高压逆变器、高压油箱等，可以通过各种测试来区分。

（六）扫描架、扫描床、准直器机械运动系统故障

1. 扫描架旋转系统故障

（1）机械运动故障：①旋转皮带断裂松动，引起不能旋转、转速低或旋转不均匀等故障。解

决方法是调整旋转齿轮的位置,使皮带紧凑,不松动打滑;②旋转电机变速器缺油、损坏等,噪声加大,振动,转速不均;③旋转电缆线松脱卡死引起机械制动;④机架缺油(润滑油),这会引起旋转阻力加大,噪声大,转速不均,CT设备报错。旋转阻力过大,将使旋转电机电流过大,空气开关跳闸保护。

(2)供电驱动故障:①扫描架旋转系统电源故障,机架旋转速度不正常;②电机碳刷常会接触不良(碳刷属于消耗品,要定期检测,勤更换);电机线圈也常出现断、短路故障;③驱动板故障,速度快慢不均,有伪影;④旋转锁止故障,扫描架固定不好。扫描架的刹车是靠电机制动的,电机的锁止器不好会使扫描架固定不住,但一般不影响扫描;⑤扫描架旋转系统的电路板故障,扫描架旋转系统的电路板上面有各种电位器,需根据情况现场调整,故未调好的电路板也会报错,维修人员应注意。

(3)旋转控制故障:①旋转控制系统主板故障,旋转控制系统的主板和主计算机进行通信对话,当旋转系统主板有问题时,整个旋转系统全部处于瘫痪状态,故障一般较重,较易判断,这时也不应排除计算机内和旋转系统的接口板损坏的可能性;②旋转控制板故障,旋转功能丧失;③旋转编码器光栅测速故障,缺曝光脉冲,报旋转速度错误;④旋转电机测速线圈故障,速度不均匀失控(一般加快);⑤旋转限位开关故障,扫描架不能旋转;⑥保护开关故障,扫描架开门保护开关误动作,摆角受限。扫描架面板开门保护开关的作用是开门时不让扫描架旋转。当此开关损坏时,扫描架面板门虽没打开,但程序误认为门已开而不让扫描架旋转;⑦旋转曝光启始位置错误,不能启动曝光。原因多为编码器的参考值读数不对。需重新调整;⑧扫描启始记数开关损坏,常闭开关松开后延时闭合,引起旋转过位。扫描架旋转部分冲过位,危害很大(有可能因强烈的震动损坏X线管或其他部件)。

2. 扫描架倾斜故障 常见故障有:①倾斜电机故障,机架倾斜不能进行;②倾斜检测故障,角度不对时,不能扫描(计划的角度与实际的角度不一致);③倾斜电机机械传动故障,机架倾斜角度过冲,原因是电机的丝杠螺杆磨损严重,机械传动间隙加大所致。

3. 床水平运动故障 常见故障有:①床水平运动电机驱动板损坏,床水平运动不能进行。②床水平运动电机损坏,床水平运动不能进行。床水平电机本身损坏时较少,床水平运动不能进行多为水平移动机械性受阻所致(链条等)。③床水平运动电机水平位置检测损坏,水平位置显示不对,不能扫描。另外在做定位像时,X线产生需要由床轴编码器送来的编码脉冲作为X线基本触发信号。故障时扫定位像不曝光。④水平运动电机传动间隙大,水平位置不准,不能扫描。⑤水平前后限位开关损坏,到极限位后不限位或不能扫描,(后限位压合CT认为不在扫描位置)或不能做定位像,或床不能水平移动。⑥有的CT设备扫描时床不能水平移动,但平时手动正常。这不是床本身的故障,而是CT设备计算机控制系统的问题。

4. 床垂直运动故障 常见故障有:①垂直运动电机故障,床不能升降,故障不难判断,但要区别驱动板或控制板的故障。②床升降液压泵及电磁阀故障,有的床升降采用液压泵,泵损坏时床不能升,只能降(降床只用电磁阀)。这种床如果电磁阀关闭不严,会出现床面缓慢下降的故障,平时一般不能发现,当因此故障长时间停机时,要将床面板推到床尾。③床高度检测器损坏,高度显示不准,不能进床(高度不够),当床高度太低时,CT设备摆角受限。④床防夹保护损坏,床下有防夹开关,如损坏或误动作不能降床。⑤床垂直升降限位损坏,到极限位后不停机或上下运动之一不能进行。⑥床旁紧急停开关故障,床及扫描架不能运动,表现为机械故障。

5. 准直器故障 常见故障有:①前准直器功能故障,一般CT前准直器决定层厚,防散射线。多层CT的前准直器,只起防散射线的作用。故障时可有层厚不准,表现为扫描图像有环形伪影,CT值偏差;不能选择层厚,只能扫某一层厚的图像,在选择完层厚后CT设备等待超时。②后准直器功能故障,后准直器防散射线的,当其较前准直器窄时也出现伪影。后准直器可协助探测器完成控制层厚的任务(多层CT)。③在多层CT设备中准直器的一大作用是限制到达探测器外面的射线,以降低对患者的辐射剂量,如果准直器开档不精准(偏大),会导致辐射剂量偏大,剂量检测中表现为 $CTDI_{VOL}$ 超标。

故障原因有:①准直器的固定螺丝松动:可引起层厚不准、伪影、机架倾斜后加重;②检测开关损坏或误动作:光电开关(机械开关)有灰尘可以引起故障,需要清洁;③准直器的链条、皮带故障,CT 不能扫描,原因是带动链条的齿轮(检测电位器)顶丝松动;④准直器的电机故障,这种情况比较少见,故障时准直器不动;⑤准直器的控制电路故障,这种情况比较少见,故障时准直器不动,CT 设备报错;⑥准直器的控制传输电缆线断,故障时准直器不动,CT 设备报错。

(七)计算机系统故障

1. 应用软件故障　CT 设备不能启动,缺少功能,一般不只缺少一个功能,软件参数改变,出现异常图像,极个别只有小的功能缺少(这时不好判断是否是软件的故障)。如校准软件损坏,CT 设备就会出现能启动,但不能扫描或扫描后不出图像。如校准软件损坏,就会出现环形伪影。校准软件损坏可用备份的校准软件恢复,或重新做校准。

系统软件破坏可通过重新安装系统恢复。因硬盘损坏而造成的软件损坏,须将硬盘格式化后再重装系统。重装系统和计算机相似,CT 设备均带有安装系统的光盘或软盘,可以恢复系统。如果硬盘损坏严重则需更换硬盘。如果 CT 设备只有一个硬盘,则所有图像及校准软件均丢失,重装系统要慎重,应在完全排除其他系统故障后,确认是软件损坏时才能重装。

2. 硬件故障　电源故障较多,主板故障较少,多为计算机内外围设备的接口板故障(如 X 线控制接口,阵列处理器接口,图像显示系统接口,DAS 接口,扫描架旋转系统接口等)。这些接口板的故障,使计算机与接口管理的外围设备之间的通信中断或不完全中断,外围设备的功能受到影响。如果 X 线控制接口故障,则可使计算机不能控制 X 线的曝光。如果阵列处理器接口故障,则可使计算机不能控制阵列处理器处理图像。如果扫描架旋转系统接口故障,则可使计算机不能控制扫描架旋转。这类故障易误诊为外围设备的故障,应特别注意。

常见故障有:①电源故障:其现象是计算机不能启动或死机;②硬盘部分扇区损坏故障:其表现为软件功能不全,不能存储图像;③计算机硬件电路板损坏:其现象是 CT 设备不能启动;④计算机内外围设备的接口板损坏:其故障现象类同软件故障。

3. 计算机的外围设备故障　常见故障有:①有的 CT 在 DAS 和计算机或控制台之间等用光缆通信,当光缆出现断点(外观正常,内部不能导光)也使通信故障;②CT 外围设备有故障时(非计算机内),可使主机不能进入正常的开机界面,故障假象是计算机故障或软件故障,这类故障不能进一步由软件检测,也不报错,很容易误导维修人员,要引起注意;③当读取的原始数据有问题时,可以表现为计算机死机,重启后往往仍死机,需将硬盘内损坏的原始数据删除才可以消除故障。

4. 图像重建系统(阵列处理器)故障　螺旋 CT 出现之前的 CT 设备是由阵列处理器完成用扫描采集的原始数据进行图像重建的过程。随着 CT 技术的发展,现在采用计算机图像重建系统代替阵列处理器进行图像重建处理。

(1)图像重建系统故障:与一般计算机故障相似。如死机、软件损坏、硬盘、CPU、内存发生故障等。如缺乏清洁除尘,导致散热不良,程序挂起;内存及 PCI 等灰尘污染也容易导致接触不良,从而导致死机;重建的反投影板等也会因为散热不良,从而导致重建图像过慢或不能重建,甚至损坏反投影板。

(2)阵列处理器故障:阵列处理器的故障可用硬盘内以往正常的原始数据重建来判定。当显示系统正常时,如果重建出来的图像正常,则说明阵列处理器正常,故障应该在其他系统。主要故障有:

1)电路板故障:电路板的线路复杂,其故障诊断的主要方法是测量电路板和软件诊断。阵列处理器的电路板损坏,可出现无图像、或图像出现扇形异常、伪影、变形等。阵列处理器的电路板损坏时,会出现相应的故障代码。

2)电路板接触不良或由灰尘引起的故障:阵列处理器的电路板不能正常工作,图像出现伪影,校准无效,屏幕没有错误信息提示。将阵列处理器的电路板拔出后清除灰尘并清洁电路板的插口后扫描图像伪影消失。

3)电源故障:阵列处理器的电源容量大(一旦发生故障很难找到合适的配件),故障率高,故障时整个阵列处理器断电,容易排除故障。

4)通信接口及接线故障:表现为阵列处理器和计算机之间的通信中断,对于完全中断的故障相对好判断;对于不完全中断的故障,由于阵列处理器还工作,只是缺少部分功能,因此需要反复分析才能判断。

5)由检测电源电压的监测电路板引起的停机:因阵列处理器的电路板较多,需要各种不同的电压,供电电压复杂,有的CT设备为此设置了电压的监测电路板,电路板对供电电压进行跟踪扫描,一旦某一电压值超出了规定的范围,即切断阵列处理器的供电。

6)由温度传感器引起的停机:由于阵列处理器产热大,因此风扇较多。一旦风扇停转或进风口堵塞,阵列处理器的温度升高,温度传感器将切断阵列处理器的供电,保护阵列处理器的电路板。

7)原始数据损坏导致阵列处理器死机:当采集的原始数据有问题时,阵列处理器可死机,重新开机后仍可能死机。此时需将硬盘内损坏的原始数据删除,才可排除故障。

8)阵列处理器故障引起的环状伪影:这种情况和DAS系统故障相似,容易误导维修人员。所以要使用正常图像的原始数据进行重建,重建后图像有伪影可判断故障为阵列处理器。

(八)操作台、图像显示系统故障

1. 操作台故障 常见故障有:①图像显示器故障:无图像,无显示或显示不稳等。这类故障和一般显示器的相同,检修也一样;②传输电缆有问题或插头接触不良:显示屏上可见斜行条纹,胶片上也同样,经查是计算机与显示屏间连线松动;③键盘线接触不良或键盘故障:不能通过键盘向CT设备输入各种指令;④鼠标损坏或线接触不良:不能通过鼠标向CT设备输入各种指令;⑤操作台和计算机等通信电缆故障:操作台和计算机或扫描架的通信电缆接触不良或损坏影响通信;⑥操作台电路板故障:操作台有完成其功能的电路板(和计算机或扫描架通信),其电路板损坏,也使CT设备通信中断;⑦操作台的电源故障:可引起操作台的部分功能丧失,如控制台与计算机的通信正常扫描时良好(使用功能键),而使用维修软件时和计算机的通信不能正常进行(使用键盘),软件不能正常使用。

2. 图像显示系统故障 图像显示系统的功能是将数字信号转化成模拟信号后供给显示器显示图像。判断图像显示系统是否有故障时,可从硬盘内调一幅以往的好图像来显示。判断图像显示系统具体哪块电路板损坏的方法主要是靠换电路板。常见故障有:①电源的故障:故障发生时整个图像显示系统没电,显示屏上无图像,容易排除故障。检修时首先检测电源输出是否正常,保险管是否正常;②图像显示系统和计算机之间的接口及通信电缆线损坏或接触不良:显示器上出现伪影或无图像,CT设备可报错;③图像显示系统控制板故障:其现象是不能显示图像,或显示的图像很乱,不清晰;④图像显示系统存储器故障:其现象是显示的图像上有点状亮点、暗点或横竖线。故障原因多为图像显示系统存储器的电路板松动有灰尘造成,清除灰尘和重新将电路板插紧,故障可排除;⑤图像显示系统和显示器之间的信号线损坏或接触不良:其显示屏上无图像或伪影,但CT设备不报错。现在用显卡代替以往的图像显示系统,故障明显减少。

(九)散热系统故障

1. 散热风扇故障 扫描架、DAS、计算机、图像重建系统(阵列处理器)等均有风扇散热,长时间运行损坏较多。检修时,首先检测直流5V电源是否正常。检修风扇时,注意有的风扇有控制电路,一般风扇是两根线,而它是三根线,其中一根为脉冲信号控制线,当开机工作时,风扇启动运转瞬间,脉冲信号加至电源控制电路上。

2. 水冷机故障 有的 CT 设备用水冷机给扫描架散热,水冷机故障停机引起扫描架内温度升高。故障原因如冷冻液泄漏,压缩机不能正常制冷,不能降低机架内温度。

3. 风扇过滤网被灰尘堵塞故障 如 X 线控制柜内的指示灯提示过热。功率管的散热风扇被灰尘封堵,散热不好,X 线控制柜温升加重。还有温度传感器灰尘多,造成散热风扇工作不正常。

4. X 线管油循环冷却风扇被灰尘封堵故障 X 线管的油循环冷却好坏直接关系到 X 线管的寿命长短。定期清理 X 线管油循环冷却风扇的灰尘,可以保证 X 线管的散热良好。

(十)电源故障

电源故障主要分为:医院配电箱故障、CT 电源分配柜故障和 CT 设备的各系统电源故障。

(1)配电箱故障主要有:①保险丝故障:保险丝烧断,其供电的回路无电流,需更换(先检查完有无其他问题后才换);②变压器故障:线圈烧断,引出线接触不良;③继电器故障:线圈烧断,继电器不工作,供电的回路没电流,接点接触不良打火,电压不稳,可以烧毁其后面的用电回路;④配电箱开关损坏:不能开机。

(2)CT 设备的各系统电源故障:无论 CT 的内部电源还是外部供电电源均是 CT 经常发生故障的部分,由于电源是设备的功率输出部分,所以故障相对较多,且危害很大。CT 的电源故障有以下特点:①故障的范围广:CT 设备各系统都有电源,均可以损坏,损坏后的现象各不相同;②故障的损失大:电源本身故障又可以引起其供电设备或电路板的损坏,造成继发故障;③故障的现象复杂:很多时候 CT 的故障现象不像电源的故障,易误导维修人员走弯路;④故障率高:当输入的电压或其供电的负载有问题时,均可以损坏电源;另外电源本身故障;⑤故障判断相对容易:检修时不光用万用表直流档测量直流输出(5V 电源低于 4.8V 后往往不行),还要用万用表交流档测量直流输出内的交流分量(一般 10mV 以内),必要时用示波器测量直流输出内有无高频干扰脉冲;⑥故障具有可修复性:CT 的电路板等部件损坏时只能整体更换,不能修复,CT 的电源以往也都是整体更换。但像保险丝烧断及保险管座接触不良、电解电容失效、风扇不转等原因导致的电源故障则可以自行修复;⑦维修时的风险大:电源维修后电压会发生改变,须再调整电压。如果调整失误,会损坏后面的电路板,引起不必要的损失;⑧电源散热很重要:因为一旦散热不良即引起故障,所以平时要加强设备的维护保养减少电源故障的发生。

(韩闽生)

复习思考题

1. 简述各代 CT 扫描机的主要特点。
2. CT 由哪些基本结构组成? 各结构的性能、作用及特点是什么?
3. 试述 CT 成像的基本过程。
4. CT 基本功能软件和特殊功能软件的内容和作用。
5. 滑环和螺旋 CT 结构及区别。
6. 多层螺旋 CT 的结构及特点。
7. CT 的性能参数确定的原则及要求。
8. CT 设备的安装、调试及验收。
9. CT 设备主要性能参数检查及质量控制。
10. CT 设备常见故障的原因分析。

磁共振成像设备是凝聚多项先进成像技术及众多科学成果为一身的大型医学影像设备,它涉及计算机技术、电子技术、电磁技术及低温超导技术等多学科领域,是当今医学影像诊断设备中重要组成部分。本章主要讲述 MRI 设备的结构、性能参数、安装调试、质量控制及常见故障检修等。

第一节　MRI 设备的基本结构

MRI 设备是由磁体系统、梯度系统、射频系统、图像处理及计算机系统等组成,为确保 MRI 设备的正常运行,还需有磁屏蔽、射频屏蔽、冷水机组、空调及激光相机等附属设备。MRI 设备有多种分类方式,根据主磁场的产生方式分为永磁型、常导型和超导型等,根据成像范围分为局部(头、乳腺、关节等)型和全身型,根据磁场强度大小分为低场、中场及高场等。MRI 设备结构及功能组成部件如图 7-1 所示。

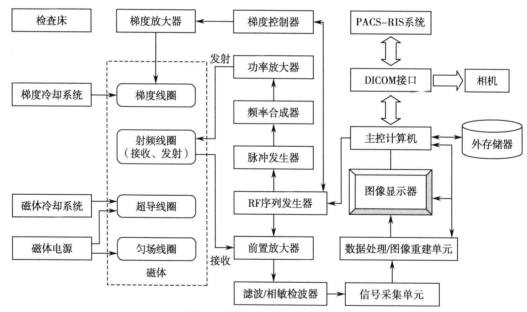

图 7-1　MRI 设备结构及功能组件

一、磁 体 系 统

磁体系统是 MRI 设备的重要组成部分,它是产生均匀、稳定主磁场的硬件设施,其性能直接影响最终图像质量。

(一)磁体的性能指标

磁体(magnet)的性能指标包括磁场强度、磁场均匀性、磁场稳定性、磁体有效孔径及边缘场的空间范围等。

1. **磁场强度**　MRI 设备在磁体内产生均匀、稳定的磁场称为主磁场或静磁场(static magnetic field)，MRI 设备的磁场强度即为该磁场的大小，单位为特斯拉(Tesla,T)，1 特斯拉等于 10 000 高斯(Gauss,G)。磁场强度越高，图像的信噪比越高，图像质量越好，但人体对射频能量的吸收增加，同时增加主磁场强度使设备成本增加。目前大多数 MRI 设备的磁场强度在 0.2~3.0T 之间，FDA 允许用于临床的最高场强为 3.0T，4.7T、7T、9T 等超高场 MRI 设备目前只能用于科学研究。

2. **磁场均匀性**　磁场均匀性(magnetic field homogeneity)是指在特定容积内磁场的同一性，即穿过单位面积的磁力线是否相同，特定容积通常采用与磁体中心相同、具有一定直径的球形空间(diameter of spherical volume,DSV)，DSV 常用 10cm、20cm、30cm、40cm、45cm 和 50cm 为半径的球体。在 MRI 设备中，磁场均匀性是以主磁场的百万分之几(parts per million,ppm)为单位定量表示，如对于 1.0T 的磁场在 40cm DSV 范围内测量的磁场偏差为 0.02G，则其磁场均匀性为 2ppm。所取测量 DSV 大小相同时，ppm 值越小表明磁场均匀性越好，通常 DSV 越大，磁场均匀性越低。磁场均匀性越差，图像质量也会越低。磁场均匀性是衡量 MRI 设备性能高低的关键指标之一。

磁场均匀性的测量方法通常有点对点法(peak to peak,P-P)、平方根法(root mean square,RMS)及容积平方根法(volume root-mean-square,Vrms)。点对点法即成像范围内两点之间磁场强度的最大偏差 ΔB 与标称磁场强度 B_0 之比，即 $(B_{max} - B_{min})/B_0$；平方根法是成像范围内测量波峰的半高宽度；容积平方根法是在每个测量容积上选择 24 平面，每平面上 20 点采样进行测量。

磁场均匀性由磁体本身的设计和具体外部环境决定。磁场均匀性并非固定不变，一个磁体在安装调试后，由于外部环境及磁体稳定性的影响，其均匀性会改变，因此，必须定期进行匀场。

3. **磁场稳定性**　MRI 设备受磁体周围铁磁性物质、环境温度、匀场电流及主磁场线圈电流漂移等影响，磁场均匀性或主磁场强度会发生变化，这种变化即为磁场漂移。磁场稳定性(magnetic field stability)是衡量磁场漂移程度的指标，即单位时间内主磁场的变化率，磁场稳定性下降，在一定程度上影响图像质量。

4. **磁体有效孔径**　磁体有效孔径指梯度线圈、匀场线圈、射频体线圈和内护板等均安装完毕后柱形空间的有效内径。对于全身 MRI 设备，磁体有效孔径以足够容纳受检者人体为宜，通常内径必须大于 60cm。MRI 设备孔径过小容易使被检者产生压抑感，孔径大可使患者感到舒适。然而，增加磁体的孔径使磁场均匀性下降，近年来随着磁体技术的发展，大孔径 MRI 设备(有效孔径达到 70cm)已经进入市场，有利于特殊体型患者、儿童及幽闭恐惧症患者接受检查。

5. **边缘场空间范围**　磁体边缘场(fringe field)指主磁场延伸到磁体外部向各个方向散布的杂散磁场，也称杂散磁场、逸散磁场。边缘场延伸的空间范围与磁场强度和磁体结构有关。随着空间位置与磁体距离的增大，边缘场的场强逐渐降低(与距离的立方成反比)。边缘场是以磁体原点为中心向周围空间发散的，具有一定的对称性。常用等高斯线的三视图(俯视图、前视图、侧视图)形象地表示边缘场的分布，即由一簇接近于椭圆的同心闭环曲线表示的杂散磁场分布，图中每一椭圆上的点都有相同的场强(用高斯表示)，故称为等高斯线。由于不同场强磁体的杂散磁场强弱不同，对应的等高斯线也就不同，一般用 5 高斯(0.5mT)线作为标准，表 7-1 为某公司不同场强 MRI 设备 5 高斯范围。在 MRI 设备的场所设计阶段，等高斯线是经常使用的指标之一。边缘场可能对在它范围内的电子仪器产生干扰，这些电子仪器也通过边缘场对内部磁场的均匀性产生破坏作用。因此，要求边缘场越小越好，通常采用磁屏蔽的方法减小边缘场。

表 7-1　某公司不同场强的 5 高斯范围

	0.5T	1T	1.5T
X 与 Y 方向	2.1m	2.3m	2.4m
Z 方向	2.8m	3.3m	3.8m

除了上面所提到的磁体的性能指标外,磁体重量、磁体长度、制冷剂(液氦)的挥发率和磁体低温容器(杜瓦)的容积等也是超导型磁体的重要指标。

(二)磁体的分类

MRI 设备的磁体可分为永磁型、常导型及超导型三种。

1. 永磁型磁体 永磁型磁体(permanent magnet)是最早应用于全身磁共振成像的磁体,用于构造磁体的永磁材料主要有铝镍钴、铁氧体和稀土钴三种类型。我国有丰富的稀土元素,也能大量生产高性能的稀土永磁材料,这些材料可作为生产永磁体的原料资源,目前永磁体使用的主流材料是稀土钕铁硼。

永磁体一般由多块永磁材料堆积(拼接)而成。磁铁块的排列既要构成一定的成像空间,又要达到尽可能高的磁场均匀度。另外,磁体的两个极片须用导磁材料连接起来,以提供磁力线的返回通路,从而减少磁体周围的边缘场空间范围。图 7-2 为永磁体的两种结构形式,图 7-2A 是环形偶极结构,图 7-2B 是轭形框架结构。环形偶极结构通常由八个大永磁体块组成,孔径内的磁场是横向;轭形框架结构由铁磁性材料框架和永磁体块组成一个 H 形空间,框架本身同时为磁通量提供回路。永磁体的极靴决定磁场分布的形状和磁场的均匀性,轭形框架结构比环形偶极结构更笨重,但边缘场的延伸范围小,便于安装和匀场。将轭形磁体的框架去掉一边,就成为目前永磁体最常用的开放式磁体,如图 7-3 所示,它是由 C 型铁轭、上下极靴及磁体基座组成,磁力线的分布如图 7-3B 所示。

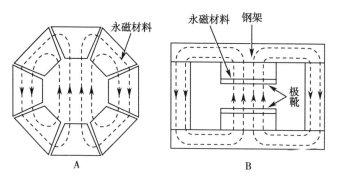

图 7-2　永磁体的结构

A. 环形偶极结构;B. 轭形框架结构

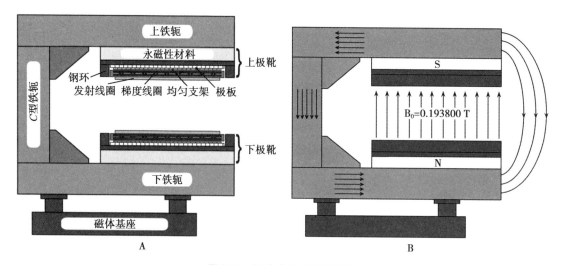

图 7-3　开放式永磁体的结构

A. 开放式磁体结构;B. 开放式磁体磁力线

永磁体两极面之间的距离就是磁体孔径,其值越小磁场越强,而太小又不能容纳受检者。在磁体孔径一定的前提下,提高磁场强度的唯一办法就是增加磁铁用量,这样会受到磁体重量的限制,因此,磁体设计者必须在场强、孔径和磁体重量三者之间折中进行选择。目前永磁体的场强一般不超过 0.45T。

永磁材料对温度变化非常敏感(1100ppm/℃),因此永磁型磁体的热稳定性差,其磁场稳定性是所有磁体中最差的。通常磁体本身温度设置略高,要求在 30±0.1℃(不同厂家磁体温度要求不同),通过温度控制单元维持磁体恒温,用来测量磁体温度的位置设置在上下极板及上下极靴上,当温度低时通过加热单元对磁体加温,该控制单元是不间断地工作以确保磁场强度及均匀性,使磁体性能更加稳定,减少了用户为保持环境温度而配置高性能空调的费用。

永磁型磁体缺点为场强较低,使成像的信噪比较低,高级临床应用软件及功能成像在该类MRI 设备中无法实现;其磁场的均匀性较差,原因是用于拼接磁体的每块材料的性能不可能完全一致,且受磁极平面加工精度及磁极本身的边缘效应(磁极轴线与边缘磁场的不均匀性)的影响;此外,该类磁体的重量均在数十吨以上,对安装地面的承重也提出了较高的要求。

永磁型磁体的优点是结构简单并以开放式为主、设备造价低、运行成本低、边缘场空间范围小、对环境影响小及安装费用少等。另外,永磁型 MRI 设备对运动、金属伪影相对不敏感,磁敏感效应及化学位移伪影少,高场 MRI 设备的部分软件功能向低场设备移植,尤其是磁共振介入治疗技术,为永磁型 MRI 设备开拓新的用武之地。

2. 常导型磁体　常导式磁体(conventional magnet)也称为阻抗型磁体(resistive magnet),其原理是根据电磁效应而设计的,即载流导线周围存在磁场,磁场强度与导体中的电流强度、导线形状和磁介质性质有关。从理论上讲,将载流导体沿圆柱表面绕成无限长螺线管,螺线管内形成高度均匀的磁场;另外,将载流导体紧密排列在一个球形表面上形成均匀分布的电流密度,球面内部的磁场是高度均匀的。由于 MRI 磁体只能采用有限的几何尺寸且必须有供受检者出入的空间,所以实际磁体线圈只能采用与理想结构近似的形式。

无限长螺线管的近似结构是有限长螺线管,它靠圆柱对称的几何形状建立螺线管内部的均匀磁场。均匀磁场只能建立在螺线管中一个长度有限的区域,增加螺线管两端导线的匝数可以扩大这个均匀区域的范围,也可以在螺线两端与它同轴各附设一个半径稍大的薄线圈,利用这两个辅助线圈电流的磁场抵消螺线管中心两侧磁场随轴向位置的变化。

球形磁体线圈最简单的近似形式是霍尔姆兹线圈(Helmholtz coil),它是一对半径相等的同轴线圈,轴向距离等于线圈的半径,两个线圈中通过大小相等且方向相同的恒定电流,则在线圈中心一个小体积范围建立均匀磁场,扩大均匀磁场范围的途径是增加线圈对数目。双线圈对结构是将四个线圈同轴排列在一个球形表面内,中间两个线圈的半径比两边两个线圈的半径大,依此类推,目前常导磁体是根据球形表面均匀分布电流密度理论而设计的,图 7-4 为四线圈的常导磁体。

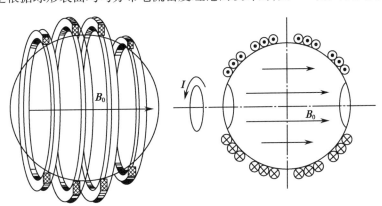

图 7-4　四线圈常导磁体

常导磁体磁场强度为：

$$B_0 = \mu_0 G \sqrt{\frac{W\lambda}{a\rho}}$$

公式(7-1)

式中 W 为线圈的总功耗，λ 为空间系数，导体截面积在线圈截面积上占的比例，ρ 为线圈的电阻率，a 为常数，G 为取决于线圈的几何形状的常数，μ_0 为真空磁导率。由此可见，常导磁体的磁场强度与功耗及线圈的几何形状有关。磁体的功耗与磁场强度平方呈正比，可通过加大线圈电流来提高常导磁体的磁场强度，但增加电流，线圈将产生大量的热能，如果不释放这些热量将导致线圈温度过高而烧坏线圈。0.2T 左右的横向磁场的四线圈常导磁体通过 300A 电流，工作电压 220V 时的功耗达 60kW 以上，因此，常导磁体必须配备专门的电源供电系统及磁体水冷装置。另外，线圈的电阻率 ρ 将随温度的增加而增加，影响主磁场的稳定性。

常导磁体的线圈由高导电性的金属导线或薄片绕制而成，如铜或铝，通常采用铝或铜薄片作线圈，每个线圈绕几千层。常导磁场的均匀度受到线圈大小和定位精度的影响，线圈越大，磁场均匀性越高，但常导磁体为了减小功耗，线圈均做得不大，限制了磁场的均匀度；多个线圈的位置、平行度、同轴度也会有误差，当线圈通电后，彼此的磁场相互作用，可能使线圈位置发生变化，也会影响磁场均匀性。影响常导磁体磁场稳定的因素主要是线圈电流，如果电源供应的电流波动，即会引起磁场的波动，通常要求磁体电源输出稳定电流，再者环境因素变化，如温度变化或线圈之间的作用力引起线圈绕组或位置的变化，对磁场稳定性也有影响。

常导磁体的优点是其结构简单、造价低廉，磁场强度最大可达 0.4T，均匀度可满足 MRI 的基本要求，属于低场磁体，该磁体性价比较高，其成像功能已经满足临床基本需求，维修相对简便，适用于一些较偏远电力供应充足的地区。其缺点是工作磁场偏低，磁场均匀性及稳定性较差，高级临床应用软件及功能成像在该磁体上无法实现，且励磁后要经过一段时间等待磁场稳定，需要专用电源及冷却系统，使其运行和维护费用增高，限制了常导磁体的推广应用，该类磁体目前在市场上逐渐消退。

3. 超导型磁体 超导磁体(superconduct magnet)线圈的设计原理与常导磁体基本相同，但超导磁体线圈是采用超导材料导线绕制而成，故称其为超导磁体。这种磁体场强高，磁场稳定性及均匀性均较高，不消耗电能且容易达到系统所要求的磁体孔径等优势，MRI 设备中 0.5T 以上的场强都采用超导磁体。

（1）超导性及超导体：超导性(superconductivity)是指在超低温下某些导体电阻急剧下降为零，导电性超过常温的优良导电现象。具有超导性的物质为超导体(superconductor)。超导体中的电子在临界温度下组成电子对而不再是自由电子，电子和晶格之间没有能量传递，它在晶格中的运动不受任何阻力，因此导体的电阻完全消失。超导体出现超导性的最高温度叫临界温度，通常超导材料的临界温度非常低，如水银的临界温度为 4K，锡的临界温度为 3.7K，铌钛合金的临界温度为 9.2K 左右。目前研究出一些临界温度高于液氮温区(77K)的高温超导体，但这些材料还不能作为超导磁体的线圈材料。超导体在外加磁场达到一定数值时其超导性被破坏，通常将导致超导性破坏的磁场值称为超导体的临界磁场。超导体在一定温度和磁场下通过的电流超出某一数值时其超导性被破坏，这个电流称为超导体的临界电流。超导材料最成功的应用是绕制各种强磁场磁体，超导技术用得最广泛的领域是在 MRI 设备中，所有高磁场 MRI 设备均采用超导磁体。

（2）超导磁体的构成：超导磁体的内部结构非常复杂，整个磁体由超导线圈、低温恒温器、绝热层、磁体的冷却系统、底座、输液管口、气体出口、紧急制动开关及电流引线等部分组成(图 7-5)。

目前超导线圈材料采用机械强度较高、韧性较好的铌钛合金(Nb-Ti)，其中铌占 44% ~ 50%，其临界场强为 10T，临界温度为 9.2K，临界电流密度为 $3 \times 10^3 A/mm^2$，铌钛合金具有优良的超导电性和加工性能。超导线圈是铌钛合金的多芯复合超导线埋在铜基内，如图 7-6 所示，铜基一方面起支撑作用,另一方面在发生失超时,电流从铜基上流过,使电能迅速释放,保护超导线圈,并使磁场变化率减小到安全范围以内。

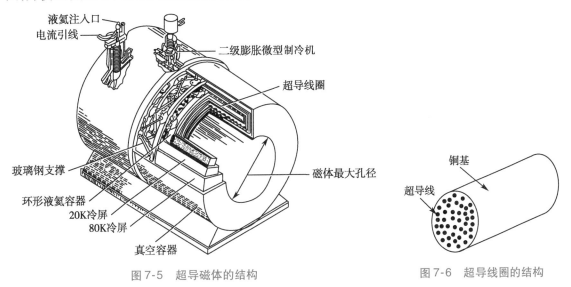

图 7-5　超导磁体的结构　　　　　　　　图 7-6　超导线圈的结构

　　超导磁体同常导磁体一样是由超导线圈中通过电流产生磁场,有两种设计形式,一种是以四个或六个线圈为基础,另一种是采用螺线管线圈为基础。四线圈结构是将线圈缠绕在一个经过精加工的圆柱体上(常用铝),在圆柱体的外表面开槽用来绕制聚集成束状的铌钛合金导线,由于线圈之间存在较大的相互作用力,需要增加固定装置,这将增加散热及真空杜瓦的设计困难。

　　目前大多数超导磁体采用螺线管线圈,在磁介质一定的前提下,其磁场强度与线圈的匝数和线圈中的电流强度有关,改变超导磁体螺线管线圈的匝数或电流均可改变磁场强度。主磁场强度 $B_0 \propto \mu_0 KI$,I 为线圈中的电流;K 为线圈匝数,μ_0 为真空磁导率。螺线管线圈绕组两端磁场强度减小为线圈中心一半,因此,在线圈绕组两端需要增加匝数或增加补偿线圈进行场强校正,确保螺线管内部一定范围内达到均匀场强。超导线圈整体密封在高真空、超低温的液氦杜瓦容器中,并浸没在液氦中才能工作,为了固定超导线圈绕组的线匝,防止其滑动,通常用低温特性良好的环氧树脂浇灌、固定、封装绕制好的超导线圈绕组,环氧树脂封装超导线圈绕组的强度要确保其能够抵抗并承受励磁过程或失超中线圈整体受到的径向和轴向的挤压力,而不发生位移。

　　超导线圈的低温环境由低温恒温器保障,低温恒温器是超真空、超低温环境下工作的环状容器,内部依次为液氦杜瓦和冷屏,其内外分别用高效能绝热材料包裹,为减少漏热,容器内部各部件间的连接和紧固均采用绝热性能高的玻璃钢和环氧树脂材料。外界热量是通过传导、对流或辐射传输进磁体的,其中辐射途径传输的热量最大,通常为减少液氦的蒸发,装配有磁体的冷却系统,它由冷头、气管、压缩机及水冷机构成。冷头在磁体顶部,通过绝热膨胀原理带走磁体内的热量,气管内的纯氦气(纯度在 99.999% 以上)在膨胀过程中吸收磁体内部的热量,再利用外部压缩机对氦气进行致冷,压缩机中的热量由水冷机带走,新型磁体均采用 4K 冷头,且在磁体内有液氦液化装置,通常冷头正常工作时,液氦挥发率基本为零,如果冷却系统工作异常,液氦挥发率成倍增长(1.5~2 升/小时)。低温恒温器上有液氦的加注口、排气孔及超导线圈励磁退磁、液面显示和失超开关等引线,这些引线用高绝热材料支持和封固起来进入恒温器,它们向恒温器的热传导被降到最低限度。

　　(3)超导环境的建立:超导线圈的工作温度为 4.2K(−268.8℃),即一个大气压下液氦的温度,MRI 磁体超导环境的建立通常需要以下步骤。①抽真空:超导型磁体真空绝热层是其重要保冷屏障,其性能主要决定于它的真空度,磁体安装完毕后,首先需要高精度、高效能的真空泵(通常用等离子真空泵)进行抽真空,还需准备真空表、检漏仪、连接管道等。超导磁体内的真空度要

求达到 $10^{-7} \sim 10^{-6}$ mbar,才得以保证超导磁体的真空绝热性能。②磁体预冷:磁体预冷是指用致冷剂将杜瓦容器内的温度降至其工作温度的过程。通常磁体预冷过程分为两步,首先用温度略高的液氮导入杜瓦容器,使液氮能在磁体内存留,此时磁体内温度达到了77K(-196℃),再用有一定压力的高纯度氦气将磁体内的液氮顶出;其次再将液氦输入杜瓦容器内,直到液氦能在磁体内存留,此时磁体内部温度达到4.2K(-269℃)。③灌装液氦:磁体经过预冷,杜瓦容器内的温度已降至4.2K,而超导线圈稳定工作的条件是必须浸泡在液氦中,因此,还要在杜瓦容器中灌满液氦,一般充罐到整个容量的95%至98%左右。以上步骤都在工厂内完成,到达用户现场的磁体一般均为冷磁体。

(4)励磁:励磁(energizing the magnet)又叫充磁,是指超导磁体系统在磁体电源的控制下向超导线圈逐渐施加电流,从而建立预定磁场的过程。励磁一旦成功,超导线圈将在不消耗能量的情况下提供强大的、高稳定性的均匀磁场。

对于超导磁体,成功励磁的条件是建立稳定的超导环境及有一套完善的励磁控制系统,该系统一般由电流引线、励磁电流控制电路、励磁电流检测器、紧急失超开关和超导开关等单元组成。另外,一个高精度的专用励磁电源是不可缺少的,这种电源是低压大电流的稳流电源,应具有高精度、大功率、高稳定性、电源的纹波较小等特点,电源还须附加保护磁体的自动切断装置,在励磁、退磁过程中及突然停电时,保护超导线圈和电源本身。不同厂家的磁体对励磁要求不同,励磁时间也不尽相同,但电流的输入遵循从小到大、分段控制的原则,因而磁场也是逐步建立的。

超导磁体线圈的稳定电流强度不仅取决于磁体场强的大小,而且与线圈的结构有关。因此,场强相同的不同磁体,其稳定电流往往是不相同的,即使是同一型号的磁体,线圈电流也因有无自屏蔽而有所不同。表7-2列出了几种磁体的线圈稳定电流值。

表7-2　几种超导磁体的线圈稳定电流

磁体型号	磁体场强(T)	线圈稳定电流(A)	
		无自屏蔽	有自屏蔽
LI	1	115	107
LISE	1	239	222
LI	1.5	95	88
LISE	1.5	161	150

超导磁体励磁时,电流到了预定数值就要适时切断供电电源,去磁(退磁)时又要迅速地将磁体贮存的磁量泄去,实现这一特殊功能的是磁体开关(magnet switch),它是磁体供电装置的重要组成部分。如图7-7,磁体对外可接三对引线,即磁体电源线、感应电压检测线和加热器引线。其中磁体电源线和电压感应线是励磁专用线,励磁结束后就卸掉,平时只有加热器(switch heater)与磁体电源系统中的磁体急停开关相连。图中a、b间是一段超导线,它跨接在磁体线圈的两端,起开关作用。a-b超导线和加热器被封装在一起置于磁体低温容器内,其工作状态是由加热器控制的,设a-b线的电阻为 R_s ,正常情况下,由于加热器电源关闭,a-b线便处于超导态($R_s = 0$)。但是,当加热器电源接通

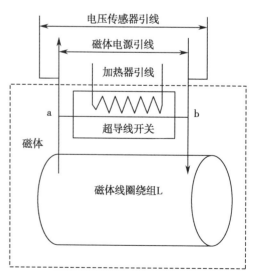

图7-7　磁体开关原理图

后,a-b 线就会因加热而失去超导性($R_s \neq 0$)。励磁时,给加热器通电使其发热,a-b 线失去超导性,励磁电流流过磁体线圈 L,电流达预定值后切断加热器电源,超导线 a-b 便进入超导态,磁体线圈 L 被 a-b 线所短接,形成闭环电流通路。此后就可关闭供电电源、卸掉磁体励磁的电流引线,以减少致冷剂的消耗。超导线允许的电流强度比普通铜线高出几十至上百倍,几乎方毫米的导体便可通过 200~300A 的电流。磁体的励磁过程必然会引起液氦的汽化,造成磁体内腔压力的增高,为及时排出过多氦气产生的压力,此时需要打开泄压阀门,主动泄压。

(5)失超及其处理:失超(quench)是超导体因某种原因突然失去超导性而进入正常态的过程。超导体是在极高的电流强度下工作的,又处于超低温环境,因而比较容易发生失超。失超的基本过程是电磁能量转换为热能的过程,磁能在线圈绕组周围的传播是不均匀的,因而从微观上讲失超总是从一点开始,并通过热传导方式向外扩散焦耳热,温度的升高使线圈局部转为正常态,线圈局部电阻的出现,加热了超导线圈,使磁体电流下降为零。失超是一个不可逆的过程,磁场能量将迅速耗散,线圈中产生的焦耳热引起液氦急剧蒸发,低温氦气从失超管中猛烈向外喷发,超导线圈的失超部分可出现几千伏的高电压引起强大的电弧,可能烧焦线圈的绝缘或熔化超导体,甚至损坏整个超导线圈。失超和磁体的去磁(或退磁)是两个完全不同的概念,去磁只是通过磁体电源慢慢泄去其贮存的巨大能量(一个 1.5T 的磁体在励磁后所储存的磁场能量高达5MJ),使线圈内电流逐渐减小为零,但线圈仍处于超导态;失超后不仅磁场消失,而且线圈失去超导性。

造成磁体失超的原因很多,①磁体本身结构和线圈因素造成的失超,正常运行的磁体偶尔出现的失超和励磁过程中出现的失超均是这类原因造成的;②磁体超低温环境破坏造成的失超,如磁体杜瓦容器中的液氦液面降到一定限度则可能发生失超,磁体真空隔温层破坏等;③人为因素造成的失超,励磁时充磁电流超过额定值,使磁场建立过快时易造成失超,磁体补充液氦时方法不当也极易引起失超(如输液压力过大或输液速度过快),误操作紧急失超开关造成"意外"失超等;④其他不可抗拒的因素造成的失超,如地震、雷电、撞击等均可造成失超。

为避免失超,建立失超的预防和保护系统是十分重要的,通过传感器、探测器实时监控磁体的状态,同时建立励磁时及实现超导后的失超保护等防范措施。①超导合金纤维导线埋在铜基中,铜基在磁通量突变时对超导线起分流作用及限制热量的产生,并使热量不向超导体的其他部分蔓延,另外,要从工艺上保证超导线的焊接点引入的电阻极小。由于磁通量突变产生的热量绝大部分被铜基传导给液氦,液氦蒸发使热量散失而不致引起很大的升温,在励磁时磁通量突变最大,消耗液氦最多,应及时补充。②励磁时的失超保护十分重要,它是由失超探测器、机械式直流快速断路器、泄能电阻器组成,当失超探测器发现失超发生时,启动断路器将励磁电源和磁体超导线圈绕组隔离开,并将磁体超导线圈绕组里的电流切换到泄流电阻器放电,在短时间里将其能量释放掉。③建立磁体监控和保护措施,实时监控测量磁体线圈温度、应力、液氦液位、真空度、流量、杜瓦容器压力等参数值的变化。

失超带来的问题主要是过压、过热等。一但发生失超,磁体中的致冷剂肯定会挥发一空,因此,对于用户来说,首先要尽快更换有关管道口的保险膜,以免空气进入磁体低温容器后形成冰块,此后可对磁体进行全面检查,以找出失超原因,如果磁体尚未损坏,就要按本章所述方法,重新建立超导环境并给磁体励磁。

(6)超导磁体的其他组件:①失超管(quench tube)是超导磁体不可缺少的部分之一,其作用是将磁体内产生的氦气排到室外。日常情况下只将磁体内产生的少量氦气排出,一旦失超,磁体容器中近千升的液氦变为氦气(通常每升液氦气化为 1.25m³ 氦气)将从失超管喷出。如果失超管设计尺寸不足、铺设路径不合理、不通畅、甚至堵塞,磁体因内部压力快速增高而被损坏的可能性将增大。②紧急失超开关又称为磁体急停开关(magnet stop),是人为强制主动失超的控制开关,装于磁体间或控制室内靠近门口的墙上,其作用是在紧急状态下迅速使主磁场削减为零。该开关仅用于地震、火灾和危及受检者生命等突发事件时使用。出于安全考虑,可在失超按钮上加装隔离罩。需要严格控制进出磁体间的人员对该开关的非正常操作。

超导磁体的场强可以超过任意一种磁体,其场强在 0.5 ~ 12T,目前应用于临床的最高场强为 3.0T,其他高场强 MRI 设备均用于科学实验。超导磁体优点为高场强、高稳定性、高均匀性、不消耗电能以及容易达到系统所要求的孔径,所得图像的信噪比高,图像质量好,特殊功能成像及超快速成像只能在超导高场强的 MRI 设备中完成。但是超导线圈须浸泡在密封的液氦杜瓦中方能工作,增加了磁体制造的复杂性,运行、安装及维护的费用相对较高,随着磁场强度的升高,其边缘场范围较大。近年来,随着超导技术的发展,生产出高性能、低成本的 MRI 超导磁体。

(三) 匀场

受磁体设计、制造工艺及磁体周围环境(如磁体的屏蔽物、磁体附近固定或可移动的铁磁性物体等)影响,任何磁体出厂后到达安装场地都不可能在整个成像范围内的磁场完全一致。因此,磁体安装就位后还要在现场对磁场进行调整,消除磁场非均匀性的过程称为匀场(shim)。匀场是通过机械或电流调节建立与磁场的非均匀分量相反的磁场,将其抵消。常用的匀场方法有被动匀场和主动匀场两种。

1. 被动匀场　被动匀场(passive shimming)是指在磁体孔洞内壁上贴补专用的小铁片(也称为匀场片),以提高磁场均匀性的方法,由于该匀场过程中不使用有源元件,故又称之为无源匀场。匀场所用的小铁片一般用磁化率很高的软磁材料,根据磁场测量的结果确定被动匀场小铁片的几何尺寸、数量及贴补位置,其几何形状及尺寸各不同厂家,甚至不同磁体型号均有所不同。

超导磁体的被动匀场过程是:磁体励磁→测量场强数据→计算匀场参数→去磁→在相关位置贴补不同尺寸的小铁片,这一过程要反复进行多次。匀场用的小铁片本身没有磁性,一但将它贴补到磁体内壁,立刻被主磁场磁化而成为条型磁铁,从而具有了与条形磁铁类似的磁场,如图7-8 所示。图 7-9 表明匀场小铁片对磁场的作用,小铁片外部靠近磁体中心一侧的磁力线正好与主磁场反向,从而削弱了小区域内的磁场强度。匀场时,何处磁场均匀性差,就在何处贴补这种小铁片,铁片的尺寸要根据需要调整的场强差来决定。用小铁片匀场的优点是可校正高次谐波磁场的不均匀,材料价格便宜,不需要昂贵的高精度电流。大多数铁片装在磁体孔径内,有些被动匀场中的铁片装在磁体杜瓦容器外侧,用以补偿磁体上面或下面钢梁(或其他大场金属)引起的高次谐波。

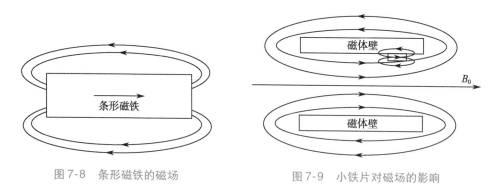

图 7-8　条形磁铁的磁场　　　　　图 7-9　小铁片对磁场的影响

2. 主动匀场　所谓主动匀场(active shimming),就是通过适当调整匀场线圈阵列中各线圈的电流强度,使局部磁场发生变化来调节主磁场强度,以提高整体均匀性的过程,又称为有源匀场。匀场线圈由若干个大小不等的小线圈组成,这些小线圈分布在圆柱形匀场线圈骨架的表面,构成线圈阵列,将其称为匀场线圈(shimming coils),它安装于主磁体线圈和梯度线圈之间。主动匀场是对磁场均匀性进行精细调节的方法,匀场线圈产生的磁场可以抵消谐波磁场,改善磁场的均匀性(既可修正轴向非均匀性,也可修正横向非均匀性)。

匀场线圈也有超导型及阻抗型之分。超导型匀场线圈与主磁场线圈置于同一低温容器中，其电流强度稳定，且不消耗电能。阻抗型匀场线圈使用最多，但它要消耗能量，匀场电源的质量对于匀场效果起着至关重要的作用，匀场电源波动时，不仅匀场的目的达不到，而且主磁场的稳定性会变差。因此，在 MRI 设备中匀场线圈的电流均由高精度、高稳定度的专用电源提供。

二、梯 度 系 统

梯度系统(gradient system)是指与梯度磁场相关的电路单元。其功能是为 MRI 设备提供满足特定需求、可快速切换的梯度场，主要对 MR 信号进行空间编码，在梯度回波和其他一些快速成像序列中起着特殊作用(聚相、离相等)，在没有独立匀场线圈的磁体中，梯度系统可兼用于对主磁场的非均匀性进行校正，因此，梯度系统是 MRI 设备的核心部件之一。

(一)梯度磁场的性能指标

梯度的性能通常有梯度强度、梯度爬升时间、梯度切换率、梯度的有效容积及梯度场线性等。

1. **梯度场强度**　梯度场强度是指梯度能够达到的最大值，通常用单位长度内梯度强度的最大值表示，单位为 mT/m。在梯度线圈一定时，梯度场强度由梯度电流决定，而梯度电流又受梯度放大器的输出功率限制。目前超导 MRI 设备梯度强度在 30~50mT/m。

2. **梯度场切换率及爬升时间**　梯度场切换率(slew rate)和梯度爬升时间是梯度系统两个重要指标，它们从不同角度反映了梯度场达到最大值的速度。梯度爬升时间指梯度由零上升到最大梯度强度所需的时间，单位 ms。梯度切换率是梯度从零上升到最大值或从最大值下降到零的速度，即单位时间内梯度磁场的变化率，单位为 mT/(m·ms)或 T/(m·s)。对于梯度强度 30mT/m 以上的梯度系统，其切换率可达 120~200mT/(m·ms)，爬升时间达到 0.1ms。梯度切换率越高，梯度磁场爬升越快，即可提高扫描速度，从而实现快速或超快速成像，梯度场爬升时间决定或限制 MRI 设备的最短回波时间。如图 7-10 所示，梯度场的变化波形可用梯形表示，梯度场的有效部分是中心的矩形，梯形的腰表示梯度线圈通电后，梯度场逐渐爬升至最大值过程，则：

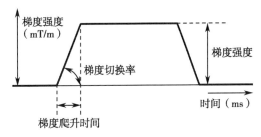

图 7-10　梯度性能参数示意图

$$梯度切换率(mT/m/ms) = 梯度场强度(mT/m)/爬升时间(ms)　　　公式(7-2)$$

3. **梯度场线性**　梯度场线性是衡量梯度场平稳性的指标。线性越好，表明梯度场越精确，图像的质量就越好，非线性度随着距磁场中心距离增加而增加，因此如果梯度场的线性不佳，图像边缘可能产生畸变，通常梯度场的线性范围大于成像视野。

4. **梯度场的有效容积**　梯度场的有效容积又叫均匀容积。有效容积就是指梯度线圈所包容的能够满足一定线性要求的空间区域，这一区域一般位于磁体中心，并与主磁场的有效容积同心。产生 X、Y 梯度的线圈通常采用鞍形线圈，对于鞍形线圈，其有效容积只能达到总容积的 60% 左右。梯度线圈的均匀容积越大，对于成像区的限制就越小。

5. **梯度工作周期**　在一个成像周期时间(TR)内梯度场工作时间所占的百分比。梯度工作周期与成像层数有关，在多层面成像中，成像层面越多则梯度磁场的工作周期百分数越高。

线性梯度场强必须大于主磁场的非均匀性，否则磁场非均匀性将严重影响空间编码，在 2DFT 成像中引起影像几何失真，在投影重建成像中不仅引起几何失真，还导致空间分辨率降低。梯度系统性能高低直接决定着 MRI 设备的扫描速度、影像的几何保真度及空间分辨率等，另外，其性能还同扫描脉冲序列中梯度脉冲波形的设计有关，即一些复杂序列的实现也取决于梯度性能。

（二）梯度系统的组成

梯度系统由梯度线圈、梯度控制器（gradient control unit，GCU）、数模转换器（digital to analogue converter，DAC）、梯度功率放大器（gradient power amplifier，GPA）和梯度冷却系统等部分组成。梯度功率放大器由波形调整器、脉冲宽度调整器和功率输出级组成。各部分之间的关系如图 7-11 所示。梯度磁场是电流通过一定形状结构的线圈产生的，其工作方式是脉冲式的，需要较大的电流和功率。梯度场快速变化所产生的作用力使梯度线圈发生机械振动，其声音在扫描过程中清晰可闻。

MR 成像方法不同，梯度场的脉冲形式也不同，梯度脉冲的开关及梯度组合的控制由 GCU 完成，GCU 发出梯度电流数值，经过 D/A 将其转换为模拟控制电压，该电压与反馈电路的电压进行比较后送波形调整器，再经脉冲调制，便产生桥式功率输出级的控制脉冲。

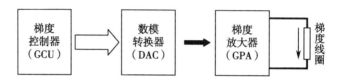

图 7-11 梯度子系统工作流程图

1. 梯度线圈 MRI 设备梯度线圈（gradient coil）是在一定电流驱动下，在整个成像范围内建立大小、方向和线性度满足要求的梯度磁场，它是由 X、Y、Z 三个梯度线圈组成。梯度线圈的设计应该满足良好的线性度、切换率快、爬升时间短、线圈功耗小及涡流效应低等。

产生 Z 轴梯度场的线圈 G_Z 可以有多种形式，最简单的是 Maxwell 对。这是一对半径为 a 的圆形线圈，两线圈中通过的电流大小相等、方向相反，根据电磁场理论可知，当两线圈的距离为线圈半径的 $\sqrt{3}$ 倍时，线圈取得最好的线性，且可使正中平面的磁场强度为零，其绕制方式如图 7-12 所示。图 7-13 是 Z 轴梯度所产生的磁场，根据右手螺旋法则可知，两端线圈产生不同方向的磁场，一端与 B_0 同向，另一端与其反向，因而与主磁场叠加后分别起到加强和削弱 B_0 的作用。

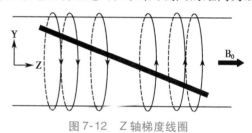

图 7-12 Z 轴梯度线圈

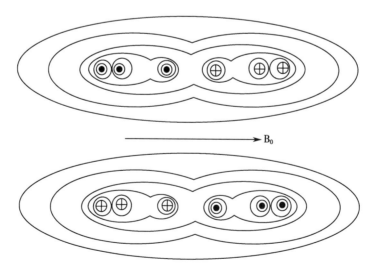

图 7-13 Z 轴梯度线圈产生的磁场

X 轴和 Y 轴梯度线圈 G_X 和 G_Y 的原理是依据电磁学中的毕奥-萨伐尔（Biot-Savart）定律，即适当放置四根无限长平行通电导线，其周围便可产生线性梯度磁场，且如果导线几何形状确定，则产生的梯度磁场大小只与线圈中通过的电流有关。实际上导线不能长,必须提供适当的返回电路,因此 X 轴和 Y 轴梯度线圈使用鞍形线圈,其采用圆弧线而不是平行直线,这样对磁体入口的限制小,且返回电路与 Z 轴平行,不会产生 X 方向磁场。根据对称性原理,将 G_X 旋转 90° 就可得到 G_Y。因此,G_X 和 G_Y 线圈的设计可以归结为同一线圈的设计问题。图 7-14 及图 7-15 是 Y 轴梯度线圈及其产生的梯度磁场。

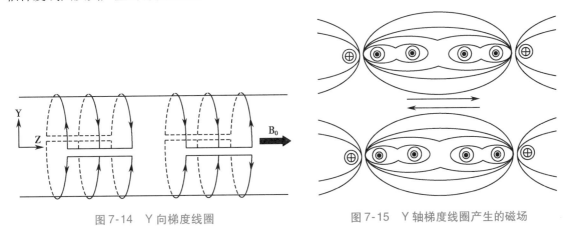

图 7-14　Y 向梯度线圈　　　　　　图 7-15　Y 轴梯度线圈产生的磁场

X 轴、Y 轴及 Z 轴三组梯度线圈被固定并封闭在用纤维树脂制作的圆柱形筒内,再装入磁体腔内,如图 7-16 所示。

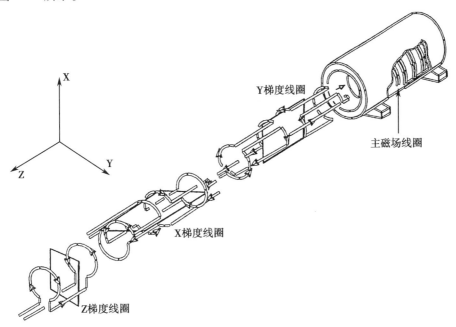

图 7-16　梯度线圈在磁体内的排列

2. **梯度控制器和数模转换器**　梯度控制器(GCU)的任务是按系统主控单元的指令,发出全数字化的控制信号,数模转换器(DAC)接收到数字信号后,立即转换成相应的模拟电压控制信号,产生梯度放大器输出的梯度电流。MRI 设备不仅要求梯度磁场能够快速启停,而且要求其大小和方向都能够改变,反映在硬件上就是要求梯度电流放大器的脉冲特性高。对梯度放大器的精确控制就是由 GCU 和 DAC 共同完成的。通常 DAC 的精度(分辨率)由输入端的二进制数的位数决定,梯度系统大多采用 32 位的 DAC。

3. **梯度放大器**　梯度放大器(GPA)是整个梯度控制电路的功率输出级,要求具有功率大、开关时间短、输出电流精确和系统可靠等特点。但受线路分布参数、元器件质量、涡流效应以及梯度线圈感性负载等影响,给梯度放大器的设计带来一定困难,梯度放大器性能的优劣决定整个梯度系统的性能。为了使三个梯度线圈的工作互不影响,一般都安装三个相同的电流驱动放大器。它们在各自的梯度控制单元控制下分别输出系统所需的梯度电流。

梯度放大器的输入信号就是来自 DAC 的标准模拟电压信号,该电压信号又决定了梯度电流的大小。为了精确调节梯度电流的量值,MRI 设备在梯度电流输出级与梯度放大器间加入了反馈环节。采用霍尔元件测量梯度电流,实现实时监测。MR 扫描过程中需不断地改变梯度场的强度和方向,因此,GPA 除了具备良好的功率特性外,还要有良好的开关特性,才能满足梯度场快速变化的需要。

梯度放大器是工作在开关状态的电流放大器,由于梯度放大电路的驱动电流较大,梯度线圈的电阻比较稳定,使用开关放大器可大大减少放大器中三极管本身的功耗。开关放大器与系统时钟同步工作,其输出电流平均值取决于工作脉冲的占空比,另外,梯度线圈是感性负载,流经它的电流不能突变,因此 GPA 通常采用高电压电源。假设梯度线圈的电感与电阻分别是 L 与 R,则开关管接通后电流上升的时间常数 $\tau = L/R$,通常梯度线圈的 L 很小,R 比较大,使 τ 非常短。采用高电压电源,可在管子导通的最短时间内使输出电流达到额定值,这样开关管的功耗最小。

4. 梯度冷却系统 梯度系统是大功率系统,为得到理想的梯度磁场,梯度线圈的电流往往超出 100A,大电流将在线圈中产生大量的焦耳热,如果不采取有效的冷却措施,有可能烧坏梯度线圈。梯度线圈固定封装在绝缘材料上,没有依赖环境自然散热的客观条件。常用的冷却方式有水冷和风冷两种,水冷方式是将梯度线圈经绝缘处理后浸于封闭的蒸馏水中散热,水再由冷水交换机将热量带出;风冷方式是直接将冷风吹在梯度线圈上,目前高性能的梯度系统均采用水冷方式。

5. 涡流及涡流补偿 电磁学定律指出变化的磁场在其周围导体内产生感应电流,这种电流的流动路径在导体内自行闭合,称涡电流(eddy currents),简称涡流。涡流的强度与磁场的变化率成正比,其影响程度与这些导体部件的几何形状及与变化磁场的距离有关,涡流所消耗的能量最后均变为焦耳热,称为涡流损耗。

梯度线圈被各种金属导体材料所包围,因而在梯度场快速开关的同时,必然产生涡流。随着梯度电流的增加涡流会增大,而梯度电流减小时,涡流又将出现反向增大;而当梯度场保持时,涡流按指数规律迅速衰减。涡流的存在会大大影响梯度场的变化,严重时类似于加了低通滤波器,使其波形严重畸变,破坏其线性度,如图 7-17B 所示。

为了克服涡流造成的影响,人们采取了许多措施。①在梯度电流输出单元中加入 RC 网络,预先对梯度电流进行补偿,如图 7-17C、D 是补偿梯度电流及补偿后梯度电流波形,经过补偿后梯度场的波形变化已经比较理想了。②由于涡流的分布不仅是径向,而且在轴向也有,因此采用 RC 电路不能完全补偿涡流,可以利用有源梯度磁场屏蔽的方法,即在主梯度线圈与周围导体之间增加一组辅助梯度线圈。辅助线圈与主梯度线圈同轴,施加的电流方向与主梯度电流相反,且同时通断,这样抵消和削弱了主梯度线圈在周围导体中产生的涡流,这种有源梯度磁场屏蔽使梯度系统的成本和功耗成倍增加。③可以使用特殊的磁体结构,用高电阻材料来制造磁体,以阻断涡流通路,从而使涡流减小。

三、射 频 系 统

射频系统(radio frequency system)包括射频脉冲发射系统和射频信号接收系统两部分,其中射频脉冲发射系统实施射频(radio frequency,RF)激励,射频信号接收系统接收和处理射频信号(MR 信号)。射频系统不仅要根据不同扫描序列的要求编排组合并发射各种翻转角的射频脉冲,还要接收成像区域内氢质子的 MR 信号。MR 信号只有微伏(μV)的数量级,必须经过放大、混频、滤波及 A/D 转换等一系列处理,才能转化为数字化数据,经过图像处理系统进行图像重

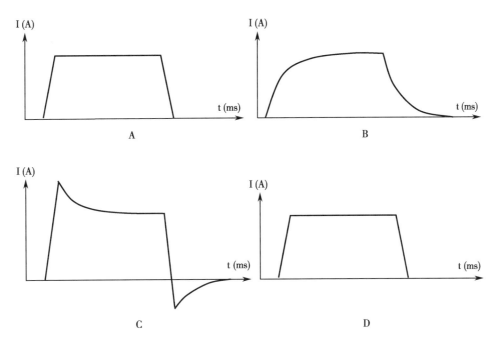

图 7-17　涡流对梯度场的影响及梯度电流补偿

A. 梯度电流波形；B. 受涡流影响的梯度场波形；C. 补偿的梯度电流波形；D. 补偿后梯度电流波形

建。射频系统组成如图 7-18 所示。

（一）射频脉冲

受检体内的氢质子要在静磁场（B_0）中发生磁共振，必须在 B_0 的垂直方向施加射频场（B_1）。B_1 是在射频发射系统的控制下，由射频放大器输出射频电流脉冲激励射频线圈，以射频脉冲波的形式发射出去。

1. **射频脉冲的类型**　射频脉冲可分为硬脉冲和软脉冲两类。其中硬脉冲是强而窄的脉冲，其谱带较宽，常用于非选择性激励，在三维傅里叶变换（3DFT）成像中用来激励整个成像容积。而软脉冲是弱而宽的脉冲，其谱带较窄，常用于选择性激励，在二维傅里叶变换（2DFT）成像中用来确定扫描层面。

2. **射频脉冲的波形**　理想的射频脉冲波形是时域中的 sinc 函数，但是 sinc 函数在电路中较难实现，通常以时域方波来代替。时域方波的选择性虽然没有 sinc 函数好，但由于它的宽度比较容易控制，在电路中实现也相对容易，因而在 MRI 设备中被广泛应用。

3. **射频脉冲激发的频率范围**　射频脉冲的激

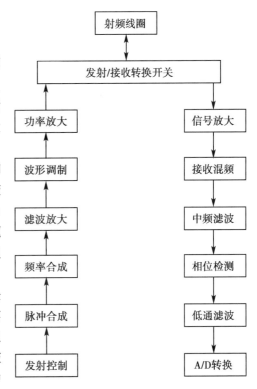

图 7-18　射频系统组成框图

励范围由其脉宽（脉冲持续时间 τ）所决定。宽度为 τ 的方波脉冲，可激发 $\omega_0 \pm \dfrac{2\pi}{\tau}$ 范围内的频率（ω_0 为拉莫尔频率），即射频脉冲所覆盖的频率范围与脉宽成反比。射频脉冲越宽，其覆盖的频率范围越窄，脉冲的选择性就越好，因此用于选择性激励；脉冲越窄，覆盖的频率范围越宽，脉冲的选择性就越差，在此类脉冲的作用下，所有感兴趣内的氢质子可在瞬间同时被激发，也就是所谓的非选择性激励。

4. 射频脉冲翻转角度 在 MRI 设备中,氢质子群的静磁化强度矢量 M 不仅受主磁体 B_0 的作用,还受射频场及其本身弛豫的影响。为了简便起见,一般假设它们的作用是彼此独立发生的。如果只考虑射频场对 M 的单独作用,实施射频脉冲激励后,静磁化强度矢量 M 受 B_1 场的作用而偏离平衡位置的翻转角 θ 为:

$$\theta = \gamma B_1 \tau \qquad\qquad 公式(7\text{-}3)$$

式中 γ 为磁旋比,由式可见,通过调节射频场强度 B_1 和脉冲宽度 τ 两个量,可使 M 翻转至任意角度。通常情况下成像序列中射频脉冲的脉宽 τ 决定着射频脉冲的选择性,因而 MRI 中只能用 B_1 的大小来控制翻转角的大小。习惯上,把使 M 偏离稳定位置(B_0 方向)θ 角的脉冲称为 θ 脉冲。如偏离 90° 和 180° 的射频脉冲分别称之为 90° 脉冲和 180° 脉冲,而 90° 脉冲和 180° 脉冲是目前 MRI 中使用最多的脉冲。由上式也可以看出,使 M 翻转 180°,所需射频场的能量要比 90° 脉冲的能量增加一倍。在 MRI 设备中,射频脉冲的宽度(决定激发频率的选择范围)和幅度(决定受激发后的翻转角度)都是由计算机和射频控制系统实施全数字化精密控制的。

(二)射频线圈

MRI 设备的射频线圈相当于广播、电视用的天线。它们的区别是:广播、电视信号的发射和接收地点相距可达成百上千公里,接收天线处在发射的电磁波的远场中,发射天线和接收天线之间是行波耦合;行波的波长比收、发两地之间的距离小得多,行波的电场和磁场特性具有对等的意义。MRI 设备的射频线圈与被检体之间的距离远小于波长,线圈处在被接收 MR 信号的近场区域,发射和接收之间不是行波耦合而是驻波耦合,驻波的电磁能量几乎全部为磁场能量。因此,射频脉冲的激励和 MR 信号的接收不采用电耦合的线状天线,而必须采用磁耦合的环状天线,也就是射频线圈。线圈的传统定义是一系列连接起来的同心圆环或螺旋形导线。

1. 射频线圈的功能 射频线圈具有发射和接收两个基本功能。发射是指射频放大器产生的激励脉冲通过射频线圈转换为在成像空间横向旋转的、具有一定频率和功率的电磁波,即射频磁场(B_1)。射频磁场的能量被受检体内的氢质子选择性的吸收,完成"能量交换",受检体内的氢质子因此受到激励而发生共振。接收是指射频线圈中的谐振电路以及相关的射频前置放大器将发生共振质子的进动行为的变化—磁化矢量 M 转换为电信号,再次完成"能量交换",从而采集到所需要的 MR 信号。因此,可以将射频线圈理解为一种特殊的"换能器"或"能量交换器"。

2. 射频线圈的主要技术参数 射频线圈的主要技术参数包括信噪比、灵敏度、均匀度、品质因数、填充因数及有效范围等。

(1)信噪比(SNR):射频线圈的信噪比与成像部位的体积、进动角频率的平方成正比,与线圈半径成反比,还与线圈的几何形状有关。线圈的 SNR 越高,越有利于提高影像分辨力及系统成像速度。

(2)灵敏度:射频线圈灵敏度是指接收线圈对输入信号的响应程度。线圈灵敏度越高,就越能检测到微弱的信号。但随着信号的降低,信号中的噪声水平会随之升高,从而导致信噪比下降。因此,线圈灵敏度并不是越高越好。

(3)均匀度:射频线圈发射的电磁波会随着传播距离的增加而逐渐减弱,又向周围空间发散,因而它所产生的射频磁场并不均匀。磁场均匀度与线圈的几何形状密切相关,螺线管线圈及其他柱形线圈提供的磁场均匀性较好,而表面线圈产生的磁场均匀性较差。

(4)品质因数:品质因数 Q 值等于谐振电路特性阻抗 ρ 与回路电阻 R 的比值,即 $Q = \rho / R$。Q 也定义为谐振电路中每个周期储能与耗能之比。

对于串联谐振,当满足谐振条件($\omega = \omega_0$)时,谐振电路的输出电压是输入电压的 Q 倍,因此,Q 值是反映谐振电路性质的一个重要指标。在 MRI 设备中,射频线圈实际上是由各种谐振电路组成的,射频线圈也有 Q 值。Q 值越大,表示线圈在工作频率及共振频率下对信号的放大能力越强,线圈对某一频率信号的选择性越好,但线圈的通频带也随之变窄,脉冲的衰减时间也会变长。因此,应该选用适当 Q 值的线圈。

(5)填充因数:填充因数 η 为被检体体积 Vs 与射频线圈容积 Vc 之比,即 $\eta = Vs/Vc$。η 与射频线圈的 SNR 成正比,即提高 η 可提高 SNR。因此,在射频线圈(软线圈)的结构设计以及使用过程中,应以尽可能多地包绕被检体为目标。

(6)有效范围:射频线圈的有效范围是指激励电磁波的能量可以到达(对于发射线圈)或可检测到射频信号(对于接收线圈)的空间范围。有效范围的空间形状取决于线圈的几何形状。有效范围增大,噪声水平随之升高,SNR 降低。

3. 射频线圈的种类 MRI 设备中使用的射频线圈种类较多,可按不同方法分类。

(1)按功能分类:射频线圈可分为发射/接收两用线圈以及接收线圈两类。

1)发射/接收两用线圈:此类线圈将发射线圈和接收线圈合成制作在一起,线圈工作时,要通过电子线路在发射和接收之间进行快速切换。头线圈以及内置于磁体孔径内部的体线圈大都设计为两用线圈。

2)接收线圈:此类线圈只负责接收信号,其射频脉冲的发射和激励工作一般由内置于磁体内的体线圈来统一完成。大部分表面线圈都是接收线圈(如:体部表面柔软线圈)。但也有些表面线圈是发射/接收两用线圈(如头和膝关节正交线圈)。

(2)按适用范围分类:根据线圈适用范围的大小可将其分为全容积线圈、部分容积线圈、表面线圈、体腔内线圈和相控阵线圈五类。

1)全容积线圈:全容积线圈是指能够整个地包容或包裹一定成像部位的柱状线圈,主要用于大体积器官或组织的大范围成像,如体线圈和头线圈。体线圈套装在磁体孔洞内,成为磁体的一个组成部分。

2)表面线圈:表面线圈是一种可紧贴成像部位放置的接收线圈,其常见结构为扁平型或微曲型。表面线圈成像范围内场强的不均匀直接导致了接收信号的不均匀,在影像上的表现是越接近线圈的组织越亮,越远离线圈的组织越暗。表面柔软线圈是近年来出现的新型线圈,在线圈放置时有很大的自由度。表面线圈主要用于表浅器官或组织的成像。

3)部分容积线圈:部分容积线圈是由全容积线圈和表面线圈两种技术相结合而构成的线圈。这类线圈通常有两个以上的成像平面。

4)体腔内线圈:体腔内线圈是近年来出现的一种新型小线圈,使用时须置于人体相应的体腔内,以便对体内的某些结构实施高分辨成像。此类线圈的设计要考虑进出人体的方便性,射频电路可以安装在固定体内形成线圈;也可以把软射频线圈固定在气囊内,进入体腔后充气把环形线圈电路膨胀开之后再进行扫描。从原理上来说,体腔内线圈仍属表面线圈。例如:直肠内线圈用于直肠、前列腺及子宫等器官成像。从原理上来说,体腔内线圈仍属表面线圈。

5)相控阵线圈:相控阵线圈是由两个以上的小线圈或线圈单元组成的线圈阵列。这些线圈可彼此连接,组成一个大的成像区间,使有效空间增大;各线圈单元也可相互分离,每个线圈单元可作为独立线圈应用。无论哪一种连接方法,其中的每个小线圈均可以同时接收对应小区域的 MR 信号,且在测量结束后,使每个小区域的信号有机的联系在一起。近年来出现的全景成像矩阵(total imaging matrix,Tim)技术,将多个线圈矩阵组成全身一体化线圈,扫描过程中系统自动切换线圈,可以一次性完成全身所有部位的扫描,无须重复摆放体位和更换线圈。

(3)按极化方式分类:射频线圈可分为线(性)极化和圆(形)极化两类线圈。线极化的线圈只有一对绕组,相应射频场也只有一个方向;而圆极化的线圈一般被称为正交线圈,它的两个绕组工作时接收同一 MR 信号,但得到的噪声却是互不相干的。这样,如果对输出信号进行适当的组合,就可使线圈的信噪比提高,故正交线圈的应用非常广泛。例如,磁体内置的发射/接收体线圈就是正交线圈,此外还有正交头线圈、正交膝关节线圈等。

(4)按主磁场方向分类:由于主磁场有纵向磁场(如超导磁体和常导磁体的磁场)和横向磁场(如永磁体的磁场)之分,而射频场的方向应该与主磁场相垂直,因此,射频场的方向也要随主磁场而改变。体现在体线圈设计上,就需要采用不同的绕组结构。螺线管线圈和鞍形线圈是体线圈的主要形式,螺线管线圈主要用于横向静磁场的磁体中,鞍形线圈主要用于纵向静磁场的磁体中。

①螺线管线圈:在横向磁场的磁体中,一般采用螺线管线圈(solenoidal RF antenna)。这时螺线管线圈产生的射频磁场(B_1)的方向将与人体轴线一致,如图 7-19 所示。

无限长螺线管线圈内产生的磁场是均匀的,是横向静磁场中线圈的基本绕组结构,也是体线圈的绕组形式。多匝螺线管线圈工作频率较低,包容组织多,故噪声也大;单匝螺线管线圈由整块薄导体板材卷成有缝圆筒状。单匝螺线管线圈电感极小,当长度为电磁波半波长的整数倍时,将有驻波谐振发生。

②鞍形线圈:在纵向磁场的磁体中,均采用如图 7-20 所示的鞍形线圈(saddle-shaped RF coil),它所产生的横向射频场垂直于被检体轴线。

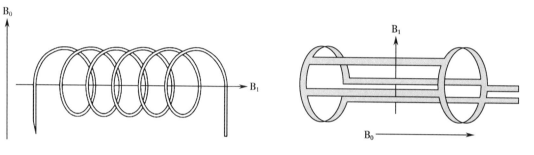

图 7-19 螺线管射频线圈   图 7-20 鞍形射频线圈

鞍形线圈是纵向静磁场中线圈的基本绕组结构,也是体线圈的绕组形式。螺线管线圈的灵敏度和它所提供的射频场的均匀性均优于鞍形线圈。据报道,前者的灵敏度是后者的 2~3 倍。但是,由于螺线管线圈对来自被检体的噪声也同样敏感,其 SNR 并不比鞍形线圈高。一般来说,人体的噪声水平随着主磁场场强的提高而上升。因此,只有在低场的系统中,螺线管线圈才表现出明显优于鞍形线圈的性能。

(5)按绕组形式分类:根据线圈绕组或电流环的形式,射频线圈又可分为亥姆霍兹线圈、螺线管线圈、四线结构线圈(鞍形线圈、交叉椭圆线圈等)、管状谐振器(slotted tube resonator,STR)线圈和鸟笼式线圈(bird cage coil)等多种形式。

其中,鸟笼式线圈又称笼式线圈,其充分的开放式设计(例如:鸟笼式头线圈内径可达 28 cm),不但大大减轻患者的幽闭恐惧感,而且也大大增加了临床应用范围。鸟笼式头线圈的顶部通常配置有外视镜,使患者仰卧位接受检查时可看到磁体外面的场景,充分体现人性化的设计理念,同时也可用于磁共振脑功能成像时视频刺激画面的传送。

①低频笼式线圈:低频笼式线圈的 N 个电容对称地接在两个端环之间,连接电容和端环的导线称为笼式线圈的列线,如图 7-21 所示。

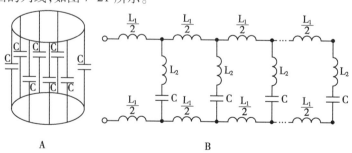

A   B

图 7-21 低频笼式线圈(N=8)

A. 线圈结构;B. 等效电路

②高频笼式线圈:高频笼式线圈的 N 个电容等距地串接在两个端环上,且每个电容两端均有列线相连,如图 7-22 所示。

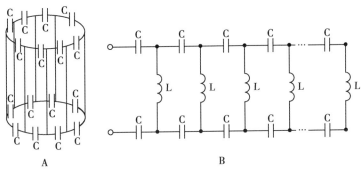

图 7-22　高频笼式线圈(N = 8)

A. 线圈结构;B. 等效电路

4. 射频线圈的工作模式　MRI 设备的射频线圈有发射和接收之分,这使得射频线圈在工作时必然出现下述三种不同的工作模式。

(1)体线圈模式:在这种模式下,射频脉冲的发射和 MR 信号的接收均由内置在磁体孔径中的体线圈来完成。例如,行胸、腹、盆、双下肢等体部大范围步进成像时就可以利用这一模式。

(2)头线圈模式:指头线圈单独工作,即行头部磁共振成像时的情形。这时头线圈既是发射线圈又是接收线圈。由于体线圈不能像其他线圈那样随时拆卸和更换,因而在头线圈模式下应采取措施,将体线圈隔离。头线圈模式射频激发准确、精度高,射频场均匀性好,射频接收信噪比高,图像质量好。

(3)表面线圈模式:表面线圈通常只有接收功能,因此,使用表面线圈成像时只能用体线圈进行射频激发。所谓表面线圈模式就是指由体线圈激发,而由表面线圈进行接收的工作模式。表面线圈模式成像信噪比高,图像质量好,是除颅脑成像之外被广泛采用的模式。

5. 对射频线圈的要求　MRI 设备对射频线圈的要求主要包括以下几个方面:①射频线圈对谐振频率要有高度的选择性,即严格谐振在氢质子的共振频率上;②必须有足够大的线圈容积(成像空间),产生的射频场(B_1)在整个容积内要尽可能均匀;③从几何结构上要保证线圈具有足够的填充因数,线圈本身的信号损耗要小;④能经受一定的过压冲击,即具备自保护电路;⑤在被检体上的射频功率沉积要少,要考虑到线圈的发射效率并进行必要的射频屏蔽。

(1)线圈的调谐:MRI 设备的线圈只有谐振在氢质子共振频率时才能达到激发氢核和收到最大 MR 信号的双重目的。当线圈加载(即成像体置入线圈)后,线圈的固有共振频率总会发生偏移,即出现所谓的失谐(detuning)。还有,线圈进入磁体后,它的等效电感会变小,线圈也会发生失谐。因此,每次成像之前都要进行调谐(tuning)。调谐可分为自动调谐和手动调谐两种,手动调谐只在个别线圈中使用。线圈的调谐一般通过改变谐振回路中可变电容的电容值或变容二极管的管电压(从而改变其电容值)两种方式来实现。MRI 设备线圈调谐的过程与收音机的选台非常相似,并常常伴有由机械调谐传动机构发出的"咔咔"声音。

(2)线圈系统的耦合:当线圈系统工作在表面线圈模式时,由于分别进行激励和信号接收的体线圈和表面线圈工作频率相同,二者之间极易发生耦合(coupling)。如果体线圈发射的大功率射频脉冲被表面线圈接收,则可能出现两种严重后果:一是由于感应电流太大而使表面线圈烧毁;二是可能使患者所承受的射频能量过大,发生灼伤。可见,体线圈和表面线圈之间一旦形成耦合,危害会非常大,必须设法及时去耦(decoupling)。

若为线性极化的体线圈,只需对表面线圈的几何形状进行一番调整,使其表面与体线圈相垂直,就可达到去耦的目的。但是,对于圆形极化的体线圈,无论如何设置表面线圈的方向,二者之间的耦合都是无法去除的。尽管体线圈和表面线圈的谐振频率相同,但二者却是分时工作,即发射时不接收、接收时不发射。因此,可以采用电子开关的方式进行动态去耦(dynamic decoupling)。所谓动态去耦,是指在扫描序列的执行过程中,根据体线圈和表面线圈分时工作的特点,给线圈施以一定的控制信号,使其根据需要在谐振与失谐两种状态下轮流转换的方案。即在射频脉冲发射时,使体线圈谐振、表面线圈失谐;而在射频接收阶段,使体线圈失谐,表面线圈谐振。这种动态的调谐可使用开关二极管等电子元器件来实现。

与动态去耦相对应的静态去耦(static decoupling)是指通过机械开关的通与断来控制和切换不同线圈的发射和接收电路。如头线圈模式中体线圈与头线圈间的去耦,通过头线圈射频插头的连接动作,直接将体线圈的发射和接收电路断开,并使其失谐。

(三)射频脉冲发射系统

射频脉冲发射系统的功能是在射频控制器的统一指挥下,提供扫描序列所需的各种角度和功率的射频脉冲。MRI 中常用的射频脉冲有 90°和 180°两种。但在各种小角度激励中,还可能用任意角度的脉冲进行射频激发。因此,射频发射系统实际上还能产生任意角度的射频脉冲。由公式(7-3)可知:改变射频场(B_1)的强度,就可改变射频脉冲的翻转角。在射频发射电路中,正是通过连续调整 B_1 的幅度来改变射频脉冲翻转角的。

射频脉冲发射系统由射频控制器、脉冲序列发生器、脉冲生成器、射频振荡器、频率合成器、滤波放大器、波形调制器、脉冲功率放大器、发射终端匹配电路及射频发射线圈等功能组件构成,如图 7-23 所示。

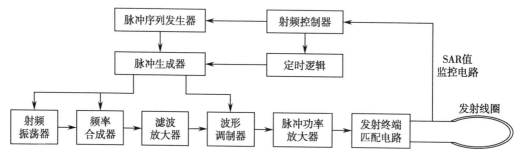

图 7-23 射频脉冲发射系统

1. **射频振荡器** 它是一种能产生稳定频率的振荡器,为发生器提供稳定的射频电源,为脉冲程序器提供时钟。对 50Ω 标准电阻输出电压为 1Vp-p,其稳定性一般是 0.1ppm 或 0.01ppm。

2. **频率合成器** MRI 设备中需要用到几种频率的射频信号。发射部分需要一路中频信号和一路同中频进行混频的信号;接收部分需要用到两路具有 90°相位差的中频信号和用以混频的一路射频信号,同时整个射频部分的控制还要一个共用的时钟信号。所有这些射频信号都要求稳定度好、准确度高,并且频率的大小易于用计算机进行控制。这样的信号一般采用频率合成器来产生。

频率合成器是一种通过对稳定的频率进行加、减、乘、除的基本运算,以产生所需频率的装置。其基本原理是通过混频器完成频率的相加和相减,通过倍频器完成频率的乘法,通过分频器完成频率的除法,通过鉴相器和锁相环路来稳定频率。

所有的频率都来自一个频率信号源。由于 MRI 设备的工作频率适合于石英晶体振荡器的频率范围,因此,可用石英晶体振荡器作为频率信号源。如果温度可控,它对 5012 标准电阻输出峰值为 1V 的电压,其长期稳定性一般是 0.1ppm 或 0.01ppm。

如图 7-24 所示,频率合成器由四部分组成:①固定频率部分:它提供频率合成过程中所需的各种频率,如 F_3、F_4、F_7、F_8、F_{10} 等,也可提供合成器对外输出的一些固定频率如 F_{11}、F_{12} 等;②低频部分:输出频率 F_9,用作合成器细调步进频率;③高频部分:输出频率 F_1、F_2,用作合成器粗调步进频率;④相加部分:完成几个频率的相加或相减。合成器的输出频率为 $F_0 = F_1 + F_2 + F_9 +$

F_{10}；其中细的步进与粗的步进相互补充使用，使 F_0 同时满足覆盖率及分辨力的要求。

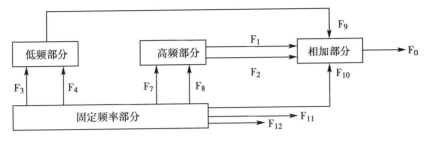

图 7-24 频率合成器框图

3. 波形调制器 调制器的作用是产生需要的波形，它受脉冲生成器所控制，当脉冲程序送来一个脉冲时，控制门就接通，而在其他时间都断开。在这一过程中，射频脉冲序列的所需波形，还要经过多级放大，使其幅度得以提高。

4. 脉冲功率放大器 波形调制器输出的射频脉冲信号幅度仅为 0.5V 左右，功率也只有 1mW 左右，必须经功率放大，获得足够大的功率，通过阻抗匹配网络输入到射频线圈发射一定功率的射频脉冲。脉冲功率放大器是射频脉冲发射系统的关键组成部分。

由于射频脉冲的频率高达数十兆 Hz，因此采用高频功率放大器。射频脉冲频宽较窄，可采用调谐回路放大器。为提高效率，多采用乙类、丙类甚至丁类工作状态。

有一种 MRI 设备的射频发射功率为 10kW（电压峰值约为 2000V），为获得如此大的功率放大，需采用多级功放及功率合成技术，其脉冲功率放大器如图 7-25 所示。

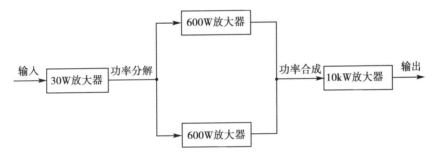

图 7-25 脉冲功率放大器框图

（1）30W 放大器：将调制器输出的 0.5V、1mA 的射频脉冲信号放大到 30W。由于信号还处于较低的电平，所以 30W 放大电路采用集成运算放大器，并工作在甲类的三极管放大电路。

（2）600W 放大器：它采用效率高的乙类推挽功率放大器，将 30W 放大电路输出的几十伏信号进一步放大。

（3）功率分解与功率合成：在高频功率放大器中，当需要输出的功率超出了单个电子器件所能输出的功率时，可以将输入功率分解，同时输入到几个电子器件，再将几个电子器件的输出功率叠加起来，以获得足够大的输出功率，这就是功率分解与功率合成。功率合成可通过推挽电路完成，推挽功率放大器中，两个三极管的输出由输出变压器进行叠加。并联电路也能很方便地实现功率合成。其优点是电路简单、成本低；其缺点是用来叠加的两路信号相互影响，其中一个短路或断路会使整体输入变为零。

用传输变压器组成的混合网络，在实现功率合成与功率分解时，可使两个或数个放大器之间彼此隔离，互不影响。

（4）10kW 功率放大器：晶体管具有体积小、功耗低、噪声小等优点，在很多电路中可取代电子管。但其缺点是功率较小，在大功率电路中，还不能取代电子管。由于末级功率放大器的功率大,所以大多采用"AB"类真空四极管放大器。

5. **阻抗匹配网络**　阻抗匹配网络起缓冲器和开关的作用,特别是两用线圈,必须通过阻抗匹配网络的转换。射频发射时,它建立的信号通路阻抗非常小,使线圈发射脉冲磁场;射频接收时,它建立的信号通路阻抗非常大,建立信号电压。

6. **射频能量特殊吸收率的控制**　特殊吸收率(specific absorption rate,SAR)是计量电磁波(无线电频率)辐射能量被人体实际吸收的计量尺度,以瓦特/千克(W/kg)或毫瓦/每克(mW/g)来表示。世界各国政府普遍采用由独立科学机构所制定的全面国际安全准则,来管理射频能量对人体的暴露和辐射。MRI设备也不例外,需要采取具体防范措施对射频脉冲发射系统的SAR值进行严格管理和控制,防止灼伤人体等不良事件的发生。

设置SAR值监控电路,可以实现射频能量在人体中累积过程的实时监测。当累积SAR值超过预先设定的安全值时,或者SAR值累积趋势在未来短期(例如6s)和长期(例如60s)时间内将会超标时,射频控制系统会自动启动安全机制,暂停射频波的输出和扫描。只有通过上述严格的"安保"措施,才能确保射频脉冲发射系统对人体是安全的。

7. **射频发射线圈**　为了产生理想的射频场,射频发射线圈的设计应使得它所产生的射频场尽可能均匀,且在共振频率处有极高的Q值。射频发射线圈的Q值越高,其能量转换率越高,射频脉冲电能转化为射频磁场能量的效率就越高。在MRI设备中,射频发射线圈的性能不仅取决于所用的元器件和电路形式,还决定于它的几何形状以及分布参数的利用技术。

(四)射频信号接收系统

射频信号接收系统的功能是接收人体产生的MR信号,并经适当放大和处理后供数据采集系统使用。射频信号接收系统由接收线圈、前置放大器、混频器、中频放大器、相敏检波器、低通滤波器、射频接收控制器等电路组成,如图7-26所示。

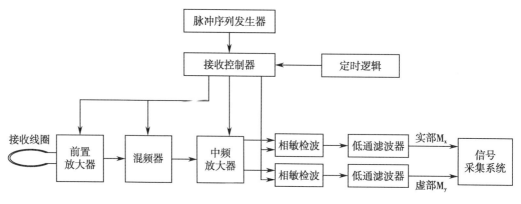

图7-26　射频信号接收系统

1. **射频接收线圈**　接收线圈的性能很大程度上决定于线圈的几何形状和导线材料。螺线管状的接收线圈SNR高,但仅适用于主磁场方向与患者床垂直的场合。多数情况是主磁场方向与检查床平行,螺线管状接收线圈不能使用。接收线圈多选用鞍形,其磁场很容易满足与主磁场垂直的要求,但SNR只有相应的螺线管线圈的$1/\sqrt{3}$。如果用两个正交鞍形线圈组合成一个接收线圈,它们接收的信号相加,可使SNR提高$\sqrt{2}$倍。

2. **射频接收控制器**　它是一个电子开关,其作用是在射频发射时关闭接收门,以防止在发送射频脉冲期间信号泄漏到射频接收系统。

3. **前置放大器**　前置放大器是射频脉冲接收系统的重要组成部分。从射频接收线圈中感应出的FID信号只有微瓦(μW)数量级的功率,这就要求前置放大器既要有很高的放大倍数,又要有很小的噪声。具体地说,前置放大器要对1μV以下的信号发生反应。同时,在工作频率附近要求有较为平坦的频率响应,并在很大范围内有足够的线性放大特性。在放大器的安全性能方面,它至少应能接受 1V 左右的过载,且过载后可在小于 1μs 的时间内迅速恢复。

4. 混频器 FID 信号经前置放大器放大后到达混频器。为了提高前置放大器的灵敏度与稳定性,在这里多采用外差接收的方法,使信号与本机振荡频率混频后产生一个中频信号,即将射频信号的高频率转换至较低的中间频率上,类似于广播电台的信号在收音机中的调频过程。该信号经中频放大器进一步放大后送往相敏检波器。

5. 相敏检波器 相敏检波又叫正交检波。对于频率和相位均不同的信号,相敏检波电路有很高的选择性,因而可得到较高的 SNR,也就有可能将其用在信噪比小于 1 的信号累积的实验中。MR 成像体素的空间位置信息均包含于 MR 信号中。射频脉冲序列在激发和信号读出阶段由梯度脉冲分别进行了频率和相位编码,使信号的频率和相位特性实质上代表了体素的空间位置。为了在图像重建时能够还原出体素的空间信息,信号采样前就必须用硬件的办法将二者加以区分。这就是采用相敏检波器的原因。

检波电路的作用通常是将交流信号变为脉动的直流信号,其输出信号的幅值与交流信号之幅值成正比。在 MRI 设备的射频接收装置中,一般采用两个相同的相敏检波器进行相位检测。这两个相敏检波器的输入端分别加上与信号电压有 0° 或 90° 相位差的参考电压,就可在输出端分别获得实部(M_x)和虚部(M_y)信号。

6. 低频放大器与低通滤波器 检波输出的低频信号均为零点几伏,频带范围在零到几万赫兹,而 MR 信号在 A/D 转换时需要约 10V 左右的电平。因此,需由低频放大器对此低频信号进行放大,同时加低通滤波器衰减信号频率范围之外的频率成分。

四、信号采集和图像重建系统

信号采集(signal acquisition)也称为信号采样(signal sampling)或者数据采集(data acquisition),是指对相敏检波后的两路信号,即质子群的静磁化强度矢量(M_0)的实部(M_x)和虚部(M_y)信号分别进行模数(A/D)转换,使之成为离散数字信号的过程。这些数字信号经过累加及变换处理后就成为重建 MR 图像的原始数据(raw data)。在 MRI 设备中,射频系统和信号采集系统的工作原理与脉冲傅里叶变换波谱仪基本相同,因而这两个系统又被合称为谱仪系统(测量系统)。图像重建的任务则是根据谱仪系统所提供的原始数据来计算可显示的灰度图像。

(一)信号采样和采样保持

MR 信号是随时间连续变化的模拟信号,模拟信号只有转换为数字信号才能便于进一步处理。A/D 转换就是将模拟信号转换为数字信号的过程,它可以分为采样和量化两个步骤。

1. 采样 采样就是把输入信号某一瞬间的值毫无改变地记录下来,或者说采样是把一个连续时间函数的信号,用一定时间间隔的离散函数来表示。根据奈奎斯特(Nyquist)采样定理,为不使原始信号波形产生"半波损失",模数转换器(ADC)的信号采样率至少应为原始信号最高频率的两倍。即对于一个有限带宽信号,只有采用超过奈奎斯特率的信号采样频率对其采样,才能保证离散化的数字信号可以完全逆转换,恢复到原来连续的模拟信号。

MR 信号的频谱取决于梯度磁场和层面的大小。当 MRI 设备中使用的梯度场在 1 ~ 10mT/m 时,其相应的 MR 信号频率应为 12 ~ 120kHz,因此,信号采集系统的采样频率至少应在 24 ~ 240kHz 以上,A/D 芯片的变换速度应满足高速率(400kHz 以上)的要求。目前 1.5T 和 3.0T MRI 设备的射频信号采样频率一般在 700kHz 到 3MHz。

2. 频率分辨率 采样信号的频率分辨率(frequency resolution)是指信号采样频率与采样点数之比。采样点数及采样频率共同决定了采样信号的频率分辨率。在 MRI 设备中,信号的采样点数由扫描矩阵在频率编码方向上的矩阵元素数所决定,这一数值同时也决定了该方向上的空间分辨率。

3. 采样与保持 采样是指把输入信号毫无改变地采纳下来,送入系统进行处理;而保持是指把采样最后一瞬间的信号记录下来,以免信号的幅值在模数转换器件由模拟到数字的量化过程中发生改变,这个量化(数字化)过程高速进行,因此非常短暂,一般在微秒级。

在 A/D 转换过程中,设 Δt 为一个采样周期,则所谓采样值的保持,是指在 0、Δt、$2\Delta t$ 等时间段内保持采样所得到的信号值为一个常值,或者在 Δt 的部分时间内是个常值,以便给 ADC 预留充足的时间(微秒级)对这一常值进行高速 A/D 转换。这样,连续模拟信号在经过采样、保持之后,所得到的是一系列平顶脉冲。

(二)量化和量化误差

量化就是把采样后成为不同幅度断续脉冲的 MR 信号以数字值来表示的过程。该数字值的表达一般采用二进制数据,以便于计算机的存储和处理。在量化过程中必定会引入量化误差,量化数字值级数分得越细,引入的误差就越小,成像亮度的灰度级数就越多,A/D 转换的精度就越高。然而,量化数字值级数分得过细,会增大数据的位数,这将增加计算量和对芯片变换速度的要求。一般在 MRI 设备中,信号量化级数为 16 位数字信号,取值为 15 536 级。

(三)信号采集系统的组成

信号采集系统的核心器件是 A/D 转换器。A/D 转换器的两个重要指标是转换速度和精度。因为 A/D 转换的过程可分为采样和量化两个步骤,因此,它们的快慢都影响 A/D 转换的速度。A/D 转换器输出的二进制数字信号,经数据接口被送往接收缓冲器等待进一步处理。上述每一个过程都是在序列发生器以及有关控制器的作用下完成的。射频信号采集系统是 MRI 设备中的关键部件,如图 7-27 所示。

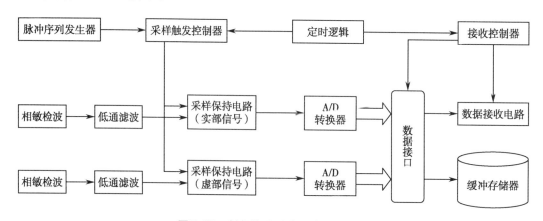

图 7-27 射频信号采集系统组成框图

(四)图像重建

MRI 系统在恒定磁场的基础上,通过施加一定的线性梯度磁场,由射频脉冲激发被检部位产生 MR 信号,再经接收电路将 MR 信号变成数字信号。此数字信号只是原始数据,为获得被检部位高质量的图像,还必须经过一系列的数据处理,如累加平均去噪声、相位校正、傅立叶变换等数据处理方法。这些处理过程由计算机图像重建部分完成。

图像重建的本质是对数据进行高速数学运算。首先,由于获取的数据量非常大,因此需要大容量的缓冲存储器,称为海量存储器。其次,因为图像数据量大,若要成像时间短就必须要求运算速度快。仅靠计算机来进行全部运算需要大量的时间,不能满足实际成像的需要,因此,一般都配有专用的图像阵列处理器(array processor,AP)。因 AP 采用了并行算法等技术,使大批量数据的计算速度大幅度提高。可通过对 AP 进行编程,使之完成所要求的运算。在 MRI 设备中,AP 运算所需数据全部来源于海量存储器。重建后的图像数据,以 16 位整数形式存于海量存储器和硬盘中。另外,由于 AP 具有特殊的数据格式,还需要有相应的数据格式转换电路和地址选择电路。为提高海量存储器数据输入输出的正确率,有些机型增加了错误检测纠正电路。图像重建部分的基本结构如图 7-28 所示。

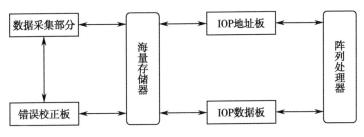

图 7-28　图像重建部分的结构图

从数据采集部分得到的原始数据,在错误检测校正电路控制下,在每字节数据后添加几位错误校验位。数据位与校验位一起存入海量存储器。从海量存储器读出数据时,错误检测校正板检查校验位,判断数据有无错误,它具有能校正一位错误的能力。然后便可将此数据传送到主机,作为数据文件存储起来,供以后重建用;也可以直接送至 AP 进行重建。AP 在计算机编程控制下,通过输入输出口(IOP)地址板及输入输出口数据板与海量存储器进行数据交换。

五、主控计算机和图像显示系统

在 MRI 设备中,计算机(包括微处理器)的应用非常广泛。各种规模的计算机、单片机及微处理器等,构成了 MRI 设备的控制网络。

(一) 主控计算机系统

主控计算机(host computer)系统由主控计算机、控制台、主控图像显示器、辅助信息显示器(显示受检者心电、呼吸等电生理信号和信息)、图像硬拷贝输出设备(激光相机)、网络适配器以及谱仪系统的接口部件等组成(图 7-29)。其中图像显示器通常又是控制台的一部分,用于监视扫描及 MRI 设备的运行状况。

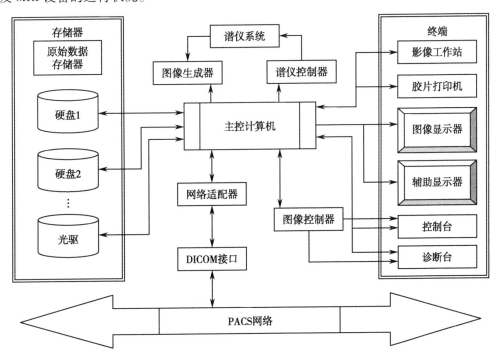

图 7-29　主控计算机系统组成框图

主控计算机系统主要是控制用户与 MRI 设备各系统之间的通信,并通过运行扫描软件来满足用户的所有应用要求。主控计算机具有扫描控制、患者数据管理、归档影像(标准的网络通信接口,例如,DICOM3.0 接口)、评价影像以及机器检测(包括自检)等功能。目前 MRI 设备多采用高档微机,其成像速度主要决定于测量系统和影像处理系统的运行速度。

MRI 扫描中,用户进行的活动主要有患者登记、扫描方案制定、扫描控制以及影像调度(显示及输出)等。这些任务都要通过主控计算机的控制界面(键盘、鼠标器)来完成。序列一旦开始执行,控制权就交给了测量控制系统,此后便可在主控计算机上进行其他操作。

(二)主控计算机系统中运行的软件

任何计算机系统都是由硬件和软件共同组成的,"软"、"硬"结合才能充分发挥计算机系统的功能。在 MRI 设备的主控计算机上运行的软件可分为系统软件和应用软件两大类。

1. **MRI 设备软件和硬件的关系** MRI 设备软件和硬件的关系如图 7-30 所示。MRI 设备整机可划分为用户层、计算机层、接口层和谱仪系统层 4 层结构。但从控制的观点来看,又可将其分为软件和硬件 2 层结构。这两种结构分层方法,都有利于对 MRI 设备逻辑结构的正确认知和理解。无论何种办法,应用软件总是位于最顶层,它通过操作系统等系统软件与主控计算机发生联系,从而控制整个 MRI 设备的运行。因此,对于用户来说,充分了解主控计算机系统中运行的软件是十分重要的。

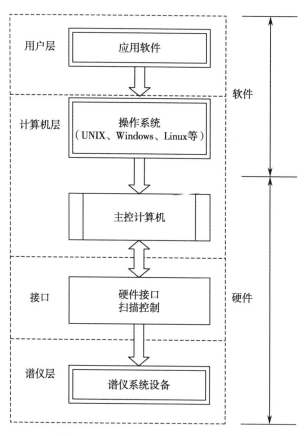

图 7-30 MRI 设备软件和硬件的关系

2. **系统软件** 系统软件是指用于计算机自身的管理、维护、控制和运行以及计算机程序的翻译、装载和维护的程序组。系统软件又包括操作系统、数据库管理系统和常用例行服务程序三个模块,其中操作系统是系统软件的核心。

操作系统是由指挥与管理系统运行的程序和数据结构组成的一种大型软件系统,它具有作业处理和实时响应的能力。其目的是把计算机内所有的作业组成一个连续的流程,以实现全机操作运行管理的高度自动化。目前在医学影像成像设备中广泛使用的操作系统有 Linux,UNIX 和 Windows 等,均为多用户的操作系统。

3. 应用软件 应用软件是指为某一应用目的而特殊设计的程序组,位于 MRI 设备系统结构的最顶层。它一方面从用户那里直接得到需求信息,另一方面它将用户的请求转变为控制数据发往谱仪系统设备,以便获得测量数据,最后再根据用户的要求输出所需信息。

在 MRI 主控计算机系统中运行的应用软件是 MR 成像、影像后处理及分析软件包。这一软件包通常包括受检者信息管理、影像管理、影像后处理及分析、扫描及扫描控制、系统维护、网络管理和主控程序等功能模块。

(1)受检者信息管理模块:受检者信息既可以从键盘输入,也可以应用 DICOM Worklist(工作表)功能从 PACS-RIS 集成信息系统中直接获得受检者信息,工作表的应用解决了手工输入易发生差错的问题,同时提高了工作效率。信息管理模块将上述信息以数据库形式保留,可供检索查询。

(2)影像管理模块:该模块是专为影像的存储、拷贝、删除、输出等操作而设计的程序,它所完成的任务可称为影像调度。影像信息同样以数据库形式保留,可供检索查询。

(3)影像处理模块:其功能是实现影像的各种变换,以及影像的后处理、分析等工作和任务。

(4)扫描及扫描控制模块:该模块是应用软件的核心,是控制 MRI 设备扫描成像的"中枢"。在其扫描控制界面上提供数十个以类别区分的扫描序列供用户选择应用。扫描序列有按照扫描部位、器官及成像方法分类的,也有按照所用线圈进行分类的。无论采用何种方法,均以方便用户选择、操作、应用为目标和宗旨。

(5)系统维护模块:是现场调整、维护、检修、记录时不可缺少的工具软件。其中,现场调整可分为日常调整和检测两大类。

(6)网络管理模块:是介于系统软件和应用软件之间的通信控制软件。它主要提供网上文件传输、网络管理以及与 DICOM 文件传输、查询检索、存储、影像打印、工作表信息等有关的协议,以便与院区内的 PACS 等系统互联。

(7)主控程序模块:是上述所有模块之间的连接软件,它提供应用软件的主菜单、用户窗口界面及主机登录用户管理,并控制程序的运行。

(三)图像显示

原始数据在图像阵列处理器完成图像重建后,MR 图像立刻传送至主控计算机的硬盘中。随后,这些图像可供放射医师和技师在控制台上查询、检索、浏览、窗宽窗位调节、标记、排版打印胶片及继续完成高级影像后处理等工作。这一系列过程均离不开 MR 图像的显示。

图像显示器的性能对图像浏览和诊断工作影响很大,因此,MRI 设备选配专业级彩色液晶显示器,目前阴极射线管(CRT)显示器已经被完全淘汰。液晶显示器尺寸一般选择 19 英寸或更大,显示矩阵至少为 1280×1024,场频(即刷新速率)应达到 75Hz 或以上,以达到无闪烁的要求。为达到观察高空间分辨率和高对比度分辨率 MR 影像的目的,显示器像素点距应该在 0.29mm 或更小的数值,对比度至少应达到 $600:1$,亮度应高于 $270cd/m^2$。为观察 MR 动态成像图像,液晶显示器响应时间应低于 25ms。为方便观察者从不同视角观察液晶显示器上的影像,其上下和左右的视角应该在 $\pm 85°$ 以上。目前 $16:9$ 宽屏幕显示器逐渐取代传统的 $4:3$ 显示器,以便将生理信号显示器所显示的信息在宽屏幕图像显示器中同屏显示,并取消生理信号显示器。

(赵海涛 董艳军)

第二节 MRI 设备的保障体系

一、MRI 设备对人体的影响

患者或受检者在接受 MRI 检查的时候将直接暴露于 MRI 系统的静磁场、射频场以及梯度磁场之中。而上述的各种磁场、射频场环境因具有生物学效应，都会对受检者的身体产生一定的影响。如何限制这些生物学效应并使之始终处于安全范围之内决定了 MRI 系统的安全性。本节将简要介绍 MRI 设备对人体的影响和相关的防护技术及保障系统。

（一）静磁场的生物效应

静磁场（主磁场）B_0 是 MRI 设备的重要组成部分。随着超导磁体技术的日益成熟，它的场强有不断提高的趋势。但是静磁场对生物体的影响至今没有完全阐明，显示超高场（3.0T 以上）对人体影响的资料就更少。为此，目前美国食品药品监督管理局（FDA）将临床人体成像的最高场强限制在 3.0T 以内，并明确规定，因场强超过此限值而造成的一切不良后果均由 MRI 设备的制造商承担。

静磁场的生物效应主要有温度效应、磁流体动力学效应以及中枢神经系统效应等。

1. 温度效应　静磁场对哺乳动物体温的影响称为温度效应（temperature effect）。1989 年富兰克（G. S. Frank）等人采用荧光温度计对 1.5T 磁场中人体的体温变化情况进行了测量，结果表明静磁场的存在不会对人体体温产生影响，该实验所用的测温方案比较科学，其结果被广泛接受。

2. 磁流体动力学效应　磁流体动力学效应（magneto hydrodynamic effect）是指处于静磁场环境中的流动液体如血流、脑脊液等所产生的生物效应。静磁场能使血液中红细胞的沉积速度加快、还能通过电磁感应产生感应生物电位进而使心电图发生改变等。

（1）静态血磁效应：血液在磁场中的沉积现象称为静态血磁效应。血液中的血红蛋白是氧的载体，它的活性成分为血红素。由于血红素含有一个亚铁离子，因此它具有一定的磁性，但这种磁性与血红蛋白的氧合水平有关：脱氧血红蛋白有非常大的磁距，表现为顺磁性；氧合血红蛋白则没有磁距，无顺磁性。脱氧血红蛋白的顺磁特性，有可能使血液中的红细胞在强磁场（包括强梯度场）环境中出现一定程度的沉积，沉积的方向取决于血流在磁场中的相对位置。由于动、静脉血含氧量不同（血红蛋白的氧合水平不同），沉积的程度也稍有不同。但是人体中血液的流动可以完全抵消红细胞微弱磁性所导致的沉降，因此，在 MRI 的静磁场环境中，静态血磁效应可以忽略不计。

（2）动态血磁效应：心血管系统在磁场中诱导出生物电位现象称为动态血磁效应。该生物电位与血流速度、脉管直径、磁场强度、磁场和血流方向的夹角以及血液的磁导率等因素相关，且在肺动脉和升主动脉等处最明显。生理学的研究表明，心肌去极化的阈值电压约为 40mV，此阈值电压已经接近磁场强度为 3.0T 的静磁场中产生的血流电压，这可能是超高场磁共振成像过程中容易出现受检者心律不齐或心率降低等变化的原因。

（3）心电图改变：处于静磁场中的受检者其心电图将发生变化，主要表现为 T 波的抬高以及其他非特异性的波形变化（如小尖头波的出现等），这些改变是生物电位诱导变化的结果。T 波大幅度的抬高在临床诊断上被认为是心肌梗死、心肌缺血或钾中毒的心电图表现。但在 MRI 成像中，由静磁场引起的心电图变化并不伴随其他心脏功能或循环系统的功能损伤，且当患者完成 MRI 检查离开检查室后，其心电图上所表现出的异常变化也随即消失。因此，一般认为 MRI 检查过程中患者心电信号出现异常并不具有生物风险。但是，对于那些有心脏疾患的受检者，必须在 MRI 检查过程中全程监测心电图的变化。

3. 中枢神经系统效应　人体的神经系统依靠动作电位以及神经递质来进行相关信号的传

导,而外加静磁场则可能会对神经细胞的传导过程产生影响和干扰。如果干扰发生在轴突或有突触联系的神经接头部位,则可能刺激突触小泡中的乙酰胆碱或去甲肾上腺素等神经递质释放,从而导致误传导的发生。研究表明,受检者急性、短期地暴露于 3.0T 及以下的静磁场中时,中枢神经系统没有明显的不良反应和生物学影响。但是在使用 4.0T 以上的超高场 MRI 设备时,大多数的志愿者会出现眩晕、恶心、头痛、口中有异味等不良反应,这表明超高场磁体的静磁场环境可导致人体产生神经电生理变化。超高场生物效应的原理以及应对措施还需深入研究,这也是目前阻碍 4.0T 以上 MRI 设备进入临床应用的安全障碍之一。

(二)射频场的生物效应

人体是具有一定电阻的导体,当人体受到电磁波照射时会将电磁波的能量转换为热量。在 MRI 成像扫描的过程中 RF 脉冲中的能量将全部或大部分被人体组织或器官吸收,其生物效应主要表现为导致人体体温发生变化。

1. **射频能量的特殊吸收率**　为了定量分析 RF 场中组织吸收能量的情况,引入特殊吸收率(specific absorption rate,SAR),单位为 W/kg,用以表示单位时间内单位质量的生物组织对 RF 能量的吸收量,可以用其作为组织中电磁能量吸收值或 RF 功率沉积值的计量尺度。局部 SAR(local SAR)和全身 SAR(whole body SAR)分别对应于局部组织和全身组织的平均射频功率吸收量。

在 MRI 成像中,SAR 值的大小与质子共振频率(静磁场强度)、RF 脉冲的类型和角度(90°或180°)、重复时间和带宽、线圈效率、成像组织容积、组织类型、解剖结构等许多因素有关。组织吸收的 RF 能量大部分转换为热能释放,温度效应是 RF 场最主要的生物效应。RF 脉冲照射引起的实际组织温升还与照射时间、环境温度以及受检者自身的温度调节能力(表浅血流量、出汗程度等)等因素相关。

SAR 值的计算和建模都非常复杂,早期曾使用均匀圆柱体或球体模型,即人体成像组织简化为均匀的圆柱体或球体来计算 SAR 值,也有采用非均匀椭球模型的,计算中还要考虑到 RF 波的入射方向、入射波长、发射功率、穿透深度和组织的几何形状等因素。当组织的尺寸等于波长的一半时,RF 脉冲的吸收量最大,这一吸收峰值所对应的 RF 频率就是共振频率。

美国国家标准协会(ANSI)和 FDA 对人类接受电磁波的安全剂量做出了明确的规定。按照 ANSI 的"关于人体暴露于 RF 射频电磁场(300KHz ~ 100GHz)的相关安全标准"(C95.1-1982),人体在接受连续电磁波辐射时,全身组织的平均射频功率吸收量(即全身平均 SAR)不能超过0.4W/kg。而美国 FDA 对于医疗用途 RF 电磁场所制定的安全标准为:全身平均 SAR ≤ 0.4W/kg,或者每克组织的 SAR 空间峰值 ≤ 8.0W/kg。

2. **射频场对体温的影响**　MRI 扫描中 RF 脉冲所传送的能量被组织吸收并以热量的形式放出,继而导致体温升高。体温升高的程度与多种因素有关,如 RF 照射时间、能量沉积速率、环境温度、湿度、患者体温调节能力等。

RF 脉冲的能量与其频率有关,频率越高,RF 脉冲的能量就越强,被组织吸收并转化的热量就越大。而 RF 脉冲的频率与 MRI 的磁场强度成比例关系,因此,在 3.0T 的 MRI 设备上,更容易出现 SAR 值过高的问题(SAR 值与场强的平方成正比)。而在 1.5T 以下的 MRI 设备上,SAR 值一般并不严重。对于不同的扫描序列,长 ETL 的 FSE 及单次激发 FSE 序列的 SAR 值问题更为突出,因为这类序列需要利用连续的 180°脉冲进行激发。射频脉冲引起的热效应还与组织深度有关,体表组织如皮肤的产热最为明显,而处于深部的成像中心部位几乎不产热。

降低 SAR 值的方法主要有:①缩短 ETL;②延长 TR;③延长回波间隙;④减少扫描层数;⑤利用 GRE 或 EPI 序列替代 FSE 或单次激发 FSE;⑥修改射频脉冲,使其能量降低。

3. **易损器官**　人体中散热功能不好的器官,如睾丸、眼等对温度的升高非常敏感,这些部位最容易受到 RF 辐射的损伤。有研究显示,射频照射产生的热量如果使阴囊或睾丸组织的温度上升至 38 ~ 42℃,就有可能对睾丸功能造成损伤,进而导致诸如减少或停止生精、精子活力下降、细精管功能退化等症状。而对于高烧、精索静脉曲张的患者,进行 MRI 检查可能使症状加重,甚至造成暂时或永久性的不育。

眼属于血供较差的器官,散热很慢。动物实验表明,眼或头部急性、近距离的 RF 照射容易导致白内障,这是因为当射频场足够强、照射时间又足够长时,热能使眼组织受到破坏的缘故。但实验研究也表明目前临床用 MRI 在检查过程中所引起的体温升高明显低于造成睾丸和眼睛损伤的温度阈值。

对于老年受检者、发热患者、糖尿病患者、心血管病患者、肥胖患者等体温调节机能受损或不健全的患者,接受高 SAR 值扫描之前应对患者的生理反应过程和安全性进行科学而全面的评价。此外,由于钙通道阻滞剂、β 受体阻滞剂、利尿药、血管舒张剂等药物均可以影响机体的体温调节功能,使用了这些药物的患者在进行 MRI 检查时必须密切关注其体温的变化情况,特别是在对易损器官进行 MRI 检查时,应尽量避免长时间、高 SAR 值的扫描。

(三)梯度场的生物效应

在 MRI 检查过程中,梯度场会反复切换,进而在人体组织中产生诱导电流,诱导电流的生物效应包括热效应和非热效应。其中,热效应非常轻微,其对人体的影响可以忽略,非热效应则可能引起神经或肌细胞的刺激。因此,在 MRI 的使用过程中对于梯度磁场的强度和切换率都做出了阈值限制。

1. **感应电流与周围神经刺激效应**　在进行 MRI 检查的过程中,梯度磁场工作在高速切换的状态,即脉冲状态。根据法拉第电磁感应定律,穿过人体的磁通量发生变化时会在人体内部产生感应电流并形成回路,越是靠近机体外周的组织电流密度越大,而越接近身体中心的组织电流越小。当机体外周组织的感应电流密度达到神经活动电流密度 $3000\mu A/cm^2$ 的 10% 时,神经细胞就有可能产生误动作,例如患者感觉受到电流的刺激或肌肉发生不自主的抽搐或收缩,多发生在肢体的末稍,这种现象称为周围神经刺激效应。而 $300\mu A/cm^2$ 则被认为是 MRI 的安全阈值。

感应电流的大小与梯度场的切换率、最大磁通强度(梯度场强度)、平均磁通强度、谐波频率、波形参数、脉冲极性、体内电流分布、细胞膜的电生理学特性和敏感性等诸多因素相关。梯度场脉冲的各种参数都是由序列进行编码的,不同的序列产生的感应电流大小不同,其生物效应的强弱也不同。典型的梯度场为 $10\sim15mT/m$,上升时间 $0.5\sim1.0ms$,其所对应的磁场变化率为 $1.5\sim3.0T/s$(磁体中心附近)。在标准的成像技术中,梯度场每隔 $10\sim50ms$ 变化一次,体内感应电流的频率为 $100\sim20Hz$。

2. **梯度场对心血管的影响**　梯度场切换所产生的感应电流会直接刺激心肌纤维等电敏感细胞,使其发生去极化,引起心律不齐、心室或心房纤颤等。有研究表明,当 $17\mu A$ 以上的直流电通过心脏时,就可能引发心室纤颤。

3. **磁致光幻视**　梯度磁场切换所产生的感应电流对于神经系统的另一个重要影响就是磁致光幻视现象。磁致光幻视(magneto phosphene)又称为光幻视或磁幻视,是指在梯度场的作用下眼前出现闪光感或色环的现象。这种视觉紊乱的现象目前被认为是视网膜感光细胞受到电刺激而造成的,是神经系统对于梯度场最敏感的生理反应之一。磁致光幻视的产生与梯度场的变化率以及静磁场强度有关,并在梯度场停止后消失。进行 1.5T 以下的常规 MRI 检查时,如果将梯度场的变化率限制在 20T/s 以下,则感应电流的密度小于 $3\mu A/cm^2$,此时不会产生磁致光幻视现象。但当双眼暴露于 4.0T 的静磁场中,梯度场频率为 $20\sim40Hz$ 时,就可以很容易地使一个正常人产生磁致光幻视现象。

4. **梯度场安全标准**　美国 FDA 对于梯度场的安全标准是基于以下原则制定的,即 MRI 扫描过程中梯度场变化率不能超过外周神经出现误刺激阈值的三分之一。具体标准为:①最大梯度场变化率(dB/dt)的最大值被限制在 6T/s 以下;②对于轴向梯度(G_z 梯度),设梯度脉冲的波宽(对于矩形梯度脉冲)或半波宽(对于正弦梯度脉冲)为 r,则 $r \geq 120\mu s$ 时,dB/dt 必须小于

20T/s；当 $12\mu s < r < 120\mu s$ 时，dB/dt 应小于 2400/r T/s；当 $r \leqslant 12\mu s$ 时，dB/dt 须小于 200T/s；③横向梯度（G_X, G_Y）的 dB/dt 要小于轴向梯度上限的 3 倍。可见该标准是将梯度脉冲的脉宽和变化率联系起来定义的，即脉宽 r 越大，允许的变化率就越小。

5. 噪声 梯度线圈在工作时需要高频地开启和关闭，线圈中的电流不断地发生变化，通电的梯度线圈在强磁场中由于洛伦兹力的作用而发生高频的机械振动，并产生一种非常特殊的噪声。MRI 设备的静磁场强度越高、梯度电流脉冲上升速度越快、脉冲的频率越高，产生的噪声就会越大。MRI 检查时的噪声最大可达到 110dB 以上，不仅影响医患之间的通话联络，还可对受检者造成一定程度的心理或生理伤害。心理伤害表现为使患者恐惧心理加剧，并可能诱发癫痫和精神幽闭症。生理伤害主要表现为暂时性听力下降，而对于那些噪声高度敏感型患者，则可能造成永久性听力损伤。在 EPI 序列及各种运用复杂梯度波形的超快速成像技术中，梯度噪声的影响更为显著。为了保护受检者，英国卫生部于 1993 年制定了"临床用磁共振诊断设备安全性指导原则"。该原则要求对于噪声超过 85dB 的 MRI 扫描，需要对受检者采取一定的听力保护措施，如使用磁共振专用防噪声耳塞、防磁耳机并播放音乐、或者其他阻声器材以抵消噪声的不良影响，保证受检者的安全。

为了降低梯度线圈的噪声，各 MRI 生产厂商开发出了许多新技术，如梯度线圈真空隔绝腔技术、缓冲悬挂技术、噪声固体传导通路阻断技术、静音扫描序列技术等。此外，使用专业的吸音材料也可以达到降低噪声的目的。

二、磁场与环境的相互影响

（一）等高斯线

MRI 磁体所产生的磁场，向空间各个方向散布，称为杂散磁场（stray field 或 fringe field）。它的强弱与空间位置有关，随着空间中某点与磁体距离的增大，杂散磁场的场强逐渐降低。不同磁体的杂散磁场强弱不同，对应的等高斯线也不同，2.0T 磁体的 5 高斯线范围要比 1.5T 磁体的 5 高斯线范围大，如图 7-31 所示。图中曲线上每一点的磁感应强度均为 5 高斯，即 5×10^{-4} 特斯拉。

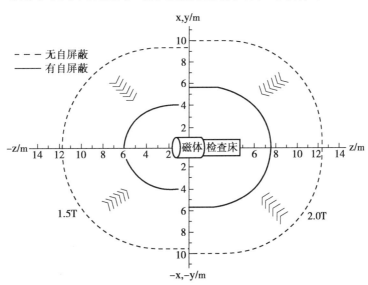

图 7-31　两种磁体（1.5T 和 2.0T）的 5 高斯线图

在等高斯线图中，坐标轴表示空间中某点与磁体中心的距离，单位为 m，图 7-31 是两种磁体（1.5T、2.0T）的 5 高斯线图。为便于比较，把 1.5T 和 2.0T 两种磁体的 5 高斯线图各取一半，共同绘制于同一幅图上，图中 X，Y 坐标共用一轴，由于边缘场在 X，Y 向分布呈对称性（图 7-32，图 7-33），Z 坐标为一方向轴（图 7-34），因此图 7-31 实为杂散磁场的三维空间分布图。由图可见,杂散磁场呈类似椭球形的分布,即 X,Y 向较弱,Z 向较强,1.5T 磁体中心距 5 高斯线的距离在 X,Y 轴上约为 9.2m,在 Z 轴上约为 11.6m,2.0T 磁体的 5 高斯线范围更大一些,在 X,Y 轴上为 10m,在 Z 轴上约为 12.6m。可以看出,2.0T 较 1.5T MRI 设备对环境的影响更大。

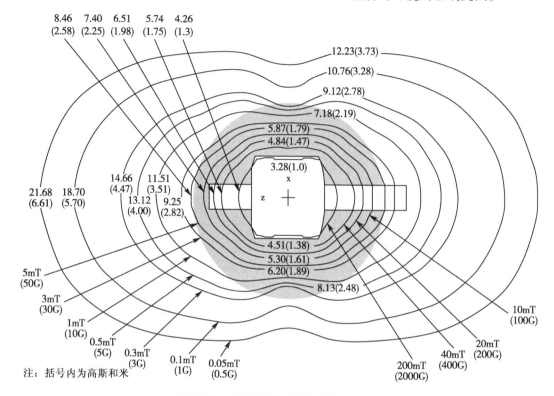

图 7-32　1.5T 磁体高斯线分布俯视图

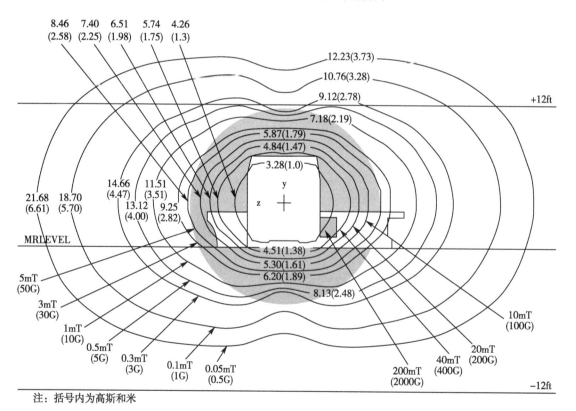

图 7-33　1.5T 磁体高斯线分布侧视图

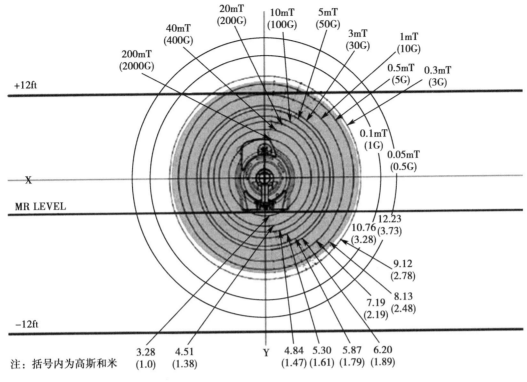

图7-34　1.5T磁体高斯线分布前视图

（二）磁场对环境的影响

杂散磁场的存在可能会对周围环境中那些磁敏感性强的设备产生干扰，使其不能正常工作，甚至造成损坏，即 MRI 设备对周围的设备存在磁影响。这种磁影响在 5 高斯线区域内非常明显，而在 5 高斯线以外区域逐渐减弱，表 7-3 给出了磁场附近的某些常见医疗器械、设备正常工作须满足的条件。由表可知当人体处于 5 高斯线内时可能引起身体的不适，为了保证人员的安全，应当在 MRI 设备的 5 高斯线处设置醒目的警示标志，需要特别注意的是，在磁体失超时，5 高斯线范围在短时间内会扩大。

为了减弱 MRI 对于其他医疗器械、设备的磁影响，在 MRI 场所的选择和设计时必须留出一定的安全距离，表7-4 给出了各种设备与不同场强磁体的最近距离。

表7-3　磁场附近的设备正常工作应满足的条件

设备名称	设备正常工作应满足的条件
ECT	≤0.5G
PET，PET/CT，线性加速器，CT，回旋加速器，精密测量仪，影像增强器，彩色电视机，CRT 显示器，电子显微镜，碎石机，影像后处理工作站，超声	≤1G
多台 MR 设备之间	<3G
心脏起搏器，生物刺激器，神经刺激器	≤5G

表7-4　各种设备与不同场强磁体的最近距离

设备种类	最大磁场强度(mT)	距磁体中心的一般最小距离(m)				
		0.15T	0.5T	1.0T	1.5T	2.0T
信用卡、磁盘、相机等	3	4	5	6	6.5	9
电视系统、CRT 显示器等	1	5	7	9	10	13

设备种类	最大磁场强度(mT)	距磁体中心的一般最小距离(m)				
		0.15T	0.5T	1.0T	1.5T	2.0T
心脏起搏器、影像增强器	0.5	6	8	11	12	15
γ照相机、X-CT	0.1	12	16	20	23	25

由表可见,PET、CT、超声、影像增强器及影像后处理工作站等都是具有高度磁敏感性的设备,它们必须与 MRI 设备保持足够远的距离。对于 1.5T 的 MRI 设备,CT 应该安装在距其 23m 以外或 1 高斯线以外的位置,才能保证设备的正常运行。而同时装备有多台 MRI 设备时,应确保任意两台磁共振设备的 3 高斯线都不会发生交叉。需要特别强调的是,装有心脏起搏器的患者必须远离 MRI 设备,虽然不同的心脏起搏器对磁场的敏感程度有所不同但一般情况下应禁止装有心脏起搏器的患者进入 5 高斯线内。

(三)环境对磁场的影响

MR 信号是氢质子处于静磁场中且受到一定能量的射频脉冲激励时产生的,因此 MRI 设备的场所和布局设计必须考虑强磁场和射频场对环境的特殊要求。

MRI 设备对于周围环境也有一定的要求,主要集中在防止磁场干扰方面。

静磁场的均匀性是 MR 图像质量的重要保证,磁体周围磁环境的变化统称为磁场干扰,磁场干扰会影响静磁场的均匀程度,造成 MR 图像质量下降。磁场干扰又可以按照干扰源的类型分为静干扰和动干扰两大类。

静干扰:离磁体中心点很近(2 米以内)的建筑物中的钢梁、钢筋等铁磁性加固物或建筑材料(金属给排水管道、暖气管道等)均可能产生静干扰,一般可通过有源或无源匀场的办法加以克服。为了减少静干扰,在 MRI 设备的场所设计阶段,就要尽量对建筑物所有墙壁、地面、墙柱及磁体基座等结构中的钢材使用量加以限制。例如,磁体基座要承受五吨至数十吨的重量,但其钢材的用量不能超过 $15kg/m^2$。

动干扰:与静干扰相对应,将移动、变化的磁场以及振动等干扰源统称为动干扰。常见的动干扰有二类,一类是移动的铁磁性金属物体,如轮椅、汽车、电车、电梯、地铁、火车等;另一类为可产生交变磁场的装置和电力设施,如高压线、变压器、动力电缆、电车输电线等。

上述动干扰源对磁场的影响程度取决于各自的重量、距磁体的远近以及交变磁场的强弱等因素,其特点是随机性的,难以补偿的,对于 MRI 设备的正常工作非常有害。一般可允许的最大交变磁场干扰为 0.001 高斯。MRI 设备的常见磁场干扰源及其安全距离如表 7-5。

表 7-5 常见磁场干扰源及其安全距离

干扰源	至磁体中心的安全距离(m)
地板内的钢筋网($15kg/m^2$)	>1
钢梁、支持物、混凝支柱	>5
轮椅、担架	>8
大功率电缆、变压器	>10
活动床、电瓶车、小汽车	>12
起重机、卡车	>15
铁路、地铁、电车	>30;超导磁体 >50;永磁磁体 >500

因振动会影响 MR 的图像质量,安装 MRI 设备的场所还应尽量远离振动源。振动又可以分为稳态振动(通常由电动机,泵,空调压缩机等引起)和瞬态振动(通常由交通工具,行人,开关门等引起),稳态振动的数值不得超过表 7-6 的限制要求,瞬态振动的数值不得超过 500×10^{-6} g($g \approx 9.8$N/kg),如周围环境的振动超过此限值则需要单独分析振动对于 MR 成像质量的影响。

表 7-6　MR 设备场地对稳态振动有效值的限制要求

振动频率范围	$0 \sim 20$Hz	$20 \sim 40$Hz	$40 \sim 50$Hz
振动最大值(g rms)	$(5 \sim 10) \times 10^{-5}$	10×10^{-5}	45×10^{-5}

三、磁　屏　蔽

当前主流磁共振设备以超导磁体为主,其产生的磁场强度高、稳定性好且均匀度高,但是超导磁体产生的杂散磁场较高、范围较大。为了减小杂散磁场 5 高斯线的范围,减弱杂散磁场向周围环境的散布,并且减小磁性物质对主磁场均匀性的影响,故而在磁共振设备安装中需要考虑磁屏蔽的问题。

(一)磁屏蔽原理

把磁导率不同的两种介质放到磁场中,在它们的交界面上磁场要发生突变,这时磁感应强度 B 的大小和方向均发生变化,即发生磁感线的折射。那么,将一个磁导率很大的铁磁材料罩壳放在外磁场中,由于空气磁导率 μ 接近于 1,而罩壳的磁导率在几千 H/m 以上,使得罩壳内空腔的磁阻比罩壳的磁阻大很多,所以外磁场的绝大部分磁感应通量将从空腔周围的罩壳壁内通过,而处于罩壳内的空腔,磁感应通量是很少的,这就达到了磁屏蔽的目的。如图 7-35 所示,磁共振设备的磁屏蔽就是利用这种现象,通过放置铁磁材料罩壳把磁力线吸引到罩壳中去,保护了罩内的磁共振设备不受外界磁场的干扰,同时也防止了罩内的杂散磁场影响周围环境。

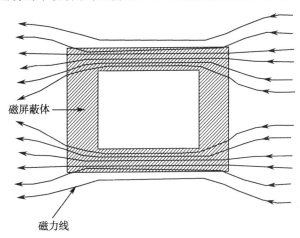

图 7-35　磁屏蔽原理图

(二)磁屏蔽材料的选择

磁屏蔽材料可以根据磁导率的高低分为高磁导率材料(镍合金)及低磁导率材料(铁合金)两大类。

高磁导率材料的特点是具有很高的初始磁导率和最大磁导率。为了保持理想的磁导率,屏蔽体做成后还需进行退火处理。由于这类材料具有极高的磁导率,因而其磁屏蔽效果好,屏蔽体漏磁少。但是,这类材料的饱和磁感应强度仅为 $0.6 \sim 1$T 之间,只有普通铁合金饱和磁感应强度的三分之一,在高场强磁共振设备中极易饱和。在高场的情况下,这类材料的屏蔽体只有在厚度远远大于铁合金屏蔽体的厚度时,才能避免饱和现象的出现。从价格上来看,高磁导率材料又比低磁导率材料贵得多,因此,尽管镍合金的磁导率很高,磁屏蔽的效果好,但综合考虑到用量、经济性及制作工艺等原因,它并不是磁共振设备磁屏蔽材料的理想选择。

低磁导率材料铁或钢的最大磁导率可以达到 5000H/m,这对于磁共振设备的磁屏蔽来说已经足够。同时由于铁合金的价格相对较低,因此,现在大多采用价格相对便宜的低磁导率材料的铁合金来制作磁共振设备的磁屏蔽体。在实际应用中,可以通过调整其厚度来获得满意的屏蔽效果。

(三) 磁屏蔽分类

从广义上讲,磁共振设备的磁屏蔽可分为无源屏蔽和有源屏蔽两种。

1. 无源屏蔽　无源屏蔽是通过放置铁磁材料罩壳吸收磁力线达到屏蔽效果,因其不使用电流源而得名。根据屏蔽范围的不同,无源磁屏蔽又可分为三种:房屋屏蔽、定向屏蔽和自屏蔽。

(1) 房屋屏蔽:房屋屏蔽是超导磁共振设备进入市场初期采用的磁屏蔽方式。它是在安放超导磁共振设备磁体间的顶、地面与四周的墙壁内装设铁磁材料,使整个房间形成一个铁磁罩壳来达到对位于其中的磁共振设备磁屏蔽的目的。通常情况下的做法是在安放磁共振设备的房间的四周墙壁、地基和天花板等六面均镶入 4~8mm 厚的磁屏蔽专用钢板,构成封闭的磁屏蔽间。

房屋屏蔽的设计相对独立,实现较为简单,是早期磁共振设备磁屏蔽的主要方式。但是由于需要使用铁磁材料包绕整个房间,铁磁材料的用量是极其庞大的,常达数十吨甚至上百吨,价格昂贵。

(2) 定向屏蔽:定向屏蔽是指当杂散磁场的分布仅在某个方向超出规定限度,则可只在对应方向的墙壁中安装屏蔽体,形成杂散磁场的屏蔽。这种方法特别适用于磁共振设备和 CT 设备安装距离较近的情况。由于 CT 设备在杂散磁场 1 高斯线范围内即会受到影响,故而当 CT 设备与磁共振设备安装的距离小于杂散磁场自然衰减距离时,就需要在两者之间增加定向屏蔽以减弱该方向上杂散磁场的影响。相对于房屋屏蔽,定向屏蔽的选择性使其既达到屏蔽效果,又节省了费用。

(3) 自屏蔽:自屏蔽是在超导磁体低温容器的外面对称的放置铁磁材料作为磁通量返回的路径,以此来减弱杂散磁场对外界的影响,该方法可以得到非常理想的屏蔽效果。带自屏蔽的超导磁共振设备的出现基本上解决了杂散磁场范围较大的问题。超导磁共振设备的自屏蔽可以有板式、圆柱式、立柱式及圆顶罩式等多种结构形式。各种结构的设计都应以主磁场的均匀性不受影响或少受影响为目的。

对于自屏蔽来说,其铁磁材料屏蔽体的重量往往达到数十吨,如 1.5T 磁共振设备的屏蔽体重量在 20 吨到 30 吨之间,这就导致了整个磁共振设备的重量大大增加,对机房的承重提出了更高的要求。由于自屏蔽的铁磁材料紧紧包绕着超导磁体,因而构成屏蔽罩壳的铁磁材料的利用率很高,对磁场的屏蔽效果好,其屏蔽效率可在 80%~85%。自屏蔽是一种高效的屏蔽方式,其在减小杂散磁场 5 高斯线范围的同时也降低了磁共振设备机房的建设难度,使磁共振机房适合一般建筑物的房间高度及面积成为现实。

2. 有源屏蔽

(1) 有源屏蔽概念及原理:有源屏蔽是指由一个线圈或线圈系统组成的磁屏蔽,它是一种主动屏蔽方式。其概念是在 1986 年正式提出的,有源屏蔽是在超导主线圈的外面放置一个孔径较大的同轴超导屏蔽线圈,与产生主磁场的超导主线圈(内线圈)相比,屏蔽线圈可称为外线圈。超导主线圈(内线圈)中通过正向电流,用以产生磁共振设备工作的主磁场。屏蔽线圈(外线圈)中则通过反向电流,用以产生反向的磁场。内线圈和外线圈产生的磁场在磁体系统的外部区域相互抵消,消除了杂散磁场,从而达到屏蔽的目的,如果线圈排列合理或电流控制准确,屏蔽线圈所产生的磁场就有可能抵消杂散磁场。

(2)有源屏蔽的特点:有源屏蔽的屏蔽线圈(外线圈)采用与超导主线圈(内线圈)相同的超导材料制作,其研制的难点之一在于要合理选择超导主线圈与屏蔽线圈的几何尺寸,尤其是两者的内径之比,以便在满足杂散磁场范围与磁场均匀度要求的条件下尽可能的节省超导材料,降低磁共振设备的生产成本。作为超导线圈的内线圈和外线圈只有浸泡在液氦容器内才能正常工作,这就需要对低温容器重新设计,即加大低温容器为内线圈和外线圈提供液氦。另外,要对线圈及支撑线圈的金属骨架的受力做深入的有限元分析,一方面线圈受力所产生的微小位移与变形对磁场均匀度有着非常大的影响,另一方面局部的应力集中可能会导致局部失超。

有源屏蔽的实现会造成磁共振设备生产成本的增加,同时也依赖于磁共振技术的进步。但是,这种磁屏蔽方式的屏蔽效率高,一般在90%～95%范围内,主磁场的杂散磁场范围可以有效的控制在一个典型的磁体间内。有源屏蔽不需要大量使用铁磁材料屏蔽体,磁共振设备的重量也相应的减轻,有源屏蔽已成为当今磁共振设备的首选磁屏蔽方式。

综合对比上述几种磁屏蔽方式,房屋屏蔽实现简单,但是其铁磁材料用量大,重量大,机房建设费用高,现已基本被淘汰。定向屏蔽作为房屋屏蔽的一种特殊形式,在某些特定的环境中付出较小的建设成本即可获得较好的磁屏蔽效果,可作为常规屏蔽方法的一种有效补充。自屏蔽的铁磁材料与超导磁体间的空隙小,磁屏蔽的效果好,但需要大量使用铁磁材料作为屏蔽体,其重量常达到十几吨,对磁共振设备机房的承重要求较高,这种方法是在有源屏蔽出现之前最常用的磁屏蔽方法。有源屏蔽是这几种磁屏蔽方式中屏蔽效能最高、自重最轻的一种磁屏蔽方式,是目前超导磁共振设备采用的磁屏蔽方式。

随着超导技术和磁共振技术的不断发展,目前投入临床使用的超导磁共振设备的场强已达到3.0T,科研型超高场强甚至达7T以上,为了有效的将超导磁体的杂散磁场屏蔽在磁体间内,磁共振设备的生产厂家首先采取有源屏蔽和自屏蔽的方式将超导磁体产生的杂散磁场缩减到尽可能小的空间区域内,再结合定向屏蔽,以及适当的增加磁体间的面积和高度的方法,可有效的将超导磁体的杂散磁场包容在磁体间内。

四、射频屏蔽

磁共振设备的磁体间必须安装有效的射频屏蔽,防止射频发射单元的射频输出泄漏到磁体间外,同时防止磁体间外空间中的电磁波"窜进"磁体间干扰磁共振信号,通过射频屏蔽的方法解决磁共振射频信号与外界的其他信号间相互干扰的问题,保证磁共振设备的正常运行,提高磁共振图像的质量。

(一)射频屏蔽原理

磁共振设备中所涉及的射频信号是电磁波的一种,其通过变化的电场周围产生变化的磁场,变化的磁场周围又产生变化的电场的方式向周围空间传播。射频波的传递不需要介质,且不同介质中的传播速度不同。当射频波由一种介质进入另一种介质中时会发生反射及折射等现象。

射频屏蔽主要是通过射频波的反射(射频波在屏蔽体上的界面反射)、吸收(趋肤效应)来衰减射频波,其作用原理如图7-36所示。

当射频波到达屏蔽体表面时,在空气和屏蔽体的交界面上,由于两者的导电率不一致,射频波会产生反射,使穿过屏蔽体表面的射频能量减弱,对射频波进行衰减。

未被屏蔽体表面反射掉的射频波在损失部

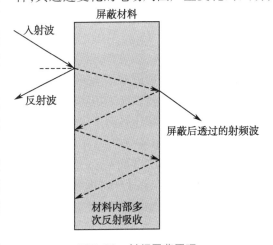

图7-36　射频屏蔽原理

分能量后进入屏蔽体,其在屏蔽体内向前传播的过程中会被屏蔽材料所衰减,也就是所谓的吸收。射频波穿入屏蔽体的深度与射频波的频率及屏蔽材料的电导率和磁导率有关系,射频波的频率越高、屏蔽材料的电导率、磁导率越大,射频波穿入的深度就越小。从能量的观点来看,射频波在导电介质中传播时有能量损耗,因此,高频射频波只能穿入导电介质的表面薄层内,并在导电介质表面一薄层内形成高频交变电流(涡流),这种现象称为趋肤效应。正是由于涡流的存在使导电介质表面一个薄层内的自由电子在电场的作用下产生运动而形成一个高频的传导电流,这个传导电流产生焦耳热,导致射频波能量的损耗,使得进入导电介质内部的射频波迅速衰减为零。

在屏蔽体内尚未衰减掉的射频波,其剩余能量传到屏蔽材料的另一面时,再次遇到空气和屏蔽材料的交界面,由于两者的导电率不一致,射频波会反射,并重新返回屏蔽体内。这种反射可在空气、屏蔽材料的交界面上多次发生,达到衰减射频波的目的。

总之,射频屏蔽体对射频波的衰减主要是基于射频波的反射和射频波的吸收。有时为了增强屏蔽效果,可以采用多层屏蔽体,其外层一般采用高电导率材料,以加大对射频波的反射衰减作用,而其内层则采用高磁导率材料,以加大涡流效应,加大对射频波在屏蔽体内的传播衰减。

(二)射频屏蔽材料选择

射频屏蔽主要是利用射频屏蔽材料对射频波的反射和吸收来衰减射频波的方法进行屏蔽。射频屏蔽材料的屏蔽效果为射频波的反射衰减、吸收衰减和射频波在屏蔽材料内部反射过程中多次衰减之和。

通常屏蔽材料的电导率和磁导率越大,屏蔽性能越好。但实际上常用的屏蔽材料不可能兼顾这两方面。在常用材料中,银、铜以及铝的电导率相对较高,但是磁导率相对较低,作为射频屏蔽材料时以反射衰减为主;铁和铁镍合金的磁导率相对较高,但是电导率相对较低,作为射频屏蔽材料时以吸收衰减为主。具体选用何种屏蔽材料要根据具体情况而定。

在射频波频率较低时,吸收衰减较小,射频波的屏蔽主要依赖于反射衰减,因而要选用反射衰减较明显的屏蔽材料,尽量提高反射衰减。在射频波频率较高时,射频波的屏蔽主要依赖于吸收衰减,因而要选用吸收衰减较明显的屏蔽材料,尽量提高吸收衰减。由于射频波在屏蔽材料中衰减很快,通常把射频波的能量由屏蔽材料表面衰减到表面值的1/e(约36.8%)处的屏蔽材料厚度称为趋肤厚度(又称透入深度)。用 d 表示:

$$d = \sqrt{\frac{2}{\omega\mu\sigma}} = \sqrt{\frac{2}{2\pi f\mu\sigma}} \qquad 公式(7-4)$$

式中 μ 和 σ 分别为屏蔽材料的磁导率和电导率,f 是射频波的频率,对铜来说,电导率 $\sigma = 5.8 \times 10^{-7} s/m$,磁导率 $\mu \approx \mu_0$,对铁来说,电导率 $\sigma = 1 \times 10^{-7} s/m$,磁导率 $\mu \approx 200\mu_0$。可见,比较铜和铁这两种材料,铁的趋肤厚度小于铜的趋肤厚度,即铁对射频波的吸收要优于铜对射频波的吸收。

作为射频屏蔽体,需要考虑机械强度及必要的厚度,在高频时,由于铁磁材料的磁滞损耗和涡流损失较大,从而造成谐振电路品质因素 Q 值的下降,通常在屏蔽高频射频波时,不采用高磁导率的铁作为屏蔽材料,而采用高电导率的铜作为射频屏蔽的材料。

综上所述,铁屏蔽体多用于磁场强的情况,铜屏蔽体多用于中频和高频射频波的屏蔽。因而在磁共振设备的射频屏蔽中,常采用铜作为屏蔽材料。

(三)射频屏蔽的实现

影响射频屏蔽屏蔽效能的因素有两个:一个是整个射频屏蔽体表面必须是导电连续的,另一个是不能有直接穿透屏蔽体的导电介质。

射频屏蔽体上不可避免的要留有电源线及信号线的出入口、通风散热孔等缝隙,这些缝隙成为射频屏蔽体上导电不连续的点,同时,射频屏蔽体不同部分结合的地方也会形成不导电缝隙,这些不导电缝隙会产生电磁泄漏。要解决这种泄漏的办法有很多,其中的一个方法就是在缝隙处填充弹性导电材料,消除不导电点,通常情况下选用电磁密封衬垫作为弹性导电填充材料。需要注意的是,并不是所有的缝隙或孔洞均会泄露射频波,射频波的泄露与否取决于缝隙或孔洞相对于射频波波长的尺寸。当射频波波长远大于缝隙尺寸时,并不会产生明显的泄漏。

磁共振设备磁体间的射频屏蔽对射频波的衰减要求在 90～100dB 以上。超导磁共振设备磁体间的射频屏蔽对射频波的衰减要求在 100dB 以上,永磁型磁共振设备磁体间要求在 90dB 以上。

在磁共振设备机房的建设中,常见的射频屏蔽选用 0.5mm 厚的紫铜板制作,并镶嵌于磁体间的四壁、天花板及地板内,以构成一个完整的、密封的射频屏蔽体。上述六个面之间的接缝应当全部叠压,并采用铜焊或锡焊连接。一般采用铝合金龙骨架支撑,龙骨架与墙体间用绝缘板隔开,将整个磁体间与建筑物绝缘,只通过一根电阻符合要求的导线接地。地板内的射频屏蔽层还需进行防潮、防腐和绝缘处理。简单来说,磁共振设备磁体间的射频屏蔽就是将磁共振设备装在密闭铜笼内,里面的射频信号不能外泄,外面的无线电信号也不能进入磁体间内。需要强调的是,所有屏蔽件及射频屏蔽之外的装修装饰材料均不能采用铁磁材料制作,例如不能使用铁钉,必须采用铜钉或者钢钉。

对于磁体间"铜笼"上的缝隙需要特别注意,以得到满意的射频屏蔽效果。进出磁体间的照明电源线、信号线等均应通过射频滤波器(一般由磁共振设备生产厂家和屏蔽施工厂家提供专用波导板),所有进出磁体间的空调送风管及回风口等在穿过射频屏蔽层时必须通过相应的波导管,以有效地抑制射频干扰。在波导管的使用中需要注意:波导管对于在截止频率以上的射频波没有任何衰减作用,至少要使波导的截止频率是所屏蔽频率 5 倍。不能有金属材料穿过波导管,当有金属材料穿过波导管时,会导致严重的电磁泄漏。波导管最可靠的安装方法是焊接,在屏蔽体上开一个尺寸与波导管截面相同的孔,然后将波导管的四周与屏蔽体连续焊接起来。如果波导管本身带法兰盘,利用法兰盘来将波导管固定在屏蔽体上,需要在法兰盘与屏蔽体之间安装电磁密封衬垫。射频屏蔽中使用最多的波导板是将大量的波导管焊接在一起,构成波导管阵列,这样可以形成很大的开口面积,同时能够防止射频波泄漏。

观察窗的玻璃面内需安装铜丝网或双层银网,其网面密度的选择要满足网面网孔的孔径小于被屏蔽射频波波长,因此,主磁场场强越高,射频波的频率越高,要求其网孔孔径越小。磁体间门和墙壁间的屏蔽层要密切贴合,通常使用指形簧片作为门和墙壁的"接缝"。指形簧片具有较高的屏蔽效能,其允许滑动接触,形变范围大,允许接触面的平整度较低,特别适用于需要滑动接触且需要较高屏蔽效能的场合。

射频屏蔽工程完成后,应邀请具备国家认可资质的相关专业机构按国家标准对工程质量进行检测。门、观察窗、波导孔、波导管和滤波器等屏蔽效果薄弱环节的周围需要重点测试。总的要求是各墙面、开口处对 15～100MHz 范围内信号的衰减不能低于 90dB。

射频屏蔽的好坏对磁共振设备获取图像质量的好坏起着重要的作用。在磁共振机房的建设中一定要注意射频屏蔽的设计与施工,尽最大的可能减少射频泄露,保障磁共振设备工作在"健康"的环境之中。

五、配套保障系统

配套保障系统主要包括配电系统、照明系统、空调系统、磁体冷却系统、安全和监测系统。

(一)配电系统

磁共振设备除常规配备(AC380V ± 10%)电源,超导磁共振设备最好采用不间断电源供电。不间断电源是一种位于市电和用户负载之间的、可连续高质量供电的设备。不间断电源的作用是在市电不正常或发生中断时,可以继续向负载提供符合要求的交流电,从而保证磁共振设备的安全运行。如若市电故障时间较久,使用不间断电源完全可以完成磁共振设备的数据保存和正常关机工作。对于磁共振设备来说,配备不间断电源是保证突然断电后患者和设备安全的唯一措施。

不间断电源的功率由系统设备的总功率所决定(应该留有30%以上的余量)。此外,从市电至磁共振设备间应采用专线供电并最好留有一路备用线路。为减少电源电缆上的电压降,从不间断电源至磁共振设备的电缆应尽可能短,或尽可能粗。配电盘、电源插座应位于设备间,其容量至少保留25%富余量,以满足将来之需。各电源面板上均要有明确的标记,以表明每条线路的供电范围。

(二)照明系统

磁共振设备磁体间内的磁场强度极高,属于强磁场危险区,因此磁体间内的照明设施首选使用36V直流电白炽灯照明,这是因为直流电的"纯净"不会引入外界电磁波的干扰,同时其在强磁场区域的工作更稳定;当然磁体间照明也可选择220V交流电白炽灯照明,但是该交流电必须经过专门的滤波器以滤除其他频段的电磁波干扰,只保留单一的工频,缺点是交流电白炽灯在强磁场中工作时,其使用寿命会明显缩短,需要频繁进行更换。

(三)空调系统

磁共振设备的各组成单元,包括射频放大器、梯度放大器、图像处理器、氦压缩机和电源等部件工作时都会产生一定热量,使室温升高,从而影响系统的可靠性,必须安装空调系统以保障设备间和磁体间的温度处于合理的范围内。通常情况下,磁共振设备对环境的要求一般为室温18~22℃、相对湿度40%~60%。必须安装机房恒温恒湿精密空调,经过适当设置达到磁共振设备温度和湿度要求。不同厂家的磁共振设备其产热量不尽相同,选购空调时应参照磁共振设备标称的产热量并适当留有余地。另外,空调系统还应安装空气过滤器,使大部分(80%以上)大小为5~10μm的尘粒得以滤除,以保持一定的空气洁净度。

(四)磁体冷却系统

在超导磁共振设备中,采用磁体冷却系统减少液氦蒸发,它由冷头、氦压缩机和冷水机系统组成。磁共振设备的磁体冷却系统利用了焦耳-汤姆逊效应,采用压缩制冷的方式,氦压缩机是整个冷却系统的核心,起着热量传递的作用。氦压缩机的工作流程如下:氦压缩机中充以高纯度氦气,并通过绝热软管与冷头相连。工作时,经冷头返回的低温低压氦气直接送往氦压缩机,经氦压缩机压缩后的氦气压力升高,同时温度也变得很高。紧接着该高温高压氦气进入热交换器,并在其中与逆流的冷水交换热量,使其温度骤降,成为低温高压氦气。而后,将低温高压氦气经油水分离器滤除其中的油雾,得到低温、高纯、高压的氦气。此后该气流便通过密封保温软管直达位于磁体上面的冷头,并在冷头中节流,使其迅速膨胀,氦气的温度进一步下降,从而产生冷头所需要的冷量(从周围环境吸热)。膨胀以后的氦气(低温、低压氦气)又被送回制冷循环的输入端,开始下一个流程。

冷头是一个二级膨胀机,它与超导磁体的真空液氦容器相连接,其作用是提供冷氦气来维持液氦容器的温度。冷头工作时,氦压缩机提供的高压氦气在这里突然膨胀,导致焦耳-汤姆逊过程的发生,氦气由周围环境中吸收热量,温度进一步下降,成为低温低压氦气。这一变化过程就导致了冷头周围温度的降低,使液氦容器中挥发的氦气冷却成为液氦,减少了液氦的挥发。随着冷头技术的发展,当前已能有效的控制液氦的挥发,将液氦的挥发率维持在一个极低的水平,降低了磁共振设备的使用维护费用。

氦压缩机工作时会产生大量的热,其采用水冷方式进行冷却。它的散热器被冷水管包绕,产生的热量最终由循环冷水带走,而这里的冷水正是由冷水机提供的。磁体冷头是氦压缩机的负载,如果将冷水机组也算在内,整个磁体的冷却系统是由三级级联冷却来实现的(图7-37)。

冷水机提供一定温度的冷水使氦压缩机得以冷却,氦压缩机又作为冷源,通过膨胀氦气使冷头温度骤降,冷头的低温传播到液氦容器,维持液氦容器低温,使磁体得到预期的冷却。上述三级中任何一个环节出现故障,都会导致整个磁体冷却系统瘫痪,使液氦的挥发量成倍增长。例如,冷水机一旦出现故障,氦压缩机会因高温报警而立即停转,冷头自然就不能制冷。液氦容器中液氦的蒸发率将成倍升高。正常情况下,冷水机只有其中一组运行,另外一组处于待机状态,如果工作机组出现故障,等待机组将立即启动,从而保证冷水的持续供应。

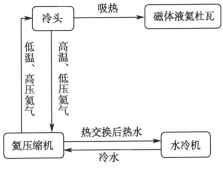

图 7-37　磁体冷却系统

（五）安全和监测系统

为了保证磁共振设备的安全运行,防范不良事件的发生,下述安全和监测设施发挥着重要的作用。

1. **警示标识**　磁共振设备的磁体间周围及其建筑的各进出通道口都应设置明显的"强磁场区域危险"的警示标识,防止有心脏起搏器等体内电子、金属植入物的人员误入 5 高斯线区域发生人身伤害事件。

2. **金属探测器**　在磁体间入口处要安装可调阈值的金属探测器,禁止任何铁磁性物体及其他电子泵类植入物(如电子耳蜗、胰岛素泵等)被携带进入磁体间内,影响设备使用,危及人身安全。

3. **氧气监测器及应急换气机**　磁体低温容器内液氦大量挥发时将产生过量氦气,使磁体间内氧含量大幅度下降。因此,必须在磁体间内安装氧浓度监测器,并保证当氧浓度降至 18%(人体所需的氧浓度下限)时自动启动应急换气机交换空气。

4. **紧急失超开关**　紧急失超开关一般装在操作间控制台附近墙上或磁体间内。紧急失超开关一旦被按下,超导线圈温度上升,失去超导性成为常导体,从而使得磁场迅速消减为零,低温容器内的液氦也会在数分钟内挥发一空。只有当受检者在磁体孔径内出现危险或者磁体面临危险时,才可以紧急按下此开关,使磁体上的强大磁场迅速消失,以保证受检者和系统的安全。此开关虽然是安全防护的必需,但是也是潜在的失超隐患,如果误操作会导致磁体失超,造成重大经济损失,因此需要加强培训和管理。

5. **断电报警装置**　当磁共振设备动力电停电后,该装置立即发出报警,提示磁共振设备使用人员或维护人员进行紧急关机处理。

6. **系统紧急断电开关**　在磁体间、操作间和设备间墙壁的明显部位都应安装系统紧急断电开关,以便在受检者或磁共振设备安全受到威胁时迅速切断供电电源,尽快解除对人身的伤害。

7. **消防器材**　磁共振设备的操作间和设备间都需配备一定数量的消防器材。与一般建筑物的消防要求不同,磁共振设备必须采用无磁的灭火器具。如果条件允许,磁体间可采用喷气(专门的消防灭火气体)消防装置。电子设备较多的区域内不可使用喷水灭火装置,只能使用喷气消防装置。

（吴　颋　魏君臣）

第三节　MRI 设备的性能参数与选购

MRI 设备与其他影像设备相比,涉及数学、物理、图像处理、基础医学等多个学科范畴,是几门跨度相当大的学科的综合应用,成像原理复杂,影响磁共振成像的参数较多,主要分为组织参数、设备参数及扫描参数三大类。各种参数相互制约,共同影响图像质量的优劣和设备运行。本节仅介绍设备参数、性能及临床意义。

一、MRI 设备技术参数与临床意义

MRI 设备主要包括:磁体系统、梯度系统、射频系统、图像处理及计算机系统及运行保障系统。它是有机整体,任何一部分故障或参数发生变化将影响磁共振图像质量和设备正常使用,甚至对临床诊断产生误导。

(一)磁体系统

磁体系统的主要技术参数是磁场强度、磁场均匀度、磁场稳定性、边缘场的空间范围、磁体开放孔径等,它们对影像质量都有重要影响。

1. **主磁场强度** 它是指 MRI 设备的静磁场强度,可分为低磁场强度、中磁场强度和高磁场强度,磁场强度的大小应综合考虑以下因素。

(1)信噪比(SNR):磁场强度增加,信号强度增强,信噪比增高,图像质量提高。信噪比增高与磁场强度的增加不是线性关系,单纯靠增高磁场强度来提高信噪比是有限的。

(2)对比度:磁场强度增加,人体组织本身 T1 值变长,只有延长 TR 时间,才能获得高对比度 T1 加权像,将导致扫描时间延长;T2 加权像的质量取决于磁场均匀度,磁场强度的大小对 T2 加权像影响有限。

(3)化学位移:磁场强度增加,共振频率变高,化学位移增大,可以有效进行化学位移成像和波谱分析(MRS),同时化学位移伪影增加。

(4)运动伪影:磁场强度增加,共振频率变高,自旋加快,同样运动的相位漂移变大,使运动伪影增大。

(5)安全性:磁场强度增加,特殊吸收率(SAR)增高,可对人体产生不良生理影响。

(6)成本费用:磁场强度增加,设备造价、机房成本增加。

2. **磁场均匀度** 磁场均匀度是 MRI 设备又一重要指标。在成像区域范围内,磁场均匀度是决定影像空间分辨力、信噪比和有效视野几何畸变的基本因素,它决定系统最小可用的梯度强度,是 MRI 的图像质量优劣的基础。磁场不均匀度越小,磁场均匀度越好。磁场不均匀度数学定义为:

$$磁场不均匀度(ppm) = (B_{max} - B_{min}) \times 10^{-6}/B_0 \qquad 公式(7-5)$$

其中 B_0 为主磁场中心磁感应强度,B_{max} 为磁场强度最大值,B_{min} 为磁场强度最小值。由此可见磁场均匀度和主磁场强度大小有关,相同的 ppm 在不同的 B_0 下的偏差不同。例如,同样是 3ppm,在 1.5T MRI 设备中,磁场均匀度偏差为 $3 \times 1.5 \times 10^{-6}$T(0.0045mT),而在 0.5T MRI 设备中,磁场均匀度偏差为 $3 \times 0.5 \times 10^{-6}$T(0.0015mT)。

磁场均匀度由磁体本身的设计和具体的外部环境决定,与磁体类型、测量空间大小有关。测量空间越大,磁场均匀度越差。相反,测量空间越小,磁场均匀度越好。MR 工作空间内各个不同位置的磁场均匀性越差,可引起化学位移、信号丢失、空间定位畸形等,从而影响图像质量。要求 MRI 均匀度在 50cm 球径的空间内磁场均匀度达 10^{-6} 量级,≤5ppm(不超百万分之五)。磁场均匀度并非固定不变,需要定期匀场。

3. **磁场稳定性** 磁场稳定性是保证 MR 图像一致性和可重复性的重要指标。它与磁体类型和设计质量有关,受磁体附近铁磁性物质、环境温度、磁体电源稳定性、匀场电源漂移等因素的影响,稳定性下降,意味着单位时间内磁场的变化率增高,在一定程度上亦会影响图像质量。磁场稳定性分为时间稳定性和温度稳定性两种。时间稳定性指磁场随时间而变化的程度,温度稳定性指磁场随温度而变化的程度。在成像序列周期内磁场强度的漂移对重复测量的回波信号的相位产生影响,引起影像失真和信噪比降低。

永磁体和常导磁体的热稳定度比较差,对环境要求高;超导磁体的时间稳定度和热稳定度较高,一般都能满足要求。

4. **边缘场空间范围（磁场的逸散度）** 主磁场周围的逸散磁场,会对附近的铁磁性物质产生很大影响,可能对在它范围内的电子仪器产生干扰,而且这种影响还是相互的,因此必须对边缘场的空间范围有所限制,对磁体采取各种屏蔽措施。逸散磁场的空间范围与磁场强度和磁体开放孔径大小有关。

5. **磁体开放孔径** 磁体开放孔径一般必须大于60cm。大孔径、短磁体可有效减少幽闭恐惧症,但磁场均匀性降低,从而影响图像质量;相反小孔径、长磁体增加磁场均匀性,提高图像质量,但增加幽闭恐惧症发生。从技术上讲,增加磁体孔径比提高场强更困难。

6. **主磁体种类** 磁共振成像系统主要有三种类型磁体:永久磁体、常导磁体和超导磁体,它们各有优缺点,见本章第一节。

(二) 梯度系统

梯度磁场系统是磁共振的核心部件之一,梯度磁场性能直接影响到扫描速度和空间分辨率,对磁共振超快速成像至关重要。

主要技术参数有:梯度强度、梯度爬升时间、梯度切换率、梯度场有效容积及梯度场线性等。

1. **梯度强度** 在线圈一定时,梯度场强越大,扫描层面越薄,像素体积越小,图像空间分辨率越高。

2. **梯度爬升时间** 梯度磁场启动越快,扫描速度越快。梯度场启动时间决定或限制成像系统最小回波时间。最小回波时间的长短在梯度回波成像、平面回波成像、弥散成像、MR 血管成像和波谱分析中有重要意义。

3. **梯度切换率** 切换率越高表明梯度磁场变化快,启动时间短,梯度上升时间短,可提高扫描速度和信噪比。其提高程度依赖于高性能的梯度线圈和梯度功率放大器外,还与梯度脉冲的复杂波形有关。

4. **有效容积** 梯度线圈的均匀容积越大,则在 X、Y、Z 三轴方向上不失真成像区的范围就越大。

5. **梯度场线性** 是衡量梯度场平稳度的指标。在有效视野范围内线性越好,表明梯度场越精确,空间定位、选层、层厚、翻转激发也越精准,图像几何变形小。非线性度随着与磁场中心距离而增加,如果梯度线性不佳,图像的边缘上可能产生空间和强度的畸变。

(三) 射频系统

射频系统的主要功能是实施射频激励并收集 MR 信号。射频系统主要由射频功率放大器和射频线圈组成。

功率放大是射频发射单元的主要功能,一般要求不仅能够输出足够的功率,还要有一定宽度的频带和非常好的线性。随着场强的增加,磁共振成像需要更高射频能量,而共振频率和射频吸收也随着场强增加而升高。因此,高场磁共振应用中要注意检测患者体重,以保证患者的射频吸收总量在安全限度之内。在场强一定的前提下,较大的射频功率可以保证体重较重的患者获得清晰图像。

射频线圈为该系统重要部件之一,具有发射和接收两个基本功能,有的只有接收功能,如表面线圈,此时射频脉冲发射由体线圈承担。MRI 图像质量的好坏与射频线圈的性能有着极为密切的关系,该领域的发展迅速,诸如多通道相控接收线圈技术,发射/接收线圈的适时动态去耦合技术等。此外,线圈的种类繁多,应详细了解各种线圈的功能用途,主要技术参数与临床意义如下。

1. **信噪比** 射频线圈的信噪比与成像部位的体积、进动角频率的平方成正比,与线圈半径成反比,另外还和线圈几何形状有关。线圈 SNR 越高,越有利于提高影像分辨率、系统成像速度。

2. **灵敏度** 射频线圈灵敏度越高,越能检测到微弱信号,但噪声水平随之升高,使信噪比下降。因此,射频线圈灵敏度不是越高越好。

3. **均匀度** 射频线圈发射的电磁波会随距离的增加而减弱,又向周围空间发散,因此它产生的磁场并不均匀。射频线圈产生磁场均匀度与线圈的几何形状有关。螺线管线圈及其他柱形线圈均匀性较好,表面线圈的均匀性最差。

4. 品质因数 品质因数 Q 值是反映谐振电路性质的一个重要指标,Q 值越大,频率选择性越好,但线圈的通频带随之变窄。一般应选择 Q 值较大线圈。

5. 填充因数 填充因数 η 与线圈的 SNR 成正比,提高 η 可提高 SNR。因此,在线圈(软线圈)的结构设计中应尽可能多包绕被检体为标准。

6. 有效范围 射频线圈有效范围的空间形状取决于线圈的几何形状。有效范围越大,SNR 越低;反之有效范围越小,SNR 越高。

(四)图像处理及计算机系统

在 MRI 设备中,图像处理包括图像重建与显示,详见本章第一节。计算机系统包括各种硬件和软件,其性能指标及临床意义本章第一节已详述,不再赘述。

(五)运行保障系统

运行保障系统主要包括主磁场屏蔽、射频屏蔽系统和超导低温系统。

1. 磁屏蔽 磁屏蔽的作用主要为了减小主磁体产生的杂散磁场 5 高斯线的范围,减弱杂散磁场向周围环境的散布,并且减小磁性物质对主磁场均匀性的影响。磁屏蔽可分为无源屏蔽和有源屏蔽两种,目前 MRI 设备的生产厂家多采取有源磁屏蔽和自屏蔽相结合方法,再结合定向屏蔽,以及适当的增加磁体间的面积和高度的方法,有效将磁体的杂散磁场包容在磁体间内。

2. 射频屏蔽 射频屏蔽的作用主要是解决磁共振射频信号与外界的其他无线电信号间相互干扰的问题,保证磁共振设备的正常运行,获取高质量的磁共振图像。射频屏蔽的好坏对 MRI 设备图像质量的好坏起着重要的作用,因此在磁共振机房的建设中一定要注意射频屏蔽的设计与施工,尽最大的可能减少射频泄漏以及外界无线电信号对射频信号的干扰。加强对工程质量进行检测,特别是门、观察窗、波导孔、波导管和滤波器等屏蔽效果薄弱环节的重点测试。

3. 超导低温系统 超导磁共振设备的正常运行,需要一个超导低温环境。而超导低温环境是由特定的低温流体(液氦)来维持。因此,只有降低液氦消耗量,才能维持低温超导环境,减少运行成本。目前磁体低温超导环境的维持主要是冷头、氦压缩机及冷水机的有效运转来实现的。正常情况下,要求冷水机只有其中一组运行,另外一组处于待机状态。整个磁体的冷却系统是由三级联冷却来实现的,任一环节出现故障,都会导致整个磁体冷却系统的瘫痪,使液氦的挥发量成倍增长,从而危及磁体低温超导环境,甚至引起失超。

另外,配电系统,尤其超导磁共振设备最好采用不间断电源供电,如若市电故障时,完全可以完成磁共振设备的数据保存和正常关机工作,保证患者安全退出和设备安全。磁体间照明设施首选 36V 直流电白炽灯照明,其次,也可选择经过滤波的 220V 交流白炽灯照明,但是由于电磁波干扰,其使用寿命会明显缩短,需及时更换。

磁共振设备的各组成单元,工作时都会产生大量热量,使室温升高,从而影响系统的可靠性。同时,磁共振设备的主磁场的稳定性易受到温度的影响,其磁场强度会随着温度的变化而变化。因此,必须安装空调系统以保障设备间和磁体间的温度、湿度处于合理的范围内。通常情况下,磁共振设备对环境的要求一般为室温 18 ~ 22℃、相对湿度 40% ~ 60%。

二、MRI 设备性能参数确定的基本原则与要求

MRI 设备无论是设备硬件结构,还是软件序列都迅速发展。磁共振结构原理复杂,性能参数众多。合理选择设备性能参数应遵循以下原则:实用性、先进性、安全性。

目前 MRI 设备分级如下:

1. 超高场强产品 磁场强度 3.0T,双梯度线圈、TIM 技术、大孔径、32 通道射频系统、局部高密度和全身覆盖线圈,能满足临床、科研需要。

2. **中场高端产品** 磁场强度 1.5T,单/双梯度线圈、双梯度放大器、16～32 通道射频系统,可持续升级性,能满足临床、科研需要。

3. **中场普及产品** 磁场强度 1.5T,单梯度线圈、8 通道射频系统、可升级性,能满足临床需要。

4. **低端产品** 磁场强度小于 0.5T 的永磁型 MRI 设备,满足临床基本医疗需求、性能价格比优。

(一)主磁体的选择

选择主磁体一般从磁体类型、磁场强度和磁场均匀性等因素考虑,主磁体的发展趋势是低磁场强度的开放和高磁场强度性能的改善。低磁场强度永磁开放型 MRI 设备磁场强度已达 0.5T,可消除患者幽闭综合征并能进行介入治疗。超导型 MRI 设备的磁场强度已由 1.5T 发展到 3.0T,并有发展到 9T 的趋势,能满足科研的需要。各种先进扫描序列,要求 MRI 设备磁体具有均匀度高、稳定性好的性能,一般磁场强度大于 1.5T,超导磁体磁场稳定度通常要求 ≤ 0.1ppm/h。

永磁型磁体为开放式,截面一般为 1m×0.5m。超导磁体基本是孔洞式,分为大孔径和常规孔径两种,大孔径通常孔径≥70cm,常规孔径通常孔径≥60cm。磁场均匀性通常用 V-RMS 测量法为标准,不同场强的均匀性不同,永磁型磁体均匀性较超导磁体差。

不同场强磁体的边缘磁场强弱不同,对应的等高斯线也就不同,通常用 5 高斯(0.5mT)线作为标准,5 高斯线范围越小越好。表 7-7 为 1.5T 磁共振主磁体技术参数基本要求。

表 7-7 1.5T 磁共振磁体主要技术参数

	技术参数	参考指标
1	磁场强度	1.5T
2	磁场类型	超导
3	屏蔽方式	主动屏蔽 + 抗外界干扰屏蔽
4	匀场方式	主动匀场 + 被动匀场 + 动态匀场
5	磁场稳定度	≤0.1ppm/h
6	磁体长度	≤172cm
7	磁体内径(患者检查孔道内径)	≥60cm
8	磁场均匀度	V-RMS 测量法
8.1	10cm DSV,20cm DSV	≤0.01ppm,≤0.05ppm
8.2	30cm DSV,40cm DSV	≤0.1ppm,≤0.4ppm
9	液氦充填周期	≥1 年
10	5 高斯磁力线范围	轴向≤4.5m,径向≤3m

(二)梯度磁场的选择

梯度磁场选择应从梯度场强度、梯度切换率、有效容积、线性、梯度场启动时间等参数及梯度磁场类型并结合涡流与噪声综合考虑。

最高梯度强度和切换率是标志梯度系统性能最重要的指标,通常同一种磁体会有不同的最高梯度强度和切换率,该参数是指单轴梯度场,而不是有效值。通常 1.5T 的最大单轴梯度场强度达到≥30mT/m(三轴),最大梯度切换率≥120m/ms(三轴)。对于高端 1.5T 设备要求最大单轴梯度场强度可达到≥45mT/m(三轴),最大梯度切换率≥200m/ms(三轴)。

梯度磁场线性越好,图像的质量就越好,一般来说,梯度非线性度(最大 FOV 情况下)≤2%。

梯度工作周期与成像层数有关,在多层面成像中,成像层面越多则梯度磁场的工作周期百分数越高,目前各厂家的 MRI 设备都能达到 100%。

梯度磁场类型有单梯度、双梯度、组合表面梯度、非线性梯度等类型可供选择。控制方式通常是全数字化实时控制方式。

梯度噪声大小与梯度场的性能及脉冲序列的类型密切相关,不同 MRI 设备可能采用不同的方法降噪,但要求噪声越低越好,通常招标中要求标明降噪方式。梯度系统是最大功率系统,为得到理想的梯度磁场,电流将在线圈中产生大量的焦耳热,必须采取有效的冷却措施保护梯度线圈正常运行。冷却方式也是梯度系统必须考虑的技术参数之一。表 7-8 为 1.5T 磁共振梯度磁场技术参数基本要求。

表 7-8　1.5T 磁共振梯度系统主要技术参数

	技术参数	参考指标
1	最大梯度场强	≥30mT/m
2	最大切换率	≥120mT/m/ms
3	最短启动时间	≤0.2ms
4	工作周期	100%
5	梯度控制系统	全数字化实时控制
6	梯度冷却方式	水冷
7	梯度系统静音技术	提供

(三) 射频系统的选择

射频系统不仅发射各种射频脉冲,而且要接收成像磁共振信号。射频系统选择一般应从射频类型、射频功率、射频带宽、噪声水平、射频线圈种类等方面考虑。

射频类型是指双源发射还是单源发射,射频功率一般应大于 15kW。接收带宽指每个独立通道所能接收 MR 信号的带宽,通常大于 1MHZ。射频接收放大器噪声水平是指射频接收单元前置放大器的噪声水平。要求前置放大器既要有很高的放大倍数,又要有很小的噪声,通常要求其噪声水平小于 0.5dB。

射频线圈的选择主要包括以下几个方面。

1. RF 线圈对谐振频率要有高度的选择性,即谐振频率和氢质子频率一致。
2. 必须有足够大的线圈容积,产生的 B1 射频磁场在整个容积内要尽可能均匀。
3. 从几何结构上要保证线圈具有足够的填充因数,线圈本身信号损失要小。
4. 能经受一定的过压冲击,具备保护电路。
5. 被检者的射频功率沉积要少,要考虑线圈的发射功率并进行射频屏蔽。

根据医院临床及科研需求可个性化选择线圈。通常发射/接收线圈包括:正交体线圈及正交头线圈。其他表面线圈有:相控阵头线圈、相控阵体部线圈、相控阵全脊柱线圈、相控阵乳腺线圈、膝关节专用线圈、踝关节专用线圈、肩关节专用线圈、相控阵血管专用线圈、通用柔性线圈(大、中、小)等,各生产厂家所具备的线圈种类及相控阵线圈的单元数均不尽相同。表 7-9 为 1.5T 磁共振射频系统技术参数基本要求。

(四) 主计算机的选择

在 MRI 设备中,计算机系统发展非常迅速。各厂家采用的硬件系统不尽相同,一般通过重建速度、图像矩阵及硬盘容量等参数评价其性能。软件系统包括基本软件和选购软件,前者主要包括各种常规扫描序列及一般后处理,是系统的标准配置软件;后者主要是一些特殊扫描序列和

后处理,如弥散、灌注、心脏与血管分析、波谱、各种三维重建、自动移床等。主计算机具备
DICOM3.0 接口与 RIS/PACS 网络连接(包括打印、传输、接收、存储、查询、Worklist、MPPS 等功能)。

表 7-9　1.5T 磁共振射频系统主要技术参数

	技术参数	参考指标
1	射频类型	双源发射(单源发射)
2	射频放大器	支持氢、磷谱成像
3	射频功率	≥15kW
4	射频噪声水平	≤0.5dB
5	发射带宽	≥600KHZ
6	接收带宽	≥1MHZ
7	最大接收信号分辨率	≥32bits
8	采样分辨率	≤50ns
9	体部相控阵线圈、 头相控阵线圈、 脊柱相控阵线圈、 乳腺专用成像线圈、 膝关节线圈、 通用大、小视野柔性线圈	提供

1. CPU 主频与 CPU 实际的运算能力并没有直接关系。CPU 的主频越高,计算机性能越好。

2. 主内存是计算机重要的部件之一,它是由半导体器件制成,其特点是存取速率快,内存的
性能对计算机的影响大。

3. 硬盘容量是计算机存储数据的重要部件,其容量决定计算机数据存储能力。目前的主流
硬盘容量为 500GB ~ 2TB,影响硬盘容量的因素有单碟容量和碟片数量。

4. 硬盘图像存储量　MRI 设备主计算机硬盘由系统硬盘和图像存储硬盘组成,通常硬盘图像
存储用所能存储多少幅未压缩 256×256 矩阵的图像表示。硬盘空间越大,图像存储能力越强。

5. 提供可擦写光盘 DVD 驱动　目前市场上该装置容量均≥4.7GB。

6. 图像重建处理器对数据进行高速数学运算,实际上也是一个高速运行计算机,和主计算
机一样,它也有独立的主频和内存两个参数,具备同步扫描重建功能。

7. 显示器　MRI 设备通常配置医用彩色 LED 或 LCD 显示器,尺寸通常为 19 寸或更大,另
外还要从显示器分辨率、亮度、可视角度大、响应时间等参数综合考虑。

8. 操作系统(operating system,简称 OS)　操作系统是用户和计算机的接口,同时也是计算
机硬件和其他软件的接口。操作系统的功能包括管理计算机系统的硬件、软件及数据资源,控制
程序运行,改善人机界面,为其他应用软件提供支持,让计算机系统所有资源最大限度地发挥作
用,提供各种形式的用户界面,使用户有一个好的工作环境,为其他软件的开发提供必要的服务
和相应的接口等。目前 MRI 设备计算机的操作系统有 Linux、UNIX 和 Windows 系统等。表 7-10
为 1.5T 磁共振计算机系统技术参数基本要求。

(五)工作站的选择

高级独立后处理工作站是对主计算机图像处理工作的补充,它是 MRI 设备必不可少的辅助
工作站,最好配备原厂专用高级影像独立后处理工作站,其配置要求是高性能计算机,同时也有
CPU 主频、内存、硬盘容量、DVD 驱动及显示器等性能参数。

表 7-10　1.5T 磁共振主计算机系统主要技术参数

	技术参数	参考指标
1	主 CPU 主频	≥2.4GHZ
2	主 CPU 个数	≥2 个
3	主内存	≥4GB
4	图像重建硬盘容量	≥200GB
5	硬盘容量	≥100GB
6	硬盘图像存储量	≥400,00 幅(256×256 矩阵)
7	最大重建矩阵	≥1024×1024
8	重建速度(2D 傅立叶变换,256×256 矩阵,100% FOV)	≥1000 幅/秒
9	阵列处理器内存	≥4GB
10	系统软件硬盘容量	≥36GB
11	Linux 或 windows xp 操作系统	提供
12	显示器	≥23 英寸彩色 LED 液晶显示
13	显示图像分辨率	≥1920×1200
14	DICOM 与 RIS/PACS 网络连接	具备

高级影像后处理工作站上的软件除了常规的图像处理如实时 MIP、实时 MPR、3D 表面重建技术 SSD、自由感兴趣区 MIP 重建、图像减影、电影回放、实时互动多平面重建、图像自动拼接技术及图像融合等,还包括高级处理软件如仿真内镜软件、弥散功能后处理软件、灌注功能后处理软件、频谱成像后处理软件,弥散张力后处理软件、白质纤维束三维追踪成像后处理软件、BOLD 成像后处理软件及心脏后处理软件等,值得注意的是所配置的处理软件一定要和相应的扫描技术对应。表 7-11 为 1.5T 磁共振工作站技术参数基本要求。

表 7-11　1.5T 磁共振工作站主要技术参数

	技术参数	参考指标
1	显示器	≥24 英寸 LED
2	CPU	≥2 个
3	主 CPU 主频	≥3GHZ
4	内存	≥4GB
5	硬盘容量	≥182GB
6	硬盘存储量	≥1,150,000 幅 256×256 图像
7	DVD-RW 驱动器	配备
8	DICOOM3.0 标准接口	提供
9	各种 MR 功能分析软件	提供

(六) 扫描床与环境调节系统的选择

患者检查床及检查环境关系到患者的安全、方便和检查质量。要求是双向患者通话系统,电视监控,可播放背景音乐;磁体内患者通道环境,具备照明、通风及通话功能,检查床垂直运动时最大承重通常要求≥150kg,扫描床自动步进,检查床最低高度≤60cm,检查床水平移位精度±0.5mm,

扫描床可在紧急情况(例如主计算机锁死或主计算机意外掉电)下最好通过机器面板按钮自动退出,而不需要手动方式拉出。表 7-12 为 1.5T 磁共振扫描床与环境调节系统技术参数基本要求。

表 7-12　1.5T 磁共振扫描床与环境调节系统主要技术参数

	技术参数	参考指标
1	扫描床最低高度	≤55cm
2	扫描床水平移位精度	≤±0.5mm
3	扫描床垂直运动时最大承受重量	≥150kg
4	扫描床水平运动最大速度	≥100mm/s
5	扫描床长度	≥205cm
6	扫描床自动步进	具备
7	患者通道环境	具备照明、通风、通话、背景音乐
8	生理信号显示	具备
9	紧急制动系统	具备
10	心电、呼吸、外周门控	具备
11	电视监控	提供

（魏君臣）

第四节　MRI 设备的安装调试

MRI 设备的构造相对复杂,且工作在强磁场环境中,在安装设备前必须制定一个合格、完备的安装方案,进行充分的准备工作,确保 MRI 设备安装工作及时、高效、优质地完成,保证设备安全、稳定运转及获取高质量图像。

一、MRI 设备的机房设计

MRI 设备的安装对环境及场地的设计施工要求非常严格,在 MRI 设备安装前必须确保磁场具有长期的稳定性和均匀性,且满足统一的规范。根据医院的实际情况,充分考虑人流、物流、医疗功能布局和医院长远发展需要,以满足设备使用要求。目前磁共振设备不断向着高场强、高梯度等方向发展,而各医院的其他大型医疗设备也在不断添置更新,医院各种功能楼宇的建设,使磁共振设备机房场地狭窄,建造受到很大制约,因此 MRI 设备机房的合理设计十分重要。

(一) MRI 设备机房的建造流程

医院进行 MRI 设备安装场地的选址,设备厂商场地工程师进行环境评估、明确设备的运输路径并绘制设备摆放平面图;得到院方确认后,由屏蔽公司出具详细屏蔽土建施工图;再次由院方、施工方及设备场地工程师共同明确具体施工操作方案;土建施工,达到屏蔽公司进场条件后,才开始实施屏蔽工程、水、电、地线、宽带、电话线及空调等相关设施的安装工作;最后由院方及设备场地工程师进行最后的场地检查,并明确吊装方案;由专业机构进行屏蔽测试,在上述工作完成并达标后,MRI 设备进场及安装调试。机房的建造要求用户、设备制造商和施工单位的共同协商努力,虽然不同类型、不同厂家的设备要求不尽相同,但基本原则一致。

(二) MRI 设备机房要求及施工要点

MRI 设备场地必须保证设备运行中既没有外部的干扰而影响磁场的均匀性、稳定性和系统的正常运行,也要保证人员的安全和敏感设备的功能不受磁场的影响。当磁场强度在指定区域超过 5G 限制时,需要设磁场警告标志。通常 MRI 设备的场地布局分为磁体间(放置磁体、扫描床、各种表面线圈、各种测试水模、氧监控器及各种生理信号导联等)、设备间(放置 RF 系统柜、梯度系统柜、图像重建系统、氦压缩机、传导板、电源柜、恒温恒湿空调及水冷机的室内机组等)和操作间(放置主计算机、磁体监测显示器、操作台及工作站等),如图 7-38 所示。

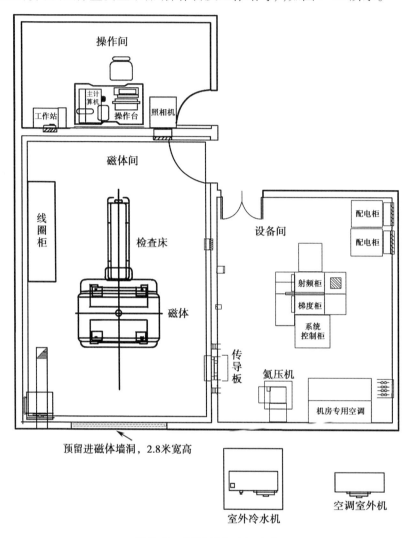

图 7-38　MRI 设备房间布局

1. **环境要求**　MRI 设备磁体的强磁场与周围环境中的大型移动金属物体可产生相互影响,通常离磁体中心点一定距离内不得有电梯、汽车等大型运动金属物体,不同磁体具体限制不同。

(1)静态的干扰:铁梁、钢筋水泥(特别是磁体下方)、下水道、暖气管道等,这些铁磁性物质应满足 MRI 设备最小间距及最大重量的要求(不同型号的 MRI 设备有具体要求),必要时可提交设备厂商进行评估。

(2)动态的干扰:运动的铁磁物品,为避免此影响,必须满足最小的间距要求,该间距取决于移动方向和磁场方向。

(3)MRI 设备场地附近有高压线、变压器、大型发电机及电机等时,应该提交设备厂商进行评估。若附近存在其他 MRI 设备,确保两台 MRI 设备的 3G 线没有交叉。

(4)振动的干扰:振动会影响 MR 的图像质量,对 MRI 设备场地的振动要求为:①稳态振动:通常由电动机、泵及空调压缩机等引起,通常其振动频率不得超过一定范围(不同型号的 MRI 设备有具体要求);②瞬态振动:通常由交通工具、行人、开关门等引起,不得超过 500×10^{-6}g,超过 500×10^{-6}g 的瞬态振动,需要分析从 0 到峰值对场地的影响。MRI 设备场地要尽量远离以下振动源:停车场、公路、地铁、火车、水泵、大型电机等。

2. **系统电源要求** MRI 设备电源均采用符合国家规范的供电制式,应按照设备所需的额定功率、频率、电压、电流要求配置专用电源,并留有一定功率余量。设备要求独立专线供电,建议使用专用变压器,为保证电源内阻要求,主电缆线线径须足够粗,其截面面积视总长度而定。辅助设备供电(机房空调、冷水机、激光打印机、照明及电源插座等)根据所需设备的负荷单独供电,与主系统用电分开,以避免一些频繁启动的高压设备如马达、泵、压缩机等对磁共振主机干扰,主机电源需要安装稳压电源,必要时配备 UPS。

所有配电柜必须具备防开盖锁定功能,以确保电气安全作业之需。配电柜紧急断电按钮需安装在操作间中操作台旁的墙上,便于操作人员在发生紧急情况时切断系统电源。

靠近磁体的照明灯工作寿命受磁场影响,灯丝会随电源的频率而振荡,因此建议磁体间内采用直流照明电灯,直流电源的交流残余波纹应小于或等于 5%,绝对禁止使用荧光灯和电子调光灯,以避免对射频的干扰,目前多以直流 LED 灯为主。磁体间所有照明及插座用电都必须经传导板上的线电源滤波器进入。要求屏蔽室内照明及内部装修由专业屏蔽公司来完成。

MRI 设备要求设置设备专用 PE 线(保护接地线),接地电阻小于 2Ω,且必须采用与供电电缆等截面的多股铜芯线,地线到达 MRI 设备专用配电柜内,尤其是在接地电阻符合要求的前提下,必须做好设备所在场所的等电位联接,例如:激光相机、工作站、插座及 RF 屏蔽体等与该设备系统有电缆连接的设备,必须与该设备的 PE 线做等电位联接。当医院安装多个 MRI 设备时,每台设备的 PE 线都需按照上述要求从接地母排单独引出至设备。

3. **射频屏蔽要求** 为了达到高清晰的图像质量,磁体间需要安装射频屏蔽以阻止外界射频源的干扰,同时防止 MRI 设备的射频对外部环境干扰。屏蔽室包括屏蔽体(地面、顶、墙),屏蔽门,屏蔽窗及传导板等,对 15～128MHz(不同 MRI 设备频率范围不同)内平面波衰减大于 90～100dB,这些值必须在 MRI 设备安装之前由有资质的专业部门(如无线电管理委员会等)测量确认。屏蔽室通过 MR 系统接地,严禁单独接地。屏蔽室对地绝缘要求大于 1000Ω。屏蔽供应商需设计并安装进入屏蔽室的所有管道:失超管、紧急排风管、空调进风、回风管道等,并负责屏蔽体上传导板和传导柜的开口及安装,所有连接进磁体间的管线如直流照明、氧气管、控制电线、风管进回风口及失超管等必须通过安装在射频屏蔽上的各种滤波器才能进入,传导板和传导柜应放置在磁场强度低于 200G 的区域。

4. **磁体间承重** MRI 设备的磁体自重在几吨至十几吨,在建造设备机房时必须考虑磁体间内地面具备充足的承重能力,请建筑结构工程师做承重和受力分析,如混凝土承重应符合安装要求并得到建筑设计部门的认可,以确保安全。

5. **温湿度及散热量** MRI 设备对工作环境的要求很高,机房温度过高导致设备出现故障,无法正常工作,严重时会使设备的电路部分烧坏。湿度过高设备的电路板容易结露,容易引起高压电路打火,还可能造成设备的接地不好。通常机房温度、湿度要求为磁体间 15～22℃、30%～60%;设备室 18～25℃、30%～70%;操作室 15～30℃、30%～70%,房间的温度梯度(例如从磁体底部到顶部)应严格控制在 3℃以内。要求配备恒温恒湿专用空调(建议双压缩机组且不能安装在磁体间),需安装送风及回风的风道系统且必须单独控制。在配备空调时充分考虑设备的散热量、设备升级、其他设备及人体的散热等因素。为防止空调冷凝水滴入电子器件而损坏 MRI 设备,空调风管走向和送回风口必须避开滤波板。

6. **通风及上下水** 超导 MRI 设备使用液氦作制冷剂维持超导状态,正常情况下液氦不挥发或有少量挥发,紧急状态时(失超)会在瞬间有大量氦气产生,因此磁体间必须安装足够粗的失超管,由磁体上部的出气孔通向室外大气,长度不能太长,尽量减少直角转弯,且出气口必须避开人群聚集区域,失超管由非铁磁性金属(如不锈钢管等)制成,失超管需通过波导进入磁体间内和磁体失超管口连接。另外磁体间要求安装紧急排风系统(排风量大于 $35m^3/min$)。磁体间内不能设置上下水管道,但需在设备间的水冷机组和机房专用空调附近有上下水及地漏。

7. **设备噪声** MRI 设备运行会产生一定的噪声(尤其是高场设备),在建造 MRI 设备机房时应依据当地的法规,磁体间内装修要求使用吸音材料,所用材料的吸音因子 α 应为:吊顶 >0.7,被衰减的主音频范围在 600~1000Hz。各场地最终噪声水平会因为场地建筑结构、房间布局及附属设备等不同而改变。应该满足工作人员和患者舒适。通常的噪声要求:磁体间小于 90dBA,操作间小于 55dBA,设备室小于 65dBA。

8. **设备运输通道** MRI 设备属精密医疗影像诊断设备,设备价值巨大,且包装运输时属于易碎及危险物品,运输和吊装时应谨慎对待并严格遵守设备要求,必须考虑设备的运输路径和路径的承重,要求以确保所有设备能顺利运抵安装现场。磁体是所有部件中体积及重量最大者,必须考虑门、走廊的高度及宽度,通常磁体间需预留(宽×高)2.8m×2.8m 开口以供磁体进入,确保通向磁体间的通道平整,无障碍物,必要时需搭建平台。磁体吊装前,吊装公司应到吊装现场实地查看环境状况,以确定最佳吊装方案,磁体在运输过程中任何方向的倾斜角度都不得超过 30°。

另外,因射频屏蔽工程的需要,磁体间地面通常处理为 −300mm 水平(含承重基座、防水处理),待射频屏蔽工程结束后,扫描间再回填至 ±0mm 水平。一定要考虑日常添加液氦的通道。由于液氦会蒸发,需要往磁体内定期加入液氦,液氦一般由 250~500L 容量的真空隔热杜瓦装运到现场,运输通道的门和走廊要有足够的宽度和高度,以便当需要添加液氦时,杜瓦能顺利通过。

MRI 设备机房建造是一项复杂的系统工程,涉及多个环节,直接关系到设备能否正常稳定地发挥作用,必须引起高度重视。要求设计人员具有全面的知识和综合解决问题的能力,设计出合理实用的机房。

机房应具备以下条件:磁体间、设备间和控制间均应准备完毕,其中包括吊架、线槽、铁板、吊顶、照明、装饰及门等,所有房间均需清洁干净。安装完毕的照明灯、三相动力电源、配电柜、管道及水源等均应准备就绪,并在安装开始时能投入使用。空调系统及水冷机组安装完毕,并且 24 小时正常运转。

二、MRI 设备的安装

MRI 设备场地装备完成,就可进行设备安装工作,安装过程分为:设备拆箱、机械安装、软件安装、设备调试及设备验收移交这几个阶段。本节 MRI 设备安装是以超导 MRI 设备为例。

(一)设备拆箱

在设备到货后的拆箱验货过程中需注意以下几点:

1. 要将配置单、装箱单及实物进行逐一核实避免错发或漏发货。

2. 如果设备为进口厂家,设备在开箱前需当地商检部门进行现场验货,逐项审核各项报关物品是否和实物一致。

3. 由于从厂家发货到医院的过程中经过长途运输,为避免运输过程中的震动颠簸造成对设备的损害,对磁体或压缩机等部件会加帖防震标志,在开箱时要检查这些防震标志是否有异常。

(二)机械安装

MRI 设备机械安装包括设备就位及物理连线。MRI 设备均有元件编号系统识别设备组件,所有子系统柜及组件在其安装文件的图表中均通过编号标识。每根线缆上也有与其对应的线号及颜色。接线时应遵循以下原则:①信号线与电源线要保持一定的距离;②信号线多余的部分要盘为 8 字,以抵消强磁场产生的涡流;③截去梯度线多余的部分。

1. **磁体间** 在磁体间内需要安装设备有:磁体、失超开关、失超管、扫描床、氧监视器、摄像头、扬声器及传导板等。

（1）磁体就位：由于磁体是 MRI 设备中非常重要的部件，其工艺复杂，材料特殊，尤其是超导磁体，对运输要求比较特殊。在卸载及就位过程中需要的工具包括叉车、吊车、吊臂、吊带或钢丝绳、U 形吊环、千斤顶、地坦克、撬杠及一些特殊工具。由于磁体的重量最重，在卸载及打开包装后，要用带吊臂的吊车将其吊至距磁体间最近的区域，用千斤顶将磁体提升，在磁体的相应位置安装地坦克，通过专用通道将磁体移动至磁体间，放置在规划好的位置（安装前已经将该位置在地面做定位标记）并进行高度及水平调节。

（2）扫描床就位：根据磁体的位置调节扫描床位置及高度（活动床及悬浮床不用固定，落地床要进行水平调整及固定）。

（3）传导板安装：根据场地预留位置安装传导板，传导板是所有进出磁体间电缆及光纤的接口，是进入磁体间电源的滤波设备，在安装时要固定牢靠，传导板和屏蔽体接口要严密，避免因射频泄露影响 MR 图像质量。

（4）失超开关及失超管安装：失超开关安装位置要求在明显且距门口较近的位置，在失超开关附近应有明显的提醒标记避免他人误操作，失超管在安装过程中尽量走直线，严禁过度打弯。

（5）氧监视器、摄像头及高压注射器等第三方设备安装：这些设备所提供电源都必须经过滤波后才可接入磁体间。

（6）磁体间内各个系统电源线、信号线及光纤的连接：线缆的摆放及连接布局要严格按照安装手册的规定，如果梯度线、射频线及信号线之间的分布摆放不规范，可能会造成相互间的干扰，对图像质量产生影响，甚至严重的伪影，而且后期排查起来会非常困难，对于梯度线的连接严格遵守安装手册要求，避免过松或过紧。在连接光纤过要小心避免光纤受损，光纤应摆放在易拿易放的位置。

（7）屏蔽检测：在磁体间内设备安装完成后，完成磁体入口的基建及 RF 屏蔽，由专业机构进行 RF 屏蔽测试并出具相应的检测报告，RF 屏蔽达标后方可进行下一步安装工作。

2. **设备间** 设备间除安装空调外，还要安装水冷机、梯度系统柜，射频系统柜、系统控制柜、氦压缩机及稳压电源等设备。所有这些设备及机柜均是根据其距磁场安全范围按设备厂家安装前规划好的图纸定位。由于大部分机柜较重，所有机柜做必要的固定，避免因地震等不可抗力因素导致柜体移动或倒塌。考虑后期维修的便利在机柜安装摆位时要注意预留足够的维修空间，为日后的设备维修提供便利。不同厂家对设备间走线布局要求不同，有的厂家线路要求走地槽，有的要求走空中线架，无论如何布局，都必须遵循安全、美观、维修方便的原则。就位完成后按系统要求进行各种线缆的连接。

对于超导 MR 系统，大部分厂家磁体在出厂时已添加液氦，为减少液氦挥发在设备完成机械安装后，首先要开启制冷系统以使冷头正常工作，冷头开启后要注意观察冷头的声音及压缩机压力，如发现异常需及时处理保证冷头正常工作。

3. **控制间** 控制间的设备主要是主计算机、工作站及失超开关，通常情况下设备生产厂家均配备专用操作台，按照要求进行安装即可。对房间内失超开关、监测显示器等，由用户和设备安装工程师本着安全、使用方便的原则进行定位与安装。

（三）软件安装

软件安装包括操作系统安装、应用软件安装及系统配置。有些厂家在机器出厂已经将操作系统及应用软件在主机预安装，在软件安装阶段只需进行系统配置，不同医院在购买设备时对设备功能要求不同，配置也不同。

在进行系统配置中主要进行下列配置工作：

1. 每个厂家对每台机器有一个序列号，在软件配置时需将序列号填入系统。

2. 针对该台设备的硬件配置在软件系统进行相应的设置，由于每个厂家在不同时期对机器进行升级换代,同一种产品会有不同的软件版本及硬件类型,因此应选择相对应的硬件如梯度放大器、射频放大器及线圈等在系统中进行设置。

3. 添加 DICOM 打印机及网络节点,在添加 DICOM 节点前先设置好本机的 IP 地址、AE Title 及主机名。打印机主要需添加其 IP 地址、AE Title、端口号及 MR 本机的 AE Title 等参数,目前大部分医院都配有 PACS 系统,在配置过程中应将这些网络节点添加到系统。

4. 系统语言、时间、医院名称及患者信息等其他相关信息进行设置。

5. 安装设备远程诊断系统。

(四)设备调试

设备调试主要包括磁体系统、梯度系统、射频系统及系统调试几个阶段。

1. 磁体系统调试　磁体系统调试主要包括励磁和匀场两个部分。

(1)励磁:在磁体电源的控制下向超导线圈逐渐施加电流,从而建立预定磁场的过程。在完成励磁准备后,将励磁电极快速插入磁体,使其与超导线圈接触处的电极片连接,并检测电极是否接触良好,通过加热控制开关使超导线圈和励磁电源(MPS)形成回路,逐渐增加外接电源的输出使得超导线圈电流随之增加,最终达到能够产生所需磁场强度的电流,如图 7-38 所示。当励磁完成且场强稳定后,关闭加热控制开关,快速拔出励磁电极,切断励磁电源与超导线圈的回路。不同厂家的励磁操作过程有尽相同,有的需要通过工程师手动调节励磁电源输出实现超导线圈电流的增加,有的厂家是通过励磁电源本身控制系统励磁过程。

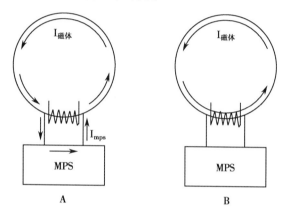

图 7-39　励磁电源和超导线圈接通前后的电流方向
A. 接通后的电流方向;B. 断开后超导线圈内电流方向

励磁过程注意事项:①励磁前确保励磁电源、失超开关及磁体外界接口系统自检正常,检查磁体的液氦压力是否符合励磁条件(液氦压力通常在 0.3~0.5psi 范围内),并且在液氦充填两小时后再进行励磁;②失超管安装完成,励磁过程不能有人员进入失超管出口危险区;③清除磁体间内所有铁磁性物质;④励磁过程保持励磁电极和导线充分良好连接;⑤励磁过程保持磁体内氦气能顺利排出,带走因励磁过程产生的热量,从而避免出现失超;⑥励磁全程需用特斯拉计监测磁场强度的变化,放置特斯拉计在磁体中心,方便检测励磁数据;⑦励磁过程严格按照安装手册要求进行。

(2)匀场:匀场是通过人为手段使扫描野内的磁场偏差保持在一定化范围内,测试不同范围内的磁场强度,通过匀场软件计算出需要在磁体不同位置进行磁场补偿。匀场时注意事项:①匀场前确保磁体间附近的较大铁磁性物质已经定位,避免匀场前后由于环境改变影响磁场均匀性;②励磁完成并且磁场稳定后再进行匀场,确保匀场数据的准确性;③特斯拉计探头位置需放置准确且整个过程要固定牢固;④匀场最终结果必须符合标准。

2. 梯度系统调试　梯度系统的性能参数通常在出厂时已经按标准要求设置,在实际安装过程中由于梯度放大器和梯度线圈之间连接因医院场地的不同而存在差异,需要将系统梯度波形和实际产生的波形进行调试匹配,最终能够产生理想的梯度场,调试过程通过实际扫描进行。

3. 射频系统调试　射频系统的调试比较复杂,为得到理想的 RF 波形及 MR 信号,主要调试参数有发射衰减校正、接收衰减校正、射频放大器最大功率校正、射频能量安全监测校准等,调试过程通过实际扫描进行。

4. **系统调试**　调试完成磁场中心频率、磁场均匀性、梯度系统及射频系统后,需对整个系统进行调试及校准,包括涡流补偿及校正、系统伪影测试、噪声测试、每个线圈的图像质量测试、周期性性能测试(该测试是用来测试设备整体性能,主要测试图像信噪比、伪影、图像均匀性及空间分辨率等)。

5. **调试注意事项**　①有些调试是建立在前期调试数据基础上的,因此调试过程严格按顺序要求进行;②必须使用规定的工具及水模,且水模位置摆放要准确,否则影响调试结果;③对调试结果及时保存,确保扫描过程调用到正确参数。

(五)设备验收移交

MRI 设备安装调试结束后,用户要与厂商严格按照购买合同,对硬件和软件分别进行验收。设备厂家提供调试数据及配件清单,验收合格后由各方在验收报告签字并归档,在保证设备性能稳定的情况下再交付用户使用。

(赵海涛)

第五节　MRI 设备的主要性能参数检测和质量控制

医学影像成像技术与成像系统的质量保证(quality assurance,QA)与质量控制(quality control,QC)是确保医学影像符合诊断标准,提高影像质量的重要工作。而 MRI 设备的 QA/QC 则是确保每一个磁共振检查者的生命安全以及疾病得到及时诊断的根本保障。

国外对磁共振成像 QA/QC 标准的制定始于 20 世纪 80、90 年代,美国医学物理学会(AAPM),美国电气制造业协会(NEMA)和美国放射学院(ACR)制定出了一系列的关于 QA/QC 的基本标准。我国在 2006 年发布了卫生行业标准《医用磁共振成像(MRI)设备影像质量检测与评价规范》(WS/T 263—2006)。

目前,我国大部分的医院都还没有开展 MRI 设备的 QA/QC 工作,少部分已经开展 MRI 设备 QA/QC 工作的医院也仅仅停留在磁共振基本成像参数的监测方面。

一、MRI 设备的主要性能参数及检测

MRI 设备结构复杂,影响图像质量的因素很多,日常工作中通常选择一些主要的性能参数,如信号强度参数、几何成像参数和非成像参数进行检测。

(一)信号强度参数

1. 信噪比

(1)概念与影响因素:信噪比(signal to noise ratio,SNR)是图像的信号强度与噪声强度的比值,即:

$$SNR = \frac{S}{N} \qquad 公式(7\text{-}6)$$

式中 S 为某感兴趣区(ROI)内信号的平均值,而 N 为同一感兴趣区内噪声的平均值。信噪比是衡量图像质量的重要指标之一,信噪比越高,图像质量越好,反之,图像质量越差。MRI 图像的噪声源有多种类型,最基本的噪声源有两种:一种来自于接收电路的电噪声,另一种来自于受激组织的噪声,它们都与共振频率有关,但依赖程度不同。

在一定的扫描参数下,MRI 信号强度来自每个体素,任何影响体素的参数都将影响 SNR,如:体素体积增大,则信号强度增大,SNR 也随之增加。SNR 与扫描参数的函数关系如下式:

$$SNR \propto D^2 \left(\frac{d}{\sqrt{Np \times Nf}} \right) \times \sqrt{NEX} \qquad 公式(7\text{-}7)$$

式中 D^2 为视野,$Np \times Nf$ 为矩阵大小,d 为层厚,NEX 为激励次数。

影响 MRI 图像 SNR 的主要因素有接收线圈的几何形状及品质因素、被检测组织的弛豫时间及温度、共振频率及扫描脉冲序列参数等。信噪比是 QA/QC 中的一个重要参数,SNR 的高低直接决定图像质量的好坏,定期进行 MRI 设备的 SNR 测试是十分必要的。

(2)检测方法与结果评价:SNR 的测试要求使用均匀体模,其最小成像平面不得小于 FOV 的 80%(图 7-40)。NEMA 规定测量 SNR 必须使用带负载的体模。带负载的体模由球形空心外壳和碱性导电溶液组成,以模仿人体的带电性。

通常采用自旋回波序列来进行 SNR 测量,TR、TE 的值与体模内充溶液有关,通常采用的 TR 和 TE 分别为 500ms 和 20ms,扫描矩阵 256×256,层厚 3~5mm,FOV 为 220~240mm,采集次数 1~2 次,不使用并行采集技术及内部校准技术,每次测量要确保扫描参数一致,这样得到的结果才具有可比性,测得图像为如图 7-41 所示的均匀图像。

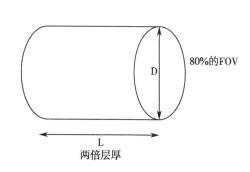

图 7-40 均匀体模示意图,可用于测量 SNR、
共振频率及图像均匀性

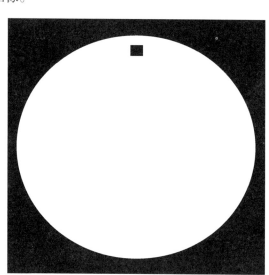

图 7-41 测量 SNR 图像

1)方法一:ACR 推荐采用信号背景法计算 SNR 的值。信号区为图像中央 75%~80% 的区域,求此区域的图像平均信号强度,记为 S。噪声区为图像周围无伪影背景区域,求此区域信号强度标准偏差的平均值,记为 SD。根据公式(7-8)计算得出图像的 SNR。

$$SNR = \frac{S}{SD} \qquad \text{公式(7-8)}$$

由于噪声在图像中的分布并不是正态分布的,有时也会在公式(7-8)的基础上乘以一个常数校准项对 SNR 的值进行校准,如公式(7-9)所示:

$$SNR = \sqrt{2}\frac{S}{SD} \qquad \text{公式(7-9)}$$

该方法较为简单,可用于日常 SNR 的测量。

2)方法二:另一种测量 SNR 的方法由 NEMA 推荐。首先,使用同样的参数进行两次连续测量,最好进行交叉采集。之后将两幅图像相减得到噪声图像,选中噪声图像的感兴趣区并计算标准差,得到噪声信号 SD。而图像的平均信号 S 则使用之前两幅图像中的任意一幅,选中同样的 ROI 区并通过计算得到。这种方法的稳定性和一致性比较好,很多 MRI 厂家推荐使用,缺点是耗时较长,并且两次测量必须连续进行。

(3)注意事项:SNR 测量时应该对不同的线圈分开测量。测量表面线圈的 SNR 应该使用特定的体模,信号区域应选在最大信号强度所处区域,并且每次测量时定位要准确,以确保测量具有一致性。在 ROI 选择时应该注意,避免选择无信号(零噪声)区域及有伪影的区域。影响 SNR 的因素很多,对于某一个特定的线圈,在每次测量时都必须使用相同的扫描序列及参数,且以生产厂家给出的 SNR 标称值作为标准进行比较。

2. 图像的均匀度

(1)概念与影响因素:图像均匀度指磁共振成像系统在整个均匀扫描体产生恒定信号的能力。影响成像均匀性的因素有:静磁场 B_0 的均匀性、射频发射的均匀性、涡流效应、梯度磁场的线性、接收线圈敏感度的均匀性及 RF 脉冲的穿透效应等。

(2)检测方法与结果评价:图像均匀度检测使用均匀体模(与 SNR 检测所用体模相同)。在测试的过程中,为防止 RF 脉冲穿透效应对图像均匀性的影响,测试体模应充入不导电溶液。而 RF 脉冲穿透效应所导致的非均匀性,应该使用内充导电溶液的体模进行独立的测试。

测量图像均匀性之前必须使 SNR 达到一定值,这样图像均匀性的测量结果才会准确。图像均匀性的检测可使用与测量 SNR 相同的自旋回波序列及参数,信号区为图像中央 80% 的区域,先分别求此区域信号的最大值(S_{max})与最小值(S_{min})。具体地,先将图像的对比度调到 100%,之后将图像的亮度逐渐降低,在图像中最先出现黑的区域就是信号最低的区域,继续将亮度降低,图像中最后还有亮度的区域即为信号最高的区域。整个图像的均匀性由公式(7-10)可得:

$$U = \left(1 - \frac{S_{max} - S_{min}}{S_{max} + S_{min}}\right) \times 100\% \qquad 公式(7-10)$$

在理想状态下,图像的均匀性应该是 100%,即 S_{max} 与 S_{min} 是相等的,但在实际中是不可能达到的。按照 AAPM 的标准,对于 FOV 为 200mm 的测量,图像整体均匀性应大于 80%,一般情况下 FOV 越大,图像的均匀性越差。而根据 ACR 的标准,对于小于 3.0T(不包括 3.0T)的设备,图像的均匀性应大于 87.5%,3.0T 设备则要求图像均匀性大于 82%。

(3)注意事项:图像均匀性的测量应在轴、矢、冠三个层面上分别进行。此外,ROI 的选择不能包括边界伪影区域。

3. 低对比度分辨力

(1)概念与影响因素:低对比度分辨力是指 MRI 设备对信号大小相近物体的分辨能力,反应组织的对比度-噪声比(contrast noise ratio,CNR)。它是重要的质量控制参数,对早期病变的诊断起着重要的作用。CNR 定义为:

$$CNR = \frac{S_1 - S_2}{SD} \qquad 公式(7-11)$$

式中,S_1 和 S_2 分别是两种组织的信号值,SD 是噪声标准差的平均值。CNR 的值取决于 MRI 设备对物质信号的响应能力,并且还受影像的 SNR、均匀性及伪影等因素的影响。

(2)检测方法与结果评价:低对比度分辨力测试所使用的体模是在均匀体模的基础上,在内部制造大小不一的圆洞,并在洞内充填性质相近的物质。

图像中两个不同区域的信号强度差异程度决定了这两个区域能否被分辨出来。目前国际上还没有通用的 CNR 测量方法及标准。其中一种方法是在两个观察区域分别放置 ROI,测量并计算它们的 CNR;另一种方法是通过目测的方法判断 MRI 设备的低对比度分辨力。

(二)几何成像参数

1. 空间分辨力

(1)概念与影响因素:空间分辨力(也称高对比度分辨力)反映了图像细节的可辨能力,其与单个组织体素的大小有关,是影响 MRI 图像质量的重要因素之一。体素越大,体素中所包含的组织越多,MRI 对于相邻解剖结构的分辨能力和对微小病灶的发现能力就越弱。

成像体素的大小决定了图像空间分辨力的高低。体素越大,MRI 的空间分辨力越低;体素越小,MRI 的空间分辨力越高。设视野为 $D \times D$,矩阵大小为 $N_p \times N_f$,层厚为 d,则体素的体积为:

$$V = d \times \frac{D}{Np} \times \frac{D}{Nf} = dD^2/NpNf \qquad \text{公式}(7\text{-}12)$$

由公式(7-12)可以发现,影响空间分辨力的因素有 FOV、层面厚度及矩阵大小等。

空间分辨力是在没有大的噪声干扰下,成像系统对物体的分辨能力。传统定量分析空间分辨力是通过点扩展函数(PSF)、线扩展函数(LSF)或调制转移函数(MTF)进行的,但这些方法在日常 MRI 系统的测量中并不实用。目前常使用可观测评估的测试体模来测量 MRI 系统的空间分辨力。

(2)检测方法与结果评价:用于空间分辨力测试的体模有多种,通常由棒状或孔状阵列组成,产生信号的阵列截面是圆形或长方形。信号区与无信号区由等宽的棒或孔分隔,相邻信号区之间的宽度是孔径的两倍,典型的用于空间分辨力测量的体模如图 7-42 所示。此体模由 5 排尺寸不同的阵列组成,其尺寸分别为 5mm、3mm、2mm、1.5mm、1.0mm,体模层选方向上的厚度至少是扫描层厚的两倍。

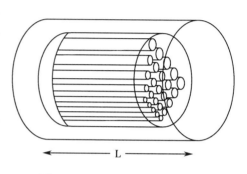

图 7-42 测量空间分辨力的体模

典型的多层扫描序列(层厚 3 ~ 10mm)都能用于空间分辨力的测量,一般建议使用测量 SNR 的自旋回波序列。体模要垂直于扫描平面放置,体模中心定于磁场的绝对中心,由于频率编码与相位编码方向上的分辨力不一定相同,因此必须进行两次单独的扫描,分别得到相位和频率编码方向上的分辨力。每次扫描体模轴沿所测方向轴排列,为简化扫描,可把体模旋转 45°,同时测两个方向的分辨力。

所得图像可利用目测的方法进行评价,空间分辨力取决于最小的阵列个体,阵列中的五个信号区和四个间隔区是分开的,且用最窄的窗宽观察时能区分出来。测量空间分辨力应该在相同扫描序列下进行,分辨力应等于点素尺寸大小,如 FOV 为 256mm,用 256 × 256 采集矩阵,其分辨力应该为 1mm。

根据 ACR 的标准,在所有方向上的空间分辨力都不应小于 1.0mm。

(3)注意事项:采集矩阵与重建矩阵应一致。

2. 空间线性

(1)概念与影响因素:空间线性是用来描述 MRI 图像发生几何形变程度的参数。静磁场不均匀、梯度场呈非线性、涡流、共生磁场(低场)、接收带宽及信号采集不理想等因素均可能导致 MRI 图像发生几何形变。

(2)检测方法与结果评价:用于测量空间线性的体模为柱形或球形均匀体模,其最大直径应该至少占据最大 FOV 的 60% 以上。也可用如图 7-43 所示的体模,由已知尺寸的空间孔(或棒、管)阵组成,阵列内的尺寸定位误差应该小于 10% 线性特征。

空间线性的测量使用测量 SNR 的自旋回波脉冲序列,最好使用大 FOV 及最大成像矩阵,可用多方向多层面对三个相互垂直的面进行成像。空间线性并不依赖于扫描时间 TR、TE 和信号采集次数。

为确保测量的准确性,将图像的对比度调至 90% 以上,分别测量 X 和 Y 方向的尺寸 $D_{测}$,则几何形变程度定义为:

$$GD = \frac{D_{真} - D_{测}}{D_{真}} \times 100\% \qquad \text{公式}(7\text{-}13)$$

几何形变的测量应该在 FOV 内任意两个点中进行。如果在 MRI 图像处理系统中测量空间线性,则仅仅反映的是 MRI 系统的特性,如果是在胶片上测量空间线性,则反映的是 MRI 系统和

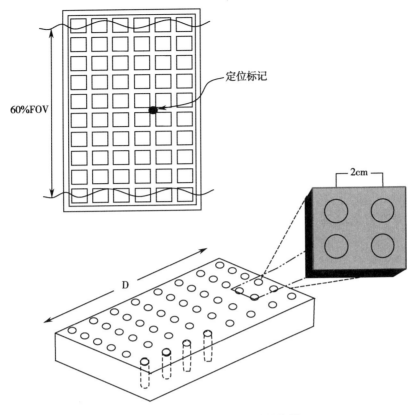

图 7-43 用于测量空间线性的体模

胶片系统的综合特性。

一般情况下,使用 200mm 的 FOV 测量时,几何畸变应小于 1%。AAPM 要求一般畸变小于 5%。而在 ACR 标准中,测量值与真实值之差不能大于 ±2mm。

(3)注意事项:进行空间线性测量时,一定要将体模放平,最好用水平仪进行检查,以免产生误差。此外,在选择 ROI 时,注意避开被软件校准过的区域。

3. 层面的层厚

(1)概念与影响因素:层厚是指成像层面在成像空间第三维方向上的尺寸,表示一定厚度的扫描层面,对应一定范围的频率带宽。MRI 的层厚被定义为成像层面剖面线的半高宽(full width at half-maximum,FWHM),层面剖面线是 MRI 设备对某一穿透层面点源的响应,即某一点源穿透层面时,该点源产生的 MRI 信号经重建后形成的轨迹。影响层面厚度的因素有梯度磁场的均匀性、RF 场的均匀性、静态场的均匀性、在激励与读出梯度间非共面选层脉冲及 RF 脉冲波形等。

(2)检测方法与结果评价:用于评估层厚的体模有很多,大多数是利用一些可变的斜面(如平面、柱面、螺旋面)组成的体模,有楔形、交叉斜面形、阶梯形等。一种典型的体模是十字交叉的高信号斜面(high-signal ramp,HSR)组成的体模,HSR 体模一般由成对的以一定角度交叉的斜面组成(图 7-44),两个 HSR 之间的夹角为 45°,且 HSR 的厚度小于层面剖面线 FWHM 的 20%(即如果层厚为 5mm,则斜面厚度为 1mm),这样的测量误差将小于 20%。

层厚的测量使用测量 SNR 的多层自旋回波序列。

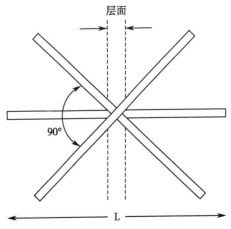

图 7-44 用于测量层厚的体模

对层厚的测量不仅要在图像的中心及周围进行,而且还要对磁体中心及偏中心定位进行测量,为保证 SNR,可增加扫描次数。使用不同结构的体模,检测方法也不同。

使用 HSR 体模时,参数 FWHM 应该由成对斜面决定,但所得到的层厚及扫描层厚与斜面厚度有关,层面测量有一定的误差,层面测量误差如公式(7-14)和公式(7-15)所示:

$$\Delta_1 = \left(2\sqrt{\sqrt{2}b/a - b^2/2a^2} - b\sqrt{2}/a - 1 \right) \times 100\% \ (b > 0.565) \qquad 公式(7-14)$$

$$\Delta_2 = b/2\sqrt{2a} \times 100\% \ (b < 0.565) \qquad 公式(7-15)$$

式中,b 是斜面厚度,a 表示 FWHM。

在精确测量的前提下,层厚误差应小于 20%。而根据 ACR 的标准,误差不得大于 ±0.7mm。

(3)注意事项:进行测量时一定要将图像的对比度调到最高,并将体模定位于磁体中心。

4. 层面的位置及层间隔

(1)概念与影响因素:在临床检查中,对层面进行精确的定位,即确定层面的位置是十分重要的。层面的位置定义为层面剖面线 FWHM 中点的绝对位置,而层面的间隔(层间隔)定义为相邻两个层面的位置之差。影响层面位置和层间隔的因素有梯度场的均匀性、RF 场的均匀性、非共面选层脉冲、静磁场的均匀性及定位设备的准确性等。

(2)检测方法与结果评价:通常情况下可以使用测量层厚的体模来进行层面位置和层间距的测量,这种体模可以用参考针或外部标记来进行定位。

在成像中斜面将直接显示层面的相对位置,用自旋回波序列测量层面的位置及间隔。根据 ACR 的标准,用外部定位标记时实际层面位置应当在 ±2.5mm 的误差范围之内,而层间隔误差不能大于 20% 或 ±1mm。

(3)注意事项:所有测量应处于磁场绝对中心到成像平面中心的连线上。

(三)非成像参数

非成像参数是指与 MRI 信号强度和图像没有直接关系的参数,但这些参数对于 MRI 信号及最终图像的质量起着至关重要的作用,如共振频率、磁场均匀性、射频翻转角的精确度、涡流补偿、梯度场强度校准等。

1. 共振频率

(1)概念与影响因素:共振频率是磁共振成像中非常重要的参数之一,MRI 系统的共振频率,也是整个射频发射和接收单元的基准工作频率,它的值等于质子在静磁场 B_0 中的进动频率。磁共振成像中心频率的稳定性及准确性对于提高 MRI 图像的质量是十分重要的,特别是在脂肪抑制成像、化学位移成像及磁共振波谱分析成像等成像过程中,保持中心频率的稳定和准确尤为重要。共振频率发生变化主要是由于静态磁场 B_0 漂移所导致,主要的影响因素有磁体的稳定性、温度及机械效应引起磁场的电流强度发生变化、均匀线圈的变化或外界铁磁性物质的影响等。

(2)检测方法与结果评价:共振频率的校准和检测,使用可产生均匀信号的柱形体模,一般在体模表面有定位标志以确保定位的准确性。

中心频率的检测通常使用磁共振波谱序列,用 10Hz 步进搜索中心频率。测量时使用体模固定架先将体模精确定位于磁体中心,并切断所有的梯度场。之后,通过控制 RF 合成器的中心频率来调整射频并使其达到最大信号。MRI 在进行扫描之前(或每次系统调协后)都有预扫描过程,其中一个重要的步骤就是调整中心频率,并显示于软件的操作界面上,操作者在进行磁共振扫描前必须先完成共振频率的校准。对于移动式 MRI 系统和常导磁体 MRI 系统,在使用的过程中会频繁的升降磁场,共振频率的校准尤为重要。共振频率的校准属于日常检测项目,可由 MR 技师完成。并且 MRI 系统为用户提供了专用的频率调节程序,能够自动进行频率调节。共振频率的偏移称为失振(off-resonance),失振的出现对于 MRI 会产生不利的影响。为了避免失振的发生,在每次进行 QC 检测时,应当使用不同的体模或不同的定位进行频率校准,以保证测量的准确性。并将每天的共振频率值加以记录以便进行趋势分析。

按照 ACR 的标准,连续两天的共振频率的差值不应大于 2ppm,如果变化程度较大,则需进行系统调试。

(3)注意事项:体模必须放置在磁体的绝对中心,静磁场及 RF 场的漂移也可能导致检测失败。

2. 静磁场的均匀性

(1)概念与影响因素:静磁场均匀与否直接决定了 MRI 图像是否发生形变以及图像是否均匀,特别是对于带磁共振波谱分析(MRS)的系统,静磁场的均匀性对于频谱质量有重要的影响。磁场的均匀性与匀场方式有关(匀场方式分为无匀场、线性匀场及高阶匀场等方式)。测量结果与所用体模的形状、大小、层面的定位及 ROI 的选取等因素有关。

(2)检测方法与结果评价:静磁场均匀性的测量使用均匀、形状规则的大体模。

通常采用以下两种测量磁场均匀性的方法:一种是测量相位图,即测量相位在空间中的分布情况。这种方法比较准确,但是需要专用的软件,并不适用于所有的磁共振设备。在实际使用中通常采用另一种方法,即通过测量某一特定波峰的 FWHM 来实现,FWHM 可以以 Hz 为单位,也可以以 ppm 为单位,二者的换算关系为

$$FWHM(ppm) = \frac{FWHM}{42.567B_0}(Hz) \qquad 公式(7-16)$$

具体地,可以使用单一 90°脉冲序列测量水中 ^{1}H 谱的 FWHM 大小(图 7-45)。而磁场强度的测量及之后的匀场操作均应由具有资质的系统维护工程师实施。

根据 ACR 的标准,在 DSV 是 30cm 时,要求磁场的均匀性小于 2ppm。通常状况下成像系统水峰的 FWHM 应小于 3~5ppm,而 MRS 系统的 FWHM 不应大于 0.12ppm,如果达不到以上标准,则应通过调整匀场线圈中的电流来进行匀场操作。

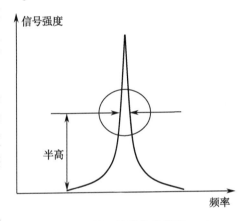

图 7-45　波谱的半高宽

3. 射频发射的增益/电压及 RF 翻转角

(1)概念与影响因素:射频发射的增益/电压与 RF 翻转角精确度密切相关,并且直接依赖于图像的 SNR、线圈的调协、体模负载及所使用的 RF 脉冲类型。RF 翻转角是射频系统的重要性能指标之一,也是 QA 所要测试的主要指标。磁共振信号的强度依赖于 RF 脉冲的强度,如果射频功率管的性能下降严重,则成像系统要得到 90°脉冲和 180°脉冲就会变得十分困难。此时,就需要根据系统的特性对 RF 翻转角进行常规检测并校准。

(2)检测方法与结果评价:射频发射的增益/电压通常情况下会被记录在扫描序列中,并且在 DICOM 文件中也有记录。RF 翻转角可用单脉冲的梯度回波序列进行检测,如 FLASH、GRASS 或 FISP 序列,将可产生均匀信号的柱形或圆形体模放在磁体的绝对中心,把采自中心 ROI 的信号强度记录为 RF 功率或 RF 角度的函数。特定体模的 RF 功率参考值一旦确定,可在此基础上快速测定 RF 翻转角来判断 RF 系统的状态。

对于测试结果,射频发射的增益/电压变化不应超过基线的 10%。

4. 涡流补偿

涡流对于 MRI 的影响是不容忽视的,应定期由工程技术人员对系统的涡流补偿进行检测。检测涡流补偿程度的一个简单办法是在没有梯度和加梯度两种情况下,分别施加 90°脉冲并测量 FID 信号。两次测量 FID 信号位移应该保持不变,如果变化较大就应该重新校

准。另一种比较直观的观察涡流影响的方法是梯度电流感应电压曲线测量法,该测试通常由厂家工程人员进行。涡流补偿的检测周期为半年,机器每次维修、调整、升级后必须进行测试。

5. **梯度强度校准** 测量实际成像的梯度强度有多种方法。通常可以用不同读出梯度对已知尺寸的物体进行一系列的成像,通过图像的像素组成,根据公式(7-17)来计算读出梯度的实际强度:

$$梯度强度(mT/m) = \frac{(Hz/点) \times (物体截面的点素)}{\gamma(Hz/mT) \times (真正物的长度)} \qquad 公式(7-17)$$

其中(Hz/点)=矩阵的大小/读出梯度的时间。常规保养时,应当每半年进行一次梯度强度校准,此外,在机器每次调整或维修梯度系统后也必须做梯度场强度的校准。

(四) MRI 设备检测体模

1. **体模材料** 体模(phantom)是检测中所使用到的检测物的统称,即测试所用的人体模拟物,通常由容器和内充材料组成。构建 MRI 体模的材料应具有化学和热稳定性,其理化性质在存放期间不能发生变化,以免影响参数的测量。应尽量避免使用着色材料,并且容器与内充材料的磁化率不应有明显的差异。体模内充材料的 T_1、T_2 及质子密度应满足以下要求:$100ms < T_1 < 1200ms$,$50ms < T_2 < 400ms$,内充材料的质子密度应与水的质子密度尽量一致。

表 7-13 列出了一些体模内充材料的弛豫时间。这些材料大多是含有大量质子的凝胶和不同顺磁性离子的水溶液。

表 7-13 几种常用体模内充材料的弛豫时间(0.5T,20MHz)

溶剂	浓度	T_1/ms	T_2/ms
$CuSO_4$	1 ~ 25mmol	860 ~ 40	625 ~ 38
$NiCl_2$	1 ~ 25mmol	806 ~ 59	763 ~ 66
1,2-丙二醇	0 ~ 100%	2134 ~ 217	485 ~ 72
$MnCl_2$	0.1 ~ 1mmol	982 ~ 132	—

表 7-13 中的 $CuSO_4$、$NiCl_2$ 和 $MnCl_2$ 是顺磁性试剂,弛豫时间是温度和场强的函数,弛豫率与离子浓度近似成线性关系。$CuSO_4$ 溶液的 T_1/T_2 值接近 1,与生物组织 T_1/T_2(3 ~ 10)相差较大,故 $CuSO_4$ 溶液多用于除 T_1、T_2 及质子密度值以外的参数测试,在测试 T_1、T_2 及质子密度值时使用其他溶液,如 $MnCl_2/CuSO_4$ 混合溶液等。

2. **多参数测试体模** 一些公司为了方便 MRI 参数的检测,研发出一类可以同时测试多个参数的多参数测试体模,大大节约了 MRI 参数检测的时间。如 Magphan SMR 170 体模(图 7-46)就是一款商业化的磁共振性能测试体模。此型体模可以进行横断面、冠状面、矢状面及斜面的成像,具有使用方便、定位容易、测量参数多等优点,一次扫描可以同时检测出信噪比、信

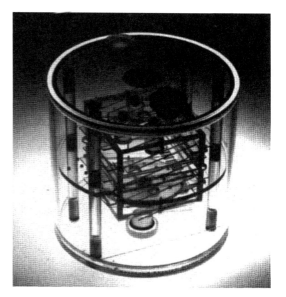

图 7-46 Magphan SMR 170 性能测试体模

号均匀度、几何形变(空间线性)、层厚、层间距、空间分辨力、低对比度分辨力、伪影、T_1、T_2 等多个参数。

二、MRI 设备的质量控制

进行 MRI 设备质量控制的管理人员和技师在日常工作中必须密切监控 MRI 性能参数的变化情况,质量问题的出现可能是突然的也可能是逐渐的。质量控制计划为 MRI 设备的 QA/QC 工作提供了一个框架,在这个框架中,可以发现、隔离、解决一些非常细微的问题。因此,制订出合适的质量控制计划对于 MRI 设备的 QA/QC 非常的重要。

(一)质量保证与质量控制

1. 质量保证的定义 质量保证(QA)是一个整体性的概念,它包括了 MRI 医生制订的所有管理实施方案,其目的是确保以下目标的实现:①每一个成像步骤都是当前临床工作所需要的;②扫描所获得的图像应包含解决临床问题所必需的信息;③图像中所记录的信息能够得到正确的解释(诊断报告的准确性),并能被患者的主管医师及时获得;④在能够满足上述第②条的前提下,检查结果的获得应尽可能减少患者可能发生的意外以及给患者带来的不便并降低相关的费用。

2. 质量保证的范围 质量保证计划包括很多方面,如功效研究、继续教育、质量控制、预防性维护和设备检测等。QA 程序的首要部门是质量保证委员会(quality assurance committee,QAC),此组织负责 QA 程序的整体规划,为 QA 设定目标和方向、制定规章并评估其有效性。QAC 应该由放射医师、医学物理师、MRI 技术专家、MR 技术主管人员及其他放射科工作人员组成,如有必要,也可以包含放射科以外的医疗和后勤人员,如临床医师、护士、文秘等。

3. 质量控制的定义 质量控制(QC)是质量保证的一个主要组成部分,是为达到质量要求而采取的一系列的技术程序。QC 主要由以下 4 个部分组成:①验收检测:对新安装或进行大修的设备进行检测;②设备基准性能的建立;③发现并排查设备性能上的改变;④核准使用设备性能产生异常的原因并加以校正。

(二)MRI 质量控制中相关人员的职责

质量保证委员会中的人员在 MRI 质量控制中肩负着以下不同的职责。

1. MRI 的质量保证管理人员(诊断医师)肩负着以下职责 ①确保技师在 MRI 方面具有充分的培训和继续教育;②向 MRI 技师提供以程序手册为基础的指导性程序,确保质量控制程序对本单位所有的 MRI 工作有效;③选择一名技师作为主要质控技术人员,执行预定的质量控制检测;④确保适当的检测设备和材料应用于执行技术人员的 QC 检测,安排员工和时间表以便有充足的时间进行质量控制检测、记录和结果分析;⑤定期向技术人员反馈有关临床影像质量和质量控制的正、反面信息;⑥选择一名医学物理师管理 QC 程序及执行物理师的检测工作;⑦至少每三个月回顾一次质控技术人员的检测结果,每年检查一次物理师的检测结果。如有需要,这一步骤可以更加频繁地进行;⑧监督或指定一个受过专业培训的人,对工作人员、患者以及周围公众的安全防护程序进行管理;⑨确保工作人员资格认证,MRI 原始记录和程序、质量控制、安全和防护相关记录得到正确的保存,并在 MRI 质量保证程序手册中体现出来;⑩在影像阅读中发现质量低劣的影像时,应遵循本单位的质量校正程序。此外,质量保证管理人员还应监督和定期评价 MRI 诊断报告的质量。

2. MRI 诊断医师在 MRI 质量控制中的领导责任 ①从事 MRI 的医师必须对本机构 MRI 质量和有效执行质量保证程序负有首要责任。质控管理人员需要回顾检测结果和阶段性趋向,在发现问题时提供指导。②MRI 医师必须确保有充足的时间应用于质量控制程序。③为了保证质量控制检测执行的稳定性,必须为每个 MRI 系统选择固定的技术人员。在一组技术人员中轮流承担的做法是不可取的,它会对所测项目引入外来的变量结果。④医学物理师/MRI 技术专家应该管理每一台 MRI 设备的质量控制程序,执行质量控制检测所规定的测试,监督 MRI 技师的质量控制工作。在缺少医学物理师/MRI 技术专家的地方,MRI 医师应承担监管 MRI 质量控制程序的工作。⑤MRI 医师要对在其指导下产生的照片质量负最终责任,同时还应肩负起 MRI 正确的质量控制检测和质量保证程序的最终责任。

3. MRI 质量控制技师的职责　MRI 质量控制技师的职责是围绕图像质量而定的,具体地说,技师的职责包括了患者的摆位、图像的扫描过程、胶片的存贮及打印。

MRI 技师的具体质量控制程序有:

每天:准确设置和定位;轴位图像数据;预扫描参数;图像数据检测;几何图形精确性检测;空间分辨率检测;低对比度分辨力检测;图像伪影分析。

每周:硬拷贝(胶片)图像质量控制;查看物理机械检查项目。

指定质控技师的职责与设备的性能息息相关,包括图像质量和患者安全。整个 MRI 设备性能检测应在设备安装好后进行,且至少每年一次,质控技师应在大修或升级 MRI 系统后进行适当的测试。

具体测试包括:磁场均一性评价;层位的精确度;层厚的精确性;射频线圈的检测,包括信噪比和图像增强的一致性;层间射频信号干扰(层间交叉干扰);MRI 图像相位稳定性;软拷贝显示(显示器)。

质控技师负责基本的质量控制检测,并为质量控制计划制定一个参数标准,用以确定正常值的范围。

(三) MRI 质量保证程序手册

患者和临床医师都希望能获得高质量的 MRI 图像和准确的诊断报告,只有参与 MRI 质量保证的所有相关人员组成一个强大稳定的团队才能实现此目标。MRI 诊断医师、质量控制技师和其他相关人员作为一个工作团队,应该建立并遵循适用于所有成员的 MRI 质量保证程序手册。这本 MRI 质量控制手册所描述的质量控制检测,应该是各个医院 MRI 质量保证程序手册的核心部分。程序手册应包括以下内容:

1. 明确 QA/QC 检测的规定职责和进行过程;

2. 相关记录,包括质量控制和质量保证检测的记录,设备修理、维护记录,以及质量保证会议记录等;

3. 对 MRI 操作技师的指导程序(应包括进行时间和内容);

4. 设备的正确使用和维护程序;

5. MRI 技术的有关信息,如体位、线圈、脉冲序列和注射对比剂等有关信息;

6. 保护患者和技师免受不必要的 MRI 强磁场影响的预防措施;

7. MRI 系统及附属设备的清洁和消毒灭菌程序。

(四) 常规 QA/QC 计划

新的磁共振成像设备在进行验收检测时需要完成全面测试,前面描述的磁共振主要性能参数检测仅仅是 QA/QC 测试的一部分,生产厂家和工程技术人员应对磁共振设备进行定期维护。准确记录 QA/QC 测试结果非常重要,通常经过一段时间的比较可以得出设备运行的状况,观察系统性能有无变化,此外还应将 QA/QC 测试时的图像保存,以利于故障的分析。在每次 QA/QC 测试时一定要记录体模的摆放位置(尤其是表面线圈),并使用相同的扫描序列,在厂家进行维护或参数调整之后,及时修正基线。

QA/QC 的测试计划没有统一的标准,所用的方案也不尽相同,需要各医院根据自身的实际情况进行方案拟订。根据测试的频率可以分为日测试、月测试和年测试三类。

1. QA/QC 日测试或周测试　QA/QC 日测试时间短,一般在 5～10 分钟内完成测量,并用 5～10 分钟时间进行分析记录,通常由有经验的技术人员完成测量并记录数据,由专业人员对数据进行分析。日测试的检测项目通常有测量中心共振频率、磁场均匀性、几何形变(空间线性)、SNR 及发射增益等。

进行日测试时可以使用厂家提供的体模或用球形、柱形均匀体模。采用自旋回波序列（TR/TE=500ms/15ms），FOV=250mm，层厚为5mm，成像矩阵为256×256，rBW=200Hz/pixel，用头线圈采集信号，行轴位、矢状位和冠状位成像。需要注意的是扫描应当在体模定位5分钟后进行，以确保体模内溶液达到稳定状态，扫描完成后可按照本章第五节的方法记录并分析中心频率、磁场均匀性、发射增益、空间线性及 SNR 等参数。

2. **QA/QC 月测试**　在进行 QA/QC 月测试之前应对过去日测试的结果进行分析，之后再进行月测试的内容，整个过程一般需要20~30分钟的时间，并由经验丰富的技术人员完成测量并记录数据。在制订测试方案时一般要求有工程技术人员参加，月测试应对层厚、层面位置偏差、成像均匀性、空间分辨力、低对比度分辨力、涡流补偿、空间线性及 SNR（头线圈及体线圈）等参数进行详细的测量并记录。

进行 QA/QC 月测试时使用球形、柱形均匀体模及多功能体模。第一步是采用自旋回波序列（TR/TE=500ms/20ms），FOV=250mm，层厚为5mm，成像矩阵为256×256，rBW=156Hz/pixel，用头线圈采集信号，行轴位成像。如果使用 ACR 体模，则用 ACR 特定的 T_1 加权 SE 序列。测量完成后行层厚、层面位置偏差、成像均匀性、空间分辨力、低对比度分辨力及涡流补偿分析；第二步采用直径较大的圆形体模（直径300mm），用体线圈进行采集，采用自旋回波序列（TR/TE=500ms/20ms），FOV=360mm，层厚为5mm，成像矩阵为256×256，rBW=156Hz/pixel，行轴位、矢状位及冠状位成像，并记录分析体线圈的发射增益、轴矢冠位成像的均匀性、SNR 及各方位成像的几何形变；第三步可以对最常使用的线圈重复进行第二步测试（可以仅对一个层面进行）。

3. **QA/QC 年测试**　在每年或每次设备进行大的参数调整后进行，年测试的项目除了上述日测试和月测试的项目之外，还应全面分析梯度的稳定性、射频系统的稳定性及磁体的稳定性。

一个优秀的 QA/QC 计划能够优化 MRI 系统的稳定性和灵敏度。每个磁共振设备的 QA 测试都必须建立切实可行的 QA/QC 方案，并且随着测试体模及扫描序列的不断改进，将会出现更加简单的测试方法，QA/QC 计划也应随之不断完善。

（吴　頔）

第六节　MRI 设备常见故障及检修方法

磁共振成像系统结构复杂，设备发生故障时，检修相对比较困难。熟知各系统结构、工作原理，准确分析故障产生的原因，及时有效地排除故障，无论对于操作技师还是检修人员，都极为重要。

一、产生故障的原因

（一）设备的因素

1. **设备质量**　造成设备质量问题的原因很多，其中主要有：

（1）电路设计的原因：例如设计时电源的容量不足造成控制台中母版直流电源过载；梯度或射频功率放大器最大输出功率不足；信号传递匹配不佳；部件耐压不足致使接地线圈变容、二极管击穿等。

（2）加工制造安装的原因：生产过程中的质量检查与监督不严，造成不合格的产品出厂，如元器件的质量不好，或者安装调试参数没有达到标准，如屏蔽做的不好造成外部信号介入、射频场不均匀、磁场强度不够均匀、水冷及循环系统漏水等。

2. **设备老化**　由于使用时间过长导致设备老化。例如，接收线圈连接处长期磨损出现接触不良，扫描床升降运动的皮带、滑轮等常用传动部件磨损严重、电磁阀漏油等，冷头老化致使液氦挥发，由于长期使用吸入一些磁性物质，使磁体均匀性变差等。

（二）人为因素

1. 安装调试 无论是在机器加工制造期间,还是在安装检修过程中,调试欠佳引起故障的情况时有发生。例如磁场不够均匀,梯度线性调整不良、梯度增益以及涡流补偿参数效果差等,射频发射、接收线圈不是最佳匹配,扫描序列参数校正不准等。

2. 操作使用 操作使用不当也常常是引起故障的原因之一。例如开机与关机的过程没有按操作规程规定的程序执行、机器通电后没有进行必要的预热、电源突然停电导致储能元件出现电压过冲从而损坏或损坏其他元件、开机不开空调致使室内温度升高、停机之前没有按规程退出程序及线圈插拔过于用力或接触不良等。

3. 定期保养 适当的、适时的检修保养对于保证机器的稳定可靠运行及延长机器的使用寿命至关重要。例如,机器系统部件有很多用于通风的过滤网必须经常除尘,以便排出内部产生的热量,尤其是梯度放大器和射频放大器;每天观察液氦压力及液氦水平,并定时补充;定期更换冷头;扫描床缺少必要的润滑,磨损严重也会导致故障;线圈接插头要按照要求小心插拔,并检查线圈内部是否有螺丝松动,是否有导线暴露,定期清理磁体内被吸入的铁磁性物品(别针、发卡、打火机等)。

（三）环境因素

1. 供电电源 供电电源的电压不稳定,波动大,特别是经常停电,突然停电,会对机器造成严重伤害并常常会引起系统故障。因此,MRI 设备要求配备独立供电电源。

2. 接地线 MRI 设备的地线要独立埋设,不得与电网变压器接地线合用,否则会相互干扰,甚至产生故障。

3. 屏蔽 定期检查屏蔽,以区分是屏蔽泄漏还是机器本身故障。

4. 温湿度 温度与湿度对整个设备很重要。温度高既对患者舒适度产生影响,也可对机器部件造成损坏。湿度也同样重要,相对湿度应当保持在 40% ~ 60% ,这也与天气季节相关。湿度过高会造成设备电路板腐蚀损坏,过低会造成静电效应。因此都要格外注意。

二、故障检修原则与方法

（一）检修原则

1. 尊重科学 任何工作都要以科学为基础,检修工作也不例外。以理论作为指导,并需要一定的经验为基础。不要凭经验蛮干,更不能靠运气,要有严肃认真的科学态度。

2. 尊重事实 检修过程中要客观反映事物的本质,尊重事实的真相,不能想当然。利用现有资料对设备的故障进行全面的分析,初步确定发生故障的范围,制订出检修方案后再着手进行检修。

3. 慎重拆卸 在检测和拆卸时,要细心观察,记住每一个步骤。每拆开一个部件以前,先要考虑安装的方法,保障拆卸和安装的可逆性。对于密封元件和弹性元件等拆卸时更应慎重。设备的拆装是检修人员的基本功,否则谈不上检修。

（二）检修方法

检修过程就是实践的过程,实践需要理论作为指导,需要通过查阅资料对整个系统有一个概括的了解,并在此基础上深入掌握每个部分。检修过程中要抓住故障的现象,透过现象看本质,只有抓住本质才能正确解决问题。检修方法有观察法、排除法、比较法、替换法及软件测试法等。机器故障往往有可能不是单一的原因引起,同一故障现象可能是硬件原因所致,也可能是软件原因导致,熟练掌握故障判断方法将会提高故障检修效率,采用恰当的思路和正确的方法,能更有效、更快速地排除故障。

值得注意的是,MRI 设备检修的安全性尤为重要。铁磁性物体和工具是绝对不允许带入磁体间的,这一点有别于任何其他医疗设备的检修。否则,会造成严重的人身伤害。

三、常见典型故障分析与排除

MRI 设备各系统之间的联系错综复杂,每个部分都可能发生故障。设备运行过程中的故障主要是由于部件损坏、操作或者检修不当以及周围环境的干扰造成的。下面从两个方面进行介绍。

(一)常见故障

当系统的某一部分出现故障或者工作不正常时,会有相应的检测模块进行检测,并将错误信息上传至操作界面以供查看。

1. 如果出现如下报错信息 Auto Prescan failed,The table is not at scan plane. 该报错信息通常是由进床时产生故障引起的。

(1)需要检查患者是否与磁体洞内壁摩擦力大;

(2)床板下面是否有杂物及床的限位开关是否正常;

(3)床本身驱动系统是否老化;

(4)床的传动系统是否有问题。

2. 当出现提示 梯度放大器 X 轴温度过高,请等待十分钟,重新尝试扫描。应该做如下分析及处理。

(1)仔细查看错误日志,是否存在其他错误信息,或者是否有其他提醒信息导致此错误提示。

(2)结合扫描,是否长时间使用大功率的梯度扫描序列进行扫描。

(3)梯度放大器是通过水冷系统冷却的,如图 7-47 所示。提示温度过高,首先要检查水冷系统是否工作正常,例如,一级水冷系统供水温度;二级水冷系统水压、水的流速、乃至整个水路循环是否正常。

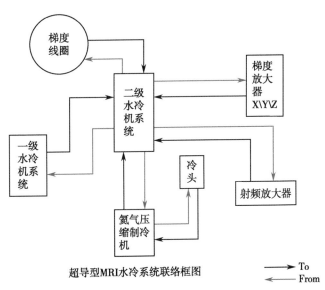

图 7-47 超导型 MRI 水冷系统联络框图

(4)可能是梯度放大器本身故障,需要不同轴之间交换来判断故障。

(5)如果以上均正常,可能是负责反馈错误信息的部分出现了问题,需要更换。

故障总结:此类问题,一般多为报错所对应轴的梯度放大器水管连接头处故障,或者梯度放大器本身故障。

3. 如果出现下面的报错信息 X axial gradient amplifier internal wiring fault and internal power supply undervoltage. 应做如下分析和处理:

（1）该报错信息指向 X 轴梯度放大器故障,而梯度部分主要由梯度线圈、梯度控制器、数模转换器(DAC)、梯度放大器(又称梯度电源)、滤波器和梯度冷却系统等组成,任何一部分出现问题都会导致梯度系统故障的发生。

（2）往往并不像报错信息显示的那样,由电线或者相关电源供应的问题引起的。此时需要一步步进行判断:①判断梯度线圈是否损坏,量取阻值即可;②判断控制线路,可以通过交换两个轴的控制线来排除;③梯度电源,梯度放大器,及滤波器都可以通过互相交换来找出故障部件。

4. 如果出现下面的报错信息　TR driver fault detected-open circuit,即射频发射接收线路的驱动电压未加成功。应作如下处理:

（1）检测每个射频线路节点连接是否正常,是否出现接触不良。

（2）对每个节点测量对地电压,看是否正常。

（3）如果以上无问题,则需考虑更换射频放大器或者发射接收驱动部件,此时需要诊断软件可以帮助排除哪个部件出现问题。射频系统结构联络图,如图 7-48 所示。

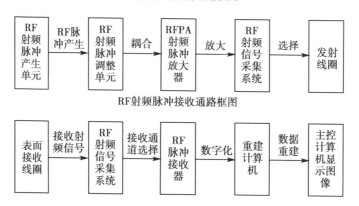

图 7-48　射频系统结构联络图

5. MR 关机状态,配电箱偶尔掉电,无跳闸,直接恢复配电箱启动按钮,即可正常启动工作。

（1）无跳闸证明无短路。出现此现象原因较多,要结合配电箱电路图来分析。

（2）外电源,稳压电源,配电箱电路,及 MRI 设备本身,四部分均可以产生此故障现象。

（3）由于 MR 关机状态,且无空开跳闸,所以基本排除 MRI 设备问题。稳压电源处于配电箱前级,所以可以直接将外电电源引入配电箱供电,跳过稳压电源,来判断此级是否有问题。MRI 设备配电柜电路框如图 7-49 所示。

6. 主控计算机启动后报错与重建计算机连接丢失　正常工作情况是重建计算机将重建后的图像发送给主控计算机用于显示和处理图像,它们之间是靠网络通信的。其结构如图 7-50 所示。

故障分析与处理:

（1）确定网线连接正常,运用 ping 命令,查看两台计算机的数据通信是否正常。

（2）如通信不正常,可以查看相应的网卡是否工作正常,重建计算机启动是否正常。

（3）如果通信正常,计算机启动也正常,可能是计算机内部软件问题。如机器内部的数据错乱,数据库异常导致,建议结合其他报错信息分析。

故障总结:此问题需要结合其他报错信息来具体分析,两台计算机通过网线通信,首先确定通信是否正常,网卡工作是否正常。

（二）伪影

MR 成像过程复杂,软硬件不完善,可产生各种各样伪影,有些伪影因参数设置不当造成,有

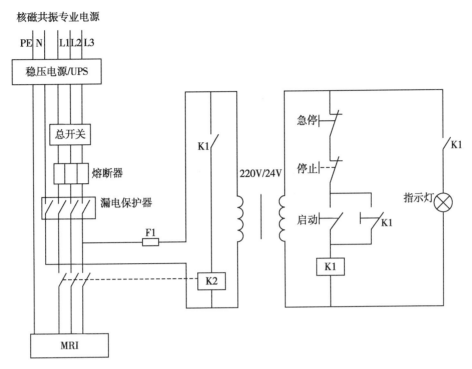

图 7-49　MRI 配电箱电路结构框图

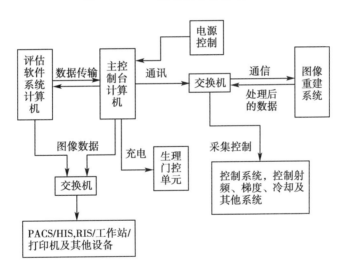

图 7-50　计算机系统结构联络框图

些伪影是因设备故障而引起。这里主要介绍几种常见的因设备故障而引起的伪影。

1. **环境相关伪影**　正常情况下磁共振设备的接收线圈接收来自人体特定部位产生的 MR 信号,若环境中的无用信号被接收,会在图像上体现出来,常见的有灯芯绒伪影,相干噪声伪影,金属伪影。伪影如图 7-51 所示。

2. **射频噪声伪影**　在成像过程中,外源性或内源性的信号被采集,在图像上产生射频噪声形成伪影。原因很多,有内源性或外源性的原因,多与系统硬件或线圈相关。此故障需要查找射频噪声源,伪影如图 7-52 所示。

3. **信号溢出伪影**　经接收线圈接收的 MR 信号最终被传送到图像处理器进行图像重建。如果在这个过程中信号发生溢出,就会造成信号损失,形成伪影。解决此故障需进行发射接收线路检测,查找信号溢出点。伪影如图 7-53 所示。

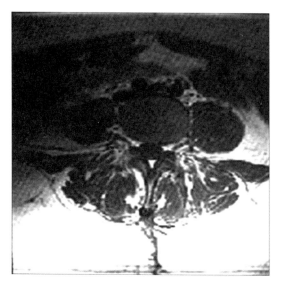

图 7-51　灯芯绒伪影

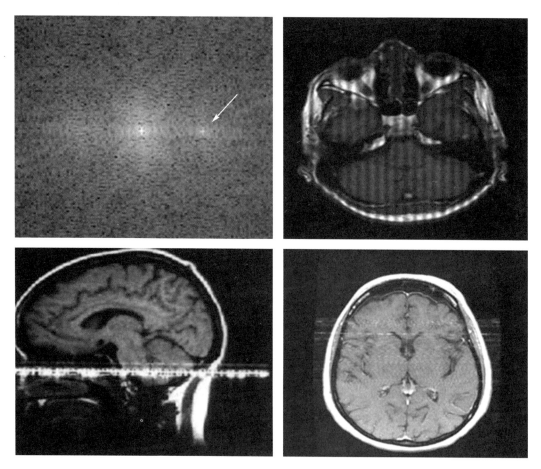

图 7-52　射频噪声伪影

4. 非线性梯度伪影　在磁共振扫描时,梯度会频繁地切换,长时间工作可能造成梯度非线性,会形成如下非线性梯度伪影,如图 7-54 所示。解决此故障需做梯度线性校准或更换相关梯度部件。

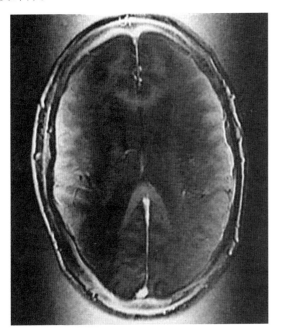

图 7-53　信号溢出伪影

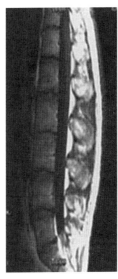 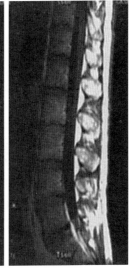

图 7-54　非线性梯度伪影

5. 梯度波形畸变伪影　由于梯度的快速切换而产生涡流,造成梯度形态变形,最终造成图像变形,如图 7-55 所示。解决该故障需进行涡流校准。

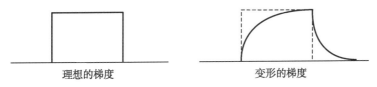

理想的梯度　　　　　　变形的梯度

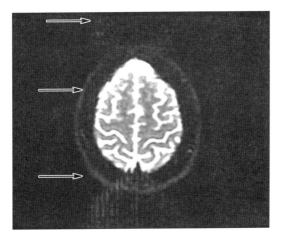

图 7-55　梯度波形畸变伪影

通过以上几个简单的检修案例,给出了检修思路,设备维修一定是建立在充分了解设备结构、工作原理及工作过程的基础上,尤为重要的是在遇到问题时,认真查看错误信息,仔细分析故障发生的原因,对故障进行判定。

磁共振设备的日常维护保养非常重要,它可以减少很多故障的发生。设备管理人员应该做到每天对超导磁体的液氦压力和液氦水平进行记录,出现异常及时报修。定期清理磁盘空间并对扫描图像进行备份,如 MOD 或 DVD 存储,或传输到 PACS 系统,以避免因软件崩溃而引起图像丢失。

（谭 威）

复习思考题

1. 磁共振成像系统由哪些部分组成?
2. 磁体分为几类? 各种磁体的特点是什么?
3. 简述超导磁体的构成及超导环境的建立过程。
4. 简述梯度系统的作用、性能指标及其组成。
5. 简述射频系统的组成及作用。
6. RF 射频系统的发射及接收单元由哪些部件组成?
7. 磁共振系统的保障体系由哪些部分组成?
8. 环境对磁场有哪些影响?
9. 简述 MRI 设备非成像参数的定义及检测方法。
10. 简述 MRI 设备的机房设计特点。

第八章

核医学成像设备

核医学设备是指在医学中用于探测和记录放射性核素发出射线的种类、能量、活度、随时间变化的规律以及空间分布的设备统称。核医学设备是完成核医学工作必不可少的基本工具，尤其核医学成像设备是临床核医学最重要的设备。随着计算机技术的发展，核医学成像设备有了飞速的发展，同时推进了核医学的诊疗水平。

第一节　核医学成像设备的基本结构和分类

放射性探测（radiation detection）是核医学的基本技术之一，是用探测设备把射线能量转换成可记录和定量的光能、电能等，通过一定的电子学线路分析计算，表示为放射性核素的活度、能量及分布的过程，其基本原理是建立在射线与物质相互作用的基础上。在核医学领域，主要是利用激发—荧光现象、电离作用及感光作用三种现象作为放射性探测的基础，核医学成像设备就是依据激发—荧光现象原理制成。

一、基本结构

核医学成像设备的外观、体积、功能各不相同，但其结构基本一致，主要包括放射性探测器、后续电子学线路和显示记录装置三部分。

（一）放射性探测器

通常被称为探头（detector），是核医学设备最重要的部分，其功能是利用射线和物质相互作用产生的各种效应，将射线的辐射能转化为电信号。其性能好坏决定了整台设备的性能指标。

按照射线探测的原理，放射性探测器可分为闪烁探测器、气体电离探测器、半导体探测器、感光材料探测器等。

1. **闪烁探测器（scintillation detector）**　利用射线使闪烁探测材料的原子激发，原子从激发态回到基态或较低能态时发出荧光，即探测器将射线的辐射能转化为闪烁荧光。进而闪烁荧光被光电倍增管探测转换成电脉冲信号，电脉冲的幅度取决于荧光光子的数量，与闪烁探测材料吸收的射线能量成正比。记录电脉冲的数量、幅度、位置信息可以获得射线的强度、能量、种类和位置等信息。

核医学成像设备的探测原理均为闪烁探测，包括 γ 照相机、单光子发射型计算机断层显像仪（single photon emission computed tomography，SPECT）、正电子发射型计算机断层显像仪（positron emission tomography，PET）等。采用闪烁探测的其他核医学成像设备还包括肾功能测定仪、甲状腺功能测定仪及放射免疫测定仪等。

目前核医学成像设备中常用固体材料的闪烁探测器，主要由晶体、光收集系统、光电倍增管、前置放大器等部件组成，该内容在第二节 γ 照相机探头部分详细介绍。

2. **气体电离探测器（gas ionization detector）**　电离辐射（γ 射线、电子、α 粒子等）可直接或间接引起气体原子的电离，产生正负离子对。电离产生的正负离子对的数目与电离辐射传递给气体的能量成正比。通过外加电场收集和计量电离的次数和电量信号,可以测定射线的放射性活度及能量。

气体电离探测器主要组成部分为一个具有两个电极的容器,其内充以工作气体,通常为惰性气体、氮气和空气。两个电极加上电压,随着外加电压的增加,电流的变化有不同的形式,随电压从低向高变化,电流-电压曲线可分为以下三个工作区域:饱和区、正比区和盖革区(G-M区)。饱和区的电流与入射 γ 光子或粒子的数量成正比,电流大小代表了放射性样品的活度。工作在该区域的气体电离探测器称为电流电离室。核医学工作中常用的活度计电离室即为电流电离室。

3. **半导体探测器(semiconductor detector)** 是以半导体材料为探测介质的探测器,射线在半导体材料中产生电子-空穴对,电子-空穴对在外加电场的作用下形成电流,被半导体探测器的两个电极收集,从而在外电路产生电脉冲信号。电脉冲信号的幅度与射线的能量成正相关,因此可用作探测射线。

在半导体探测器中,射线产生一个电子-空穴对所需消耗的平均能量为气体电离室产生一个离子所需消耗能量的十分之一左右。因此,半导体探测器具有能量分辨率高,且脉冲时间短、能量线性好、体积适中、工作电压低等特点。目前心脏专用型 SPECT 采用半导体探测器。

4. **感光效应探测器** 射线对感光材料曝光,形成与射线强度相关的影像,根据影像在被测样品的部位和灰度,对被测样品中的放射性做出定位和定量的判断。放射自显影技术及胶片剂量计原理就是依据射线的感光效应制成。

(二)后续电子学线路

主要功能是接受并处理探测器输出的电脉冲信号,并得到实际所需的结果。用于放射性测量的后续电子学线路包括主放大器、脉冲高度分析器等单元。

1. **主放大器** 主放大器是介于前置放大器和脉冲高度分析器之间的单元,由放大、整形等电路组成,其主要作用是将前置放大器的信号通过整形或倒相转换成最适合记录的脉冲形状,减小基线涨落,以提高信噪比;其次是进一步放大前置放大器输出的信号。放大器的脉冲整形功能实际上是通过滤波进行频谱筛选的过程。

固体闪烁计数器多采用线性放大器。由于探测器输出的脉冲信号比较弱,不能直接被有效地记录,放大器能够将信号进一步的放大、传递并被设备记录下来。并且要求其输出端的脉冲信号幅度与输入端脉冲信号幅度保持正比关系,放大倍数不受脉冲高度的影响,即放大器的幅度特性有良好的线性,故称作线性放大器,线性稳定性要求低于1%。

2. **脉冲高度分析器** 探测器和主放大器输出的脉冲信号高度与射线能量成正比,不同放射性核素发射的射线能量不等,主放大器输出的脉冲信号高度也高低不等。脉冲高度分析器(pulse height analyzer,PHA)的主要作用就是有选择地将有记录价值的脉冲通过,使之输入计算机进行分析和记录,从而达到分析放射性核素射线能量和降低本底的双重目的。

脉冲高度分析器的基本电路是甄别器(discriminator),其主要作用是甄别脉冲幅度,即将幅度在某一预置阈值范围内的输入脉冲转化为标准的数字脉冲输出,而把幅度小于或大于预置阈值的脉冲"甄别"掉。这个预置阈值范围上、下限就成为甄别阈,甄别阈的电位是连续可调的,其调节范围决定了测量幅度的上、下限。由于设备的暗电流及本底计数也可产生脉冲信号,但其高度明显低于射线所产的脉冲信号,因此设置适当的阈值可减少本底对测量的影响。

脉冲高度分析器的类型很多,按分析道的多少可分为单道脉冲高度分析器(single channel pulse height analyzer)和多道脉冲高度分析器(multichannel pulse height analyzer)。最简单和最常用的是单道脉冲高度分析器,它是用来选择可以落入甄别阈电位范围内的脉冲并进行计数。单道脉冲高度分析器由上甄别器、下甄别器和反符合电路三个基本电路单元组成(图 8-1)。假设下限甄别器的阈电压设置为 V,上限甄别器的阈电压设置为 $V + \Delta V$,只有当输入脉冲的高度大于

V 同时小于 V + ΔV 时,才能触发反符合线路而输出,超出这一范围者,则不能触发符合线路而被阻塞,这种测量方式称为微分测量。其中上、下甄别阈电压的差值 ΔV 称为能量窗宽(channel width),实际上将下限阈值 V 与上限阈值 V + ΔV 之间形成的阈值差 ΔV 可以看成一个通道,故也称为道宽。

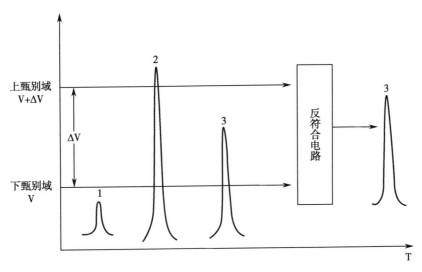

图 8-1 脉冲甄别原理示意图

多道脉冲高度分析器采用多个甄别器,设置多道能量窗,可以同时记录不同高度的脉冲在各自道宽内的计数,给出脉冲分布图用于核素的能谱分析。但在实际工作中是采用数字式多道分析,可以将来自放大器的脉冲幅度转化成数字量,并以此数字量作为存储器的地址码去打开相应的存储单元,在该单元记录一个脉冲。因此,存储器单元的地址数就是道数,存储器单元的内容就是落入该道的脉冲数目。整个存储器记录的内容可按地址数顺序取出送到阴极射线管。数字式多道脉冲高度分析器具有测谱速度快、精度高等优点。多道脉冲高度分析器主要用于核素能量分析,如多种核素测量和多种核素显像。

(三)显示记录装置

显示记录装置是用来显示、记录由脉冲高度分析器输出的信号的装置。核医学成像设备的显示记录装置主要包括显示器、打印机、磁盘或光盘等。

1. **显示器** 可以实时或反复显示阴极射线管上的图像,可供工作人员观察、分析图像,并且可对图像的色彩、亮度、对比度进行调节。

2. **打印机** 可以将显示器显示的图像打印在纸张或胶片上。

3. **磁盘或光盘** 可以将显示器显示的图像长期保存。

二、分 类

根据设备是否成像,可分为显像设备和非显像设备。

(一)显像设备

主要用于临床核医学显像,通过探测受检者体内放射性显像剂的摄取、分布和清除情况,并以图像形式显示测定结果的核医学设备。按使用的放射性药物分类,显像设备可分为:

1. **单光子药物显像设备** γ 照相机、SPECT、SPECT/CT。

2. **正电子药物显像设备** PET、PET/CT、PET/MRI、小动物 PET。

(二)非显像设备

按用途可分为活度计、回旋加速器、钼锝发生器、功能测定仪、体外分析仪、放射防护仪等,这里简要介绍与成像设备相关的核医学设备。

1. **活度计（activity calibrator）** 是用于测量放射性药物所含放射性活度的一种专用放射性计量设备（图8-2）。活度计是核医学强制必备的设备，是属于国家要求每年强制检定的设备，是放射性核素诊疗中所有定量的基础。因此，活度计的质量直接影响核医学诊疗的质量。

（1）结构和工作原理：核医学最常用的活度计是电离室型活度计，它由探头、后续电路、显示器及打印装置组成。探头一般采用封闭式井型圆柱形电离室作为探测器，外面套有铅壁。电离室内充以惰性气体，中央检测井用于放置放射性样品。电离室中心有金属阳极，四壁为阴极（图8-3）。

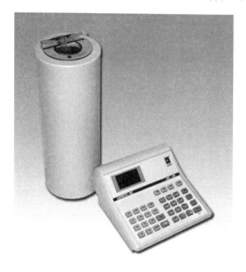

图8-2 活度计

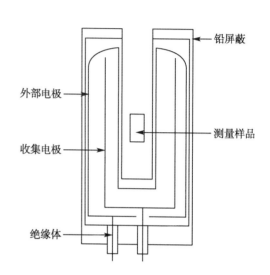

图8-3 活度计结构示意图

活度计的探头属于气体电离探测器，当工作电压置于饱和区，放射源的射线直接或间接引起电离室内气体电离，所产生的电子和离子各自向极性相反的电极漂移，从而产生电脉冲信号。由于射线的电离能力与其活度、能量、种类有一定的关系，故收集和计量这些电荷数或电离电流，经过一定的电路放大、转换、能量校正和记录这些信号，即可准确显示放射源的性质和活度。对于核医学常用放射性核素，生产厂家已利用一系列已知活度的放射性核素的标准源进行校准，获得不同放射性核素活度的刻度系数或能量响应曲线。测量时只要选择待测核素的按钮，就能利用相应的刻度系数将电离电流转换成放射性活度的读数，直接以 μCi 或 mCi 为单位显示测量结果，也能同时打印结果。

（2）主要性能参数：①能量范围：指活度计可以测量射线的能量范围。通常可测量发射 keV 级别的 X 线、γ 射线和 lMeV 以上的 β 射线的核素。②量程范围：指活度计可以测量核素的活度范围。通常由 μCi（10^4Bq）到几个 Ci（10^{11}Bq）。③稳定性：随时间测量的稳定性。用7小时内等时间间隔10次测量的数据计算，经过衰变校正的每次测量值减第一次测量值，找出最大差值，用该最大差值的绝对值与第一次测量值的百分比表示稳定性。④重复性：多次测量的重复性。用 n（n≥10）次测量的标准误差与平均值的百分比表示。⑤线性：在量程范围内，活度的测量值与标准值应相同，其变化为一条直线。⑥几何响应：样品轴向变动时，活度的变化量。使用活度计时，要注意几何因素的影响。样品在测量井中的位置（深度）对测量结果有一定的影响，待测样品离井口越近，探测效率越低。体积大的样品探测效率低于体积小的样品。

（3）使用和维护：为了保证核医学诊疗的质量，必须保证活度计的质量监测。首先，每日工作前要测量本底计数，如果本底过高，分析原因，判断是否测井内部污染、外部污染或环境污染。其次，活度计不应放置在存有高活性放射源的通风柜中，以免高本底对测量结果的影响。为避免电离室受到污染，其内应常规放置塑料袋，将样品放在袋内测量，不要直接接触室壁。

2. **回旋加速器** 用于生产短半衰期正电子显像剂的设备。它是"粒子加速器"的一种,是利用电磁场使带点粒子运动加速,当其运动速度达到每秒几千米甚至接近光速时,提取装置将带电粒子提取出。根据加速粒子种类将医用回旋加速器分为正离子回旋加速器、负离子回旋加速器、单粒子加速器和多粒子加速器;根据束流加速平面与地面是平行还是垂直分为水平加速平面加速器(卧式加速器)和垂直加速平面加速器(立式加速器)。

(1)回旋加速器的主要组成:①磁场系统:是回旋加速器最关键的系统,由线圈、铁磁体和电源系统构成。主要为加速带电粒子提供做圆周运动的向心力——洛伦兹力。②射频系统(radio-frequency system,RF):是回旋加速器关键而复杂的系统,其功能一是提供加速电场,二是提供从离子源中拉出离子的电场。它主要由 RF 谐振腔、RF 电源发生器和 RF 馈通电缆三个子系统构成。③离子源系统:其功能是产生需要加速的带电粒子,为加速器提供离子束。离子源系统由离子源、离子源电源和气体控制系统组成。离子源系统决定了加速器的许多性能指标,如束流强度、发射度、能散度、离子种类等。④束流提取系统:其主要作用是改变加速粒子的运行轨道,将其从真空室中引出,并调整引导束流进入靶系统。束流提取系统主要包括剥离碳膜、装载碳膜的圆盘转动器、马达等装置,其主要部件是剥离碳膜。⑤束流诊断系统:其作用是监测分析束流轨道上几个位置的束流,并发出调整优化靶束流的指令。由束流阀、准直器和束流分析器组成。⑥靶系统:是完成特定核反应,并产生所需要的正电子放射性核素的装置。靶系统由靶载体、靶、传输系统组成。按照靶物质形态可分为气体靶、液体靶和固体靶。⑦真空系统:一般包括真空室、真空泵、高真空阀和真空计。为加速离子的轨道空间提供高真空条件,一方面降低加速束流与气体分子的碰撞丢失;另一方面对高频高压电场提供绝缘条件,避免放电干扰。⑧冷却系统:包括水冷却系统和氦冷却系统。水冷却系统主要作用是将不同系统中的热量带出,带出的热量在二级水冷却系统中进行热交换,将热量传送到初级冷却系统。氦冷却系统主要在打靶期间对靶室和靶窗的 Havar 箔膜和钛箔膜进行冷却。⑨控制系统:由加速器控制单元、真空控制单元和界面控制单元组成。控制系统主要是执行加速器的各种程序。⑩屏蔽系统:主要作用是屏蔽加速器工作时产生的各种射线,解决了辐射防护的问题,尤其是工作或维修人员在加速器运行时进入加速器室时的辐射安全。

(2)加速器的主要性能参数:

1)粒子能量:指粒子能被加速的最高动能,是加速器最重要的一个参数。常用单位为兆电子伏特(MeV)。能量在 8 ~ 20MeV 的加速器能够提供许多正电子显像核素,而能量在 30MeV 以上的加速器同时还可以提供在 SPECT 使用的同位素,如 TI-201、Ga-67、In-111 等。通常能量越高,放射性核素的产量越大。

2)粒子束流的品质参数:①能散度:指束流中粒子能量分散的程度;②发射度:指束流横截面尺寸与发散角的乘积;③亮度:指粒子束通过单位截面、单位立体角的束流强度;④束流强度:指单位时间通过的粒子数或电荷数。常用单位为微安(μA)。用于生产放射性核素的加速器束流强度通常为 25μA 到 100μA。通常束流强度越高,核素的产量越大。

3)磁钢度:对确定的粒子,磁刚度决定了粒子的最高加速能量。磁钢度用磁感应强度与最大轨道半径的乘积表示。

4)双束流轰击:在回旋加速器的不同位置上装有两个碳膜提取系统,可将束流同时引到两个不同的靶体上,同时生产相同或不同的正电子核素。这样既提高了粒子束流的利用率,又可用双束流同时轰击两个靶体和生产同一核素,提高了产量,或同时生产不同的两种核素。

3. **钼锝发生器**(^{99}Mo-^{99m}Tc generator) 属于色谱柱型发生器(图 8-4),用于生产临床核医学显像技术广泛使用的"万能核素"——放射性药物锝(^{99m}Tc)。用三氧化二铝作吸附柱。三氧化二铝对母体核素^{99}Mo 有很强的亲和力,子体核素^{99m}Tc 则几乎不被吸附。淋洗液用生理盐水,在负压瓶的作用下,仅有^{99m}Tc 被淋洗出,工作原理如钼锝发生器结构示意图所示(图 8-5)。

由于母体核素的不断衰变,可以不断的生成子体核素,因而钼-锝发生器可以反复淋洗制得子体核素。

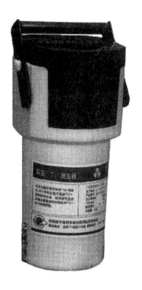

图8-4　钼锝发生器

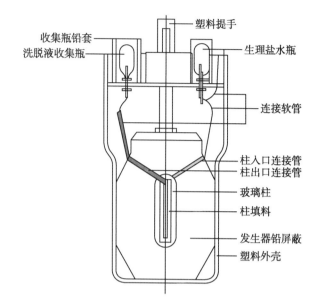

图8-5　钼锝发生器结构示意图

钼-锝发生器具有以下优点:

1)操作简便、使用安全、价格低廉。

2)可以制得高放射性核素纯度、高放射化学纯度的放射性药物。且发生器无菌、无热源,用等渗生理盐水作为淋洗液,淋洗液可直接用于患者。

3)母体核素^{99}Mo 为 66 小时,可以在一周以上的期间衰变产生子体核素^{99m}Tc。且^{99m}Tc 可以标记大多数显像用放射性药物。

第二节　γ照相机

γ照相机(gamma camera)又称闪烁照相机(scintillation camera),该设备可以对脏器中放射性药物的分布进行一次成像和连续动态成像。γ照相机使得静态显像提升为连续动态成像,将脏器显像和功能测定结合起来观察,并且γ照相机的显像基本原理、基本性能和基本功能是SPECT 的基础和核心内容,因此,γ照相机的发明是核医学发展史上重要的里程碑。

一、基本结构

γ照相机主要由探头、电子学线路、显示记录装置、机架和显像床等部分组成(图8-6)。

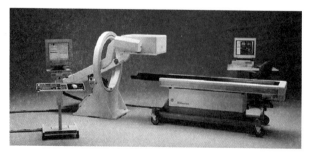

图8-6　γ照相机

（一）探头

探头是 γ 照相机的核心部件，主要由准直器、γ 闪烁探测器、定位电路和支架等部件构成，具有准直探测和定位射线的功能（图 8-7）。

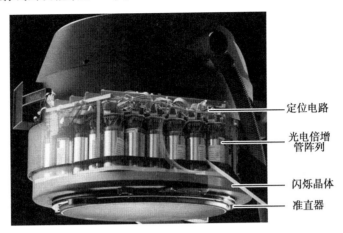

定位电路

光电倍增管阵列

闪烁晶体

准直器

图 8-7　探头

1. 准直器（collimator）　是位于晶体前方、由铅或铅钨合金等重金属制成的一种特殊装置。有若干个形状相同的小孔贯穿其中，称为准直孔。放射性核素发射出的 γ 射线是向各个方向发射，且不能被折射，准直器的作用就是限制进入晶体的 γ 射线的范围和方向，只允许与准直孔角度相同的 γ 射线通过，到达晶体并被探测，其他方向的射线则被吸收或阻挡。准直器起到空间定位选择射线的作用，即把人体三维放射源分布投影成平面图像，保证了 γ 照相机的分辨率和定位的准确性。准直器的性能一定程度上决定了探头的系统性能。

（1）准直器的性能参数：

1）几何参数：包括准直器的孔数、孔径、孔深及孔间壁厚度等参数，决定了准直器的空间分辨率、灵敏度和适用能量范围等性能指标（表 8-1）。

表 8-1　准直器几何参数与其他参数的关系

几何参数	孔径↑	孔深↑	孔间壁厚度↑	成像距离↑
空间分辨率	↓	↑	—	↓
灵敏度	↑	↓	↓	—
能量范围	—	↑	↑	—

2）空间分辨率：指准直器对两个邻近点源加以区别的能力。假设放射源是单个发射点，经准直器成像后，在闪烁晶体得到特殊分布的影像，这个影像称为点扩展函数（point spread function, PSF）（图 8-8）。一般认为距离大于两个点扩展函数在半高处重叠时，观察者才能断定它们是两个点，所以常用准直器一个孔对点源或线源响应曲线的半高宽（FWHM），也称半峰值全宽度作为空间分辨率的指标（图 8-9）。对某个特定的准直器而言，空间分辨率随被测物与准直器外口距离的增加而减低，所以显像时应尽量将探头贴近受检部位。另外，准直器越厚（孔深越长）、孔径越小，分辨率也越高。

3）灵敏度：指为配置该准直器的探头收集到单位活度（如 1MBq）点源的计数率。它反映了通过准直器的 γ 光子占入射到准直器的 γ 光子的比率。准直孔径越大，灵敏度越高；准直器越厚，灵敏度越低；孔间壁越厚，灵敏度也越低。

在同样 γ 射线能量下，准直器的空间分辨率与灵敏度不能同时提高，空间分辨率的提高导致灵敏度的降低，灵敏度的提高导致空间分辨率的降低。这就根据检查的需要，正确处理好这对矛盾,取得相对最佳的效果。

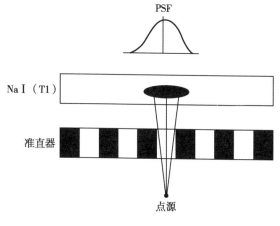

图 8-8　点扩展函数

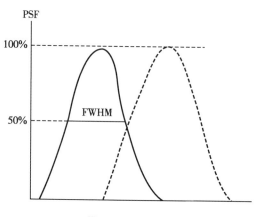

图 8-9　半高宽

4)适用能量范围:由准直器材料对 γ 光子的衰减能力决定,主要与孔间壁厚度、孔深有关。高能准直器的孔间壁更厚,孔更深。厚度在 0.3mm 左右者适用于低能(<150keV),1.5mm 左右者适用于中能(150~350keV),2.0mm 左右者适用于高能(>350keV)γ 射线的探测。

(2)准直器的分型:按几何形状主要分为平行孔型准直器和针孔型准直器。

1)平行孔型准直器:平行孔型准直器是临床中应用最广泛的准直器,适用于各类脏器显像(图 8-10)。准直器的孔互相平行,并垂直于探测晶体表面,孔均为柱形。不同的孔径大小、孔间距及孔长度,有不同的灵敏度及空间分辨率,适用于不同能量的 γ 射线,因此平行孔准直器又可分为低能高灵敏准直器、低能通用准直器、低能高分辨准直器、中能通用准直器、高能通用准直器、超高能高分辨准直器等(表 8-2)。平行孔准直器越厚、孔径越小,分辨率越好,适合于更高能核素显像,而灵敏度越低。准直器可按照需要从探头上卸下更换。

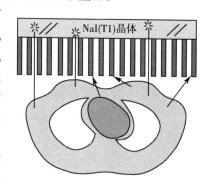

图 8-10　平行孔型准直器

表 8-2　不同类型的平行孔准直器类型及适用范围

准直器类型(英文缩写)	适用的能量范围	临床应用
低能高灵敏准直器(LEHS)	75~170keV	^{99m}Tc 标记的放射性药物
低能通用准直器(LEGP)	同上	
低能高分辨准直器(LEHR)	同上	
中能通用准直器(MEGP)	170~300keV	^{67}Ga 标记的放射性药物
高能通用准直器(HEGP)	270~360keV	^{131}I 标记的放射性药物
超高能高分辨准直器(UHEHR)	511keV	^{18}F-FDG 代谢类显像剂

显像脏器通过平行孔准直器投影在晶体上的分布及大小与脏器本身相同,准直器与显像脏器之间的距离对空间分辨率、视野和影像大小影响不大,但随着距离的增加,分辨率下降。

在实际工作中,应根据不同的检查目的选择合适的准直器。因为目前主要用低能核素(如^{99m}Tc),所以应用最广泛的是低能通用平行孔准直器(LEGP),它兼顾了灵敏度和分辨率,能满足大多数的临床工作的需要;其次为低能高分辨(LEHR)或低能高灵敏(LEHS)型准直器(均

为平行孔）。如果需要进行甲状腺或其他小器官显
像，或小动物显像，最好能配置针孔型准直器；如果
需要^{131}I进行显像，则还需配置高能通用型准直器
（HEGP）。

2）针孔型准直器：针孔型准直器的孔只有一
个，为圆锥筒形，外口孔径2～5mm，外口与晶体间
距15～20cm。其成像原理与光学中的小孔成像原
理相同，图像倒置，灵敏度低（图8-11）。图像大小
与被检物到准直器的距离有关，距离越近，图像放
大，视野缩小；反之则图像缩小，视野放大。通常使
用时，尽量使探测器表面与人体表面接近，由此得到
放大图像。源的立体分布导致不同深度的源有不同
的放大或缩小，迭加在一起，产生不同深度图像的分
布失谐。

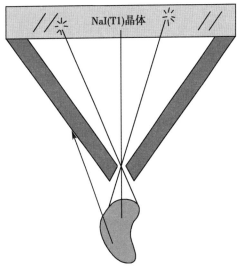

图8-11 针孔型准直器

2. γ闪烁探测器 包括晶体、光收集系统、光电倍增管、前置放大器等组件（图8-12）。

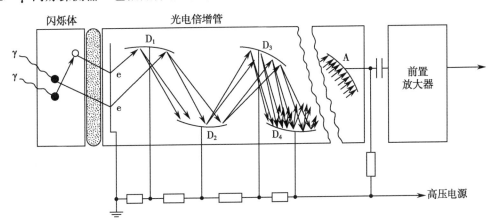

图8-12 γ闪烁探测器构造示意图

（1）晶体：在射线或原子核粒子作用下发生闪烁现象的晶体材料，其作用是将射线的辐射能
转变为光能，因此又称闪烁晶体（scintillator）。为了取得更高的探测效率，探测X射线和γ射线
（包括正电子显像剂产生的511keV的γ光子）时常采用较高的密度和原子序数的无机单晶闪
烁体。

γ照相机的晶体目前基本上都采用NaI（Tl）晶体，其作用是将入射的γ射线转换成荧光光
子。荧光的亮度和数量分别与射线的能量和数量成正比。通过光电倍增管将荧光转化为电信号
并放大，经电子学线路处理分析，即可测得射线的性质和活度。NaI（Tl）晶体具有密度大，对γ射
线阻止本领高、吸收率高、荧光转换效率高、荧光衰减时间短、时间分辨率高等优点。

1）晶体成分：用于单光子显像探测最常用的晶体是碘化钠晶体，它是以NaI为基质材料，按
0.1%～0.4%的比例掺以适当浓度的碘化铊（Tl）生成，其中Tl$^+$作为激活离子，在吸收射线能量
后成为发光中心，可以提高探测效率，因此碘化钠晶体通常表示为NaI（Tl）。

2）晶体几何参数：①形状和大小，晶体分为圆形和矩形两种，圆形直径为300～400mm，适用
于较小的器官显像；矩形多为520mm×400mm，适合较大器官显像、多器官联合显像以及全身显
像。晶体的直径范围为28.0～56.4cm。晶体的大小与探头的有效视野有关，目前普遍应用的大
视野通用型γ照相机矩形晶体尺寸可达到600mm×500mm。②厚度，晶体的厚度则与探测效率
和固有分辨率有关。晶体厚度从6.4mm（1/4英寸）到25.4mm（1英寸）。厚晶体可增加γ射线

被吸收的概率,提高中、高能量放射性核素的探测效率(灵敏度),但是也同时增加康普顿散射的概率,降低设备的固有空间分辨率,得到的图像质量较差。目前临床最主要的显像剂是低能(140keV)放射性核素^{99m}Tc标记放射性药物,所以γ照相机基本上都采用较薄的晶体,以提高γ照相机的分辨率。目前γ照相机多使用厚度为9.5mm(3/8英寸)的晶体,既可获得较高的灵敏度,又能保证低能核素成像的分辨率。

3)晶体的环境要求:NaI(TI)晶体易潮解,使其透明度降低。因此,NaI(TI)晶体需密封在具有玻璃窗口和氧化镁反射层的金属壳内以防潮解。温度剧变可致晶体破裂,要求环境温度保持在23℃左右,温度变化不应超过3℃/h。机房要保证干燥恒温。

(2)光收集系统:主要位于晶体与光电倍增管之间,避免了荧光从与光电倍增管接触的晶体表面反射回晶体,包括反射层、光学耦合剂和光导。

晶体通常是被封闭在一个铝盒中,面向光电倍增管的一面由透光材料如玻璃或石英制成。铝盒内面衬有薄层氧化镁作为反射层,其作用是把闪烁晶体内向四周发射的荧光光子有效地反射至光电倍增管光阴极的方向上。

光学耦合剂的作用是有效地把光传递给光电倍增管的光阴极,以减少全反射。常用的光学耦合剂是硅油、硅脂等折射率较大的材料。

光导的作用也是有效地把荧光光子传递到光电倍增管的光阴极,主要是在闪烁体不能与光电倍增管直接耦合时使用。常用的光导材料有:有机玻璃、聚苯乙烯、聚四氯乙烯等。

(3)光电倍增管:光电倍增管按照阵列方式均匀地排列在晶体的后面,其功能是把晶体产生的微弱荧光信号转换成电信号并将之放大,放大倍数高达$10^6 \sim 10^9$。经光电倍增管放大的电信号分别输入位置电路和能量电路进行定位,能量归一和能量甄别(图8-7)。

1)光电倍增管的主要结构及功能:主要由光阴极、电子聚焦系统、多级倍增极和阳极组成。光阴极上喷涂有光敏材料,将入射的光子转换成光电子。光电子经电子聚焦系统聚焦和加速后,打到倍增极上二次发射,产生更多的电子。有多个倍增极,各个倍增极上加了依次递增的电压。从阴极发射的电子逐级倍增,达到足够数量后,飞向阳极收集形成脉冲电流输出。此信号再由后续电子线路处理。

2)光电倍增管的数量:其数量多少与定位的准确性有关,数量多可增加显像的空间分辨率和定位的准确性。另外,依据探头尺寸大小其数量也不等,从十几个到几十个甚至上百个。γ照相机圆形探头使用的光电倍增管一般为37~91个,矩形探头则一般为55~96个。

3)光电倍增管的形状:根据其横截面的形状可分为圆形和六角形两种。圆形光电倍增管需要通过六角形的光导与晶体紧密相贴,光电倍增管之间有较大的"死区",影响其空间分辨率,因此现在较少使用。六角形是最有效的几何形状,六角形的光电倍增管在探头中呈蜂窝状排列,可以减少死区,最大限度地消除探测间隙,且不需要使用光导,直接与晶体相贴,提高了探测灵敏度和空间分辨率。

4)光电倍增管的性能:光电倍增管列阵的性能稳定性取决于各个光电倍增管的性能参数是否一致、各个光电倍增管的工作电压是否稳定,它们直接影响着系统的均匀性、分辨率和线性度。对光电倍增管性能影响最大的是直流高压的稳定性,而高压又是由低压交流电经整流升压获得的,所以γ照相机都要求有稳压的电源。在经常停电的地方,需要配备不间断供电电源(UPS),以保证工作的稳定性和连续性。

(4)前置放大器:前置放大器一般紧跟在光电倍增管的输出端,对信号进行跟踪放大,同时与后续分析电路的阻抗相匹配,以减少信号在传输过程中由于衰减而导致的畸变和损失,便于后续电路分析处理;前置放大器的放大倍数需要十分稳定,并且线性要好,不受输入脉冲幅度的影响。前置放大器可以将光电倍增管输出的几毫伏至几百毫伏脉冲信号放大到几伏至几十伏。

3. 定位电路和能量电路 是γ相机的核心电子学电路,其功能是确定探测到的γ光子的位置、确保不同能量的核素对相同脏器成像的尺度一致、甄别 γ 光子的能量,使之形成图像。

一个 γ 光子在晶体中产生多个闪烁光子,被多个光电倍增管接收,各个光电倍增管接收的闪烁光子数目随其离闪烁中心(γ 光子处)的距离增加而减少。由位置电路和能量电路根据不同位置的光电倍增管接收到的闪烁光的强度来确定 γ 光子的位置。首先,位置电路按照每个光电倍增管的位置为其信号分配不同的权重,X 和 Y 方向的权重分别为空间坐标值 X_i 和 Y_i;然后,根据各个光电倍增管探测到闪烁光的强度 I_i,位置电路将它们加权求和,输出幅度分别为 $\sum X_i I_i$ 和 $\sum Y_i I_i$ 的脉冲信号;而能量电路将各个光电倍增管探测到闪烁光的强度直接求和,输出幅度分别为的脉冲信号,将其进一步处理后形成能谱,由脉冲幅度分析器分析,使满足设定能窗的 γ 光子被记录,剔除低能 γ 光子(例如散射光子)及高能 γ 光子。对 ^{99m}Tc 发出的 140keV,能窗为 ±10%,只记录能量为 126~154keV 的光子。位置电路的输出除以能量电路输出,得到闪烁光在 X 方向和 Y 方向的位置坐标。即

$$X = \sum X_i I_i / \sum I_i \qquad Y = \sum Y_i I_i / \sum I_i \qquad \text{公式(8-1)}$$

经过计算机处理,最终形成放射性核素的分布图像。将不同计数的分布转变为不同灰度或色阶的分布显示在计算机屏幕上,如实反映出体内脏器或组织的放射性分布情况,即 γ 相机图像。

（二）后续电子学线路

指探头输出的位置信号和能量信号随后进入的各种电子线路。主要包括以下几部分:

1. **信号线性放大电路** 即主放大器。
2. **多道脉冲高度分析器** 用于光电倍增管输出的能量信号分析,甄别散射线和本底信号。
3. **定标电路** 用以预置成像计数量,用于静态显像。
4. **定时电路** 预置一次或连续多帧成像的时间。
5. **门电路** 用生理信号触发采集和停止采集。如心电门控电路。
6. **定方位电路** 不论患者体位如何,使影像总是保持正位像,避免诊断定位错误。
7. **显示选择电路** 在全视野图像中选取一个或若干个"感兴趣"的局部信息进行积分处理,以比较不同"感兴趣区"内的放射性计数。在连续动态图像中,可根据同一"感兴趣区"内的放射性计数在不同时间的变化,绘出时间放射性曲线,如肾图、左心容积曲线等。
8. **电源电路** 包括一般的供电电源和光电倍增管高压电源。
9. **探头运动和制动电路** 控制探头的运动和制动。

（三）机架和检查床

1. **机架** γ 照相机机架的功能主要为固定和支撑探头,使之能在一定范围内移动及旋转运动。由于探头较重,机架必须牢固可靠,同时又必须能进行各种方向的灵活运动和转动,所以配有与各种准直器相平衡的配重装置和有效的制动闸。电源保障系统一般也设在机架内,为整个系统提供稳定的各种规格的高、低压、交/直流电源。

2. **检查床** 理想的显像床是多功能的,适用于平面显像、断层显像和全身显像。以碳素纤维为原料,对 γ 射线的吸收极弱,故不需要进行衰减校正。负重应大于 $150kg/m^2$,配备可调头托。由马达控制水平和垂直方向移动,包括在轨道上等速纵向水平移动,以进行全身显像。

（四）显示记录装置

位置信号 x、y 分别传输给显示器的水平(x)和垂直(y)偏转板,使同时输入的能量信号 z(启辉信号)定位触发阴极射线管启辉,在与 γ 光子闪烁中心的对应位置显示闪烁光点。阴极射线管逐个累积光点达到一定量,即可形成一幅闪烁图像。图像中光点的亮度(俗称辉度)可调,以满足观察者的要求。常用的显示、记录装置包括:

1. **余辉显示器** 直接在阴极射线管上实时呈现闪烁图像,供工作人员初步观察影像。余辉显示器能够实时观察影像,但较为粗糙,用于患者体位监测和粗略的影像观察。

2. 高分辨显示器　用于实时或重放时的精细观察和照相。数字化图像可以在高分辨显示器上直接进行分析诊断,临床医师可以自由调节计数和亮度之间的关系,以便在最佳的对比度和亮度的情况下细致观察图像。

3. 彩色显示器　将不同的计数范围用不同的相关颜色显示。彩色显示作用是可以显示功能性影像,用很容易区别的颜色来代表各种不同功能系数值。彩色显示的颜色并不是自然色彩,仅仅是为了更明显地区分计数率不同的区域,故又称为伪彩。

4. 打印机　可在纸张或胶片上打印图像及报告。

5. 磁盘或光盘　可以长期保存或复制。

6. 专用计算机系统　γ照相机所配备的专用计算机除对硬件方面(如计算机的稳定性、硬盘速度、图像显示的准确度等)有较高的要求外,还配置了为满足档案管理和显像功能而设置的专门软件系统。硬件设备能够支持同时运行多个程序,可同时运行影像采集程序和重建处理程序,提高显像工作的效率。专门编制各种检查方法的软件包,方便临床操作,如脏器静态显像、全身显像、肾脏动态显像及定量分析等。

二、主要性能参数

γ照相机的主要性能参数分为三类,分别表征其能量响应特性、空间特性和放射性计数特性。不带准直器时测得的探头性能参数称为固有性能(intrinsic performance),它是评价探头性能的主要依据。带准直器后测得的探头性能为系统性能(system performance),它反映了探头和准直器两者的综合性能。因准直器有不同类型,故系统性能具有限定意义,系统性能决定了γ照相机临床应用的真实能力。

目前,在各种性能测试方案中,以1980年美国电器制造商协会(national electric manufacturers association,NEMA)、国际电工委员会(international electrotechnical commission,IEC)和1984年国际原子能机构(international atomic energy agency,IAEA)制订的标准方案最为权威,实际工作中以后者较为适用。目前,我国采用国家质量监督检验检疫总局主要参照IEC 60789制定的《放射性核素成像设备性能和试验规则》GB/T18989-2013。γ照相机需要测试的性能参数共3类:固有特性、系统特性和探头屏蔽效果。

1. 固有能量分辨率　固有能量分辨率(intrinsic energy resolution)是描述探头对γ射线能量分辨的能力,用光电峰的半高宽与峰值处能量的百分比表示。探测器的能量分辨率直接影响到空间分辨率,因此是一项基本性能参数。若此参数出现下降趋势,预示探测器的老化。

2. 固有均匀性　固有均匀性(intrinsic uniformity)指有效视野内各部位对一均匀分布的放射源响应的差异,即各部位计数率的离散度,是γ照相机最基本和最重要的性能参数,直接关系到是否能如实反映所测体内放射性分布的情况。

3. 固有空间分辨率　固有空间分辨率(intrinsic spatial resolution)指系统所能分辨的两个相邻物体间的最小距离,主要取决于晶体、光电倍增管的能量分辨率和电子线路的性能等。

4. 固有空间线性　固有空间线性(intrinsic linearity)是描述图像的位置畸变程度,即γ照相机对入射γ射线产生位置偏差的程度。空间线性差将使均匀性下降、影像失真和定量失效。

5. 固有计数率特性　是描述γ照相机对γ闪烁事件精确计数的能力,在进行高计数率显像和定量时极为重要。当探头视野中活度较低时,γ照相机计数率随活度的增加而增加;当活度增加到一定值时,计数率开始随着活度的增加而减少。主要有以下两个参数:

(1)最大计数率:指γ照相机功能达到的最大计数率,描述系统对高计数的响应,反映系统的死时间和计数率特性。

(2)损失20%的计数率:指γ照相机只能记录其80%的计数率。

6. 多窗空间配准度　又称多窗空间位置重合性,是指γ照相机不同能窗所致影像位置偏移的程度,用以度量γ照相机同时进行多能量(或多核素)显像的能力。如配准度差,则多能核素用单窗显像可能得到清晰的影像,改用多窗显像则可能影像十分模糊,双核素显像所得两个影像的位置关系将失真,影响显像结果的正确性。

7. **系统均匀性** 系统均匀性(system uniformity)指γ照相机配置准直器时,在全视野范围内对均匀泛源成像时获得的不均匀程度。测试系统均匀性更有实际意义,有助于发现某些准直器存在的问题,故有的单位将它们作为每日常规测试的内容。

8. **系统空间分辨率** 系统空间分辨率(system spatial resolution)指γ照相机对发生在不同位置的闪烁事件的分辨能力。这也是很有实际意义的性能参数,受准直器类型影响最大。

9. **系统平面灵敏度** 灵敏度描述探头对源的响应能力。系统平面灵敏度指入射探头的γ光子被探测到的几率,用单位放射性的计数率表示。系统平面灵敏度与准直器的类型、窗宽、源的种类及形状有关,主要反映了γ照相机的探测效率。

10. **探头屏蔽性能** 探头屏蔽性能(shield ability)是描述探头对视野之外的放射源的屏蔽能力。在临床工作中,探头有效视野之外的放射线(如探测心脏时膀胱的放射线)及可能存在于探头周围的其他放射线(如候诊患者)会对探测造成影响。探头屏蔽性能反映了探头对周围放射源抗干扰能力。

三、设备的日常检查和维护

(一)γ照相机的日常检查

操作日常检查是指每天使用γ照相机前都需进行的常规检查,以保证显像工作正常进行。检查内容如下:

1. **安全性检查** 检查准直器、探头和床等牢固性,操作的灵活性,探头升降旋转的可靠性,制动装置的有效性,确保受检者和操作者的安全。探头周围是否有障碍物,防止设备损坏。

2. **本底计数检查** 不卸准直器,探头面向下,设置所用核素的常规工作条件,采集100秒本底计数,与验收值或近期值相比较,变化应<±20%。若不合格,首先应检查是否为邻近有放射源或探头有污染。

3. **γ照相机主要性能检查**

(1)能谱曲线:不卸准直器,常规放置^{99m}Tc的简易平行束源(约4MBq或40MBq),用多道脉冲高度分析器显示能谱曲线,记录峰位置,计算FWHM,与最近3个月的记录比较,变化应<±10%。合格的置20%能窗,微调能窗中心对位于光电峰后可以使用。若不合格,应重复几次检查以观察是否为短期波动。电源不稳定、温度变化或电子线路故障可导致短期波动。若不是短期波动而是长期趋势性变化,则表明一个或多个光电倍增管发生故障,或是晶体与光电倍增管之间的光导不良,皆应及时处理。

(2)均匀性:用面源进行系统均匀性检查。

(3)显示器:调节显示器的聚焦和散光钮,直至光点小、圆而边缘清晰。如不能达到这种要求,表明显示器故障。如光点表现为线性,则表明位置电路或脉冲-时间电路不正常,在这种情况下本检查无意义。

(二)日常维护和保养

γ照相机是一台较为复杂的高精密设备,只有按规定做好日常维护和保养,才能保证设备稳定、可靠的工作和延长使用寿命。

1. **电源电压的稳定性** 光电倍增管的高压要尽可能不中断,采用不间断电源可以避免或减少普通电源突然中断对γ照相机可能带来的伤害。

2. **晶体的保护** 机房应保持干燥,温度恒定,室温每小时变化≤3℃,以防止晶体碎裂。当不进行显像时,探头置于水平位,晶体向下,这有助于防止光导与晶体分离。除非为了进行固有性能测试,准直器须一直配置在探头上,以防止机械和温度对晶体的损伤。

3. 显示装置保护　晚间或白天较长时间不用时,显示器及其他显示装置应该关闭。在每一项临床检查之前,应减低显示器的光亮度。这些措施可延缓显示装置老化。

4. 防止放射性污染探头和准直器　当需要将放射性物质放在晶体或准直器上时,先用一次性医用单将晶体或准直器覆盖。

总之,设备的日常检查和维护是显像质量、患者安全、设备正常运行和延长使用寿命的重要保障。

第三节　单光子发射型计算机断层设备

γ照相机所采集的图像为探头视野范围内所有脏器和组织放射性分布的二维平面重叠影像,工作中遇到以下问题就无法解决:①对组织深部的病变或放射性浓度改变较小的病变,常可被病变前后的放射性掩盖而无法显示;②无法对病变进行三维立体定位;③无法对放射性分布进行精确的定量计算。只有通过断层显像才能解决以上问题。

CT的研制成功是医学影像学最重要的成就之一,在临床上迅速得到推广和普及。同时,CT的出现促进了核医学断层显像技术的发展,1975年M. M. Ter-Pogossian等人利用正电子湮没技术发明了正电子发射型断层显像仪(positron emission tomography,PET),在此基础上1976年John Keyes研制成功第一台单光子发射型计算机断层显像仪(single photon emission computed tomography,SPECT),同年,Ronald Jaszezak研制成功第一台专用型头部SPECT。

SPECT的研制成功极大程度上促进了核素脏器显像技术的发展,在γ照相机原有功能基础上增加了全身显像和断层显像。SPECT断层显像的基本原理是:探头围绕受检者从不同角度采集体内某脏器放射性核素分布的二维影像数据,经过数据的处理、校正、图像重建获得三维断层图像,根据需要可获得脏器的水平切面、冠状切面、矢状切面或任一角度的体层影像。断层图像解决了不同体层放射性的重叠干扰的问题,可以单独观察某一体层内的放射性分布,这不仅有利于发现组织深部的异常和较小的病变,还使得局部放射性核素定量分析进一步精确。目前,SPECT已成为常规的核医学显像设备。

一、基　本　结　构

SPECT是在γ照相机的结构基础和CT断层成像理论基础上发展起来的核医学成像设备,因此,它除具备γ照相机的功能外,还增加了探头旋转功能和图像重建计算机软件,使探头围绕受检者旋转360°或180°,从多角度、多方位采集一系列平面影像,通过计算机的图像重建处理获得各轴向断层影像。SPECT主要由探头、电子学线路、旋转运动机架、检查床、计算机及其辅助设备等部件构成(图8-13)。

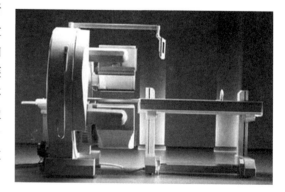

图8-13　双探头SPECT

(一)探头

根据SPECT探头闪烁探测器的排列结构,可将其分为两大类:多探头环型和γ照相机型。前者与CT和PET的结构基本类似,由数量不等的探测器组成环形结构,可以同时探测来自各个方向的射线,因此具有断层灵敏度高、空间分辨率好、成像时间短等优点,甚至可以进行快速动态断层显像。但是因其成本和价格高,不能同时用于常规的平面显像和全身显像,因而在临床未能推广使用,仅在专用型头部SPECT上使用。

γ照相机型SPECT是以γ照相机结构为基础,其探头的结构与γ照相机基本相同(详见本章第二节),主要区别在于SPECT探头可借助机架围绕旋转中心旋转360°或180°进行放射性探测,然后利用专用的计算机软件处理,可以获得符合临床要求的各种断层图像。γ照相机型SPECT同时兼有平面显像、动态显像、断层显像和全身显像的功能。另外,二者探头的形状和尺寸不同,γ照相机的探头尺寸较小(直径30cm左右),多为圆形,SPECT的探头尺寸较大(40cm左右),多为矩形。

γ照相机型SPECT按照探头的数目可以分为单探头、双探头、三探头和L型探头。

1. **单探头SPECT** 只有一个可旋转的探头,其断层显像的空间分辨率较平面显像差,成像时间慢,不能进行较快速的断层采集,但结构简单,价格相对便宜。此外,它还比较方便配置针孔型准直器,适用于小器官或小动物的显像。

2. **双探头SPECT** 有一对可旋转的探头,两个探头可设为固定角度(90°)或可变角,可以大大缩短成像时间和提高系统分辨率。配置符合线路或超高能准直器的双探头SPECT称为复合型SPECT显像仪(hybrid single photon emission computerized tomography, hSPECT), hSPECT既可以实现正电子符合成像,又能完成单光子发射成像,一机多用、价格低廉是它的主要优势,适合我国中小型医院采用。鉴于以上优点,双探头SPECT是当今单光子显像的主流机型。

3. **三探头SPECT** 有三个可旋转的探头的SPECT,采集速度和空间分辨率都有明显提高,所得到的脑血流断层图像的质量已接近PET影像,也可进行心肌快速断层显像,但由于价格昂贵不易推广。

4. **L型探头SPECT** 探头形状呈L型,是专门用于心脏采集的专用型SPECT,采集图像时探头沿胸前区做180°旋转(图8-14)。探头采用了新型的半导体探测器,与传统的NaI(Tl)闪烁晶体探测器相比,具有以下优点:①提高了探测器对射线的探测能力,具有更高的能量分辨率和灵敏度。高的能量分辨率对于提高病灶的对比度非常重要,高的灵敏度不但可以缩短检查时间,也可以降低患者注射放射性药物的剂量。②直接探测γ光子的能量和位置,避免了信息的丢失。③高度集成化的探测器缩小了探头的体积。因此,半导体探测技术基础上的SPECT将成为SPECT发展的主流和方向。

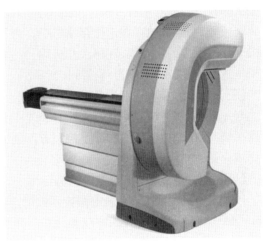

图8-14 L型探头SPECT

(二)旋转运动机架

SPECT除了完成平面显像、动态显像之外,全身显像和断层显像都是在探头和机架的运动过程中完成数据采集的,因此需要有高精度和良好稳定性的运动系统和定位系统,这也是SPECT质量控制的关键环节。

1. **SPECT的机架结构和功能**

(1)机架结构:由机械运动组件、机架运动控制电路、电源保障系统、机架操纵器及其运动状态显示器等组成。

(2)机架功能:①根据操作控制命令,完成不同采集条件所需的各种运动功能,如直线沿人体轨迹全身扫描运动、圆周断层扫描运动、预置定位运动等;②把心电R波触发信号以及探头的位置信号、角度信号等通过模数转换器传输给计算机,并接受计算机指令进行各种动作;③保障整个系统(探头、机架、计算机及其辅助设备等)的供电,提供稳压的各种规格的高低压、交直流电源。

2. 机架运动模式分类

（1）按运动形式可以分为四种：①探头及其悬臂圆周运动：该模式探头及其悬臂以支架机械旋转轴为圆心，作顺时针或逆时针圆周运动，主要适用于断层采集；②探头及其悬臂向心或离心运动：该模式探头及其悬臂沿圆周运动半径作向心或离心直线运动，主要作用是使探头在采集数据时尽可能贴近患者体表；③探头沿自身中轴作顺时针和逆时针倾斜或直立运动：主要适用于静态或动态显像时特殊体位的数据采集；④整体机架直线运动：该模式探头处于 0° 或 180°，机架沿导轨作直线运动，检查床与导轨平行，主要适用于全身扫描。目前，大多品牌的 SPECT 进行全身扫描时机架不动而是扫描床移动。

在实际工作中，往往是第一种和第二种或第二种和第四种联合运动，在全身扫描或断层采集过程中使探头尽量贴近患者的体表，以提高探测效率和空间分辨率。

（2）按控制方式可以分为手动控制和自动运行两种：①手动控制主要适用于：数据采集前，根据检查部位、体位、倾斜角、旋转角等要求，把探头运动到指定位置；在全身或断层扫描前，必须将预定探头运动轨迹的数据输入计算机控制系统。如检查床的高度定位；预定全身扫描的起始位置等。②自动运行主要适用于：全身或断层采集，根据预置运动条件（起始角度和位置、旋转的总角度和运行的总距离等），在计算机的控制下自动运行并同时采集每个角度和位置上的投影数据。

3. 机架控制系统　探头及机架的各种运动方式和速度受机架内定位控制系统的控制。定位控制系统主要由 3 部分组成：①驱动马达控制电路；②位置信息存储器；③定位处理器。在主计算机的只读存储器中有一组标准的位置编码。每次开机后，主计算机把标准位置编码传输给机架定位处理器，并储存在定位存储器中。为了保证断层扫描和全身扫描运动时，探头转动角度和机架移动距离的精确度，在每次开机后、紧急停止运动后或机架运动出错后，都要利用计算机机架位置检测和校正程序进行校准。

（三）计算机及其辅助设备

与 γ 照相机的计算机系统相比，SPECT 的计算机系统主要增加了断层采集和图像重建功能，当然在衰减校正、性能测试和质量控制方面也有更高的要求。以上内容在《医学影像成像理论》中详细介绍。

（四）复合型 SPECT 显像设备的结构

1996 年，采用双探头符合电路技术探测正电子放射性核素分布的符合电路探测系统（coincidence detector）问世。这种探测技术是在多探头 SPECT 的基础上增加符合电路，同时探测两个方向相反、能量均为 511keV 的湮灭光子，其探测原理类似于专用 PET。这种多探头符合探测系统既能进行常规的单光子显像，又能进行 ^{18}F 正电子符合显像，因此被称为 hSPECT。

hSPECT 是以双探头 SPECT 为基础，在探头设计、电子线路、图像校正和图像重建方法等方面都进行了改进，以适应正电子成像的要求。下面把 hSPECT 结构上比较特殊的晶体、穿透源、探测器等部分作详细介绍。

1. 晶体　hSPECT 与 PET 不同，它既要有对 511keV 高能 γ 射线进行正电子符合探测的能力，又要有对中低能单光子成像的本领。这就给 hSPECT 的设计提出了新的要求：如何在提高正电子符合探测效率的同时，保证低、中能单光子探测的分辨率成为对 hSPECT 新的挑战。在hSPECT 的探测器设计中晶体是最关键的部件。

早期 γ 照相机探测器采用 12.7mm（1/2 英寸）的晶体，因为那时的放射性核素示踪剂以 364～411keV 能量为主，较厚的晶体可以提高中能放射性核素的探测效率。随着低能放射性核素 ^{99m}Tc 的普遍应用和单光子断层影像设备在临床诊断中获得普及，对 γ 照相机和 SPECT 分辨率的要求越来越高，探测器晶体厚度渐趋减薄，以 9.5mm（3/8 英寸）和 6.4mm（3/12 英寸）居多。使用较薄的晶体对低能放射性核素成像分辨率提高有极显著的效果，但是较薄的晶体对 511keV 的 γ 射线采集非常不利,85%以上高能射线都穿透晶体而未能被采集利用。在权衡利弊之下,目前多采用 15.9mm(5/8 英寸)的 NaI(Tl)晶体,从而达到兼顾高能射线的探测效率和低能射线成像的分辨率。

15.9mm(5/8 英寸)晶体提高高能符合采集灵敏度的能力还是无法满足临床的要求,为了进一步提高 hSPECT 符合探测灵敏度和效率,于 2001 年 25.4mm(1 英寸)厚度的晶体开始商业使用。为了在提高符合探测灵敏度的同时不降低低能成像的分辨率,晶体采用了半厚度切割技术(图 8-15)。

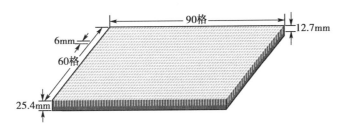

图 8-15　1 英寸切割晶体

经过激光切割后的晶体,每条切缝形成了空气与晶体密度变化的界面。切缝形成的界面可以有效地防止射线转换的荧光在后半部分(切割部分)发生漫射,提高了系统(主要是低能成像)的分辨率(图 8-16)。

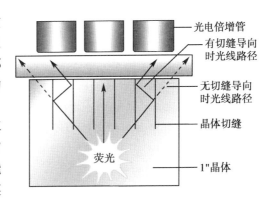

图 8-16　晶体切缝防止荧光漫射

采用 25.4mm(1 英寸)切割晶体后,系统的真符合计数率比 15.9mm(5/8 英寸)晶体提高了 4.7倍,缩短了符合采集时间,并且提高了系统(低能和高能)分辨率。表 8-3 给出了 9.5mm(3/8 英寸)、15.9mm(5/8 英寸)和 25.4mm(1 英寸)切割晶体在不同采集方式时的探测效率。

表 8-3　几种不同厚度 NaI 晶体在不同采集方式时的探测效率

单光子能量	9.5mm(3/8")	15.9mm(5/8")	25.4mm(1")
140keV	85%	94%	100%
511keV	9%	17%	37%
符合探测效率	1%	3%	14%

2. **穿透源**　传统 SPECT 影像重建时,衰减校正对大脏器来说十分有必要,对小脏器则由于衰减的影响很小基本不做衰减校正。传统 SPECT 在影像重建时多用 Chang 氏平均衰减校正法。在 hSPECT 的符合线路正电子影像采集和重建过程中,射线衰减对重建后图像质量影响较大,只有进行精确衰减校正才能很好地消除因衰减带来的伪影。因此尽管 hSPECT 软件中带有 Chang 氏均匀衰减校正程序,穿透衰减校正的硬件装置仍然成为目前 hSPECT 的标准配置。

穿透衰减校正技术是用已知照射剂量的放射源穿透受检患者,射线被不同衰减系数的组织衰减后,被对侧的探测器接收,从而获得穿透衰减投影图。衰减投影图重建后可获得反映不同组织衰减系数的衰减校正图,通过必要的计算就可以完成精确的衰减校正。目前临床应用的穿透源有产生 X 线的 CT 球管、有低能钆-153(^{153}Gd,97keV,240.4 天)、中能钡-133(^{133}Ba,356keV,10.5 年)、高能铯-137(^{137}Cs,661keV,30 年)等。

3. 探测器　hSPECT 必须具有一对或一对以上探测器，这是符合探测所要求的。此外，hSPECT 探测器采取了全数字探头，即采用每个光电倍增管输出端经过前置放大后，直接配有一套模数转换装置。这样可以使光电倍增管的输出在没有传输过程的信号丢失和信号处理的畸变情况下直接数字化，确保了 hSPECT 采集和成像质量。

hSPECT 除了配置传统 SPECT 的准直器（低能通用、低能高分辨、中能通用、针孔准直器等）外，必须配置符合探测所需的栅隔（septa，正电子符合 2D 采集用），滤线板（filter，正电子符合 3D 采集用）和超高能准直器（511keV 单光子采集用）。栅隔与普通准直器不同，它没有准直孔，而是由条状重金属栅隔条垂直探测器 Y 轴分布，用以减少 2D 采集时的散射线和随机射线，提高真符合计数的比率。滤线板是由合金材料制成，主要过滤 511keV 以外的"非目的射线"，降低采集噪声。

4. 符合线路　包含符合时间窗和符合输出线路，它决定了相对两个探头间符合线的确认和符合信号的输出。

二、主要性能参数

SPECT 的性能参数除了 γ 照相机测试的性能参数外，还包括以下断层性能参数和全身显像性能参数。

1. 断层均匀性　指均匀体源照射到探头所形成的断层图像中放射性分布的均匀性，它是 SPECT 对核素在体内三维分布能否真实再现的评价指标。断层均匀性实际上与重建算法及总计数有关，可用肉眼评估重建均匀性，也可用断层图像上的像素计数值的相对误差来表示。

由于探头旋转可造成均匀性降低，加上重建过程对非均匀性有放大作用，因此，断层图像的均匀性比 γ 照相机平面图像的均匀性差。用于 SPECT 的 γ 照相机平面均匀性应 < ±4%，进行均匀性校正后可望接近 ±1%，只有这样才能获得满足临床要求的重建影像。平面均匀性 > ±6% 者不宜用于断层显像。

2. 断层空间分辨率　指 SPECT 断层成像的分辨率。将点源分别置于 Z 轴中心横断面的中心、X 方向距中心 10cm 和 Y 方向距中心 10cm 处，分别计算这三个点源位置断层图像上点源的径向和切向分辨率。中心点的径向与切向分辨率大致相同，10cm 处的径向分辨率优于切向分辨率。断层空间分辨率分有散射和无散射两种情况。

断层厚度也是 SPECT 的一个性能指标，其实质上为断层轴向分辨率。

SPECT 分辨率在 8~15mm 范围内。SPECT 的分辨率与多种因素有关，准直器的类型、衰减校正、散射、晶体厚度、重建算法等都会影响空间分辨率。

3. 旋转中心　SPECT 的旋转中心（center of rotation，COR）是指探头的机械旋转中心，正常时应与计算机矩阵中心一致，表现为置于矩阵中心的点源的重建影像成点状，其中心与矩阵中心重合。任何不重合都表现为旋转轴倾斜和旋转中心漂移，旋转轴倾斜及旋转中心漂移会在 SPECT 图像上产生伪影，将大大降低空间分辨率。事实上由于机械和重力的原因，旋转中心漂移是旋转型 γ 照相机固有缺点，因此需要定期对 COR 进行测试并加以校正。

4. 系统容积灵敏度　反映 SPECT 断层成像的计数效率。对一均匀体源成像，SPECT 系统容积灵敏度为总体积内单位放射性浓度在单位时间内所测得所有断层的计数之和。SPECT 的灵敏度与多种因素有关，源模型的大小、形状、衰减、散射、晶体厚度、核素能量、准直器的类型等都会影响灵敏度。

5. 全身扫描空间分辨率　通过探头或检查床移动进行全身扫描，获得全身扫描图像。全身扫描空间分辨描述全身扫描图像的分辨率，分平行于运动方向及垂直于运动方向的分辨率，分别用垂直于及平行于探头或检查床运动方向的线源扩展函数的半高宽（FWHM）及十分之一高宽（FWTM）表示。

全身扫描空间分辨率不仅与γ照相机探头性能有关,而且与系统的机械性能、精度及扫描速度等因素有关。

三、设备的日常检查和维护

SPECT 断层显像的图像重建是建立在多投影平面显像的基础之上,这些平面影像的质量决定着断层影像的质量,平面显像中的任何不足都将在重建过程中被放大,表现为断层影像上更明显的不足,因此要求 SPECT 除了必须具有比一般 γ 照相机更高的精度和稳定性之外,还应直接实测有关断层显像的性能指标。质量控制是获得高质量断层影像和可靠数据的一个重要环节,只有严格的质量控制才能获得准确的诊断依据。

SPECT 系统除了一般 γ 照相机的性能测试指标外,还需增加一些有关断层显像的性能指标测试,包括:像素大小、探头旋转中心、断层均匀性、断层分辨率等。

每日操作前检查与 γ 照相机相同,此外还应对机械部分和整体性能进行仔细检查。

1. 检查整机各部件有无损坏。

2. 检查紧急制动钮及所有安全装置的功能。

3. 支架是否垂直　将水平仪分别放在探头位于 0° 和 180° 时的探头 y 轴上,两个读数应相同。

4. 探头 y 轴应平行于床的水平长轴　可以分别测定探头位于 90° 和 270° 时床与探头的间距,两者之差应 <1cm。

5. 显示器上的探头角度读数应与实测值一致。

6. 探头旋转检查　检查旋转速度是否稳定,观察探头在旋转中有无颤动,有无机械噪声,旋转停止是否平稳。同时,应检查设备周围是否有障碍物,避免探头在旋转过程中受碰撞而损坏设备。

7. 总体性能　该检测有助于观察在近似临床实际情况下 SPECT 的整体性能。SPECT 系统在与临床相似的条件下,对特定总体性能测试模型进行断层图像采集和重建,以此判断系统性能的优劣,同时检测系统各项校正、临床采集参数、图像重建处理、衰减校正和滤波函数运用是否正确。

对比度可以说明一个系统能显示多大病变的能力。断层显像是一种低计数、低空间分辨率的显像,但由于它排除了病变上下放射性本底或非病变组织内放射性的干扰,从而增加了病变与本底间或病变与非病变组织间的计数对比度,弥补了上述不足而成为比平面显像能较灵敏显示较小病变的方法。对比度与系统的很多性能和显像条件有关,特别是能量分辨率、散射的贡献和重建时所用滤波函数。当病变与系统的空间分辨率相近或更小,或病变仅部分占据重建层面时,断层对比度会下降,这两种作用称为点扩散函数效应和部分容积效应。该测试可测得对比度数值,有助于综合评价系统的各方面性能。

总之,SPECT 设备的质量控制、日常维护和保养,是保证核医学 SPECT 图像质量的重要前提和保障。

第四节　正电子发射型计算机断层显像仪

正电子发射型计算机断层显像仪(positron emission tomography,PET)通常用英文缩写表示,简称 PET。由正电子核素衰变发射出的正电子($β^+$)在周围介质中运行极短距离(1~2mm),失去动能的瞬间即俘获邻近的自由电子而形成正负电子对,并发生质能转换,正、负电子的质量转化为两个能量相等(511keV)、方向相反的光子,这一过程称为湮灭辐射(annihilation radiation)。PET 显像就是将发射正电子的放射性核素引入人体,其发射的正电子经湮灭辐射转换成能量相等、方向相反的光子对发射至体外,由 PET 的成对符合探测器采集成像。PET 显像显示了正电子核素在体内的分布情况。

正电子探测与单光子探测的最大区别在于,单光子探测时需要金属准直器的作用排除不适于成像的光子,而正电子探测采用符合电子准直方式,无须使用准直器。在正电子湮灭辐射中产生的两个 γ 光子几乎同时击中探头中对称位置的两个探测器,每个探测器接受到 γ 光子后产生一个电脉冲,电脉冲信号输入到符合线路进行符合甄别,挑选真符合事件(true coincidence e-vent)。这种利用湮灭辐射的特点和两个相对探测器输出脉冲的符合来确定闪烁事件位置的方法称电子准直(electronic collimation),这种探测方式则称为符合探测(coincidence detection)。电子准直让 PET 省去了沉重的铅制准直器,利用了一部分被准直器挡住的 γ 光子,改进了点响应函数的灵敏度和均匀性,避免了准直器对灵敏度、分辨率和均匀性造成的不利影响,大幅度提高了探测效率。PET 较 SPECT 在分辨率及灵敏度方面均有大幅度的提高,已成为目前非常重要的影像学设备之一。

一、基 本 结 构

PET 的基本结构与其他核医学影像设备相似,由探测器(探头)、电子学系统、机架、计算机数据处理系统和显示记录装置、检查床等部分组成(图 8-17)。

(一)探测器

PET 的探测器(探头)是由若干探测器环状形排列构成一个探测器环,多个探测器环沿轴心纵向依次排列成一个圆筒(图 8-18)。探测器环数的多少决定了 PET 轴向视野的大小和断层面的多少。PET 的轴向视野是指与探测器环平面垂直的 PET 长轴范围内可探测真符合事件的最大长度。因此,探测器环数越多的探头的轴向视野越大,一次扫描可获得的断层面也越多。在每两个探测单元之间都连接着符合电路,可以确定湮灭点所在的响应线,即同时有输出信号的两个探测单元的连线。探测单元数越多,响应线密度越大,断层图像的空间分辨率越好。

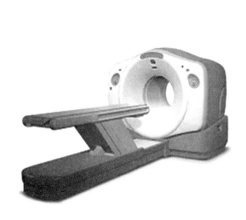

图 8-17 PET/CT

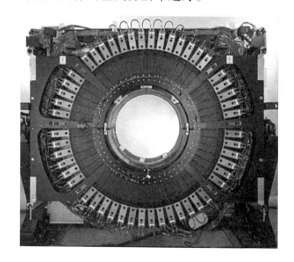

图 8-18 PET 的探测器排列

探测器是 PET 设备的核心部分,它由闪烁晶体、光电倍增管和高压电源组成。探测器的性能优劣直接影响 PET 的整体性能好坏,因此探测器的结构、晶体材料及电子学线路的研究和改进是 PET 设计的重要内容之一。

1. **晶体**　晶体是组成探测器的关键部件之一,其主要作用是能量转换,即将高能 γ 光子转换为可见光子,再由光电倍增管将光信号转换为电信号,再经一系列电子线路系统完成记录。用于 PET 的理想闪烁晶体应具有良好的物理探测性能和合理的排列结构。

（1）主要性能：

1）发射光谱：指闪烁晶体所发射的光子波长的分布曲线。发射光谱越窄，在光电倍增管中的光电转换越好。

2）发光效率：表示闪烁晶体将入射光子能量转变为闪烁光子的性能。用光产额表示，指吸收入射光子单位能量所引发的闪烁光子数，光产额高，则能量分辨率好。

3）衰减长度：指入射光强度衰减到初始值的 $1/e$ 时所走的距离。衰减长度短，则阻止本领强，探测效率提高，晶体尺寸小，而且空间分辨高，不同位置的空间分辨也均匀。

4）闪烁衰减时间：指晶体激发后的发射光子速度下降到初始值的 $1/e$ 时所需的时间，也称退光常数。衰减时间短，则时间分辨好，可使随机符合事件下降，而且系统死时间缩短。

5）光电效应分支比：指入射光子在晶体中发生光电效应的概率。发生光电效应时，入射光子的能量全部沉积在晶体的作用点，使闪烁光子位置集中。而康普顿散射光子，使晶体的闪烁光子位置分散，或飞出晶体（尤其小晶体块）致使闪烁光子数量减少。所以光电效应分支比高，则定位精度好，能量分辨率好。

（2）种类：用于 PET 的闪烁晶体，要求光产额高、时间分辨好、阻止本领强，因此，大多采用高原子序数或高密度的晶体材料制成。目前临床 PET 设备中，使用锗酸铋（$Bi_4Ge_3O_{12}$，简称 BGO）、掺铈的氧化正硅酸钆（$Gd_2SiO_5[Ce]$，简称 GSO）、掺铈的氧化正硅酸镥（$Lu_2SiO_5[Ce]$，简称 LSO）及掺铈的硅酸钇镥（简称 LYSO）晶体。表 8-4 给出了这几种晶体的性能。

表 8-4　PET 系统中常用的一些晶体的性能

晶体	BGO	LYSO	LSO	GSO
物理密度（g/cm^3）	7.13	7.15	7.35	6.71
光产额（光子数/MeV）	9000	27000	25000	8000
发射波长（nm）	480	418	420	440
衰减时间（ns）	300	50	40	60
吸收系数（$511keV/cm^{-1}$）	0.96	0.87	0.87	0.70
衰减长度（mm）	11	12	12	15

（3）排列方式：晶体和光电倍增管是探测器的核心部件，它们排列的方式决定了探测器的结构。因 PET 的生产厂家、型号、晶体材料不同，晶体的尺寸、小晶块的数量及排列方式也有差异。多数专用型 PET 设备探头的组成为：由晶体组块（crystal block）组成环形晶体环，其后通过光电耦合接光电倍增管阴极面。每一晶体组块又被分割成多块小晶体，其中每一个小晶体块为一个探测器（图 8-19）。成像时，接收到的射线均定位在小晶体探测器的中心。这种结构的优点是

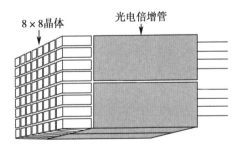

图 8-19　晶体和光电倍增管排列方式

可以用较少的探测器得到较多的环数、较大的轴向视野、较高的空间分辨率和系统灵敏度，即以较低的制造成本获得更好的系统性能。衡量这种结构的水平一般是看光电倍增管与晶体数量之比的系数，系数越小，性能越好。

常用的探测器结构组合多为 4×64 组合，即 4 个光电倍增管与 64（8×8 矩阵）个微晶体块组合为一个单元。一组探测器组合叫组块（block），几个组块可组成探测器组（bank），若干组探测器组又组成 PET 环（ring）。

（4）晶体的几何参数对探头性能的影响：探测器晶体的几何参数是影响 PET 系统性能的关键因素之一。

1)晶体的薄厚影响探测效率和能量分辨率。晶体加厚使入射光子与晶体的相互作用机会增加,探测效率提高,灵敏度增加;但晶体所产生的闪烁光在到达光电倍增管之前,被晶体自身吸收或散射的机会也增加,使光电倍增管产生的脉冲能谱放宽,能量分辨率下降。

2)晶体块的表面积影响空间分辨率,晶体块上任何位置接受的入射光子均被定位到晶体块中心,因此晶体面积大使空间分辨率下降。目前,多数 PET 设备的每个小晶体块表面积在 4.0mm×4.0mm ~ 6.5mm×6.5mm 之间。

2. 光电倍增管 光电倍增管是组成探测器的另一关键部件。其作用及工作原理与 SPECT 相同。目前,PET 探测器采用位置灵敏光电倍增管(position sensitivity photomultiplier tube, PSPMT),这种光电倍增管的定位更准确。

(二)电子学系统

PET 的电子学系统包括信号放大器、采样保持、能量甄别、时间甄别、符合逻辑、模数转换(A/D 转换)、定位计算和数据缓存等电子学线路。它们的主要功能是把两组光电倍增管输出的微弱电脉冲信号进行必要的放大、采样保持、求和、甄别后送入符合线路。符合线路输出的符合信号经模数转换器(analog digital converter,ADC)转换成数字信号后,连同定位计算获得的地址(x,y)送入数据缓存器。计算机以此为依据进行一系列数据处理和图像重建。对电子学线路的要求是,符合时间宽度尽可能小,以利抑制散射和随机噪声;线路响应速度尽可能快,从而减小通道的饱和率和系统的死时间,以利于提高系统的分辨率。

PET 的数据处理系统和显示记录装置与 SPECT 相似,这里不做详细介绍。

(三)机架、扫描床和操作控制台

机架是最大的部件,其内部容纳和固定透射源、激光定位器、隔板、探测器环、探测器电子线路、符合线路、分拣器、移动控制系统等线路组成。

检查床配有移动控制系统,控制检查床的平移和升降,对移动精度有严格的要求。

主机柜主要由 CPU、输入输出系统、内外存储系统等构成。主要功能是数据存储、处理和图像重建。

操作控制台主要由一台计算机和软件系统组成。它的主要作用是整个检查过程的指挥控制、图像显示和分析等。

二、主要性能参数

目前,应用于临床的 PET 设备品种繁多,探头的晶体类型、大小和数量、探测器的环数、准直器或栅隔的使用方面、计算机软件方面(图像重建)等方面也存在一定的差别,但各种 PET 设备配置不管有什么不同,其性能指标和质量控制要求是一致的,并且这些性能参数决定了 PET 系统的成像质量、档次和级别。主要包括以下几种:

1. 能量分辨率(energy resolution) 对入射光子所产生的脉冲能谱分布称为能量响应。光子入射晶体后,到被转换为脉冲输出,经历了多种统计性过程,致使输出脉冲能量分布展宽。能量分辨率是以某一能量射线的能量分布曲线的 FWHM 与该曲线峰位的百分比值来表示,反映了探测器对射线能量甄别的能力,是用来衡量 PET 精确分辨光电事件能力的一个参数(图 8-20)。

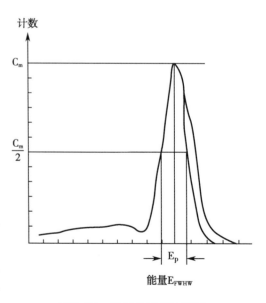

图 8-20 能量分辨率示意图

$$E_{Res} = (E_{FWHM}/E_P) \times 100\% \qquad \text{公式(8-2)}$$

式中,E_{Res} 为能量分辨率,E_{FWHM} 为能量分布半高宽,E_P 为能量分布峰位值。该值越小,能量分辨率越高。

所有核医学成像设备探测器的能量分辨率都是一项非常重要的指标,其好坏直接影响探测器的其他性能。PET 的能量分辨率主要取决于所用晶体的光产额、光阻止能力及光电倍增管的性能,它的好坏会影响空间分辨、噪声等效计数率等指标。能量分辨率降低会影响对散射符合甄别的能力,进而影响到图像质量,并使 PET 定量分析的精度变差。

2. **空间分辨率**(spatial resolution) 是指探测器在空间能分辨最小物体的能力,即两个相距很近的点源刚好能被分辨开时的两点源之间的距离。一个点源的 PET 重建图像不是一个点,而扩展为一个分布曲线,该分布称为点扩展函数(point spread function,PSF)。因此空间分辨率是以点源图像在 X、Y、Z 三个方向空间分布函数曲线的半高宽(FWHM)来表示,单位是毫米。图 8-21 所示为 PSF 的一维示意图,图中 A_i 为 PSF 的最大活度。空间分辨率有径向、切向和轴向分辨率之分,分别由 PSF 的径向、切向和轴向的半高宽(即

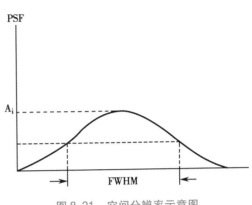

图 8-21 空间分辨率示意图

$FWHM_{径向}$、$FWHM_{切向}$、$FWHM_{轴向}$)来描述。FWHM 越大,说明点源的扩展程度越大,分辨率也就越低。

影响空间分辨率的因素:

(1)飞行时间不等:在 X-Y 平面(横断面)上,视野中心的空间分辨最好,靠近边缘则逐渐变差。这是因为位于视野边缘的一对光子到达相应晶体的飞行时间不等,这样的不对称性会造成空间分辨能力降低。

(2)正电子的飞行距离:受正电子最大飞行距离的限制(数毫米)和光子对存在反向飞行的偏差角,使得 PET 的空间分辨率存在 2mm 左右的物理极限。达到物理极限前,探测器的固有分辨率取决于晶体把高能 511keV 光子转化为低能光子的转换效率、单个探测模块的尺寸和光电倍增管与晶体的耦合质量。

(3)其他因素:PET 固有空间分辨率的大小还受组织散射、采集计数有限、衰减校正及图像重建等因素的影响,而且正电子显像剂的种类及病灶摄取显像剂的程度等,也会影响到图像的实际分辨率。

3. **时间分辨率**(time resolution) 指正电子探测器可计数的一对 γ 光子之间的最短时间间隔。湮灭光子从入射到被探测记录的时间间隔称为时间响应。光子从入射到探测器晶体表面到转换为最后的脉冲信号并被记录,需要经历多种不确定的延迟,所以各个光子的时间响应并非相等,总体上通常是按高斯(Gaussian)分布。时间响应曲线的半高宽(FWHM)就是时间分辨率(图 8-22),单位是纳秒(ns)。时间分辨率与晶体、光电倍增管、后续电路及探测系统的设计有关。

虽然湮灭光子对是同时产生的,但因飞行路

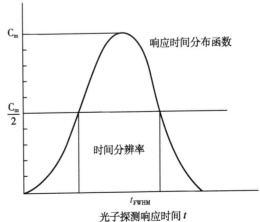

图 8-22 响应时间分布函数及时间分辨率示意图

线、时间响应的影响,这两个光子并不能在同一时刻被记录,常有一个时间差。符合时间窗(coincidence time window)就是为这个时间差所设的限,即两个光子被记录的时间差小于符合时间窗时,就被记作一次符合探测。符合时间窗宽取决于时间分辨率,一般选择为时间分辨率的 2 倍,它表明了 PET 系统排除随机符合计数的能力。符合窗过宽会使系统的随机计数增加;符合窗过窄会使真符合计数漏记。

4. 均匀性(uniformity) 理想的 PET 系统对视野中任何位置的放射源有相同的探测能力,即对视野中一均匀源的成像,应为各点计数相同的均匀图像。但是,由于计数的统计涨落及探头的非均匀响应,在均匀源的图像上会造成计数偏差,该偏差越小,均匀性越好,用视野中最大计数和最小计数与平均计数的相对偏差(非均匀性)大小来描述 PET 均匀性。相对偏差越小,均匀性越好。均匀性分断层均匀性、体积均匀性和系统均匀性。一般的 PET 系统都提供专用的程序,可自动完成均匀性测定,图像的非均匀性应 <10%。

5. 灵敏度(sensitivity) 是指 PET 系统在单位时间内单位活度条件下所获得的符合计数。影响灵敏度的因素包括:探测器所覆盖的立体角和探测器效率。系统灵敏度取决于 PET 的设计构造及数据的采集方式,如 3D 采集比 2D 采集的灵敏度可增加约 5 倍。

在一定的统计误差(总计数)条件下,灵敏度制约扫描的时间和所需的示踪剂剂量。

(1)示踪剂剂量一定时,灵敏度越高,所需的扫描时间越短。这对动态采集有重要意义,因为示踪剂在刚注入时在体内的分布随时间迅速变化,要求扫描的时间很短。在静态采集时,灵敏度高,可有效地缩短采集时间。

(2)当扫描时间一定时,灵敏度越高,所需示踪剂剂量越小,这样可降低患者所接受的辐射剂量,也有利于辐射防护。

此外,灵敏度与空间分辨率之间是一对矛盾,提高灵敏度往往以降低空间分辨率为代价。

6. 噪声等效计数率(noise equivalent count rate,NECR) PET 的符合计数中包括真符合计数、散射计数和随机计数,除了真符合计数之外的计数都属于噪声。对于一个含有一定比例的散射符合和随机符合的数据而言,它的噪声等效计数是在没有散射和随机符合条件下达到同样信噪比所需的真符合计数,是衡量信噪比的标准。即噪声等效计数率是所采集的符合数据中真符合计数所占的比例。这一比例越高,采集到的数据信噪比越高,图像的对比度越好,符合成像质量也就越高。

符合采集与 SPECT 采集不同,并非所用放射性活度越高越好,只有在获得最高 NECR 时的活度才是最佳活度。实际测量证明,NECR 随放射性活性的增加呈上升→饱和→下降三个阶段。其中,饱和期是理想的工作区域。辐射强度由小到大逐渐增加,开始时真符合计数率的增加高于散射和随机计数率,NECR 逐渐趋于饱和。随着辐射强度的进一步增加,散射和随机计数率的增加高于真符合计数率的增加,此时采集数据的信噪比下降,图像质量变坏。因此,临床应用时注入的剂量应以可获得最高的噪声等效计数为原则。

7. 最大计数率(maximum count rate) 是指探测器在单位时间能计量的最大计数值。探测器计量的计数率是随辐射剂量的增加而增大的,由于受时间的影响,到达较高的计数率时,探测器的时间响应限制了计数率的增加,这时就出现漏计现象。随着漏计现象的增加,计数率达到饱和。在系统达到饱和之后,即使辐射强度继续增加,计数率不再增加反而下降,同时 NECR 也会下降。

8. 散射分数(scatter fraction,SF)、计数丢失(count loss)及随机符合(random coincidence) 这是一组相互关联的 PET 性能指标,表征了 PET 系统在高计数率状态下,对符合事件的处理能力。由于正电子符合计数技术本身的局限性,PET 的采集计数实际上仅能记录其测量视野中较小比例的符合事件,其他大部分符合事件被丢失。在所获得的采集计数中不仅包括了真实的符合计数,也包括了由散射及随机符合所造成的错误计数。散射分数是指散射符合计数在总符合计数中所占的百分比,表征 PET 对散射计数的敏感程度,SF 越小,系统剔除散射线的能力越强。计数丢失和随机符合率则主要用于评估 PET 对高活度、高符合计数率采集的耐受能力,与 PET 探测器的死时间、脉冲堆积和符合时间窗宽度有关。

在 PET 的采集计数中,散射比例、计数丢失及随机符合率受多重因素的影响,其中包括 PET 机型(包括晶体的种类及其形状、厚薄和外置准直系统的配备)、测量视野中放射性活度的大小和分布、被测量体的形状和组织密度以及采集窗设定条件和校正系统等。上述关联指标不仅制约了 PET 的图像质量,而且制约了 PET 的显像方式及对 PET 显像剂的选择性应用。

9. 校正精度指标　多数专用型 PET 设备都配备有外置的衰减校正装置以及相关的计算机软件系统和图像处理程序,用于计数丢失和随机符合校正、衰减校正和散射校正,以保证 PET 在定量分析方面的准确性。这些校正的精度及图像质量的评价也需要通过模型测试加以检验。常用的校正精度指标包括计数丢失和随机符合校正精度、散射校正精度、衰减校正精度等。

三、设备的日常检查和维护

PET 作为一种技术先进、价格昂贵的现代化高新尖影像设备,进行日常的维护和保养,不仅对设备的正常运行和延长使用寿命有重要意义,而且对诊断质量也起重要作用。除了与 γ 照相机、SPECT 环境条件相同的要求外,还需定期进行质量控制测定和预防性维护和保养。常规测试包括以下项目:本底计数测定、空白扫描、均匀性测试及归一化校正等。

第五节　融合成像系统

普通的 X 线、CT、MRI 和超声等影像检查主要显示体内脏器、病灶的解剖学信息,主要对疾病进行形态学和定位诊断。核医学成像设备 SPECT 和 PET,以及新近发展起来的功能磁共振成像(fMRI)和磁共振频谱分析(MRS)等则能够提供正常器官和病灶的功能、代谢信息。核医学影像的主要缺点是图像分辨率低,难以对病灶准确定位,因此,临床医师或影像学医师在诊断过程中不自觉的将不同来源的图像信息在大脑中进行"融合",获得解剖和功能两方面的信息。这是图像融合的早期阶段。

图像融合(image fusion)就是把有价值的生理、生化等功能信息与精确的解剖结构信息结合在一起,给临床医师提供更加全面和准确的资料。这样不仅解决了各种检查结果信息不全面、不准确引起的缺陷,更重要的是使临床诊疗、手术、疗效评估及放疗的定位和计划设计等更加全面和精准。图像融合过程实际上就是确定两种图像的几何关系的过程,目的是提高图像相互配准的精确性和重叠的准确性。

随着计算机技术的发展和对医学图像信息集成利用的强烈需求,研发出可以用于图像融合的软件,即通过数学方法和计算机技术对两种不同来源的图像经过必要的几何变换、采集矩阵和位置匹配,最后叠加成为一帧包含两类信息的图像。软件图像融合很难达到融合的一致性,有以下问题无法克服:①位置问题:使用不同设备进行检查时患者的体位、检查床的形状(平板或弧形)可能不同;②不同的检查时间,患者的生理状态可能不同,进而活动度大的器官出现移位;③器官的内容物不同导致形态的差异等。

为了解决以上问题,将不同类别的影像设备组合安装在同一机架上,在保持患者体位不变的条件下完成不同的检查,实现同机实时获得多幅含有不同信息的图像,直接叠加处理而形成融合图像,从而大大简化了融合的过程,提高了融合的准确性,称为硬件融合。软件融合属于异机图像融合,而硬件融合则是真正的同机图像融合。硬件融合是将两台设备安装在同一个机架上,保证了两种显像技术的定位坐标系统相互校准,扫描前两种设备必须进入同样的位置,在两次扫描期间患者处于同一个检查床上,且保持体位不变。这种显像称为多模式显像(multimodality imaging）。这种融合不仅解决了时间配准的问题，还使得融合更简单、更精准。目前，广泛应用于临床的融合成像系统有 SPECT/CT、PET/CT 及 PET/MRI。

图像融合技术，尤其是硬件融合技术的发展，真正实现了解剖结构影像与功能、代谢、生化影像的实时融合，不仅为临床提供了更加全面、客观、准确的诊断依据，也极大地促进了核医学的发展。

一、SPECT/CT 融合成像系统

（一）结构特点

通过对设备 SPECT 与 CT 的同机整合，达到图像同机融合的目的。将 CT 的 X 线球管和探测器安装在 SPECT 系统的旋转机架上，使患者一次摆位获得 CT 图像和 SPECT 图像，实现同机 CT 图像与 SPECT 图像的融合。并且同机融合对位准确，可获得精确的融合图像。

通常 X 线球管和 SPECT 探头并排安装在系统的旋转机架上，X 线球管在后方，SPECT 探头在前方。扫描过程中，系统会自动移动检查床的位置，使检查部位位于 X 线球管下或 SPECT 探头下。

（二）SPECT/CT 的分类及性能

按照 SPECT/CT 中 CT 的级别可分为配备低剂量 CT 的 SPECT/CT 和配备诊断级 CT 的 SPECT/CT。

前者优点是具有较高性价比，且对运动器官的衰减校正更准确，缺点是 CT 图像欠清晰和缺乏高端 CT 应用，只能起到定位和 SPECT 图像衰减校正的作用。

后者优点是更好的 CT 图像质量和高端 CT 应用，除了可以为 SPECT 图像提供病灶定位和衰减校正之外，还可提供更多的 CT 诊断信息。缺点是价格较高，对运动器官衰减校正的效果反而不如前者。

（三）SPECT/CT 中 CT 的作用

1. **衰减校正**　SPECT 图像是 γ 射线衰减后的图像，如果不经过衰减校正会产生伪影。由于射线衰减主要与其路径上的组织密度有关，只要知道了组织密度就可以进行精确的非均匀性衰减校正。由 CT 图像可以很容易地得到 SPECT 采集时的人体组织密度，因而可以方便地进行衰减校正。这种方法的优点是采集时间短，使用方便，图像质量好，可以进行全能量衰减校正。

2. **病灶定位**　SPECT 主要是显示人体功能信息，其缺陷是不能清晰显示人体解剖结构。CT 有助于 SPECT 显示病灶的精确解剖定位及与周围脏器的解剖关系，对于疾病的诊断及治疗发挥重要作用。此外，病灶的精确定位有助于定性诊断，例如骨显像时位于椎弓根和椎小关节的单发浓聚灶具有不同的临床意义。

3. **疾病诊断提供帮助**　任何一种诊断信息都是不全面的，医师掌握的信息越全面，越能得出正确的临床诊断，这也是图像融合技术的根本所在。

二、PET/CT 融合成像系统

（一）结构特点

PET/CT 融合成像系统由 PET 和 CT 组成，具有同一机架、检查床和图像处理工作站。有的厂家是将二者安装在同一机架上，CT 的 X 线球管和探测器位于 PET 显像仪的前方，两者组合在一个环形机架内，后配 PET、CT 融合对位工作站。有的厂家则将 PET 探头和 CT 探头分别装在不同的机架上，使之能单独移动。一次成像同时完成 CT 及 PET 扫描，PET/CT 融合工作站通过识别图像的位置标志进行对位、融合。PET/CT 是先进行 CT 扫描，然后检查床自动移动到 PET 视野，进行 PET 扫描。把 CT 扫描得到的图像和 PET 扫描得到的图像通道软件进行融合，获得 PET/CT 融合图像。

(二) PET/CT 的性能

目前,PET/CT 使用的基本上都是诊断级的多排螺旋 CT,因此 CT 还可以单独使用进行临床诊断。CT 图像不但可用于病灶定位,还可用于 PET 图像衰减校正,使全身显像时间缩短约 40%。

检查床的移动精度:如果检查床水平重复定位及在 PET 和 CT 视野垂直方向有偏差,会导致 PET 图像和 CT 图像融合时的位置错位。因此 PET/CT 对扫描床的水平及垂直偏差有较高的要求。通常要求承重 180kg 时水平及垂直偏差小于 0.25mm。

(三) PET/CT 中 CT 的作用

1. 衰减校正　PET 的衰减校正是必需的,没有衰减校正的图像会产生伪影。PET/CT 以 CT 图像进行衰减校正,比传统 PET 的透射扫描节省 80% 的时间,同时提供了更高的精度。这样不仅提高了设备的利用率,还大大提高了衰减校正的准确性。

2. 病灶定位　CT 有助于 PET 显示病灶的精确解剖定位及与周围脏器的解剖关系,对于疾病的诊断及治疗发挥重要作用。

3. 疾病诊断提供帮助。

4. 有助于开展特殊检查　若多排螺旋 CT 时间分辨率足够高的话,进行门控断层采集,如心脏门控断层的采集和衰减校正。采用 PET 功能代谢图像和 CT 解剖结构图像相结合,确定放射治疗靶区的方法已经广泛被临床接受和认可。

三、PET/MRI 融合成像系统

MRI 在反映解剖形态和生理功能信息方面具有很大的优势:无射线,极佳的软组织分辨能力,除了形态学检查之外还可以提供多种功能显像选择,例如波谱成像分析(MRS)等,其功能测定不足之处是灵敏度较低。而 PET 能够极为敏感和准确地探测到人体组织新陈代谢方面的分子影像信息,但解剖分辨率较低。若将 MRI 与 PET 融合在一起,便可获得人体解剖结构、功能和代谢等方面的全方位信息,对于提高疾病的诊断和治疗效率具有重要价值。PET 和 MRI 的融合在技术上需要解决以下问题,包括避免磁共振高磁场的不良影响、PET 和 MRI 射频场的互相影响等。

2010 年 11 月全球首款全身型 PET/MRI 一体机研制成功,实现了 MRI 和 PET 数据的同步采集,并且通过一次扫描得到 PET 和 MRI 融合信息的全身成像。现结合该机型对 PET/MRI 做简要介绍(图 8-23)。

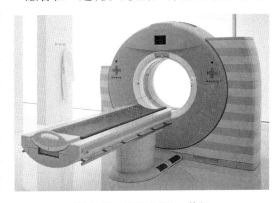

图 8-23　PET/MRI 一体机

(一) 结构特点

1. PET 探测模块　PET/MRI 实现一体机融合的关键是需要开发一种 PET 探测模块,既能在强磁场中正常工作,又不会影响磁共振影像,还能承受射频场的影响。目前研制的 PET/MRI 系统主要采用两种方法来解决这个问题。

第一种方法是保留传统的对磁场敏感的 PMT 而调整 PET 和 MRI 系统的其他特性,采用 3 ~ 5m 长的光纤将磁场内闪烁晶体产生的光子信号传输至放置在磁场外的 PMT 和电子元件。虽然闪烁体晶体仍然放置在磁场中,但所有 PET 数据读取电子元件在磁场外,这样可将电磁场的互相干扰作用最小化。

第二种方法是采用对磁场不敏感的光子探测器,如雪崩光电二极管代替传统的对磁场敏感的 PMT。

2. **MRI 矩阵线圈** 指允许在 32 个射频信道中最多组合 102 个线圈元件,通过增长的并行接收链来形成全身成像矩阵、自动病床移动、自动线圈开关控制以及在线技术,不需要患者或线圈重新摆位,可提供极其准确和大量信息的全身 MRI 影像,数据一次采集完成。矩阵线圈使从头到脚的全身 MRI 扫描变为现实,并能获得了高分辨率的 MRI 图像。该技术称为全景成像矩阵(total imaging matrix, TIM)技术。

3. **组件性能和空间布局** 为了将 PET 探测器置于 MRI 的同一机架中,全身型 PET/MRI 一体机在以下方面进行了改进。①为容纳 PET 组件,扩大磁体孔径以提供足够空间,采用了直径为 70cm 的大孔径短磁体;②PET 探测器晶体选用紧凑型快速高性能 LSO 晶体;③研发了特殊的屏蔽系统来有效消除磁场对于 PET 数据处理链的干扰;④为了减少组件对 PET 信号的衰减,线圈和扫描床等组件全部使用低衰减材料。

（二）PET/MRI 的优势

1. **准确性** PET/MRI 同时兼备 MRI 高空间分辨率和高组织分辨率的特点,与 PET 的高探测灵敏度和高示踪特异性相结合,具有高度互补性,同时 MRI 成像软件可保证多次扫描的 100% 定位一致性,便于治疗前后的随访观察,从而为临床诊断的准确性提供了最为可靠的保障。

2. **灵活性** PET 部分和 MRI 部分均可以单独使用,并分别配备有功能齐全的线圈系统,具有高度的灵活性,满足不同需要。

3. **经济性** 二机合一,不仅节省了宝贵的空间,并实现了两种设备共用同一套冷却系统和同一个操控台,降低了医院的运营成本。

综上所述,在医学影像设备的发展过程中,将功能、代谢影像和解剖结构影像融合是一个重要的方向,可以发挥两者的优势互补作用,产生了 1 + 1 > 2 的效果,显著提高了诊断的准确性。图像融合技术对临床诊断、治疗方案制订、治疗效果观察及确定放射治疗生物靶区方面发挥着越来越重要的作用。

（段 炼）

复习思考题

1. 核医学成像设备的探测原理是什么?
2. 核医学成像设备的基本结构是什么?
3. 核医学成像设备与 CT 有何区别?
4. 核医学成像设备探头的基本结构?

第九章

辅助成像设备

辅助成像设备是优质图像生成输出和医生浏览并可用于诊断的设备,在现代医学影像成像技术中的作用十分突出。比如:可有效提高血管造影中的强化、可进行成像后的图像浏览和诊断以及冠状动脉的检查。越来越受到影像学专家及临床医生的认可。本教材首次把辅助成像设备编成独立章节,其目的也是想强调辅助成像设备在《医学影像设备学》中的重要性,这非常符合医学影像设备快速发展的大趋势。由于本章篇幅有限,现只选编医用打印机、医用高压注射器、医用显示器和心电门控装置四个方面的内容。

第一节 医用打印机

医用打印机是指将医学图像打印到胶片或相纸上来实现图像显示的设备,是现代医用影像输出图像最常见的硬拷贝设备。

医生通过胶片或相纸来阅读图像,可以快速浏览并作出初步诊断,携带和交流极其方便,因此,胶片或相纸仍然是医学图像的主要载体,正广泛地应用于医学影像记录、诊断阅读、相互交流和病例存档等各个环节之中。在全社会网络系统未实现互联互通之前,医用打印机还将长期存在并继续发挥其重要的作用。

本节主要介绍医用打印机类型和结构。

一、医用打印机发展历史

医用打印机发展的历史,按成像技术可划分为以下三个阶段:视频多幅照相(multiple video camera)、湿式激光打印(wet laser printing)和干式打印(dry printing)技术。

(一)视频多幅照相机时代

20世纪80年代开始,随着CT和MRI的投入使用,大量的人体图像出现在计算机上,单幅的图像浏览不方便医生进行诊断,由此诞生了视频多幅照相机。

视频多幅照相机实际上是一台带有移动镜头的照相机,该照相机从CT或MRI主机中获取视频图像,利用显像管阴极射线管(cathode ray tube,CRT)显像,通过快门开关和马达移动,获取一幅图像在胶片上曝光一次,再移动后获取下一幅图像曝光,按照事先设定的胶片曝光格数曝光所需图像后冲洗胶片即可获得一张载有多幅CT或MRI图像信息的胶片。

视频多幅相机主要是通过CRT曝光显像,CRT显像管具有很明显的缺陷,容易老化,曝光度不易控制,且其分辨率和灰阶度低,无法将CT、MRI图像精准显示出来,图像质量不尽人意。

(二)湿式激光打印时代

为了提高图像显像的精准度,保持图像质量的一致性,在1984年,激光成像技术便应用于医学,使用激光扫描成像的激光打印机开始承担CT、MRI等数字设备的图像打印。

激光成像技术直接使用数字影像设备输出的数字图像,不仅可以对每一幅图像的单个像素点进行显像控制,而且,其显像点阵数目可等于或大于原图像的矩阵点阵数,所以,其成像点可等于或小于原始图像像素点。这样,计算机中的数字图像可以毫无保留的精准显像在胶片上,相对于视频照相机,其胶片成像质量有了明显的提高。因为是激光照射成像,设备衰减时间也大大延长,图像成像稳定,质量控制可得到一定保证。

激光打印机初始使用感光胶片,激光照射后的胶片要通过暗室技术用显影、定影的方法使图像最终显像,因此,这种技术叫湿式激光打印技术。暗室技术中的显影、定影还存在着人为操作的问题,这种技术也决定着胶片的显影质量。虽然有的公司推出了打印和冲印一体机,使得打印自动化程度得到了提高,但是成像质量仍然存在很多问题。首先,打印、冲印设备连在一起,设备构造复杂,胶片行程较长,故障频出;其次,受显影、定影液环节影响,图像质量难以保证,而且显影和定影液极容易污染环境。

(三)干式打印机时代

为进一步得到优质稳定的图像,减少显、定影液大量使用对环境造成的严重污染,从 20 世纪 90 年代开始,不需要使用显、定影液技术的干式打印技术被广泛推广和使用,利用激光照射成像和热敏成像的干式打印机逐步取代湿式激光打印机。

近年来,随着 CT、MRI、CR、DR、DSA、PET、PET-CT 等先进数字化成像设备的快速发展,海量数字化图像的出现,一种医用多媒质的打印设备开始被投入使用。这种打印设备不仅可以打印胶片,还可以打印相纸,而且,黑白胶片、彩色胶片、彩色相纸可以任意选择,同机打印。

二、医用打印机分类

(一)按打印精度分类

按打印精度可分为普通图文打印机和医学图像专业打印机。

1. **普通图文打印机**　指市面上销售的通用打印机,打印分辨率虽然也很高,但其打印图像的灰阶度不高,成像质量与原始图像差异大,因此,这些打印机打印的图像一般用于报告资料存档,不能用于医疗影像诊断。目前使用的主要有激光、喷墨和热升华打印机。

2. **医学影像专业打印机**　指使用专门的医用打印成像机,考虑到要用于医学影像诊断,这类设备需要获得国家食品药品监督部门颁布的医疗器械许可证才能在医疗领域销售和使用,其打印精度高,对图像打印分辨率和灰阶度都有特殊要求。

(二)按成像方式分类

按成像方式可分为激光打印机(光-热成像、诱导成像)、热敏打印机(直热式成像、染料升华式成像)、喷墨打印机等。

(三)按打印介质分类

按打印介质可分为胶片打印机(湿式、干式)、相纸打印机(热敏纸、光面纸、相纸)和多媒质打印机。

湿式胶片打印机因成像结构复杂、环境污染严重,目前已很少使用。

(四)打印机和打印介质选择

当代的医学影像主要是指数字影像设备输出的图像,不同的图像有着不同的特点。实际使用时,应根据使用目的选择不同的打印方式和不同的打印媒质。一般来说,如果打印图像只用于报告资料存档,其打印分辨率要求不高,可选用普通图文打印机,这种打印设备简单,耗材便宜,费用低廉。如果打印图像用于影像诊断,则打印分辨率要求很高,要使用医用专业打印方式,通过选用专门的打印设备和耗材,得到高清晰度且能用于医学诊断的图像。

1. **超声类设备**　要打印的图像主要是黑白图像、彩色多普勒图像和胎儿四维图像。如果打印存档报告,可选择使用用普通彩色打印机,打印包含图像和文字的图文报告,打印介质使用普通光面纸即可。如果仅打印图像,则可使用热敏打印机,该机通过截取超声机视频信号,利用热敏技术进行打印,黑白和彩色均可打印,打印介质为普通热敏纸。如果要打印图像用于影像诊断,可选择医用多介质打印机,可打印专业的彩色和黑白图片。

2. **内镜类设备** 要打印的是镜下图片和诊断报告,其打印目的是存档,因此,选用普通图文打印机(普通激光或喷墨打印机),打印介质使用普通光面纸即可。

3. **CR、DR 类设备** 获得的图像都是黑白图像,打印的目的是用于医疗影像诊断,因此,必须使用医用专业打印设备,一般使用干式激光胶片或热敏胶片打印机。

4. **CT、MRI、DSA、PET、PET-CT 类设备** 获得的图像有灰阶图像和彩色图像,打印图像的目的主要用于医疗影像诊断,必须使用医用专业打印设备,仅打印灰阶图像可使用干式激光胶片或热敏胶片打印机。打印彩色图像可使用医用专业彩色打印机或多媒质彩色打印机,多媒质打印机的打印介质可以多样化,如黑白胶片、彩色胶片、彩色专业相纸等。

三、常用医用打印机结构

(一)湿式激光胶片打印机

湿式激光胶片打印机主要由五部分组成。

1. **激光打印部分** 是激光打印机的核心部件,包括激光发生器、调节器、发散透镜、多角光镜、聚焦透镜、高精度电机以及滚筒等。其功能是完成激光扫描,使胶片曝光。激光发生器是激光成像系统的光源,激光束将输入的信号以点阵扫描方式记录在激光胶片上。

2. **胶片传输部分** 包括送片盒、收片盒、吸盘、辊轴、电机及动力传动部件等。其功能是将未曝光的胶片从送片盒内取出,经过传动装置送到激光扫描位置。当胶片曝光后再将胶片传送到收片盒,或直接输送到自动洗片机的输入口,完成胶片的传输任务。

3. **信息传输与存储部分** 包括电子接口、磁盘或光盘、记忆板、电缆或光缆以及 A/D 转换器、计算机等。它的主要功能是将主机成像装置所显示的图像信息,通过电缆及电子接口、A/D转换器输入到存储器,再进行激光打印。电子接口分视频接口和数字接口,根据成像系统的输出情况不同选择不同的接口,以接收视频和(或)数字图像信息。一台激光打印机一般为多接口配置,可同时满足多台主机设备的图像打印工作。

4. **控制部分** 包括键盘、控制板、显示板以及各种控制键或旋钮,用于控制激光打印程序、幅式选择、图像质控调节等作用。操作控制键盘外形精小,操作方便,功能齐全。

5. **自动冲洗部分** 分别为激光打印机配备的相应的洗片机和冲洗套药,功能基本相同。

工作流程:将胶片从供片盒中取出,经过传动装置送至激光扫描位置,当胶片受激光感光后被传送至冲片机,经显影、定影、烘干后完成图像输出。系统流程控制如图 9-1所示。

(二)干式激光胶片打印机

干式激光胶片打印机一般采用光热式成像技术,因没有显影、定影过程而不需要使用化学液体试剂,具有操作简单、环保节水等特点,已成为胶片打印的主流产品,医用光热式打印机主要由数据传输系统、激光光源、激光功率调制及扫描/曝光系统、胶片传送系统、加热显影系统以及整机控制系统等部件构成,如图 9-2 所示。

1. **数据传输部分** 是光热式成像系统与数字成像设备的数据通道,它接收摄影设备的数字图像数据,并输送到系统的存储器中。需要胶片曝光操作时,控制系统直接从存储

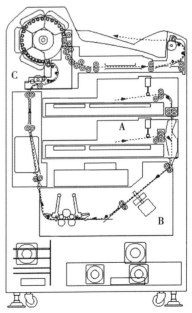

图 9-1 湿式激光打印流程图
A. 送片区;B. 激光扫描成像区;
C. 冲印区

器中将要打印的图像数据取出。

2. 控制部分 是整个光热成像系统控制中枢,负责系统各部件状态的统筹控制,主要包括激光器的开启或关闭,激光功率调制系统和扫描光学系统中的电机或振镜调节和控制,以及胶片传送系统的运行等。

3. 激光功率调制部分 主要为激光发生器,分为直接调制和间接调制两种。

直接调制是直接控制半导体激光器的光功率;间接调制是半导体激光器以一个稳定的功率输出激光,然后在激光光路上加上调制器,如声光调制器等,以此来改变激光的光功率。胶片上某一点显影后的密度值与激光照射在该点时的光功率值成正比,光功率越大,密度越高;而激光的光功率值又由打印的数字图像的灰度值决定。

4. 胶片传送系统 包括送片盒、收片盒、辊轴、高精度电机及动力传动部件等。其功能

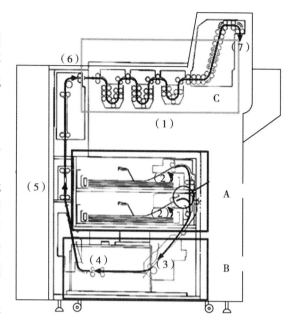

图 9-2 干式激光打印流程图
A. 送片区;B. 激光扫描区;C. 加热区

是将要曝光的胶片从送片盒内取出,经过传动装置输送到激光扫描位置,再把已曝光的胶片送到加热鼓进行加热显影,最后把显影完成的胶片传送给收片盒。

工作流程:打印机先通过数据传输系统将图像数据接收到机器内部的存储器中,然后从片盒中取出胶片,输送到激光扫描曝光的位置,同时控制系统根据图像数据控制激光器功率以及光点在胶片上的位置,使胶片正确曝光;每扫描曝光一行后,胶片在传送系统的带动下精确地向前移动一个像素的距离,然后开始下一行的扫描。直到完成整个胶片的"幅式扫描曝光",最后胶片进入加热鼓中显影,并送至收片盒。系统流程控制见图 9-2。

(三)干式热敏胶片打印机

热敏成像打印技术起源于 20 世纪 60 年代发明的传真机,在 90 年代初随着热敏胶片技术的成熟,才应用于医学影像打印领域。随着人们对于环保意识的增强,热敏打印机越来越受到重视,现已成为医学影像输出的重要打印机。

根据热敏技术方式分为染色升华热敏打印机和直接热敏成像打印机。前者打印速度较慢,主要用于打印彩色相纸和彩色胶片,实际使用量不大,在此不做介绍。直接热敏打印机较前者打印速度较快,主要用于灰度胶片打印,根据其加热方式分为银盐加热成像直热式打印机和微囊加热成像直热式打印机。

直接热敏成像打印机的结构主要由五部分组成:开关电源系统、数据传输系统、胶片传送系统、热敏加热显影系统以及整机控制系统等部件构成。

1. 数据传输部 是直接热敏成像系统与 CR、DR、CT、MRI 或其他医疗摄影设备的数据通道,它接收摄影设备的数字图像数据,并输送到系统的存储器中。需要胶片曝光操作时,控制系统直接从存储器中将要打印的图像数据取出。

2. 胶片传送系统 包括送片盒、收片盒、辊轴、高精度电机及动力传动部件等。其功能是将要曝光的胶片从送片盒内取出,经过传动装置输送到热敏头,再把已曝光的胶片送到出片口。

3. 控制系统 是整个直接热敏成像系统控制中枢,负责系统各部件状态的统筹控制,主要包括热敏头的开启或关闭,热敏电阻的功率调制和高精度电机控制,以及胶片传送系统的运行等。开关电源系统为数字胶片打印机各工作单元提供相匹配的电源。

4. 热敏加热显影系统　主要是热敏头,由放热部分、电路控制部分和放热片组成。放热部分是一个玻璃制成的半圆形锥体凸起部分,其内配置了若干个放热电阻和电极。在被保护套覆盖的控制电路内,安装了控制数字图像转换成灰阶图像的集成电路。放热部分由联成一体的散热片组成,工作时调节温度的恒定。热力头成像采用一次放热方法,高密度黑色的像素会表现成网点状,而低密度部分的像素的噪声会很明显。

在高密度部位,由于密度上升的同时网点之间发生部分耦合现象,使图像的灰阶没有连续性,造成密度分散,效能低下。现在的热分配系统是在副扫描方向把放热点分成 8 个,使灰阶的图像从低密度到高密度之间的一个像素内有 8 个放热点,使获得的图像既连续又平滑。在热分配系统中,8 个放热点的每一个都能控制 256 个灰阶,8 个放热点组合在一起,其灰阶控制能力可达到 11 比特($256 \times 8 = 2024$)。同时还采用高像质修正技术,有电阻补正,均一补正,热比率补正和清晰度补正。电阻补正主要是纠正发热电阻本身产生的误差;均一补正主要是针对电阻补正后产生的不均匀现象,采用光学阅读后分别进行补正;热比率补正主要是用于电路内电压下降的补充修正工作;清晰度补正是为达到最佳的成像结果而对图像做进一步的灰阶处理。所有这些技术的应用保证了图像质量的稳定和准确,从而满足影像诊断的需要。

当胶片通过时,热力头产生的热量使其与胶片紧密接触,这样胶片产生不同密度的灰阶影像,并且采用特殊的减速机和马达组合的驱动,实现高精度、高转矩的传送。

工作流程:首先通过以太网络接收数字图像数据,并将图像数据存储到计算机硬盘。由计算机的影像控制系统负责把主机的图像数据进行整理,调整图像的尺寸、大小、版面,同时也对图像的对比度、密度进行调节等。控制系统产生程控信号控制打印引擎从胶片输入盘选择合适尺寸的胶片,传送到 14 英寸宽的打印头电阻器线,一行接一行的直接完成数控热敏成像过程。它的打印过程和激光光热式打印过程相似,也可以分为行式打印和幅式打印,唯一不同的在行式打印过程。

成像完毕后的胶片由分拣器输出到指定的输出盘,相机内置密度检测调节装置,它得到的图像密度检测信息送回图像信息处理单元的计算机,如果密度检测和原始图像不符合,它会提示相机需要校准。这样就形成了一个闭环的图像质量调控体系,使相机的图像质量始终保持一致,无需手动校准,确保了影像的诊断质量。系统流程控制见图 9-3 所示。

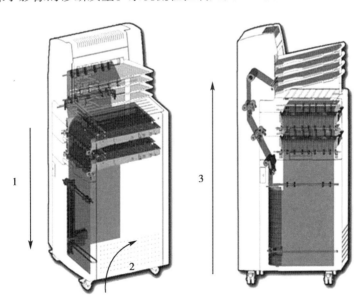

图 9-3　干式热敏打印流程图

（四）彩色胶片/相纸打印机

彩色胶片/相纸打印机一般采用喷墨技术打印，就是通过将墨滴喷射到打印介质上来形成文字或图像的打印设备。随着喷墨打印技术的进步，照片级彩色喷墨打印迈过了颗粒、层次、介质等一道道阻碍，打印出来的图片不亚于传统银盐工艺的效果。

随着 CT、MRI、DSA、PET、PET-CT 等数字影像设备的飞速发展，三维甚至四维图像后处理技术有了快速提升，血管成像和功能成像技术已广泛应用于临床，输出的图像含有彩色图像，极大的丰富了诊断信息，但也给图像打印提出了新的要求，照片级喷墨打印机成了彩色图像输出的最佳打印设备，其打印介质可选相纸或胶片。

彩色喷墨打印机主要由以下几大部分组成：

1. **机壳部分**　包含控制面板、接口、托纸架、卡纸导轨、送纸板、出纸板等。

2. **字车（墨盒匣）机构**　字车机构中的字车（墨盒匣）是安装喷头的部件。字车在字车机构中传动皮带的拖动下，沿导轨做左右往复的直线间歇运动。因此，喷头便能沿字行方向，自右向左或自左向右完成打印动作。

3. **主/副电机**　主电机负责带动传动皮带使字车机构驱动的动力，副电机负责进纸机构和抽墨机构的驱动动力。

4. **进出纸机构**　打印机多数采用摩擦式进纸方式的进纸器，这部分由压纸辊、变速齿轮机构及负责进纸器驱动的副电机。副电机在清洗状态时，用于驱动抽墨机构。

5. **感应器**　为了检测打印机各部件的工作状态和控制打印机的工作，在喷墨打印机中设置了许多感应器，包括字车初始位置感应器、进纸器感应器、纸尽感应器、纸宽感应器、墨盒感应器，分别是检测打印机的各部件工作状态；用于检测喷墨打印机及打印机内部温度感应器及用于检测喷墨打印机中墨水通道压力的薄膜式压力感应器。

6. **供墨机构**　包含打印喷头、墨盒和清洁机构。

7. **控制电路**　主要由主控制电路、驱动电路、传感器检测电路、接口电路和电源电路组成。

工作流程：首先通过以太网络接收数字图像数据，并将图像数据存储到计算机硬盘。由计算机的影像控制系统负责把主机的图像数据进行整理，产生程控信号控制打印引擎从胶片输入盘选择合适尺寸的胶片，并将原始图像数据转换传送到喷头，逐行逐点喷墨形成图像。

（五）自助打印机

自助打印机将普通图文打印机、专业胶片打印机集于一体，配合患者身份识别系统，既能打印患者的诊断报告，还打印患者检查图像，实现自助打印报告和胶片，自动化程度高，免除了患者排队之苦，还能节约患者等待结果时间，目前已在各大医院陆续投入使用。

自助打印机主要由四个部分组成：

1. **计算机部分**　提供软件和驱动器以运行系统并通过网络与医院的系统进行通信。

2. **文档打印机**　打印纸质诊断报告。

3. **胶片打印机**　用于胶片上打印医疗影像。可使用干式激光打印、干式热敏胶片打印或喷墨胶片打印等干式胶片打印机。

4. **患者身份识别部分**　包含条形码读卡器、IC 卡读卡器、磁卡读卡器、近场通信 NFC 读卡器等读取和识别患者身份的部件。

其外部和内部结构如图 9-4 所示。

工作流程：患者持医院就诊卡或个人信息卡，读取就诊信息，查获影像检查信息，点击打印报告和胶片，纸质文档打印机和胶片打印机同时工作，先后将检查报告和影像胶片打印输出到接收盘。

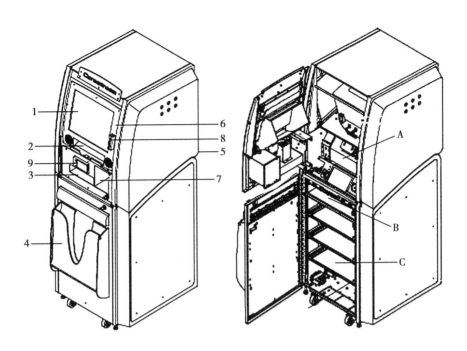

图 9-4　自助打印机外部和内部结构图

A. 文档打印机;B. 激光打印机;C. 片库、传片区

1. 显示屏　2. 纸质输出托盘　3. 条形码扫描仪　4. 胶片输出托盘　5. 开关
6. 摄像头　7. 医院 IC 卡插槽　8. 磁卡插槽　9. 近场通信 NFC 读卡器

四、常用医用打印机性能参数

(一)打印机关键技术指标

1. **打印速度**　打印速度决定打印机工作能力大小,高速打印意味着大吞吐量,可适应多种影像设备的打印需要。打印速度计算单位按照每小时可打印 14×17 英寸的胶片数量进行统计。

2. **首次打印时间**　打印机从待机状态到打印第一张胶片完成时间,这其中包含启动转换时间,即从待机状态到打印状态需要的转换时间。

3. **打印像素直径**　指打印输出图像的单像素大小,代表图像打印的精度,单位用纳米(μm)表示。打印的像素直径越小,打印的图像精度越高。

4. **打印分辨率**　指打印机在每英寸长度范围内能打印的点数,即每英寸长度范围内的像素个数,用 DPI(dots per inch)表示,是衡量打印机打印质量的重要标准。DPI 值越大,说明图像精度越细,其打印质量就越好。

5. **打印灰阶度**　指单个像素在黑白影像上的色调深浅的等级,代表了输出图像像素点由最暗到最亮之间不同亮度的层次级别,单位用 BIT 表示。如果值越大,就说明这中间层级越多,所能够呈现的画面效果也就越细腻。以 8bit 为例,能表现出 2 的 8 次方,即 256 个亮度层次,我们就称之为 256 灰阶。

（二）常用医用打印机性能参数（表9-1）

表9-1 常用医用打印机性能参数对比表

	（K）DV6800	（K）Drypro793	（F）Drypix7000	（A）Drystar5503	（C）366-4	（CO）Cl
成像技术	激光	激光	激光	DDI	喷墨	DDI
显影成分	Ag原子	Ag原子	Ag原子	银离子微囊	墨滴	有机银盐
信号载体	激光头	激光头	激光头	热敏头	喷墨头	热敏头
打印介质	激光胶片（灰阶）	激光胶片（灰阶）	激光胶片（灰阶）	热敏胶片（灰阶）	彩色胶片/灰阶黑白胶片/彩色相纸	彩色胶片/灰阶黑白胶片/彩色相纸
打印分辨率（dpi）	650	580	508	508	600	320
打印矩阵大小（14×17吋）	8824×10774	8079×9725	3520×4280	6962×8408	8400×10200	4480×5440
打印像素直径（μm）	39	43.75	50	50	50	40
打印灰阶（bit）	14	14	14	14	14	12
最大打印密度（O.D.）	3.6	3.0	3.4	3.2	3.0	3.1
最大打印速度（14×17DVB）	160	120	140	100	70	100
支持胶片尺寸种类	5种	3种	3种	3种	5种	9种

（胡鹏志 赵雁鸣）

第二节　医用高压注射器

医用高压注射器(automatic electro mechanical contrast medium injector)作为医学影像系统中的辅助设备,是随着 X 线机、快速换片机、影像增强器、人工造影剂等医用设备及 X 线对比剂的发展而逐渐出现的。20 世纪 80 年代,出现了用于造影的自动注射器,并应用于血管造影检查中。现在,医用高压注射器已广泛应用于 DSA 血管造影、CT 增强造影扫描和 MRI 增强扫描等检查中。

一、医用高压注射器种类和工作特点

医用高压注射器按传动方式分为两种基本类型;按性能分为压力型和流率型两类;按临床应用分为 DSA 检查、CT 检查和 MRI 检查三种类型。

(一)按传动方式分类

医用高压注射器按传动方式分类可分为气压式和电动式两种。目前多用程控电动式高压注射器,它是以电动泵为动力,驱动电机经离合器、减速器带动传动效率极高的滚珠丝杆推动注射活塞进行注射,调节电机转速就可以改变注射压力,可电动抽液、分级注射。因此控制电机的转速和动作时间,就可控制注射速率和注射量。并安装同步曝光、超压和定量保护报警系统。是目前高压注射器较理想的类型。

(二)按性能分类

医用高压注射器按性能分类可分为压力型和流率型两类。压力型是以调节压力来控制造影剂注入的速度,缺点是不能显示造影剂的流率,也无流率保护装置。流率型注射器可控制造影剂注射速度,装有压力限度保护装置。但注射造影剂时不能显示压力,如果流率选配不当时,注射压力可超过最大限度,有击穿心壁或血管的危险。

目前,新型的高压注射器采用微机处理技术,借助计算机自由编制注射程序,自动调节压力、流率。适用于各种型号的导管,可以满足心血管造影的要求。

(三)按临床应用分类

按临床应用分类可分为 DSA 检查、CT 检查和 MRI 检查三种类型。

1. DSA 检查　对于头颈四肢动脉、肝肾动脉、支气管动脉、髂动脉及静脉系统等血管的造影检查在没有高压注射器时,只能采用人工手推法来注射造影剂,其缺点是操作者接受辐射较多。而在进行心脏和主动脉等大血管造影时,尤其是主动脉造影和逆行性动脉造影,必须在很短的时间内注入大量造影剂以达到靶血管内良好的充盈进而显示血管状况的诊断要求,而用手推法显然达不到此目的。高压注射器可以在短时间内注入高于血流稀释速度的多量造影剂,以达到显影所要求的浓度。高压注射造影剂流速一般要求达到 15 ~ 25ml/s,最高压力可达到 1200Psi,高压注射器是心血管造影中必不可少的设备之一。

2. CT 检查　以往的人工手推法不能准确控制造影剂注射速度,血管强化效果不佳,达不到诊断要求,而高压注射器具有操作简单,血管强化程度高,对比剂用量少等优势,它可根据检查部位不同,一次或分次设定对比剂的量和流速,更加精准的显示目标血管,为明确诊断提供可靠的影像依据。此外,高压注射器还带有自动加温装置,可有效预防对比剂副反应的发生。但由于高压注射对比剂流速快,注射压力最高可达 325Psi,对严重的高血压、心脏病等患者要特别注意,应适当降低压力和流速。高压注射器为 CT 完成精准的血管增强扫描提供了必要手段。

3. MRI 检查　磁共振高压注射器系专为磁共振设备所设计,能够在强磁场环境下工作。由于磁共振造影剂的渗透压较碘造影剂低,所需造影剂注射总量也较少,注射压力通常选择 100Psi以下(MRI 高压注射器的压力最高也可达到 325Psi),因此用高压注射器进行增强扫描通常是安全的。磁共振高压注射器可准确地预设注射速度、造影剂总量和延迟时间,有利于 MRI 的快速精准扫描。

(四)工作特点

1. **一次吸液,分次注射**　电动式高压注射器可一次性吸液,分次注射。在做选择性心血管造影时,为确认导管头端的位置是否正确,通常需做多次注射甚至重复注射。

2. **心电同步**　注射对比剂时可受心电信号的控制(ECG 门控)并与其同步,能在每个心动周期甚至同一相位上进行注射,即所谓"心电门控心血管造影",使造影更安全、更有效。

3. **程序控制**　高压注射器的注射速率可从每小时数毫升提高到每秒数十毫升,注射率变化范围大。程序控制装置可以有效控制注射速度和出现异常时的保护。

4. **独立结构**　注射头是一个独立部分,可以自由转动,可改变方位和角度,便于吸液、排气,并可最大限度的接近患者来进行注射。注射器头可以取下,安装在导管床的边框上。在床面移动时,患者和注射器头同步移动,两者处于相对静止状态,以防止床面带动患者移动时,将已插好的心导管拽出或移位。注射筒分透明塑料和不锈钢两种。

二、医用高压注射器结构

(一)结构

高压注射器由注射头、控制台、多向移动臂和机架等构成(图 9-5)。

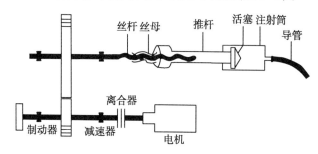

图 9-5　电动式高压注射器结构示意图

1. **注射头**　由注射电机、注射筒及注射筒活塞、显示容量刻度装置、指示灯和加热器等部分组成。①注射电机:是注射器的主要部件,为对比剂的注入提供注射动力;②注射筒:一般规格有 150ml、200ml 等;③注射筒活塞:在注射筒内前进或后退,进行注射或吸液;④指示灯:主要显示注射筒的工作状态,指示灯亮为工作状态;⑤加热器:使注射筒内已预热的对比剂温度保持和体温一致。

2. **控制台**　由信息显示部分、技术参数选择、注射控制等部分组成。①信息显示:主要显示注射器的工作状态及操作提示,如对比剂每次实际注射量、注射速率、对比剂累积总量、剩余量及操作运行中的故障提示等;②参数选择:按照检查要求,可分别选择注射量、注射流率(ml/s)、选择单次或多次重复注射、注射延迟或曝光延迟选择。

3. **多向移动臂及机架**　高压注射器具有两节移动臂,有安置在落地机架上的。也有安置固定在天花板上的支架上。支架有两节横向曲臂,移动方便。工作时移近患者、接入导管或连接好留置针进行注射。

(二)工作原理

1. **系统方框图**　整个系统由键盘控制台、主处理器、模拟接口、伺服控制、注射头、通用接口和电源组成(图 9-6)。

有的注射器有两个流率控制环路:流率设定环和校准环。

(1)流率设定环:由微处理器处理后送出 8 位数字信号,经 D/A 转换器变成模拟信号供给伺

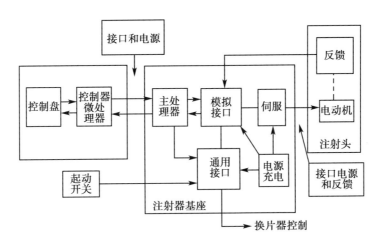

图 9-6 高压注射器系统框图

服控制中的差分放大器,再经 PWM 等控制电路控制注射电机转速。设定流率与电机转速反馈信号(即实际流率)相比较,当两流率不等时,电机转速就会自动调整。

(2)流率校准环:从处理器来的(设定流率)与实际检测的脉冲(实际流率)相比较,将两者脉冲率的差进行积分,产生一个流率校准因数,这个校准因数送入伺服控制电路中的差分放大器,当实际与设定流率相等时,流率校准因数为零。

(3)对比剂注射量控制:对比剂注射量由一个电路控制,注射筒活塞(等于注射量)由另一个电路监测。为了使注射量精确,微处理器计算从增量编码器送来的脉冲并与设定注射量比较,如果实际注射量达到设置注射量,注射就会停止(这部分由注射筒活塞位置监测控制)。

(4)压力控制:压力由两个电路:监测与限制主电路,对电机电流进行采样并精确测量实际压力,如果实际压力试图超过预置压力,则注射流率就会被限制。如果主电路发生故障,则另一个压力电路允许注射器继续进行注射,并显示该压力电路信息。

(5)键盘控制:键盘控制由控制面板和系统显示组成。键盘控制允许进行注射编程,观察每次注射后的结果,从处理器中读出信息等。处理器含有微处理器、存储芯片及其电路。微处理器直接控制键盘板上所有控制功能。

2. **主处理器** 主处理器在整个系统中起着主控作用。

通过它的总线、状态和控制线与系统中所有对应的电路进行通信,它提供以下功能:①与键盘控制板接口通信(RS-422 接口);②读控制板上的注射程序;③把从预编程存储器(PPI)中来的程序送到控制板,将信息送至系统进行显示。

3. **伺服控制** 伺服系统的主要功能:①为注射头电机产生电能;②控制对比剂的流率、注射量及压力;③检测实际注射流率和压力信号;④当有错误时使电机停止运转。

三、医用高压注射器性能参数

(一)性能参数

主要是调节对比剂注射流率、总量、压力及选择注射时间等的参数设置。血管造影中,对比剂注射的流率、剂量及注射压力需根据血管的直径、走向、扭曲度、受检血管范围而定,同时受对比剂浓度、温度、导管尺寸、导管类型等相关因素影响,正确设置注射参数对完成血管造影检查起着重要的作用。CT、MRI 设备在进行血管造影时,同样要考虑高压注射器的注射方式及压力选择等参数。如表 9-2、表 9-3 所示。

(二)操作面板

1. **信息指示窗** 主要显示自检信息、工作状态、设备运行状态等。

表9-2　CT脏器增强扫描高压注射器注射方式及流速选择表

检查项目	注射方式(ml)	注射流速(ml/s)	对比剂浓度(mgI/ml)	延迟时间(s)
头部	60~70+30	3~3.5	300~370	18~25+60~70+120
肺部	80~100+30	3~3.5	300~370	20~25+60~70+90
腹部	80~100+30	3~3.5	300~370	25~30+50~60+120
四肢	70~80+30	3~3.5	300~370	25~30+60~70+120

说明:注射方式=对比剂量+生理盐水量;延迟时间=动脉期+静脉期+延迟期(本表以3期相增强法为例,期相的增减应根据病情而定,这里不再过多赘述)

表9-3　CTA高压注射器注射方式及流速选择表

检查项目	注射方式(ml)	注射流速(ml/s)	对比剂浓度(mgI/ml)	延迟时间(s)
头颈部	50~60+30	4~4.5	300~370	18~24
肺动脉	50~60+30	4~4.5	300~370	13~16
肺静脉	60~70+30	4~4.5	300~370	20~25
冠状动脉	60~80+混合+30	4~5	300~370	20~25
胸主动脉	70~80+30	4~4.5	300~370	20~25
腹主动脉	70~80+30	4~4.5	300~370	22~28
下肢动脉	80~100+40	4.5~5	300~370	35~40

说明:注射方式=对比剂量+生理盐水量;冠状动脉:三期相注射法=对比剂+对比剂和生理盐水一定比例的混合液+生理盐水。

2. **上升/下降时间设定区**　当注射器从停止状态到达正常注射期间,注射的速度从0ml/s上升至设定的注射速度,这一时间段称为上升时间。从设定注射速度下降至较低速度的时间称为下降时间。

3. **注射持续时间设定区**　使对比剂持续在一次造影采集期间。

4. **注射流率设定区**　设定注射速度。流率单位有ml/s(毫升/秒)、ml/min(毫升/分)、ml/h(毫升/小时)。

5. **准备注射状态设定区**　该设定区是为了防止注射器误动作。在进行注射前首先要选择单次或多次注射键进行准备。

6. **压力极限设定区**　设定注射时压力,有四种压力单位PSI(磅/平方英寸)、kg(千克)、kPa(千帕)、AUTO(大气压)。当实际压力大于设定压力极限时,对比剂注射速度将达不到所设定的数值。

7. **延迟时间设定区**　延迟方式有X线曝光延迟和注射延迟两种。选用X线曝光延迟方式时,在注射器启动后,先执行注射命令,延迟到设定时间后再发出信号触发X线机曝光。选择注射延迟时,在注射器启动后,X线设备先开始曝光,延迟到设定时间后再执行注射命令。

8. **程序存取区**　可存储注射程序,可预置注射参数,以便快捷调用。

9. **多层次注射设定区**　在对比剂总量充足前提下,可进行多层次的设定。在多层次注射时,应先设计出注射计划。

10. **复位按钮**　使面板上各项设置参数恢复初始状态。

(赵雁鸣　胡鹏志)

第三节　医用显示器

医用显示器是医学影像设备以及 PACS 工作站显示图像和信息的输出设备。随着医疗卫生信息技术的发展和普及,PACS 系统现已覆盖了我国大部分医院,从临床科室、数字化手术室到放射影像功能科室。在放射影像功能科室的管理和调配下,海量的图像数据可直接传送到医生诊断工作站和电子病历(electronic medical record,EMR)系统,供医生随时查询、检索、调用、阅读、诊断以及书写报告。通过医用显示器来阅读图像将逐渐成为主要的阅读形式,"软阅读"(soft-copy reading)一词也应运而生。"硬拷贝"(照片/观片灯)阅读方式也逐渐被"软阅读"方式所取代。

医用显示器快速发展的背景:一是影像数据量大幅度增加,由于 CT(compated tomography)、MRI(magnetic resonance imaging)技术的发展,多层 CT 扫描和动态 MRI 成像生成的影像数据量是原有的几十倍甚至上千倍。难以在"照片/观片灯"模式下全部硬拷贝;二是数字化影像的动态范围宽,目前的 CT、MRI 图像一般均具有 0～4095 个灰度级,打印成胶片时是在设定的窗宽、窗位条件下成像的,这样必定会带来图像信息的丢失,即灰度级由 0～4095 减至 0～255,且不能调整窗宽、窗位;三是目前的成像设备,如 CT、MRI、DSA(digital subtraction angiography)等,都能提供 3D 甚至 4D 动态图像和功能成像,产生大量的信息,传统的阅读模式则无法读取这些动态信息。

一、医用显示器分类

医用显示器经历了从普通黑白阴极射线管(cathode ray tube,CRT)显示器到彩色 CRT 显示器,再到专业灰阶 CRT 显示器的发展;从普通彩色液晶显示器(liquid crystal display,LCD)到专业灰阶 LCD 的发展,目前正在向专业彩色 LCD、发光二极管(Light emitting diode,LED)和液晶硅显示器(liquid crystal on silicon,LCOS)方向发展。

(一)按结构分类

医用显示器从结构上划分,主要有阴极射线管 CRT 显示器、LCD 液晶显示系统和医用影像投影仪(holo-screen)三种。

(二)按外观分类

可分为直画面的"竖屏"显示器,横画面 4:3 的"横屏"显示器和横画面 16:9 的"宽屏"显示器三种。"竖屏"显示器是为了适应传统 14″×17″照片竖直画面阅读图像的习惯和规则而设计的。

(三)按扫描线数分类

可分为 1K(一幅图像的扫描线数为 1000 行)、1.5K、2K、5K 等四种显示器。

(四)按像素数分类

可分为 1MP、2MP、3MP、5MP 等四种显示器。

1. 1MP　称为 1 百万像素。有 1024×1280 竖屏、1280×1024 横屏两种,常用横屏显示,多用于 CT、MRI、数字胃肠机。

2. 2MP　称为 2 百万像素,简称 1K。有 1200×1600 竖屏、1600×1200 横屏两种,常用竖屏显示,多用于 CR、DSA、数字胃肠机、PACS 阅片工作站。

3. 3MP　称为 3 百万像素,简称 1.5K。有 1536×2048 竖屏、2048×1536 横屏两种,常用竖屏显示,多用于 CCD-DR、PACS 诊断工作站。

4. 5MP　称为 5 百万像素,简称 2K。有 2048×2560 竖屏、2560×2048 横屏两种,常用竖屏显示,多用于平板 DR、乳腺机、PACS 诊断工作站。

（五）按输出接口及显示器数量分类

可分为单头单屏，双头双屏，四头四屏，八头八屏（用于会诊读片）。"头"表示显卡的视频接头。

（六）按用途分类

可划分为诊断级、浏览级、教学级等三种显示器。

二、医用显示器结构

医用 CRT 显示器虽已淡出市场，部分厂家甚至已停止生产，但医院里仍有一定量的 CRT 显示器正在"服役"。在此，对 CRT 显示器结构和工作原理只做简单介绍。

（一）医用阴极射线管显示器（CRT）

阴极射线管显示器，通常称为 CRT 显示器。是应用最普遍的显示技术，这种技术现已非常成熟，很长一段时间都是显示器市场的主流。

1. **CRT 构造**　CRT 是由外壳、显像管、高压嘴、偏转线圈、电子枪、显像管电路、视频电路、和主电路板等部分构成，如图 9-7 所示。通过控制显像管电子枪中电子束的扫描，在荧光屏上显示出影像。

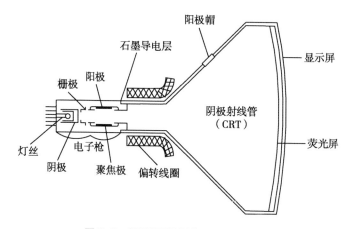

图 9-7　CRT 医学影像显示器结构图

2. **CRT 工作原理**

（1）CRT 工作原理：CRT 在加电以后，灯丝发热，热量辐射到阴极，阴极受热便发射电子，在偏转线圈产生的磁场作用下，电子束会按照要求偏转，扫描涂覆在 CRT 玻璃屏内壁上的荧光粉，它将电子束的动能转换成光能，从而显示出光点，由光点组成影像。

（2）CRT 电子束和聚焦偏转的原理：要实现高清晰度的影像显示，就必须对电子束进行精密的控制，对电子束来说偏转和聚焦控制是非常重要的两个方面。电子束的发射和聚焦控制是在电子枪内进行的，通过对电子枪电极的控制实现聚焦。电子束的偏转扫描是在显像管的外部进行的。在显像管的管颈处套上一组垂直偏转线圈和水平偏转线圈，通过磁场实现对电子束的偏转控制。

（3）性能参数：常用显像管的性能参数如表 9-4 所示。

1）荧光屏尺寸：是指荧光屏的对角线尺寸。目前，常用的国产黑白显像管尺寸有：9″、12″、14″、16″、19″等五种；

2）偏转角：9″、12″、14″显像管的偏转角均为 90°，16″以上的显像管偏转角大一些；

3）阳极高压：不同的显像管需要的阳极高压也不同。显像管越大，一般所需的阳极高压就越高。阳极高压一般为 9 ~ 16kV。

3. **彩色 CRT 显像管**　如图 9-8 所示，在彩色显像管的荧光屏内侧由红（red，R）、绿（green，

G)、蓝(blue,B)三种荧光粉组成一个个很小的像素单元,在显像管的后部是能发射电子束的电子枪,电子枪所发射电子束的强弱受显像管电路的控制。对于彩色显像管来说,分别控制三束电子束的强弱就是控制 R、G、B 三基色光合成的。比例,如果三色均衡则显示黑白图像;若三色不均衡时则为彩色图像(例如彩超)。

表9-4　常用显像管的性能参数

参数名称及单位		9″显像管	12″显像管	14″显像管	16″显像管	19″显像管
屏幕对角线长度		9″	12″	14″	16″	19″
偏转角		90°	90°	70°	114°	110°
中心分辨力(行)		550	500	600	600	600
边缘分辨力(行)		450	400	500	500	500
典型工作条件	灯丝电压(V)	12	12	6.3	6.3	6.3
	灯丝电流(A)	0.085	0.085	0.6	0.6	0.6
	截止电压(V)	−25 ~ −65	−25 ~ −65	−30 ~ −90	−30 ~ −90	−20 ~ −80
	加速极(V)	400	120	300	400	400
	聚焦极(V)	0 ~ 300	0 ~ 300	−199 ~ +425	−100 ~ +450	−100 ~ +450
	阳极高压(kV)	9	12	12	14	16
	最大调制量(V)	19	19	25	25	25

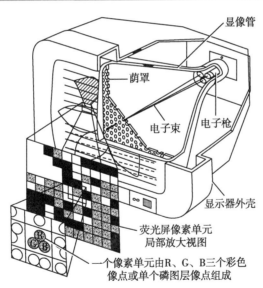

图9-8　彩色 CRT 显示器电子枪和荧光屏的结构图

(二)医用平板液晶显示器(LCD)

1. **LCD 的构造**　核心部件为液晶面板,其成本占到平板液晶显示器总体成本的2/3。常见的液晶面板类型有四种:TN-LCD(扭曲向列型)、STN-LCD(超扭曲向列型)、DSTN-LCD(双层超扭曲向列型)和 AM TFT-LCD(有源薄膜晶体管液晶显示器)。目前广泛使用的是 AM TFT-LCD 型平板液晶显示器,其液晶面板的主要构成包括背光膜组(荧光管)、导光板、偏光板、滤光片、玻璃基板、配向膜、薄膜晶体管、液晶材料等,如图9-9所示。

2. **LCD 工作原理**　LCD 和 CRT 工作原理相比有所不同,CRT 主要是依靠显像管内的电子枪发射的电子束射击显示屏内侧的荧光粉来发光,在显示器内部人造电磁场的控制下,电子束会

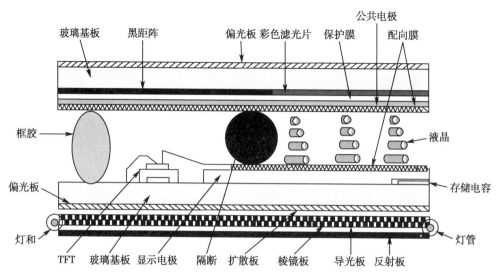

图 9-9　平板液晶显示器工作结构图

发生一定角度的偏转,扫描目标单元格的荧光粉显示不同的色彩。而 TFT-LCD 却是采用"背光(backlight)"原理,使用灯管作为背光光源,通过辅助光学模组和液晶层对光线的控制来达到理想的显示效果,如图 9-10 所示。

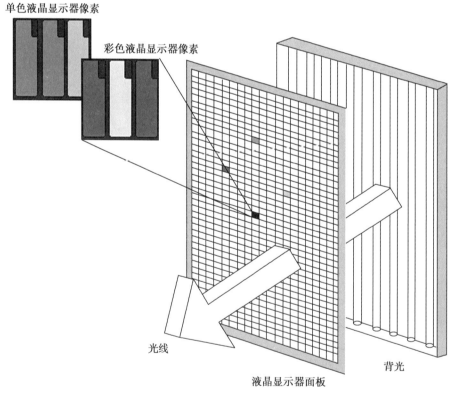

图 9-10　平板液晶显示器工作原理

　　液晶是一种规则性排列的有机化合物,它是一种介于固体和液体之间的物质,目前用于制造平板液晶显示器是细柱型(nematic)。液晶本身并不能发光,它主要是通过电压的更改产生电场而使液晶分子排列产生变化来显示影像。

　　液晶面板主要是由两块无钠玻璃夹着一个由偏光板、液晶层和彩色/单色滤光片构成的夹层所组成,如图 9-11 所示。偏光板、彩色/单色滤光片决定了有多少光可以通过,以及生成何种颜色或灰阶的光线,从而显示出彩色或灰阶影像。扭曲向列型(twisted nematic)液晶被灌在两个制作精良的平面之间构成液晶层,这两个平面上列有许多沟槽,单独平面上的沟槽都是平行的,但是这两个平行的平面上的沟槽却是互相垂直的。位于两个平面间液晶分子的排列会形成一个 Z 轴向 90°的逐渐扭曲状态。背光光源即灯管发出的光线通过液晶显示屏背面的背光板和反光膜,产生均匀的背光光线,这些光线

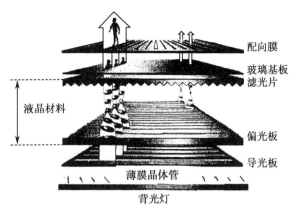

图 9-11　平板液晶显示面板结构和工作原理图

通过后层会被液晶进行 Z 轴向的扭曲,从而能够通过前层平面,作为显示器的亮态(最高亮度)。如果给液晶层加电压将会产生一个电场,液晶分子就会重新排列,光线无法扭转从而不能通过前层平面,以此来阻断光线,呈现暗态(最小亮度)。如果电场不特别强,液晶分子处于半竖立状态,旋光作用也处于半完全状态,则会有部分光透过前层平面,可呈现出中间不同等级的灰阶和亮度。

液晶面板是被动式显示器件,自己无法发光,只能通过光源的照射显示影像。目前 LCD 一般采用冷阴极荧光管作为背光光源。冷阴极荧光灯管内充满惰性气体和微量水银,并在玻璃管内壁涂有荧光粉,当加高电压到管两端的电极上时,两极便开始放电,水银会因电子或充入的惰性气体的原子等相互碰撞而被激活,发出紫外线,紫外线再激活荧光粉发光。经过长期不断的改良,目前的冷阴极荧光管技术已经非常成熟,其使用寿命长,在亮度、节电性等方面性能优异。冷阴极荧光管属于管状光源,为了使荧光屏不同区域的亮度能够均匀分布,需要大量附件。

3. LCD 性能和特点　LCD 的性能主要取决于其亮度、画面均匀度、可视角度和反应时间等。其中反应时间和可视角度均取决于液晶面板的质量,画面均匀度则和辅助光学模块有很大关系,而 LCD 的亮度主要取决于背光光源的光亮度。当然,整个模组的设计也是影响产品亮度的一个重要因素。

从技术角度来说,提高亮度的方法有三种:①提高液晶板的光通过率,但这是有极限的;②增加背光灯管数量,亮度有很大提高,在相同的参数下,液晶的明亮度效果要好一些,不过更多的冷阴极荧光管意味着功率消耗增大;③通过在荧光屏表面加入数层带有特殊化学涂层的薄膜光学物质对外来光线进行处理,一方面折射成不同的比例,使反射的光线得以改变方向并互相抵消,另一方面能最大限度地吸收外来光线,改变光线传播的波长和反射,经过这样的处理后,就能最大限度地减少外来光线在荧光屏造成的反射,把在荧光屏上产生的反光度和反光面积降低至最低的程度,从而使背光源的光线能更好地透过液晶层,使亮度更高,反射更低。

(三)医用发光二级管显示器(LED)

LED 是一种低场型电致发光器件,它的工作原理是在 Ⅲ-Ⅴ 族化合物的 PN 结上加正向偏压,使势垒高度降低并产生小数载流子的注入。注入的少数载流子和该区的多数载流子复合,将多余的能量以光子的形式辐射出来。LED 包括可见光、红外光和半导体激光器 3 种,但用于电子显示的仅限于可见光 LED。由于 LED 从本质上讲是一种半导体二极管,它具有如下特点:

1. 工作电压低,一般在 2V 左右,能直接用 CMOS 电路驱动。

2. 发光效率高,可大于 101m/W。

3. 响应速度快,可达 1ns 量级。

4. 可靠性高。

LED 构造的核心是用半导体发光材料制作的 PN 结,芯片大小约 $0.3mm \times 0.3mm \times 0.3mm$,芯片外用高透明度和高折射率的材料封装,封装材料可减小芯片材料和大气在折射率上的失配,提高光的出射率。不同外形的封装,可调节出射光的角向分布。有时在一个底座上安装发不同颜色光的几枚芯片,使 LED 显示不同的光色。LED 的伏安特性与半导体二极管大致相同,它的发光亮度与电流成正比。在光纤通信中用作调制光源,在光电耦合器中用作光电转换等。

(四)医用液晶硅显示器(LCOS)

LCOS 是由 Aurora Systems 融合半导体和液晶两项技术的优势在 2000 年开发出来的分辨率更高、价格却可能更低的新技术。由于 LCOS 采用半导体的方式来控制分辨率,而较高的分辨率又导致较小的画面颗粒,所以画质自然真实。LCOS 技术代表了倍频扫描电视和电脑显示器的完美结合,分割画面和多重扫描可使其应用多样化、生活化和人性化。

1. LCOS 的构造　液晶材料涂于 CMOS 硅芯片表层。芯片包含了控制电路,并在表层涂有反射层。在芯片外部或者内圈设置有隔离器以保持盒厚的均匀性。盒厚只有 $1\mu m$ 左右。取向层可以确保液晶分子取向一致。由于液晶须通过一部分电流,因而在晶体上部加设了一个次级透明电极。玻璃基板用以保护液晶和稳定液晶的位置。

LCOS 面板的结构有些类似薄膜晶体管(thin-film transistor,TFT)LCD,一样是在上下二层基板中间撒布用来加以隔绝后,再填充液晶于基板间形成光阀,藉由电路的开关以推动液晶分子的旋转,从而决定画面的明与暗。

2. LCOS 工作原理　在 LCOS 微显示器中所采用的是扭曲向列相液晶材料。当电流到达液晶体时,液晶分子的扭曲程度会发生变化。根据这个原理,光束要首先通过一个起偏器以使光波传播保持特定的偏振方向,然后在液晶介质中光的偏振方向随着液晶分子的扭曲方向的变化而变化,接着光束又经过 LCOS 反射表面的定向反射,然后再穿过一个检偏器。

三、医用显示器主要技术参数和功能

由于数字化放射科及 PACS 的运行是在计算机环境下的图像工作站上进行浏览、分析和诊断。因此确保电子化显示设备的图像显示质量是至关重要的,其影响因素也远较传统模式复杂。

(一)主要技术参数

1. 亮度　人眼进行图像分辨的主要参数为:物体与背景的亮度差以及人眼辨别细节的能力(即视觉灵敏度)。如果背景亮度太低,医生就会感觉不舒服,影响读片效果。一般读片灯箱的亮度为 $500cd/m^2$,要求医用显示器的亮度也能达到同等亮度。

医用显示器的最高亮度应达到 $700 \sim 1000cd/m^2$(LCD 的亮度标称值为背光管所产生的最大亮度)。医用显示器需要高灰阶来表达医学影像,高亮度可增加最黑到最白之间的灰阶,为医生准确诊断提供保障。

2. 分辨力　它包括密度分辨力及空间分辨力。

密度分辨力用离散灰阶级的总数来度量,例如 CT 的密度分辨力可达 2^{14}(16384 级灰阶)。目前医用 LCD 中的 10 位薄膜晶体管(TFT)可以显示真正的 1024 级灰阶,与 8 位 TFT 显示器相比,可以提供比 8 位分辨力显示器多 4 倍的数据,从而能够显示更加精确的诊断图像。

空间分辨力常以描述物体的像素总量来度量。与此相关的是可寻址像素的数目与可分辨像素的数目。高分辨力 CRT 显示器的可寻址像素矩阵高达 2048×2560,但其可分辨矩阵远小于此值。CRT 显示器的分辨像素数由电子束点尺寸(spot size),显示信号的带宽(bandwidth)和每一刷新周期内光栅数确定。

3. 灰阶　它又称为灰度等级,显示器荧光屏上人眼能观察并区分的灰度级数就是显示器的灰阶。灰阶数越大,则图像的层次越丰富,真实感越强。

对医用显示器来讲,灰阶十分重要,因为灰阶越多,图像上可区分的组织厚度越薄。这对增加临床诊断的准确性是很重要的。

4. 响应时间 医用显示器多数是对放射数字化影像的显示,CT、MRI、CR、DR 影像均为静态,响应时间不是重要指标。因此,医用显示器的响应时间有 50ms、35ms、25ms,浏览影像时没有太大的差异。当应用于 DSA 或数字胃肠机时,应当首选 25ms(1MP、2MP)的显示器。

5. 扫描非线性失真 在扫描过程期间,扫描点的位移与时间成正比,扫描就是线性的;如果扫描点的位移与时间不成正比,那么扫描就是非线形的,可能产生非线性失真,表现为图像失真。

非线性失真分为水平方向失真与垂直方向失真。图 9-12 是输入方格信号时,图像显示的非线性失真的情况。

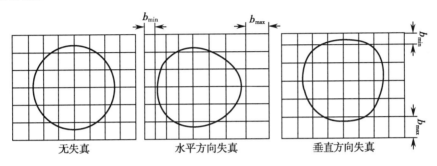

图 9-12 扫描非线性引起的图像失真

扫描非线性失真的大小定义为:

$$e = \frac{b_{max} - b_{min}}{(b_{max} + b_{min})/2} \times 100\% \qquad 公式(9-1)$$

式中 e 为扫描非线性失真的平均百分数;b_{max} 为最大宽度;b_{min} 为最小宽度。

一般要求 e<10%,如果 e<5%,则人眼感觉不到图像失真。

6. 几何失真 它也由扫描非线性引起,主要与偏转线圈绕制不对称有关。常见的几何失真如图 9-13 所示。

对于梯形和菱形失真,失真的大小可用平均百分数表示为

$$e = \frac{a_1 - a_2}{(a_1 + a_2)/2} \times 100\% \qquad 公式(9-2)$$

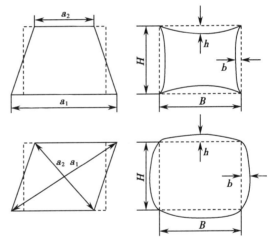

图 9-13 几何失真的类型

式中 e 为几何失真的平均百分数;a_1 为最大形变尺寸;a_2 为最小形变尺寸。

对于枕形失真和桶形失真,失真的大小可用形变百分数表示为

$$e = \frac{h}{H} \times 100\% \qquad 公式(9-3)$$

式中 e 为垂直几何失真的形变百分数;h 为垂直形变尺寸;H 为垂直基本尺寸;当 b、B 分别替换 h、H 时,e 为水平几何失真的形变百分数。

几何失真可以通过调节偏转线圈上的调整磁片或者在偏转线圈上增加磁性贴片的方法加以校正。

7. 信噪比 在显示器整个荧光屏上,除目标图像外,往往还有密密麻麻的小亮点,这就是噪声。为了得到高质量的图像,就要控制噪声的大小,使噪声尽可能的小。

噪声的大小可用信噪比表示。信噪比(S/N)的定义为信号的电压峰值 V_s 与噪声电压 V_N 之

比的分贝数(dB)。即:S/N = 20lg(V_S/V_N)。S/N 越大,图像的噪声越小。噪声的大小,还影响图像的清晰度。如果显示器噪声很大,就不能很清楚的显示图像的细节。

8. 坏点　对 LCD 来讲,像素在 1MP、2MP、3MP、5MP 时,行业标准要求每屏不允许出现分散的 5 个坏点或集中的 3 个坏点,以保证图像质量。

(二) 主要功能

医用显示器与普通显示器相比较,医用显示器要求有更严格的技术参数与更强大的功能扩展。医用显示器与普通显示器的参数比较如表 9-5 所示。

表 9-5　医用显示器与普通显示器的参数比较

	普通彩色显示器	普通黑白显示器	医用显示器
最大亮度	$200 \sim 300\text{cd/m}^2$	$600 \sim 800\text{cd/m}^2$	$600 \sim 1000\text{cd/m}^2$
分辨力	1280×1024	1280×1024	1280×1024
		1200×600	1200×600
		1560×2048	1560×2048
			2048×2560
对比度	300:1	600:1	1000:1
灰阶	8bit	8bit	$10 \sim 12$bit
横/竖屏	横	横/竖	横/竖
专用灰阶显卡	×	×	√
内置亮度恒定控制器	×	×	√
DICOM 校正	×	×	√
QA 校正软件	×	×	√
PM 远程管理软件	×	×	√

1. DICOM 校正　人眼对灰阶的反应并不是线性关系,眼睛对明亮部分的反应较黑暗部分灵敏。DICOM 3.0 为显示灰阶图像提供了灰阶标准显示函数,以使给定图像在不同亮度的显示系统上表现出的灰度感或基本外貌呈现较好的相似性,并且为给定显示系统提供便于使用的数字驱动级别。为得到严格的感知线性,需应用软件对重现的图像进行调节以和用户的期望值相匹配。

医用显示器必须具备调整灰阶显示曲线以符合 DICOM 3.0 中规定的灰阶显示函数功能且有较高亮度的显示系统能显示更多可分辨的灰阶数。

一般是用 SMPTE 图案检验显示系统是否符合 DICOM 显示函数。在诊断中,能区分的灰度差异(组织密度差异)越小越好,这对早期病灶的诊断有很大帮助。彩色显示器和没有 DICOM 显示函数校准的黑白显示器,无法清楚显示 5% 以下、95% 以上的灰阶,若病灶影像灰度刚好处在此灰阶范围内时,就很容易造成漏诊。

2. 亮度恒定　不论是 CRT 还是 LCD,亮度都会随着使用时间的延长而衰减。LCD 内部设有传感器(sensor),能检测 LCD 的亮度并自动调整。使 LCD 在使用寿命内能始终保持稳定的亮度,使不同 LCD 具有相同的亮度和灰阶表达。通过传感器电路对 LCD 的亮度进行恒定亮度控制,达到 PACS 网络医用 LCD 的一致性和整体性要求。其实现方式如下:①亮度恒定:每次开机都将 LCD 设定在恒定亮度值,并保证 LCD 有 3~5 万小时的亮度恒定寿命,按每天工作 10 小时计算,LCD 的寿命为 10 年;②亮度自动调整:LCD 的亮度会随温度的变化而变化。亮度传感器能检测 LCD 的亮度并自动调整使之稳定;③30 秒预热:LCD 在刚开机时,不会立刻达到设定的亮度。大约需经过 20~30 秒后才会达到设定的亮度。在亮度未达到设定亮度时,LCD 不能用作诊断。

3. **QA 校正软件**　医用 LCD 应配备 QA 校正软件,在 LCD 安装后,LCD 的校正,以保证显示图像符合 DICOM 要求。

用 QA 校正软件驱动 LCD,在单位时间内依次显示 1024 或 2048 个灰阶的原始亮度值,并与 DICOM 标准值进行误差计算,然后进行灰阶亮度差值补偿校正,并将校正值存入显示灰阶数据库,驱动每一次开机时的灰阶亮度,保证 LCD 显示的图像符合 DICOM 3.0 的要求。一般 DICOM 校正数据存储到 LCD 或显示卡中。具有校正数据存储功能的 LCD 可解决由于系统故障重新装机,必须重新进行 DICOM 校正的问题,保证 PACS 系统的工作效率。

四、医用显示器的信号输入接口和驱动卡

(一)信号输入接口

1. **信号分离型 BNC 接口**　采用这种方式,信息传输的质量好,不易受到外界信号的干扰。目前,还有一部分医用显示器产品仍在使用此种模拟视频信号接口方式。

2. **DVI(DVI-I、DVI-D、DVI-A)接口**　目前,绝大多数医用显示器均使用 24 芯数字显示界面(digital visual interface,DVI)接口。DVI 接口用于与具有数字显示输出功能的显卡相连接。

(二)驱动卡

医用显示器是由医学成像设备主控计算机或者 PACS 系统医生诊断工作站的主机箱内置的显示驱动卡(简称显卡)驱动的,因而其显示图像、扫描场频、行频、亮度和对比度控制、DICOM 显示校正曲线也是受显卡控制的。

一般医用显示器均配有专门的显卡,还有一部分医用显示器除了可以接驳自身所配原厂显卡以外,还能够接驳通用显卡,当然,使用通用显卡会损失一些专业性能。

医用显示器驱动卡按照可接驳的显示器数量可分为单头显卡、双头显卡以及四头显卡。其视频信号输出接口类型一般为 BNC 模拟接口,以及 DVI 数字显示界面接口。显卡电路板上内置 10bit 数字化显示控制器,可输出还原 1024 级灰阶。显卡与计算机的接口一般为 64-bit、66MHz PCI 总线接口,其数据总线吞吐能力高达 400MB/S。显卡内置的数模(D/A)转换器可输出分辨力高达 2048×2560,无闪烁刷新率高至 75Hz。显卡支持的主机平台既有 microsoft windows NT/2000/XP,也有专业的 UNIX 平台例如 sun solaris 等。

显卡又称显示器适配卡,是连接主机与显示器的接口卡。其作用是将主机的输出信息转换成字符、图形和颜色等信息,传送到显示器上显示。

1. **主要技术参数**

(1)架构:图形显示卡架构表示像素渲染管线与纹理贴图单元的数量关系。目前主流中低端显卡,基本上是 8×1 架构或 4×2 架构,而高端产品则拥有 12×1 架构甚至 16×1 架构。8×1 架构代表显卡的图形核心具有 8 条像素渲染管线,每条管线具有 1 个纹理贴图单元;而"4×2 架构"则是指显卡图形核心具有 4 条像素渲染管线,每条管线具有 2 个纹理贴图单元。即在一个时钟周期内,8×1 架构可以完成 8 个像素渲染和 8 个纹理贴图;而 4×2 架构可以完成 4 个像素渲染和 8 个纹理贴图。从实际显示效果看,二者在相同工作频率下性能相近。

(2)核心频率/显存频率:显卡的核心频率是指显示核心的工作频率,其工作频率在一定程度上可以反映出显示核心的性能,但显卡的性能是由核心频率、显存、像素管线、像素填充率等多方面的情况所决定的。显存频率与显存时钟周期是相关的,二者成倒数关系,也就是显存频率 =1/显存时钟周期。

(3)显存容量:显存容量是显卡上本地显存的容量数,决定显存临时存储数据的能力,在一定程度上影响显卡的性能。目前主流的 256MB 和 512MB,专业显卡已具有 1GB 显存。

在显卡最大分辨力方面,最大分辨力在一定程度上跟显存有着直接关系,因为这些像素点的数据最初都要存储于显存内,因此显存容量会影响到最大分辨力。

显存容量越大并不意味显卡性能高,决定显卡性能因素首先是其所采用的显示芯片,其次是显存带宽(取决于显存位宽和显存频率),最后是显存容量。

(4)像素填充率:像素填充率的最大值为 3D 时钟乘以渲染途径的数量。像素填充率 = 架构参数×核心频率。如当核心频率为 200MHz,4 条渲染管道,每条渲染管道包含 2 个纹理单元,其填充率就为 4×2 像素×2 亿/秒 = 16 亿像素/秒。这些像素构成显示画面,每帧在 800×600 分辨力下一共就有 800×600 = 480 000 个像素,以此类推 1024×768 分辨力就有 1024×768 = 786 432 个像素,故在不超过处理极限时,分辨力越高时显示芯片就会渲染更多的像素,因此填充率对衡量显卡性能有重要意义。

(5)显存位宽:显存位宽表示一个时钟周期处理的数据位数,显存位宽决定显存带宽。显存带宽 = GPU 时钟频率×显存位宽/8。在显卡工作过程中,Z 缓冲器、帧缓冲器和纹理缓冲器都会大幅占用显存带宽资源。当显示卡进行大量像素渲染工作时,显存带宽不足会造成数据传输堵塞,导致显示芯片等待而影响处理速度,成为显卡整体的性能瓶颈。显存带宽的计算方法是带宽 = 工作频率×数据位数/8。目前显存主要分为 64 位和 128 位,在相同的工作频率下,64 位显存的带宽只有 128 位显存的一半。

(6)顶点着色引擎数:顶点着色单元是显示芯片内部用来处理顶点(vertex)信息并完成着色工作的并行处理单元。顶点着色单元决定了显卡的三角形处理和生成能力,所以也是衡量显示芯片性能特别是 3D 性能的重要参数。中高端图形显示卡的顶点着色引擎数一般在 6~8 之间。

2. 工作原理

(1)CPU 到显卡的数据传输:CPU 将有关作图的指令和数据通过总线经总线接口传送至显卡。

(2)显卡内部图像处理:GPU 根据 CPU 的要求,完成图像处理过程,并将最终图像数据保存在显存中。

(3)最终图像输出:在 VGA 接口显卡中,RAM DAC 从显存中读取图像数据,转换成模拟信号传送给显示器。对于具有 DVI 接口显卡,则直接将数据传递给显示器相应接口。

3. 医用图形显示卡的特殊要求 医用影像工作站应用医用显示器,具高亮度高灰阶分辨力,同时出于医生及临床医生在读片过程中的实际需要,对适配医用显示器的图形显示卡在性能和功能上提出了更高要求:①显示模式:由于诊断工作站需要两台或多台显示器时,显卡能够实现独立显示、扩展显示、复制显示等显示模式之间的灵活转换,便于医生的诊断;②一卡两显:当一台工作站配有两台显示器时,显卡有两个输出口;③主副显示互换:当工作站有一台普通显示器,同时有一台或多台医用显示器时,设定普通显示为主显,医用为副显时,普通显示器和医用显示器分别显示彩色和灰阶图像时,彩色不应有缺色,灰阶不应有断层,不应出现普通显示器为主显时,医用显示器会有灰阶断层;医用显示器为主显示时,彩色会缺彩色,且程序菜单打开时,总出现在高分辨力的医用显示器上字单色且缩小;④彩色-黑白转换:医用显卡(灰阶显卡),配医用显示器,显示彩色图像时,RGB 三原色信号,往往只使用 G 色表现灰阶图像,使彩色图像显示成灰阶图像时,丢失了 R、B 二个原色的信息;⑤10bit 灰阶输出:普通显卡技术建立在 windows 技术平台上,输出 8bit 信号,灰阶应为 256 灰阶,但 windows 系统调色盘独占去了 20 个灰阶,显示器实际显示的灰阶只有 236 个灰阶,有些影像会出现明显的灰阶断层,这也是普通显卡不能替代医用显卡的原因;⑥横/竖屏转换:医用显卡有横/竖屏显示设置,一般 CT、MRI、DSA、乳腺用于横屏显示,CR、DR 胸片用于竖屏显示。

五、医用显示器质量评价和检测

医学显示器质量评价测试标准包括三个:显示亮度和空间分辨率测试标准 SMPTE RP 133-

1991、DICOM 显示一致性标准和医用影像显示质量评测指南 AAPM-TG18。

（一）显示亮度、空间分辨率测试标准（SMPTE RP 133-1991）

20 世纪 90 年代初,美国电影与电视工程师学会提出了 SMPTE RP 133-1991 标准,即"用于医学影像诊断的监视器和相机硬拷贝测试图规范"(SMPTE 1991)。SMPTE RP 133 详细描述了用于评测模拟和数字显示系统分辨率的测试图和各项要求,包括所需的格式、尺寸和对比度等。该标准为用户提供了对软拷贝和胶片硬拷贝显示系统的质量检测方法,该方法适用于显示系统初始安装阶段及日常维护阶段。

图 9-14 是被广泛使用的 SMPTE 测试图,将其显示在显示器上或通过相机输出打印到照片上观察,可检测显示系统的亮度、对比度、空间分辨率、一致性和失真度等特性。

在 SMPTE 测试图中央位置,分布一组亮度不同的方块,由白色块(亮度 100 环)渐变到黑色块(亮度 0%),其中在图中白色箭头所示方块中嵌入了一个 5% 的亮度的小色块,在图中黑色箭头所示方块嵌入了一个 95% 亮度的小色块。对显示系统检测时,若能够看见上述 5% 和 95% 两个小色块,就可认为该显示系统的亮度和对比度是合乎要求的。同时,在 SMPTE 测试图四个角落和中央位置,分布着一些黑白相间、水平和竖直走向、宽度不一的条块,对显示系统检测时,若能够清楚的分辨出所有条块,并且没有重叠,变形,则可认为显示系统的空间分辨率和失真度是合乎要求的,图 9-15 几何失真测试图。

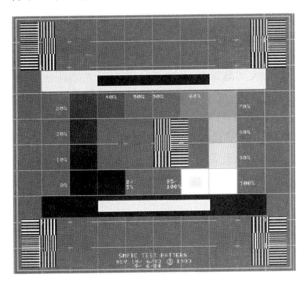

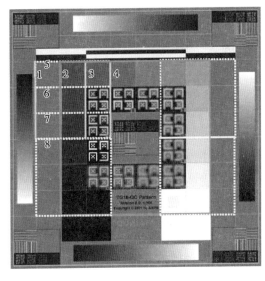

图 9-14　SMPTE 测试图　　　　　　图 9-15　几何失真测试图

由 BWH(brigham and women's hospital)提出的 BWH 测试图经常被用于测试显示系统的显示灰阶范围。该图显示时,若出现类似于同心圆环状的显示效果,则表明该显示系统所提供的灰阶范围不足。

（二）显示一致性测试（NEMA-DICOM）

DICOM 是由美国放射学会(ACR)和国际电气制造业协会(NEMA)共同制定,用于规范系统间、设备间医学图像通信的标准。自公布后,得到医学成像设备厂商、PACS 厂商广泛的支持。今天,DICOM 标准已被公认为必须共同遵循的最低标准。实际上,DICOM 每年都会增加新的内容,涵盖的范围也从图像通信扩展到医学图像信息安全、显示一致性等更为广泛的领域。

2000 年,DICOM 标准推出了关于灰度图像显示标准方面的内容(Part 14):灰度标准显示函数(GSDF),其目的是:医学图像传输到任意地点,在任一 DICOM 兼容的显示设备上(无论是胶片,还是显示器),图像能够以一致的灰度表现得到表达。"一致的灰度表现"即相同的图像灰度变化(如图像中两个区域的灰度值差异)对应到相同可感知的亮度级别变化。需要强调的是,GSDF 要求的并不是灰度变化与亮度成线性关系,而是灰度变化与人眼视觉感知成线性关系。

(三)医用图像显示质量评测指南(AAPM-TGl8)

美国医学物理师协会第 18 工作组(The American Association of Physicists in Medicine Task Group 18)是由政府机构(如 FDA)、医学物理师、放射医师、高校研究机构、医疗设备厂商、医用显示器厂商共同组成的,专注于医用显示器效果评价的机构。

TGl8 推荐了一系列标准测试图来评价显示设备的功效,包括对显示设备的:反射、几何失真、亮度、分辨率、噪声、闪烁、色度、伪影等特性的测试,提供了定量测试和视觉测试两种方法。TGl8 提供了 DIC0M16Bits TIFF 和 8Bits TIFF 格式的测试图,测试图分为 1024×l024(1K)和 2048×2048(2K)两种规格,用户可直接在 TGl8 网站上下载使用,同时 TG18 还提供了通过测试软件自行生成测试图的方法。

TGl8 还详细定义了如何使用测试图来评价显示质量的方法、所需测试工具以及不同等级别显示器的最低指标。TG18 强调医学图像显示质量控制应该成为医疗影像技术业务的日常工作之一,并详细定义了医用显示设备初始安装、每天、每月、每年医学图像显示质量控制所必须完成的评测内容、方法和必须达到的指标以及针对评测结果建议的操作。

(赵雁鸣　胡鹏志)

第四节　心电门控装置

随着医学成像设备的不断发展,无创的心脏及冠状动脉影像学检查已成为现在临床医生在诊治心脏疾病前重要的常规检查项目。但由于心脏器官的搏动(如呼吸、心跳:房、室搏动等)容易使得成像设备(SPECT、MRI 及 CT 等)在采集图像过程中产生心脏器官正常搏动带来的伪影,从而降低了图像的分辨率,给影像诊断带来极大困难。为了获得更好的图像质量,一般运用诸如呼吸补偿和呼吸门控、心电门控和心电触发等技术来做影像采集技术修正。所谓心电门控(cardiac electrical gating)技术就是为了减少或消除心脏大血管的搏动对图像造成的影响而采取的技术手段。

一、SPECT 心电门控结构

门电路帧模式采集(gated frame mode acquisition),该方法是研究运动脏器功能和提高运动图像分辨力的重要方法。SPECT 中应用最多的是心电门控采集。如图 9-16 所示,以动态帧模式采集为基础,用周期性的心电 R 波信号对采集过程进行门控。以 R 波为标志,把每个心动周期等分成 n(8、16 或 32)个时间段,计算机在存储器中建立对应的 n 个独立的矩阵(如 128x128)。每个 R 波到来时,顺序在相应的矩阵中存入相等时间段的计数。从第二个 R 波开始,数据的存储则重复上一过程。此过程一般要累积数百个心动周期的计数,以尽可能增加信息量,减少统计误差。

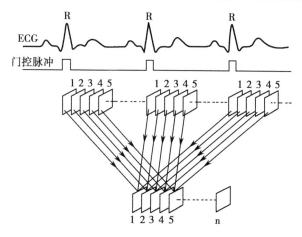

图 9-16　心电门控帧模式采集示意图

二、MRI 心电门控结构

(一) MRI 心电门控结构

ECG 波形、脉搏波形和呼吸波形由各自的探测器取出,送至安装在检查床尾部的生理测量模块(physiologic measurement module,PMM)。图 9-17 所示,PMM 将每一波形数字化并提取触发信号。这些信号和触发信号以串行方式输出,并经光缆送到控制台。IPU 中的图形处理板 GRD PCB 将接收的信号分离为信号和触发信号,并将信号转化成模拟信号送到 PSC PCB。PSC PCB 负责梯度磁场电源分配和触发信号对 RF 发射装置和接收装置的同步控制。

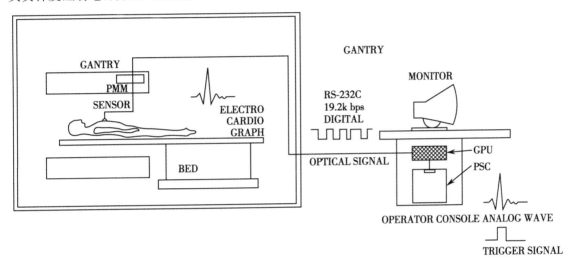

图 9-17　MRI 心电门控结构示意图

(二) MRI 心电门控技术

1. 心电触发及门控技术(ECG trigger and gating)　心电触发技术是利用心电图的 R 波触发信号采集,使每一次数据采集与心脏的每一次运动周期同步。门控技术则是采用域值法,根据心电图与心动周期的关系设上、下域值(即"门"),所有数据采集在"门"内进行,超出"门"则不采集。

2. 回顾性心电门控技术(retrospective AC)　回顾性心电门控与前瞻性心电门控的不同之处在于,它不是利用心电图 R 波为触发信号,不以一个心动周期为一个数据采集单位,而是连续采集数据,心电图的变化与数据采集互不影响。在每一次数据采集时,相应的心电图位置被记录并储存。

三、CT 心电门控装置结构

(一) CT 心电信号采集

心脏搏动时,随着心肌的极化、去极化过程,人体的不同部位有着微弱的电位区别,这些电位信号反映了心脏的工作状态。三导联测量法是一种简便有效的心电信号采集方式,如图 9-18 所示,原理是通过测量左锁骨下(LA)、右锁骨下(RA)、左肋弓下(LL)的电位,进行差分运算:

一导联 I = LA- RA

二导联 II = LL- RA

三导联 III = LL- LA

人体体表的电位信号很微弱,一般在 0.5 ~5mV 之间,并且伴随着干扰引入的杂波,需要特殊设备采集处理。心电门控采集装置的基本原理如图 9-19 所示:

电位信号经过与人体良好接触的电极片,传输到抗干扰性能良好的导联线上,再传输到信号

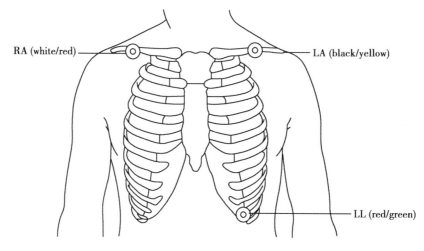

图 9-18　三导联测量法导线连接示意图

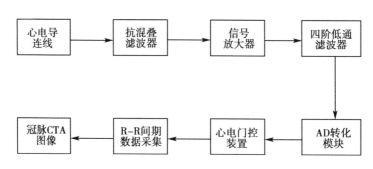

图 9-19　CT 心电门控采集框图

采集前端。采集前端的信号放大器将微弱的电信号放大,通过一个四阶低通滤波器,滤除噪声信号,得到人体的特征信号波形。该波形经过采集前端处理器内部的高性能 AD 转化模块对信号进行实时的数字化,通过门控装置,在 R-R 间期内进行有效的采集,最后形成图像。

(二) CT 心电门控技术

一般来说,在心脏舒张中、晚期时心脏的运动最慢,这一时段持续 $100 \sim 150$ms。因此,CT 冠状动脉的图像采集应在心动周期这一很短的时间内进行。心电门控的本质是在心脏搏动最慢的心动周期点采集数据,将图像质量所受的影响减低到最小。

1. 前瞻性心电门控触发 (prospective ECG trigger)　采用步进式扫描,采集既定时相,如 R-R 间期 75% 时点的心脏图像。采用前瞻性门控方式较回顾性心电门控可降低患者接受的辐射剂量。在先进的 CT 设备中结合大螺距扫描能将冠状动脉 CTA 的辐射剂量降至 1mSv,甚至 1mSv 以下。

2. 回顾性心电门控 (retrospective ECG- gating)　采集的是整个心动周期的容积数据,可在 R-R 间期的任意百分点重建心脏图像,弥补了前瞻心电门控的不足,也克服了心律失常时心动周期不一致的限制。回顾性心电门控最佳重建时点增加了诊断的准确性,有助于避免因心脏运动伪影造成的误释。在需要进行动态分析、心功能评价以及患者心率不能满足前瞻性心电门控要求时,推荐临床使用回顾性心电门控方式采集冠状动脉 CTA 数据。

(赵雁鸣　胡鹏志)

复习思考题

1. 简述医用打印机分类。
2. 简述干式激光打印机结构。

3. 简述高压注射器结构。

4. 简述高压注射器工作原理,并试画出系统方框图。

5. 简述医用显示器的分类。

6. 试画出医用阴极射线管影像显示器(CRT)结构图。

7. 简述平板液晶显示器(LCD)的性能和特点。

8. 医学影像显示器质量评价测试标准都包括哪几部分?

9. TGl8 推荐了一系列标准测试图来评价显示设备的功效,它主要包括对显示设备的哪几个特性进行测试?

10. 试画出 CT 心电门控采集框图。

推荐阅读

1. 石明国. 医学影像设备学. 北京:高等教育出版社,2008

2. 韩丰谈,朱险峰. 医学影像设备学. 第 2 版. 北京:人民卫生出版社,2010

3. 陈鹤声. 医学影像设备学. 北京:人民卫生出版社,1995

4. 徐跃,梁碧玲. 医学影像设备学. 第 3 版. 北京:人民卫生出版社,2012

5. 陈鹤声. 医用 X 线机构造学. 北京:北京医科大学、中华医学会放射学会. 放射技师函授大专教材,1988

6. 燕树林. 全国医用设备(CT·MR·DSA)使用人员上岗考试指导. 北京:中国人口出版社,2005

7. 秦维昌. 医学影像设备学. 北京:人民军医出版社,2006

8. 徐跃. 医学影像设备学. 北京:人民卫生出版社,2002

9. 张泽宝. 医学影像物理学. 北京:人民卫生出版社,2000

10. 石明国. 现代医学影像技术学. 西安:陕西科学技术出版社,2007

11. 余建明,牛延涛. CR、DR 成像技术学. 北京:中国医药科技出版社,2009

12. 余建明. 医学影像技术学(X 线造影检查技术卷). 北京:人民卫生出版社,2011

13. 余建明. 实用医学影像技术. 北京:人民卫生出版社,2015

14. 石明国. 医学影像设备(CT·MR·DSA)成像原理与临床应用. 北京:人民卫生出版社,2013

15. 石明国. 医学影像技术学(影像设备质量控制管理卷). 北京:人民卫生出版社,2011

16. 中华人民共和国国家标准 GB 17589-2011. X 射线计算机断层摄影装置质量保证检测规范. 北京:中国国家标准化委员会、卫生部,2011

17. 中华人民共和国国家标准 GBZ 165-2012. X 射线计算机断层摄影放射防护要求. 北京:卫生部,2012

18. 石明国. 实用 CT 影像技术学. 陕西:陕西科学技术出版社,1995

19. The Phantom Laboratory. CATPHAN 500 and 600 Manual. Salem,NY 12865-0511 USA,2009

20. AAPM Report No. 39. Specification and Acceptance Testing of Computed Tomography Scanners Report of Task Group 2 Diagnostic X-Ray Imaging Committee. Published for the American Association of Physicists in Medicine by the American Institute of Physics,1993

21. Ray HH,William GB,Christopher JL. MRI 基础. 尹建忠,译. 天津:天津科技翻译出版公司,2004

22. 杨正汉,冯逢,王霄英. 磁共振成像技术指南. 北京:人民军医出版社,2007

23. 赵喜平. 磁共振成像系统原理及其应用. 北京:科学出版社,2000

24. 潘中允. 实用核医学. 北京:人民卫生出版社,2014

25. 黄钢. 核医学与分子影像临床操作规范. 北京:人民卫生出版社,2014

26. 段炼. 核医学. 南京:江苏科技出版社,2013

27. 燕树林,牛延涛. 医学影像技术学术语详解. 北京:人民军医出版社,2010

中英文名词对照索引